W0258525

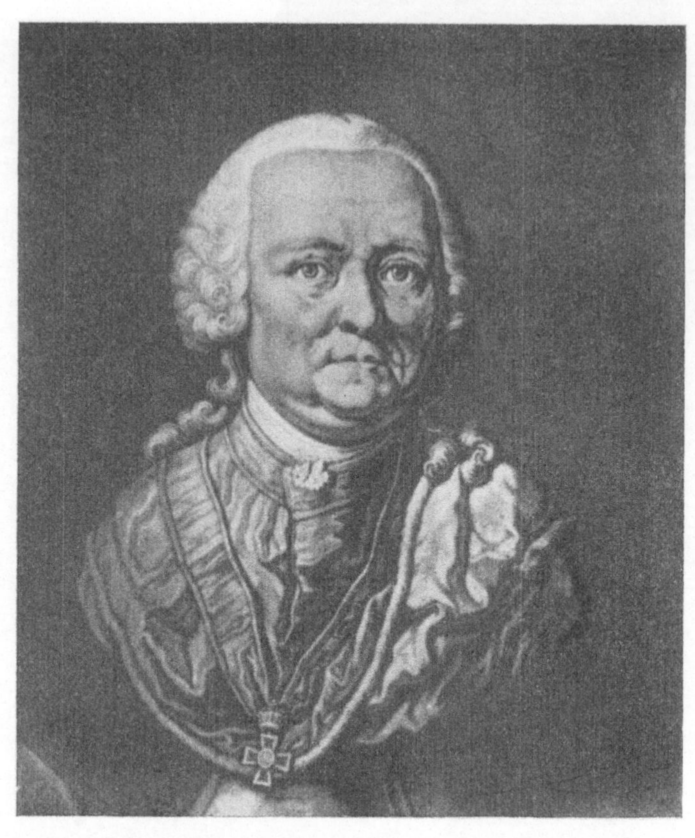

Gerhard van Swieten
1700—1772

Dritte Österreichische Ärztetagung Salzburg

5. bis 7. September 1949

Tagungsbericht

Herausgegeben von

Professor Dr. Leopold Arzt

Mit 47 Textabbildungen

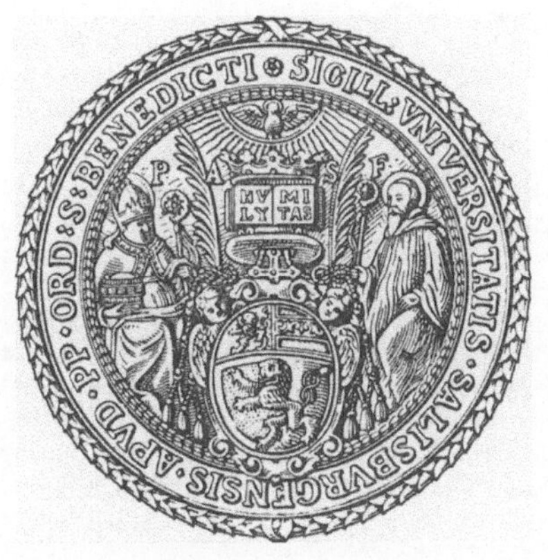

Springer-Verlag Wien GmbH

1950

ISBN 978-3-211-80160-4   ISBN 978-3-7091-5058-0 (eBook)
DOI 10.1007/978-3-7091-5058-0

Inhaltsverzeichnis

Tagungsbericht

5. September 1949

6. September 1949

7. September 1949

Zum Geleit

Wie in den vergangenen Jahren sollen auch in diesem Jahr die Referate und Vorträge der Oesterreichischen Aerztetagung, die als dritte vom 5. bis 7. September 1949 in Salzburg abgehalten wurde, der medizinischen Oeffentlichkeit zugänglich gemacht werden. Zum erstenmal aber ist es die Van Swieten-Gesellschaft, die sich als zentrale Vereinigung der Aerzte Oesterreichs konstituierte, welche die Abhaltung der Tagung und damit auch die Herausgabe des Tagungsberichtes übernommen hat. Es war ein Akt der Dankbarkeit an Hofrat Prof. W i t t e k, den Begründer der Alpenländischen Aerztetagung, daß ihm für seine viele Mühe und großen Verdienste in diesem Jahre die Oberleitung der Tagung übertragen wurde.

Die Referate bei der Tagung im Herbst 1949 betrafen das Kropfproblem und die Geschwülste der Lunge. Die Strumen sind vielfach geographisch gebunden und gerade die Alpenländer, die Schweiz und Oesterreich, daher auch ganz besonders berufen, das Dunkel dieser Erkrankung weiter zu lüften. War also dieses Referat gerade für die österreichischen und schweizerischen Aerzte von großer Bedeutung, so hatte für die Wahl des zweiten Referates, „Die Geschwülste der Lunge", die allgemeine Beobachtung über die Zunahme dieser Erkrankungen die Veranlassung gegeben. In zahlreichen Einzelvorträgen, die teilweise mit den Referaten selbst in Verbindung standen, wurden aber auch die verschiedensten Probleme der ärztlichen Praxis erörtert.

Daß die Tagung des Jahres 1949 zu einem vollen Erfolg geführt hat, dafür gebührt allen Referenten und Vortragenden aufrichtiger Dank; mit diesem Dank möge aber auch gleich die Bitte verbunden bleiben, der Oesterreichischen Aerztetagung, die vom 7. bis 9. September 1950 ihre vierte Zusammenkunft, abermals in Salzburg, abhalten wird, Treue und Anhänglichkeit zu bewahren.

L. Arzt

Tagungsbericht

5. September 1949

Eröffnungs- und Begrüßungs-
ansprachen

Prof. Dr. A. W i t t e k: Ich eröffne die 3. Oesterreichische Aerztetagung, die erste Veranstaltung unserer Van-Swieten-Gesellschaft, und begrüße alle Anwesenden auf das herzlichste. Im besonderen begrüße ich: den Herrn Bundesminister für Unterricht Dr. Felix H u r d e s, Herrn Landeshauptmann von Salzburg Josef R e h r l, den Vertreter des Herrn Bundesministers für soziale Verwaltung Herrn Ministerialrat Dr. A. K h a u m, Herrn Vizebürgermeister H i l d m a n n, Herrn Sektionschef Dr. S k r b e n s k y, Herrn Hofrat Dr. E d e l m a y e r, die Herren Vertreter der Besatzungsmächte.

Ferner begrüße ich unsere Kollegen aus dem Ausland: in erster Linie Herrn Kollegen W e s p i aus der Schweiz, der so liebenswürdig ist, unsere Tagung durch einen Vortrag zu bereichern; ferner unsere Gäste aus Deutschland, Frankreich und Italien; nachträglich Herrn Prof. Dr. F r ö s c h l s aus New York.

Das Schicksal hat aber vor die Freude unserer Tagung die Trauer gesetzt: Am 10. Juli 1949 ist in Wien Herr Prof. Dr. Camillo W i e t h e im Alter von 60 Jahren gestorben. Prof. W i e t h e war Vorstand der II. Hals-, Nasen- und Ohrenklinik an der Medizinischen Fakultät Wien. Als geborener Wiener absolvierte er seine Studien in Wien, machte in vorderster Linie den ersten Weltkrieg mit, in dem er schwer verwundet wurde. Nach seiner Ausbildung bei C l a i r m o n t, E i s e l s b e r g und H a y e k wurde er bei H a y e k Assistent (1927) und blieb in dieser Stellung bis 1936. Inzwischen hatte er sich 1936 habilitiert. 1936 Primarius, seit 1945 Vorstand der Klinik. Seine wissenschaftlichen Arbeiten verschafften ihm Anerkennung im In- und Ausland, zu letzterem in engere Beziehungen tretend. Kurz vor seinem Tode, auf einer Studienreise in den Vereinigten Staaten erkrankt, starb er wenige Tage nach seiner Heimkehr in Wien. Es scheint mir in unserer Tagung besonders betonenswert, daß Prof. W i e t h e in seinen fachärztlichen Arbeiten stets betonte, wie wichtig es sei, als Facharzt nicht die Bedeutung der Gesamtmedizin aus den Augen zu verlieren.

Ein zweiter schwerer Verlust traf unsere medizinische Wissenschaft, die Medizinische Fakultät Wien und die Aerzteschaft in ihrer Gesamtheit durch das Ableben von Prof. Dr. Otto K a u d e r s, Vorstand der Wiener Psychiatrisch-Neurologischen Universitätsklinik, im Alter von 56 Jahren am 6. August 1949 einer Embolie zum Opfer fallend. Prof. K a u d e r s war als Wissenschaftler international anerkannt. Seine Arbeiten als Schüler W a g n e r - J a u r e g g s und seine späteren Publikationen als Vorstand der Kliniken in Graz und in Wien sicherten ihm seinen großen Ruf als Psychiater und Neurologe.

Es steht mir nicht zu, auf diese fachlichen Arbeiten einzugehen. Aber als Orthopäde darf ich sagen, daß die Behandlungsmethoden K a u d e r s' im Gebiet der so schweren Erkrankung der Poliomyelitis eine wesentliche Hilfe in der Bekämpfung des Krüppeltums darstellen.

Prof. K a u d e r s wirkte als Vorstand der Oesterreichisch-amerikanischen Gesellschaft, das Ansehen Oesterreichs im Ausland wesentlich fördernd. Für unsere Tagung bedeutet der Ausfall des Vortrages des Verstorbenen noch eine besonders schmerzliche Lücke.

Die österreichische Aerzteschaft wird unseren Toten ein treues Andenken bewahren.

Ich danke Ihnen für das Zeichen der Anteilnahme und der Trauer.

Die Fülle der in unserer Tagung vorgesehenen Arbeit zwingt uns zu größter Zeitersparnis.

Aber wir müssen — wenn auch nur mit wenigen Worten — unserer Freude und unserem Dank Ausdruck geben, daß es uns wieder vergönnt ist, in dieser Stadt unsere Versammlung abhalten zu können — in der Stadt, die durch ihre Geschichte innig mit dem ärztlichen Beruf verknüpft ist, in deren Mauern ein P a r a c e l s u s durch viele Jahre gelebt und gewirkt hat. Wenn der Ernst dieser

Beziehung gemildert wird durch die musische Seite dieser schönheitsbegnadeten Stadt, durch die Tatsache, Heimat großer Künstler zu sein — ich brauche aus verschiedenen Jahrhunderten und verschiedenen Künsten nur die Namen M o z a r t und M a r k a r t zu nennen —, so ist diese Stadt in ihrem Wesen, Wissenschaft und Kunst zu verbinden, charakterisiert. Und unsere Tagung soll in diesem Sinne ihren Ablauf nehmen.

Es sind doch so viele unter uns, die zum Ausgleich ihres schweren Berufes in ihren kargen Mußestunden die Zuflucht in den schönen Künsten suchen und finden.

Als leuchtendes Beispiel dafür sei an einen der Größten in unserer Kunst, an Theodor B i l l r o t h, erinnert.

Und auch der Name unserer Gesellschaft scheint mir eine Brücke zu bilden zwischen ärztlicher Wissenschaft und Kunst — wenn auch nicht in einer Person, aber in der Person eines Vaters und eines Sohnes: v a n S w i e t e n, der Vater, der große Arzt und der Reorganisator der österreichischen medizinischen Schule, und v a n S w i e t e n, der Sohn, der Nichtarzt, aber der Freund M o z a r t s und H a y d n s, der den Text zu H a y d n s „Schöpfung" und die Worte zu den „Jahreszeiten" schuf, und der mit seinen Hauskonzerten wesentlich beigetragen hat zu den Wiener Aufführungen von Werken von B a c h und von H ä n d e l.

Ich möchte die beiden Namen: v a n S w i e t e n, der Vater, und v a n S w i e t e n, der Sohn, unserer Tagung als Vorzeichen geben: Nach unserem ernsten Tagwerk sollen uns die architektonische Kunst und die musikalische Kunst Salzburgs Entspannung und Belohnung sein.

Wir danken schon jetzt der Stadt und dem Land Salzburg für die gastliche Aufnahme.

Nun bitte ich den Herrn Bundesminister für Unterricht, das Wort zu ergreifen.

Hr. Bundesminister Dr. F. H u r d e s:

Immer schon genoß die österreichische ärztliche Wissenschaft ein besonderes Ansehen. Studenten aus aller Herren Länder strömten hierher, um von Meistern ihres Faches belehrt und bereichert zu werden. Die ärztliche Forschung wie die ärztliche Praxis waren vorbildlich.

Die Vereinzelung und Vereinsamung, in die unser Land durch die Wirren des letzten Jahrzehntes gestürzt wurde, hat auch auf dem Gebiete der ärztlichen Wissenschaft arge Folgen gehabt: wir müssen viel von dem, was inzwischen anderswo gefunden und praktiziert wurde, erst lernend erwerben. Da es an Mitteln wie an Instrumenten und Behelfen fehlt, ist dieses Lernen zu einer sehr schweren Aufgabe geworden. Wir dürfen aber in aller Bescheidenheit feststellen, daß die österreichische ärztliche Wissenschaft ihren guten Ruf bewahren und das alte Ansehen behaupten konnte.

An allen Universitäten Oesterreichs und überall im Lande mühen sich die Aerzte, erfüllt von reinem Berufsethos, der Krankheiten — dieser bösesten Volksfeinde — Herr zu werden mit neuen Methoden, auf neuen Wegen, mit neuen Mitteln. Alles dieses Forschen ist wichtig.

Es könnte aber nicht zu jenem Erfolg führen, der notwendig ist, wenn sich nicht die Aerzteschaft, Wissenschaftler und Praktiker, zusammenschließen und durch gemeinsame Arbeit und durch Austausch von Erfahrungen manchen Umweg oder manchen Irrweg vermeiden würde.

Es sind daher Zusammenschlüsse der Fachkollegen notwendig, nützlich und begrüßenswert. Mit Freude habe ich gehört, daß die „Van-Swieten-Gesellschaft" sich aufs beste entwickelt und an Mitgliederzahl noch immer zunimmt. Daß unter diesen Mitgliedern auch die prominentesten Forscher und Aerzte vertreten sind, ist besonders erfreulich.

Ich sagte schon vorhin, daß der Zusammenschluß der Fachkollegen Forschung und Auswertung der Forschungsergebnisse erleichtert. Der Zusammenschluß bringt nicht eine bloße Summe der Einzelerfahrungen und -ergebnisse, sondern er vervielfacht die Einzelergebnisse und -erfahrungen und führt oft zu Ergebnissen von ganz ungeahnter Bedeutung.

Dies ist natürlich eine Angelegenheit, die weit über den Rahmen der fachlichen Gemeinschaft hinausgeht, die für die große politische Gemeinschaft des Staates von höchster Bedeutung ist. Weil nun die von den ärztlichen Vereinigungen und von den ärztlichen Tagungen geleistete Arbeit für die staatliche Gemeinschaft von so großer Wichtigkeit ist, erwachsen auch dem Staate daraus Verpflichtungen.

Die staatliche Führung weiß, daß jeder ärztliche Fortschritt, der hier erzielt wird, nicht nur die Volksgesundheit hebt, also den Staat stärker und reicher macht, sondern daß jeder Fortschritt gleichzeitig auch den Ruf und das Ansehen des Staatsganzen erhöht, ihm im Ausland Achtung erwirbt.

Im Namen des Bundesministeriums für Unterricht darf ich Ihnen, meine sehr geehrten Damen und Herren, für Ihr selbstloses, dem Wohle der Menschen und dem Ansehen des Staates gewidmetes Wirken Dank und Anerkennung aussprechen.

Bei allem Idealismus, der gerade den Aerztestand beseelt, kann nun nicht erwartet werden, daß aus den Aerztekreisen die großen Mittel aufgebracht werden können, die die Forschung verlangt. Von staatlicher Seite wird daher alles versucht werden müssen, um der medizinischen Forschung und Fortbildung helfend beizustehen. Seien Sie gewiß, daß wir im Rahmen des Möglichen das Möglichste tun werden.

Es ist erfreulich, daß die Aerztetagungen und die Arbeit der ärztlichen Verbände immer mehr und weiter über die Staatsgrenzen hinausgreifen. Nur natürlich ist es, daß diese Beziehungen vor allem zu den Verbänden der Nachbarstaaten besonders eng und herzlich sind. Die Bundesregierung, die sich bemüht, Oesterreich möglichst eng in die Gemeinschaft aller freien Völker einzugliedern, begrüßt dankbar alle Möglichkeiten, die dieses ihr Bemühen zu unterstützen geeignet sind. Die Zusammenarbeit der ärztlichen Verbände gehört zu den wichtigsten Möglichkeiten dieser Art. Es wird daher der Bundesregierung eine gerne geübte Pflicht sein, der „Van-Swieten-Gesellschaft" alle Hilfe und Unterstützung auch in dieser Hinsicht zu gewähren.

Und nun lassen Sie mich Ihrer Tagung den reichsten Erfolg wünschen im Interesse der Volksgesundheit, zum Nutzen der medizinischen Wissenschaft und zum Ruhm und zur Ehre Oesterreichs.

Hr. Landeshauptmann Josef R e h r l :

Sehr geschätzte Damen und Herren! Als ich im Vorjahr die Ehre hatte, Sie im Namen des Landes Salzburg zu begrüßen, legte ich einen Vergleich zu Ihrem Berufe von Stadt und Land Salzburg zugrunde. Darf ich heuer, im Goethe-Gedenkjahr, auf einen Satz seines Gedankengutes aufbauen. Er sagt in einem seiner Werke: „Mich dünkt aber, die Gestalt des Menschen ist der beste Text zu allem, was sich über ihn empfinden und sagen läßt."
Diese Worte umreißen Ihre Forscherarbeit und die grandiose Aufgabe, die Ihnen wie bei keinem anderen Beruf

gestellt ist, mit einmaliger Universalität. Zugleich umspannen sie in ungeheurem Bogen alle Hilfswissenschaften, die Ihnen in voller Erkenntnis Ihres Berufes dienlich sein müssen, um Ihre Lebensaufgabe zu erfüllen: den Menschen in seiner Gänze zu erfassen und der gesamten Menschheit damit zu dienen. Diese große Aufgabe hat dieser Kongreß, von dem wieder bestimmt viel Segen und Hilfe für die Menschheit ausgeht. Damit aber fließt viel Menschentum und Menschenliebe in die Bezirke des Leides dieser Welt. Klassisch ist Ihr hohes Amt in der Parabel vom barmherzigen Samaritan umrissen. Jeder Arzt, der sich sagen darf, daß er nie vorüberging, kann in Ruhe und Ergebenheit von dieser Welt scheiden, denn so schließt sich hier der Kreis mit dem von mir zitierten Goethe-Wort, daß sich im Arzt dann das vollendete Menschentum zeigt. Der Arzt selbst wird dann zum Text, zum besten Text, der sich über die Menschheit sagen läßt. In dieser Erkenntnis sind Kongresse eine Art Kreuzwegstation auf einer entbehrungsreichen Straße — aber auch ruhende Pole auf dem Wege zur Höhe.

Darf ich in diesem Geiste besten Erfolg und Erfüllung Ihres Strebens mit dem herzlichen Willkommengruß verbinden.

Hr. Ministerialrat Dr. A. K h a u m (Wien):

Herr Landeshauptmann, Herr Präsident, hochverehrte Kolleginnen und Kollegen, meine Damen und Herren! Als Vertreter des Herrn Bundesministers für soziale Verwaltung und in meiner Eigenschaft als Leiter der obersten Gesundheitsbehörde Oesterreichs habe ich die Ehre und das Vergnügen, Sie in diesem festlichen Rahmen auf das herzlichste zu begrüßen.

Ich möchte diesen Anlaß nicht vorübergehen lassen, ohne wenigstens in einigen Worten zu der Veranstaltung, zu deren Eröffnung wir uns heute zusammengefunden haben, Stellung zu nehmen.

Als erstes möchte ich hervorheben, daß die diesjährige Oesterreichische Aerztetagung und ihr Programm ein erfreuliches Zeichen und ein schlagender Beweis dafür sind, daß das wissenschaftlich-medizinische Leben in Oesterreich die Folgen der Knebelung durch den Krieg und den Abschluß von der Außenwelt durch so lange Jahre überwunden hat und seine Träger wieder für den im wissenschaftlichen Leben nicht wegzudenkenden Gedankenaustausch reif und bereit sind, dies der Welt kundzutun und damit die Tradition und den Ruf der österreichischen medizinischen Wissenschaft weiterzuführen und fortzupflanzen.

D a ß wir eine Tradition in dieser Beziehung zu wahren haben, und daß uns diese Tradition j e t z t n o c h Geltung verleiht, das habe ich jüngst erst wieder auf der Weltgesundheitskonferenz in Rom mit Stolz zur Kenntnis nehmen dürfen.

Nicht nur, daß man unsere Aerzte vorzieht, wenn es gilt, Fachleute und ärztliche Pioniere ins Ausland zu berufen, nicht nur, daß man Oesterreich seitens der Weltgesundheitsorganisation auch jetzt noch bei der Vergebung von Stipendien zu Forschungszwecken und von anderen Beihilfen bevorzugt, weil man weiß, daß sie auf fruchtbaren Boden fallen, sondern besonders auch deshalb, weil die Meinung Oesterreichs, eines der kleinsten Länder unter den 61 Nationen, die auf der Weltgesundheitskonferenz vertreten waren, gehört und ihr so viel Gewicht beigelegt wurde, daß sie in manchen Beschlüssen der Konferenz ihren Niederschlag fand. Darin aber liegt eine Anerkennung unserer medizinischen Geltung in ihrer Gesamtheit, die ebenso hoch zu veranschlagen ist wie die Wertschätzung unserer hervorragenden Aerzte und ihrer Leistungen im einzelnen, auf denen sie beruht.

Um diese Geltung zu behalten, ist es aber notwendig, daß immer wieder neue Leistungen erbracht und daß diese Leistungen und Ergebnisse der medizinischen Forschung und Wissenschaft der Oeffentlichkeit zur Kenntnis gebracht werden. Die Oesterreichische Aerztetagung nun ist, wie sich schon wiederholt gezeigt hat, ein Forum, das wie kaum ein anderes geeignet ist, diese Aufgabe zu erfüllen und eine Leistungsschau ärztlichen Wissens und Könnens darzustellen. Ich bin auch überzeugt, daß wir auf dieser Leistungsschau wieder eine Fülle von Ergebnissen emsiger stiller Gelehrtenarbeit, aber auch neue und vielleicht sogar bahnbrechende Ideen zu hören bekommen werden, die den Ruhm der österreichischen medizinischen Wissenschaft festigen und aufs neue in die Welt hinaustragen werden.

Das, glaube ich, sollte das e i n e Ziel unserer Tagung sein. Das z w e i t e aber ist es, aus den aufgezeigten Leistungen die praktische Nutzanwendung für das eigene Volk zu ziehen und der Volksgesundheit Gewinn zu bringen. Auch in dieser Beziehung berechtigt die Oesterreichische Aerztetagung diesmal zu den besten Erwartungen, und zwar verfolgt gerade die österreichische Sanitätsverwaltung den Verlauf der Tagung mit größtem Interesse, weil in ihren Mittelpunkt zwei Hauptthemen gestellt wurden, deren Bedeutung für die Volksgesundheit keiner Betonung bedarf: die Erkrankungen der Schilddrüse und die Geschwülste der Lunge. Die ersteren greifen als lokal bedingte Endemien tief in das gesundheitliche Dasein unserer heimischen Bevölkerung, die Geschwulsterkrankungen aber entwickeln sich nicht nur bei uns, sondern bei allen Kulturvölkern zu einer immer bedrohlicheren Gefahr, die, so scheint es, nachdem es gelungen ist, Seuchen und manche andere Krankheiten, ja sogar die Tuberkulose, zu beherrschen, die Rolle der bisherigen Geißeln der Menschheit zu übernehmen im Begriffe ist. Unter ihnen aber tritt, wie die Statistiken zeigen, die Geschwulsterkrankung der L u n g e, zumindest beim männlichen Teil der Bevölkerung, besonders hervor. Noch liegt die Frage offen, welche Faktoren dabei die ausschlaggebende Rolle spielen, doch ist nicht von der Hand zu weisen, daß die vielfachen Reize chemischer und physikalischer Natur, denen der Zivilisationsmensch ausgesetzt ist, dabei beteiligt sind, zu welchem Schluß uns besonders, um nur ein Beispiel anzuführen, die Entstehung der Berufskrebse, wie etwa des Schneeberger-Lungenkrebses, des Asbestlungenkrebses, des Chromatlungenkrebses und anderer, berechtigt. Ich will mit diesem Hinweis natürlich keineswegs den Fachleuten vorgreifen, sondern damit nur andeuten, daß dieses Problem noch ein weites Feld für den ärztlichen Wissensdrang offenhält, und daß jeder Schritt auf ihm vorwärts uns dem zweiten Ziel näher bringt.

Diese beiden Ziele aber, F e s t i g u n g u n d M e h r u n g d e s R u h m e s d e r h e i m i s c h e n W i s s e n s c h a f t u n d H e b u n g d e r V o l k s g e s u n d h e i t mit Hilfe ihrer Ergebnisse, lassen Sie die Devise dieser Tagung sein, dann wird sie sicher reiche Früchte bringen und Ihre Arbeit lohnen.

Daß die Tagung zudem in dem unvergleichlichen Rahmen unseres geliebten Salzburg stattfindet, das soeben wieder seine Anziehungskraft als Festspielstadt erwiesen hat, ist ein weiterer Grund, um die Oesterreichische Aerztetagung nicht nur erfolgreich und nutzbringend, sondern auch angenehm und unvergeßlich für die Teilnehmer zu gestalten.

Und so nehmen Sie also meine besten und aufrichtigsten Wünsche für ihren Verlauf entgegen.

Hr. Vizebürgermeister Ing. R. H i l d m a n n

begrüßt ebenfalls mit herzlichen Worten die Tagungs-
teilnehmer und wünscht dem Kongreß volles Gelingen im
Namen der Stadt Salzburg.

Er dankt den Tagungsteilnehmern, daß sie wiederum
Salzburg als die Stadt ihrer Tagung erwählt haben.

Hr. Prof. Dr. A. W i t t e k: Liebe Kolleginnen und
Kollegen! Die gründende Versammlung unserer Van-
Swieten-Gesellschaft hat mir im Vorjahr die Ehre erwiesen, mich zum Vorsitzenden der Gesellschaft und ihrer
ersten Tagung zu wählen — aber mir damit auch gleichzeitig die Verantwortung der Leitung aufgelastet.

Aus dieser Verantwortung heraus möchte ich einiges
aus dem Geschäftsbericht vorwegnehmen.

Da ist vorerst ein erfreulicher Zuwachs an Mitgliedern
zu verzeichnen. Zwei Ereignisse dieser Art will ich hervorheben: Zuerst der korporative Beitritt der Medizinischen
Fakultät G r a z; als Zweites: Ueber Anregung unseres Kollegen Herrn L a s c h in Villach ist dort eine Sektion unserer
Gesellschaft gegründet worden, die eine rege Tätigkeit in
der Veranstaltung von Seminar- und Vortragsabenden entwickelt hat — auch unter besonders dankenswerter Mitwirkung von Vortragenden aus unseren Medizinischen Fakultäten. Ich hatte leider nur einmal Gelegenheit, an einem
dieser Abende teilzunehmen. Ich konnte aber dabei mit
Genugtuung feststellen, daß das Interesse der Kärntner Kollegen an diesen Abenden ein ungewöhnlich großes ist, wie
die Besucherzahl — auch aus entlegenen Landesteilen —
erkennen ließ.

Wir hoffen, daß das Villacher Beispiel Nachahmung
finden wird.

Zweck und Ziel unserer Gesellschaft sind in unseren
Satzungen festgelegt: alles daranzusetzen, was zur Förderung der Volksgesundheit zu tun möglich ist.

Dazu gehören in besonderer Art die Tagungen der
Gesellschaft.

Für unsere diesjährige Zusammenkunft hat der Ausschuß die beiden Hauptfragen aufgestellt und Bericht-
erstatter dazu um ihre Mithilfe gebeten.

Außerdem wurden Vortragende um freie Vorträge er-
sucht und Anmeldungen solcher entgegengenommen. Die
überwiegenden Arbeiten dieser Art hat unser Sekretär, Herr
Kollege D o m a n i g, übernommen. Ihm gebührt dafür unser
besonderer Dank.

Mir selbst ist daher eigentlich nur die Verantwortung geblieben; daneben aber auch Wünsche in der Richtung weiterer Entwicklung unserer Gesellschaft.

Der erste Wunsch: Es möge einmal durchführbar sein, nicht nur die Verhandlungsberichte unserer Tagungen drukken zu lassen — was ja bereits geschieht —, sondern diese Festhaltung auch kostenlos unseren Mitgliedern zur Verfügung zu stellen.

Der zweite Wunsch: Es möge uns beschieden sein, Mittel zu besitzen, um Wettbewerbe für wissenschaftliche Bearbeitung wichtiger medizinischer Fragen ausschreiben zu können, um jüngere strebsame Kräfte anzuregen, unser Endziel zu fördern.

Beide Wünsche setzen zur Erfüllung Geld voraus — eine Substanz, die in unserem so arm gewordenen Land selten geworden ist —, besonders für medizinisch-wissenschaftliche Arbeit bzw. ihre grundlegenden Bedingungen.

Geld ist bei all seiner Unentbehrlichkeit eine zwar unsaubere Substanz, kann aber, den Düngemitteln in der Landwirtschaft analog, gute Früchte tragen unter der Voraussetzung richtiger Verwendung — dann kann es zu Zivilisations- und Kulturdünger werden.

Sie sehen, daß meine Ansprache keine Festrede wird mit Jubeltönen und Lobpreisungen. Eine solche wäre auch gar nicht am Platz in der so ernsten Zeit, in die wir hineingezwungen sind.

Aber es ist eine seltene Gelegenheit, die die Möglichkeit gibt, zu einer großen Anzahl von Aerzten zu sprechen.

Und da gestatten Sie einem alten Arzt, der mehr als ein halbes Jahrhundert in klinischer und praktischer Arbeit gelebt hat — und dank einem gütigen Geschick noch darin lebt —, Dinge auszusprechen, die die lange Erfahrung aussprechenswert erscheinen lassen oder, besser gesagt, die mir notwendig erscheinen, ausgesprochen zu werden. Erfahrungen und daraus entsprungene Ueberzeugung, die natürlich subjektiv gehalten sind, wie Sie gleich bemerken werden. Es wird sich dabei — trotz aller Zurückhaltung — nicht immer das „Ich" vollkommen ausschalten lassen. Das müssen Sie mit in Kauf nehmen.

Bei meinem goldenen Doktorjubiläum hob der Grazer Rektor in seiner Ansprache lobend hervor, „daß der Jubilar durch seine Tätigkeit aus der Enge der Heimat in die Weite gewirkt habe".

Wenn dieser Weg der richtige ist, so will ich auch heute diesen Weg gehen.

Aus der eigenen engen Fachtätigkeit heraus also beginnend:

Von der Orthopädie und ihrer sozialmedizinischen Auswirkung: der Krüppelfürsorge. Da kann ich einmal Erfreuliches berichten.

In der Steiermark wird mit Beginn dieses Herbstes eine geregelte Krüppelfürsorge eingerichtet sein.

In allen staatlichen Gesundheitsämtern werden Fachorthopäden in angemessenen zeitlichen Zwischenräumen Beratungstage abhalten. Es wird dadurch möglich sein, manchen Fällen von sonst unvermeidlichem Krüppeltum vorzubeugen, das durch Nichtbehandlung oder verspäteter Behandlung angeborener Leiden auch heute noch entsteht.

Ich habe gestern hier in Salzburg auf dem Marktplatz eine junge Frau von ungefähr 25 Jahren mit dem typischen Gang der unbehandelten angeborenen Hüftverrenkung „daherwatscheln" gesehen. Daß das heute noch möglich ist, bedeutet eine Kulturschande.

E r l a c h e r hat den Ausdruck „orthopädische Säuglingsfürsorge" gewählt, mit besonderer Betonung der angeborenen Hüftverrenkung und des angeborenen Klumpfußes.

Es wird möglich sein, zu unseren Beratungsstunden praktische Aerzte des betreffenden Landesteiles heranzuziehen und ihnen auf diese Weise Kenntnisse zu vermitteln, die ihnen während der Studienzeit nicht vermittelt worden sind.

Denn bis heute besitzen wir keine orthopädische Universitätsklinik.

Die Medizinische Fakultät der Universität Graz hat zwar bereits vor 2 Jahren die Errichtung einer orthopädischen Klinik beantragt, doch kam nur die Antwort zurück, daß für das Jahr 1948 der Dienststellenplan bereits abgeschlossen sei. Seither hat sich an der Sache nichts geändert. Aber es wurden auch leider aus akademischen Kreisen Bedenken geäußert mit der Anschauung, daß zuerst wichtigere Vorlesungen wie die experimentelle Pathologie und die medizinische Biologie geschaffen werden müßten. Die Wichtigkeit dieser Vorlesungen wird nicht bestritten — schon deshalb nicht, weil in meiner Studienzeit die erstere davon zu unserem Vorteil noch bestand und erst später einer Studienreform zum Opfer fiel. Aber die orthopädische Not unserer Bevölkerung ist größer als die Anreger der genannten Vorlesungen wissen, und es geht nicht an, Wünschenswertem den Vorrang vor Notwendigem zu geben.

Wir brauchen vollausgebildete Orthopäden, die Gelegenheit hatten, ihre Kenntnisse in Kliniken zu erwerben, in welchen Neugeborene und Säuglinge Aufnahme finden.

Wir hatten in der Steiermark schon seit längerer Zeit Ansätze zur Krüppelfürsorge, aber erst jetzt gelang der Ausbau dank der notwendigen Mitwirkung der Landes-Sanitätsdirektion.

Das, was jetzt in der Steiermark nach jahrelangen Bemühungen gelungen ist, soll aber auch in allen anderen Bundesländern durchgeführt werden!

Auch in Tirol sollte die Krüppelfürsorge wieder entstehen, wo sie vor dem Zusammenbruch von zwei meiner Schüler eingerichtet und in vorbildlicher Weise durchgeführt worden war, mit dem Zusammenbruch aber mit einem Federstrich ausgetilgt wurde. Ob dabei der Gegensatz zur vorangegangenen Regierung eine Rolle gespielt hat, weiß ich nicht; aber wenn es der Fall gewesen sein sollte, ist zu sagen, daß Politik und Weltanschauung sich nicht zum Nachteil der Volksgesundheit auswirken dürfen.

Wir brauchen orthopädische Fachärzte mehr denn je, wir brauchen sie in allen größeren Städten. Was früher schon eine Notwendigkeit war, wurde zur dringendsten Notwendigkeit, seitdem ein furchtbarer Krieg die Zahl der Verstümmelten vervielfacht hat, die überall ihr Dasein fristen und die überall beraten sein sollen.

Erfreulicherweise hat sich in diesem Sinne eine berufene Stelle eingeschaltet. Aus dem Sozialministerium ging ein Ausschuß hervor, der bereits in diesem Herbst eine internationale Konferenz in Wien veranstalten wird.

Die zu vermehrende Zahl der Orthopäden kann einen Teil strebsamer Aerzte aus der zu erwartenden Ueberzahl von Aerzten aufnehmen.

Dem Lehrgang der werdenden Orthopäden sollten sich in einzelnen Fächern die zukünftigen Sportärzte anschließen, für welche die Institute für Leibesübungen die Keimzelle sein könnten.

Wenn wir von diesen Gruppen neuer Lernender sprechen, müssen wir auch notwendiger neuer Lehrender gedenken.

So halte ich die Lehre von der „Physiologie der Bewegungen" für notwendig. Seit der klassischen Darstellung des Franzosen D u c h e n n e haben wir kein neueres brauchbares Werk.

Als zweites notwendiges Fach ist die „physikalische Medizin und Therapie" in Vorschlag zu bringen. Es sollte doch einmal z. B. betont werden, daß unser größtes und ausgedehntestes Organ, „die Hautdecke", als nützlicher Vermittler für therapeutische Maßnahmen dienen kann, wie die Freiluft- und Sonnenbehandlung der Skelettuberkulose erweist, und daß nicht das therapeutische Heil ausschließlich in dem Inhalt der Injektionsspritze geborgen ist.

Der Einwurf, daß in dem Lehrplan keine neuen Fächer mehr Platz finden könnten, wird hinfällig durch die Verlängerung der Studienzeit, wenn sie auch nicht so bezeichnet werden darf. Da können diese Fächer eingeschaltet werden — in den Universitätsstädten ohneweiters —, für die außerhalb dieser in Krankenhäusern arbeitenden Jungärzte in kurzfristigen Ausbildungsgängen (Fortbildung).

Aber zur Ausbildung zum Facharzt muß ich noch ein Wort sagen. Man hat für die verschiedenen Fachärzte Ausbildungsgänge vorgeschrieben, von welchen nicht abgegangen werden darf.

Bei amerikanischen Fachkongressen hält der jeweilige Vorsitzende eine Eröffnungsansprache. Bei so einem Anlaß sprach der Präsident der amerikanischen Orthopädengesellschaft über die Zulassung zum Facharzt folgendes:

„Man habe die Norm der notwendigen Ausbildung zwar festgelegt, aber man solle doch nicht die Tür zuschlagen vor Männern, die einen ganz anderen Entwicklungsgang gegangen seien, wenn sie ihre Eignung in einer strengen Prüfung erweisen."

Ein sicher kluges Wort und ein besserer Ausweg als kompromißloses Festhalten an einer Uebernormung, die oft nur zu mittelmäßigem Durchschnitt führt.

Es wird auch immer wieder Aerzte geben, die sich auf einem bestimmten Gebiet besondere Kenntnisse erwerben und damit auch ohne behördliche Abstempelung bei der Bevölkerung die Beurteilung als Fachärzte erfahren werden, denn schließlich ist immer die Leistung das Ausschlaggebende.

Fachärzte mit und ohne Titel sind bei der ungeheuren Ausdehnung der Medizin notwendig geworden — und die Klage nach dem verschwundenen „Hausarzt" wird seltener.

Es gibt zwar manchmal noch hausärztliche Funktionen, aber nur in seltenen Fällen.

So für den Tuberkulosearzt, wenn es gilt, die Umgebung des Kranken vor der Infektion zu schützen. Oder auch für den Psychiater, wenn bei einem Familienmitglied eine psychische Störung eingetreten ist. Da wird der Arzt wieder zum Familienberater.

Letzterer Umstand und das Leib-Seele-Problem ist in einem lesenswerten Buch eines New Yorker praktischen Arztes in bester Weise besprochen.

Dieses Buch, dessen Titel wohl am besten: „Ueber den Beruf des Arztes" frei übersetzt lauten müßte, stammt von Carl B i n g e r, der damit einen Preis für ein modernes medizinisches Buch erringen konnte. Das Buch zeigt von dem hohen Ethos des Autors und von Verständnis für alle Pflichten, aber auch alle Nöte des ärztlichen Berufes. Man muß dem Autor zustimmen, wenn er sagt:

„Das Wesentliche ärztlicher Versorgung hängt von der engen, ja innigen Beziehung des Kranken zu seinem Arzt ab, dem das Heilen am Herzen liegt und dem alle technischen Errungenschaften der Gegenwart zur Verfügung stehen. Keine von beiden Bedingungen allein genügt, nur dem Zusammenspiel beider Faktoren ist der Erfolg gesichert."

Der gewissenhafte Arzt muß daher alle Untersuchungsbehelfe in Anspruch nehmen, um zur Diagnose zu kommen. Da sie aber wohl kaum einmal alle einem einzelnen zur Verfügung stehen, ist die Mitwirkung von Sonderfächern unvermeidlich. Im besonderen ist aber bei B i n g e r die Notwendigkeit des Vertrauens, ja, man könnte sagen, ein freundschaftliches Verhältnis zum behandelnden Arzt als erfolgsichernd betont. Und zwar muß der Kranke das Gefühl haben, daß ein Verantwortlicher seine Behandlung leite. Mit anderen Worten: Es muß unter Umständen die Arbeit der Untersuchung geteilt werden, nicht aber darf die Verantwortung geteilt werden, sonst bleibt nichts von ihr übrig und der Kranke hat das Gefühl, als „Sache" behandelt zu werden.

Vor ungefähr 30 Jahren hat Henry F o r d, der amerikanische Großindustrielle, ein Buch geschrieben anläßlich der Eröffnung seines Krankenhauses. Darin wird auch der Vorgang bei der Aufnahme des Kranken geschildert. Da lesen wir, daß der Kranke von fünf Aerzten untersucht werden mußte, die untereinander nicht in Verbindung treten durften. Jeder der Aerzte mußte ein schriftliches Protokoll niederlegen, die fünf Protokolle wurden dem Chefarzt als Unterlage für Diagnose und Therapie übergeben.

Henry F o r d gab als Grund für diesen Vorgang an, daß nach seiner Erfahrung die Aerzte hartnäckig an einer von ihnen gestellten Diagnose festhielten.

Henry F o r d hat damit bei all seiner Humanität sein Krankenhaus analog seinen Materialprüfungsstellen eingerichtet.

Ein übles Wort „Material", auf den Menschen angewendet! Leider kam es auch in der deutschen medizinischen Literatur als „Krankenmaterial" zur Verwendung. Man trachtete es durch ein besseres zu ersetzen, und kam zu der Wortbildung „Krankengut". Eine unglückliche Wortbildung, die eine Verbindung zwischen zwei sich gegenseitig ausschließenden Begriffen herzustellen sucht. Ich habe schon vor Jahren vorgeschlagen, in Anlehnung an den Begriff „Bekanntenkreis" den Ausdruck „Krankenkreis" zu verwenden, mit dem Wunsch, diese Bezeichnung möglichst dem Begriff „Freundeskreis" zu nähern. Daß ich mich damit dem Gedankengang Carl B i n g e r s nähere, erfüllt mich mit Genugtuung. Der Wunsch wird natürlich oft ein Wunsch bleiben. Aber im Bestreben, ihn erfüllt zu sehen, haben wir schon eine psychische Brücke zum Kranken.

Der Arzt, der sich im besonderen mit Funktionsstörungen des Bewegungsapparates befassen muß, stellt grundsätzlich als erste Frage an den Kranken die Frage nach seinem Beruf — schon aus dem Grunde, ob sich später der alte Beruf wird wieder ermöglichen lassen.

Schon diese erste Frage an den Kranken bahnt ein persönliches Verhältnis zu dem Kranken an.

Wenn Lehrende vor Lernenden diese Frage an den Kranken immer stellen würden, dann ist anzunehmen, daß später auch der gehetzteste Kassenarzt sich dieser psychischen Brücke automatisch bedienen würde.

Wir waren jahrelang von der internationalen wissenschaftlichen Welt abgeschlossen. Nur ein glücklicher Zufall, der nur wenigen zuteil wurde, brachte manchmal Kunde vom Ausland. Erst als die Schranken der Absperrung gefallen waren, erfuhren wir, besonders aus den reichdotierten Instituten Amerikas, welche operative Erfolge als Früchte wissenschaftlicher Arbeit erreicht werden konnten.

Ich erwähnte schon im Vorjahr von dieser Stelle aus, wie rasch unsere Kliniken imstande waren, operativ-technische Fortschritte des Auslandes nachzuholen. Und heute können wir mit Genugtuung feststellen, daß nicht nur die Universitätskliniken, sondern auch in anderen Krankenhäusern gleiche Ziele verfolgt und erreicht werden konnten.

Fortschritte auf dem Gebiete der Anästhesie wurden durch Emissäre unserer Kliniken im Ausland studiert. Daß nicht überall die notwendige Apparatur zur Verfügung steht, ist durch Geldmangel begründet.

Blutspenderorganisationen bestanden bei uns bereits jahrzehntelang. Die neue Form der Blutbank ist auch schon an einzelnen Stellen eingerichtet. Blutkonservierung kannten wir als Verdienst einzelner Kollegen — gerade Salzburg ist ein Beweis dafür.

Sprach ich vorher von Lehrenden und Lernenden, so glaube ich auch von Forschenden sprechen zu müssen.

Wenn wir den Ursachen der großen Fortschritte im Ausland nachgehen, im besonderen in Nordamerika, so kommen wir auf Quellen, die aus der engen Zusammenarbeit von Theoretikern und Klinikern entspringen. Das dafür gebrauchte Wort: „team-work" gleich „Gemeinschaftsarbeit" ist ein Begriff, der in Amerika schon lange bestanden hat, bevor er in der medizinisch-wissenschaftlichen Welt Eingang gefunden hat.

Die ersten derartigen Gemeinschaften entstanden in großen Privatkrankenanstalten. Die älteste und, wie ich glaube, jedenfalls die bekannteste von diesen ist die Mayo-Klinik in Rochester, die seit vielen Jahren das Ziel besuchender europäischer Aerzte ist. Derartige Anstalten wurden in anderen Städten der Union nachgeahmt, wie in Cleveland, Boston und anderen Städten mehr.

Wieder ist es das Geld, das diesen Privatinstituten es ermöglicht, jede neue Forschungsvorbedingung zu schaffen.

Der große Zustrom von Kranken, durch die hervorragenden Leistungen angezogen, bringt zwar auch Minderbemittelte, die sogar unter dem Selbstkostenpreis Aufnahme und Behandlung finden, aber die große Zahl wohlhabender und reicher Kranken bringt hohe Einnahmen und unvorstellbare Geschenkzuwendungen dankbarer Geheilter.

Aber — und das halte ich für betonenswert — das „team-work" blieb nicht auf diese im Ueberfluß arbeitenden Institute beschränkt.

Wir hatten in Graz vor kurzem den Besuch eines Pathologen aus Amerika, eines österreichischen Arztes, der aus der Schule Sternbergs und Grubers hervorgegangen ist, und der seit Jahren als Pathologe in einer großen Nichtuniversitätsstadt an Krankenhäusern tätig ist.

Von ihm hörte ich, daß er allwöchentlich mit dem Chirurgen und dem Röntgenfachmann auf der Tumor-Klinik sogenannte „bedside"-Visite mache. Dieser sicher zum Vorteil der Kranken und des wissenschaftlichen Fortschrittes gereichende Vorgang erscheint mir unbedingt nachahmenswert. Und es ist möglich, ihn nachzuahmen, da er nicht an den Besitz von Geld gebunden ist und nur Z e i t in Anspruch nimmt. Wir wissen alle, daß der Begriff „Zeit" im ärztlichen Leben keine Rolle spielen darf. Und wenn die Zeit zu einer besonders wichtigen Arbeit fehlt, so muß sie auf einer anderen Seite eingespart werden.

Und da werde ich bei den Klinikern Anstoß erregen, wenn ich einmal von einer anderen Seite die Frage aufwerfe:

„Ist es für die Kranken von Vorteil oder zweckmäßig, daß die Kliniken möglichst viele Hunderte von Betten haben?" Oder wäre es nicht besser, selbständige Unterabteilungen zu haben, die ihre Kranken für den Unterricht zur Verfügung stellen müßten?!

Das sind Fragen, die im Zusammenhang mit dem „Zeitsparen" für das team-work berechtigt sind und zu ernstlicher Beratung auffordern.

Wenn bei diesem team-work der Pathologe mit dem Kliniker am Krankenbett zusammentrifft, wird das zur Vermehrung des gegenseitigen Verständnisses beitragen, welches nicht immer am Seziertisch der Fall ist.

Und noch ein Gedankengang, den Sie vielleicht sentimental nennen können: Der Pathologe wird damit wieder mehr dem Arzttum genähert, was bei seiner ausschließlichen Beschäftigung mit dem toten „Material" mehr und mehr verlorengeht.

Mit diesen mehr persönlichen Betrachtungen bin ich etwas von den sachlichen Ueberlegungen abgekommen. Vom Persönlichen zum Allgemeinen zurückkehrend, noch ein paar Bemerkungen:

Es ist eine unbestreitbare Tatsache, daß der einzelne irgend welcher Berufsart — also auch der Arzt — nur Fortschritte erzielen kann durch strenge und schonungslose Selbstkritik.

Und soll dieser Grundsatz nicht auch — wenn ich mich so ausdrücken darf — für das erweiterte „Ich", auf die ärztliche Gemeinschaft Anwendung finden, in allen ihren Gruppen und Unterabteilungen?

Bevor ich nun zum Schluß komme, muß ich eines wichtigen Umstandes gedenken, der unser Wirken als Aerzte betrifft.

Bis 1950 erhalten wir von Amerika reichlich medizinische Zeitschriften. Allerdings sind diese nur für einen verhältnismäßig kleinen Kreis von Nutzen, da sie zumeist an Bibliotheken, Kliniken und einzelne ärztliche Gesellschaften geschenkt werden, nicht aber dem Gros der praktischen Aerzte zugänglich sind, welche aber auch nicht alle die englische Sprache genügend beherrschen.

Aber die deutschsprachigen medizinischen Zeitschriften des Auslandes dürfen noch immer nicht eingeführt werden, die für die praktischen Aerzte von so großem Nutzen wären.

Wir müssen alle Mühe daranwenden, diese Beschränkung zur Aufhebung zu bringen.

Liebe Kolleginnen und Kollegen! Sie haben gesehen, daß es wirklich keine Festrede geworden ist!

Meine Ausführungen sind sicher in manchen Teilen zu gegenteiliger Meinung herausfordernd. Ich bin mir bewußt, in unerlaubtem Vorteil zu sein, dadurch, daß es zur Ansprache des Vorsitzenden keine Diskussion gibt. Aber es wird im Verlauf unserer dreitägigen Veranstaltung sicher möglich sein, jeder gewünschten Diskussion zur Verfügung zu stehen. Außerdem hoffe ich, daß meine gebilligten oder bestrittenen Anschauungen zur Diskussion im Zuhörerkreis Anlaß geben werden.

Ich ging eben von der Ueberzeugung aus, daß die Leitung einer ärztlichen Gesellschaft, die zum Vorteil unserer Kranken und unserer Wissenschaft dienen muß, es nicht zuläßt, den Vorsitz als Ehrenstelle und als Prämie für ein lang dauerndes Aerzteleben aufzufassen. Langlebigkeit ist kein Verdienst.

Ich sagte im Anfang meiner Ansprache, daß ich mich mit einer Verantwortung belastet fühle — mit der Verantwortung, mitzuwirken an den Aufgaben unserer Gesellschaft.

Der Alterstrost der Römer: „Otium cum dignitate" hat schon lange seine Geltung verloren und soll „Labor cum dignitate" heißen. Ein Geleitwort, das ich der nachkommenden Jugend ans Herz lege bei dem schweren Lebenskampf und Wettstreit, der die nachkommende Jugend unabweislich erwartet.

Wenn ich Erfreuliches und Unerfreuliches gebracht habe — wenn es nur irgendwie Nutzen für unser Handeln mit sich bringt —, dann kann ich mit einem Spruche Virgils die Hoffnung aussprechen:

„Forsan et haec olim meminisse juvabit" („Vielleicht kommt doch einmal die Zeit, in der man auch dieser Dinge mit Freude gedenken wird").

Prim. Dr. W. D e m u t h (Wien):

Im Frühjahr dieses Jahres erhielt die österreichische Aerzteschaft die gesetzliche Grundlage für ihre Standesvertretung. In diesem Gesetz wird der Aufgabenkreis der einzelnen Landeskammern und der Oesterreichischen Aerztekammer genau umrissen. Die Vertretung der wirtschaftlichen und standespolitischen Interessen ist aber nicht die einzige Aufgabe ärztlicher Gemeinschaftsarbeit. Ebenso wichtig ist die Verbreitung neuer wissenschaftlicher Erkenntnisse an die Mitglieder des Standes. Die Van-Swieten-Gesellschaft hat sich gerade diese Aufgabe zum Ziel gesetzt.

Der ausgezeichnete Besuch des diesjährigen Oesterreichischen Aerztekongresses beweist, daß die Van-Swieten-Gesellschaft in der Durchführung der vorhin genannten Aufgaben auf dem richtigen Weg ist. Das, was in mühsamer Forschungsarbeit in den medizinischen Instituten und in den Krankenanstalten sowie Kliniken erarbeitet wird, soll durch diese Tagung nicht allein den Kollegen des Inlandes, sondern auch darüber hinaus durch die große Anzahl ausländischer Besucher der ganzen Welt bekanntgemacht werden und dadurch Zeugnis geben von dem ungebrochenen Forschungswillen österreichischer Gelehrter.

Als geschäftsführender Präsident der Oesterreichischen Aerztekammer erlaube ich mir daher, der Tagung vollen Erfolg zu wünschen.

Konservative und operative Therapie beim euthyreoten Kropf

Von

Professor Dr. **B. Breitner**

Innsbruck

Die Bemerkung, daß mit dem von mir über Wunsch der van Swieten-Gesellschaft übernommenen Bericht eine alte Wäsche gewaschen wird, besteht durchaus zu Recht. Die neuen noch im Fluß befindlichen Schilddrüsenprobleme betreffen die Möglichkeiten der medikamentösen Behandlung der Hyperthyreosen, nicht aber den euthyreoten Kropf. Trotzdem ist auch dieses Kapitel noch voll von Fragen, die allerdings theoretisch zum größten Teil gelöst sind, aber noch vielfach als Fragen behandelt werden.

Die Biographie der Schilddrüse ist heute ebensowenig wie die Pathographie ihrer funktionellen Veränderungen durchwegs die Grundlage der Behandlung. Es ist zwar erfreulich, daß die vor 37 Jahren vorgetragene neue Orientierung im Bereich der funktionellen Schilddrüsenerkrankungen längst als eine Selbstverständlichkeit angenommen wurde. Aber die Konsequenz im Hinblick auf die Indikationsstellung und vor allem auf die postoperativen Vorkehrungen ist noch kein allgemeiner Besitz der Aerzteschaft.

Es scheint fast, als ob die gute alte Zeit, in der die verschiedenen pathologischen Fixationen der funktionellen Phasen als wohletikettierte „Krankheitsbilder" nebeneinander standen, ein mehr einheitliches Bild der Therapie geboten hätte, als dies heute der Fall ist.

Das mag seinen Grund darin haben, daß der Begriff des e u t h y r e o t e n K r o p f e s nicht funktionell, sondern rein morphologisch gewertet wird.

Es ist daher wohl ein Hinweis auf die Natur des euthyreoten Kropfes unerläßlich, wobei von jeder Beziehung zur Frage der so verschiedenen genetischen Faktoren Abstand genommen wird.

Der euthyreote Kropf — im Endemiegebiet in jeder Form, unter den adenomatösen Kröpfen in der Ueberzahl, unter den Strumen überhaupt die weitaus häufigste Erscheinung — ist der morphologisch-klinische Ausdruck für eine funktionelle Umstellung der Schilddrüse, bei der im Bilde ihrer Vergrößerung das Schilddrüsengleichgewicht im Körper erhalten bleibt. Der histologisch wohlcharakterisierten Tätigkeit des Organs entspricht mithin eine Leistung, die nach unseren heutigen Bestimmungsmöglichkeiten die Grenzen des Physiologischen nicht überschreitet. Daß dieses Ueberschreiten trotz der mangelnden Erweisbarkeit doch in einer Reihe von Fällen stattfindet, müssen wir theoretisch zugeben. Auch in der praktischen Erfahrung zeigt z. B. der postoperative Ablauf ab und zu, daß wir es — unerkannt — mit einem „Plus" zu tun gehabt haben.

Die Beurteilung der einzelnen Strumenform hat also auf Grund morphologisch-funktioneller Ueberlegungen zu erfolgen, die jene physiologischen Schwankungen betreffen, die zwischen den Extremen des Hypo und des Hyper liegen. Die jeweilige „funktionelle Richtung der Drüse", d. i. die herrschende Einsparungs- oder Ausschüttungstendenz, muß klar festgestellt sein.

Die mannigfachen Formen des euthyreoten Kropfes sind dadurch charakterisiert, daß die Reversibilität einer bestimmten funktionellen Phase in dieser Phase erstarrt ist. Die Therapie kann sich daher sinngemäß nur darnach richten, das „Fließgleichgewicht" — wie sich v. B e r t a l a n f f y für die Gesamtheit der biologischen Vorgänge ausspricht — wieder herzustellen. Wenn dies durch eine medikamentöse Beeinflussung der Drüse nicht mehr möglich ist, hat ein operativer Eingriff für die Beseitigung der mechanischen Störung zu sorgen. Aber im Anschluß an diese mechanische Korrektur muß der ganze Apparat der funktionellen Regulierung einsetzen, um die Wiederkehr der bis zur Grenze des Pathologischen gesteigerten und im Extrem fixierten „funktionellen Richtung" zu verhindern.

Die unter Umständen mögliche Wirksamkeit eines operativen Eingriffes im Organ geht dabei so weit, daß bei hypothyreoten Zuständen von einer „traumatischen Reaktion" der Drüse gesprochen werden kann, die nur in einer Aenderung der nervösen Regulierung und in geänderten Durchblutungsverhältnissen gesucht werden kann.

Die Euthyreoidie kann im erwachsenen Individuum nicht allzuselten nur als Scheinbild befunden werden. Einmal zeigt das operativ gewonnene Parenchym kaum die Spur eines sekretionsfähigen Organs, trotzdem wir klinisch keine Ausfälle feststellen können. Anderseits ist die Uebereinstimmung von histologischer Struktur und (z. B.) dem klinischen Bild der Instabilité thyreoidienne manchmal nur gezwungen herzustellen. Beobachtungen solcher Art haben ab und zu die Richtigkeit einer morphologisch-funktionellen Auffassung in Frage gestellt. Hier fehlt unser Wissen über die Arbeitsleistung der Schilddrüse im gereiften Organismus und die Kenntnis der Grenze, wann diese Arbeitsleistung als beendet gelten kann, ohne daß sich eine Störung bemerkbar machte. Eine Ersatzleistung anderer Drüsen, eine bleibende zelluläre Verankerung der Schilddrüsentätigkeit ist uns nicht bekannt. Wir müssen also mit ziemlich einfachen Gegebenheiten rechnen.

Die Abgrenzung der konservativen von der operativen Behandlung euthyreoter Kröpfe ist durch das mechanische Moment der Einengung der Luftröhre und des Oesophagus gegeben. Beim Neugeborenen allerdings ist selbst eine weitgehende Beeinträchtigung der Luftröhre mit bedrohlichen Erscheinungen durch eine zielbewußte Jodmedikation wieder vollkommen restituierbar. Der parenchymatöse euthyreote Kropf — der hyperrhoische im Sinne einer morphologisch-funktionellen Nomenklatur — ist in allen seinen Erscheinungsformen einer wohldosierten Jodzufuhr oder Zufuhr von Organpräparaten zu unterziehen. Der diffuse Kropf des Kleinkindes innerhalb und außerhalb des Endemiegebietes, der Adoleszentenkropf (Gold, Orator), die Struma praemenstrualis Heidenhain und der persistierende Adoleszentenkropf beider Geschlechter kann mit wenigen Ausnahmen durch die Zufuhr von Jod oder von Organpräparaten erfolgreich behandelt werden. Das sei nur der Vollständigkeit halber erwähnt.

Viel schwieriger als beim hyperrhoischen Kropf ist die Abgrenzung der internen Therapie bei den Stauungskröpfen.

Wenn unsere genetische Auffassung für die Struma parenchymatosa richtig ist, muß es auch für den hyporhoischen Typus eine exogene Genese geben. Darüber liegen mit Ausnahme der Beeinflussung des Kolloidgehaltes durch eine Trachealstenose keine stichhaltigen Beobachtungen vor. Daher müssen wir annehmen, daß die überwiegende Zahl von Stauungsstrumen auf einer endogenen Basis zustande kommt. Um dies klarzustellen, wurde ein außerordentlicher Apparat an experimentellen Untersuchungen in Bewegung gesetzt. Von B i e d e l s erschöpfender Uebersicht bis zu K i y o n a r i s Diagramm ergab sich in einer Reihe von Versuchen eine Kolloidanschoppung in der Schilddrüse. Für die menschliche Biopathologie sind aber nur jene verwertbar, die ungefähr den tatsächlichen Vorgängen der menschlichen Physiologie entsprechen und die eine Angleichung an klinische Beobachtungen und am Menschen tatsächlich erhobene pathologisch-anatomische Befunde gestatten.

Die Frage lautet hier: Welche Umstände führen in der Schilddrüse zur „funktionellen Richtung" im Sinne der Sekretspeicherung und welche bedingen eine pathologische Fixierung einer Zwischenstufe oder des funktionellen Extrems?

Die Antwort liegt darin, daß alle endokrinen Organe und jede Schilddrüsensekret sparende Phase des Stoffwechsels in Frage kommen. Soweit die synergischen und antagonistischen Beziehungen der inneren Drüsen bekannt sind, begegnet die Erklärung der Kolloidanschoppung in der abklingenden prämenstruellen Struma und im Graviditätskropf keinen Schwierigkeiten. Sie bilden aber nur einen Teil der funktionell bedingten Speicherkröpfe, die auf endokriner Basis zustande kommen.

Sinngemäß läge hier die Aufhebung des funktionellen Extrems in der Beeinflussung jener endokriner Drüsen, die dieses Extrem herbeigeführt haben. Dieser Weg ist in der Praxis schwer gangbar. In der uns bekannten Genese handelt es sich um eine funktionelle Umstellung des Gesamtorganismus, von der uns die entscheidenden Beziehungen nicht bekannt sind. Es bleibt uns daher n u r d i e M ö g l i c h k e i t, d i e S c h i l d d r ü s e s e l b s t d u r c h d i e U m k e h r u n g i h r e r f u n k t i o n e l l e n R i c h t u n g z u b e e i n f l u s s e n. Dies gelingt fast ausnahmslos. Aber das Ausmaß der Auswirkung unserer Therapie kann nur durch die Erfahrung im einzelnen Fall festgestellt werden. Ein Zuviel liegt im Bereich des Möglichen und wurde wiederholt beobachtet. Ein Zuwenig ist schwierig zu beurteilen. Ueber einen verwertbaren Test verfügen wir nicht.

Aber selbst die A r t der medikamentösen Therapie ist nicht unmittelbar gegeben. Es hat sich im allgemeinen als vorteilhaft gezeigt, bei Jugendlichen eine gelenkte Opotherapie zu versuchen, während bei Erwachsenen die Zufuhr von Jod unmittelbar wirksamer gefunden wird.

Man muß sich bei dieser Art von Therapie immer dessen bewußt sein, daß sie ein reichlich primitives Vorgehen darstellt und daß eine Normierung der Jod- oder Organzufuhr vom Arzt fallweise gefunden werden muß. Alle Arten unserer Hormontherapie kranken wohl daran, daß wir sie von Anfang an zu schematisieren trachten. Die Wiederherstellung des hormonalen Gleichgewichtes erfolgt allmählich. Aber sie ist natürlich innerhalb dieser Zeit wieder den wechselnden Bedingungen unterworfen, die vorher zum Teil am Zustandekommen des funktionellen Extrems beteiligt waren. Eine Ueberwachung der therapeutischen Wirksamkeit ist daher unerläßlich. Die bloße Inspektion soll durch eine periodische Durchleuchtung ergänzt werden. Es gibt genügend umfangreiche Größenschwankungen der Schilddrüse, die sich sozusagen unter Ausschluß der Oeffentlichkeit abspielen. Wir können sie an der Hand von Schirmbildern nachweisen und dadurch unsere Medikation lenken. Es ist erstaunlich, wie verschiedene Zeitspannen bei postoperativ unbehandelten Patienten das Rezidiv erfordert, und es ist überraschend, welche Aufklärung solche Beobachtungen dann durch den Befund bei der Zweitoperation finden.

Es gilt also ganz im allgemeinen, daß die hormonale Behandlung diffuser euthyreoter Strumen auf der Feststellung der „funktionellen Richtung" des vorliegenden Falles aufgebaut sein muß und daß sie in ihrem Verlauf periodisch kontrolliert und entsprechend vermindert oder intensiviert werden muß.

Eine Bemerkung ist unerläßlich:

Die euthyreoten Adenome im diffusen Strumagewebe — sie bilden im Endemiegebiet den weitaus größten Teil der euthyreoten Strumen — sind kein Gegenstand einer medikamentösen Behandlung. Weder die seltenen solitären Adenome noch die in den Mischformen im Gewebe der Drüse verteilten. Es wäre wahrhaft an der Zeit, daß die Verschreibung aller möglichen Pillen und Salben an Adenomträger endlich einmal aufhört. Der betrübliche Irrtum, daß man aber doch sehr häufig eine deutliche Besserung beobachten könne, kommt davon, daß es sich ja meist um Mischformen von Strumen handelt, also um Adenome in einem diffusen Strumagewebe. Dieses diffuse Gewebe wird durch die Jodzufuhr entgegengesetzt der funktionellen Richtung beeinflußt, und diese bald sichtbare Wirkung wird von einigen ungenauen Beobachtern irrtümlich auf die Gesamtheit der Drüse übertragen.

Aber die Frage der euthyreoten Adenome ist viel komplizierter, als es ohnehin den Anschein hat. Das G o l d - O r a t o r - Gesetz vom funktionellen Parallelismus zwischen Mutterboden und Adenom erfährt — wie schon die beiden Autoren betont haben — insofern eine Einschränkung, als gekreuzte Befunde keine Seltenheit sind. Dabei finden sich kolloidhaltige Adenome im kolloidarmen Mutterboden häufiger als umgekehrt.

Von dieser Tatsache haben bekanntlich die Erklärungsversuche für das toxic Adenoma ihren Ausgang genommen. Die Jodbilanz der Adenome entzieht sich bis heute unserer Kenntnis. Vielleicht weisen die Untersuchungen von R a t z e n h o f e r hier einen Weg. Bei der Beurteilung der histologischen Befunde beim Adenom dürfen wir nie die B l a u e l - R e i c h sche Regel außer acht lassen, daß durch Jodzufuhr zuerst die Sekret b e w e g u n g und erst in zweiter Linie die Sekret p r o d u k t i o n beeinflußt wird. Für das histologische Bild der von uns durch Operation gewonnenen Organe ist mithin die zeitliche Phase entscheidend, in der es sich eben befindet. Bei jungen multiplen Adenomen in einem parenchymatösen präexistenten Schilddrüsengewebe können wir theoretisch eine synergische Jodwirkung annehmen. Aber der klinische Befund gibt uns nur eine annähernde Sicherheit, diesen Typus der Adenome zu behaupten. Damit wird die beabsichtigte Therapie zum Experiment, was weder ihrem Sinn entspricht noch einen späteren Beweis zuläßt.

Es ist uns bisher kein Einblick gegeben, wann die Reversibilität eines funktionellen Grenzzustandes noch auf medikamentösem Weg bewirkt werden kann. Blut-Jodspiegel-Bestimmungen haben hier im Stich gelassen. Wir sind also noch in vielen Fällen zur Operation gezwungen, bei denen diese vielleicht durch einen Fortschritt unserer Einblicke vermieden werden könnte. Aber da meistens mechanische Momente den Eingriff bedingen, ist diese Lücke in unserem Wissen nicht so schwerwiegend.

Wichtiger ist derzeit die Ueberlegung, daß d e r Z u - s t a n d d e r E u t h y r e o i d i e — mag er ein noch so plump gefaßter Begriff sein — n a c h d e r O p e r a t i o n e h e s t e n s w i e d e r e r r e i c h t w e r d e n m u ß.

Hier müssen einige Umstände Erwähnung finden, die allerdings wirklich schon zur „ganz alten Wäsche“ gehören:

1. Es wird von einer Reihe von Chirurgen z u a u s - g e d e h n t r e s e z i e r t. Zugegeben, daß die Bezeichnung

„Zurücklassen eines schmalen schalenförmigen Bezirkes an der Hinterwand" ziemlich unklar ist. Aber wenn man sich vorhält, daß die „Hinterwand" einen Teil des oberen und unteren Poles und des Gewebes vor und seitlich der Trachea bildet, wird man immer das richtige Ausmaß treffen. Es ist außerdem zweckmäßig, sich über das Ausmaß der Resektion an der zuerst luxierten Seite erst dann schlüssig zu werden, wenn man dieses Ausmaß auch schon durch Inspektion oder Palpation der anderen Seite bestimmen kann. Wenn der Ramus posterior der Art. thyr. sup. im Schnitt verläßlich ligiert ist, kann man nötigenfalls unschwer „nachresezieren". Es ist aber unbefriedigend, wenn man extrem reseziert hat, die Ligatur der Inferior im Parenchym nicht sicher gelingt und man nun die Arterie am Stamm ligieren muß.

2. Es werden z u v i e l e A r t e r i e n i m S t a m m l i g i e r t — besonders bei kolloidalen Strumen! Je besser ernährt der Parenchymrest ist, desto verläßlicher ist seine Funktion gesichert. Es ist gewiß sauberer, nach präventiver Arterienligatur zu resezieren. Aber es ist gewagter.

Beide technischen Eigenheiten können postoperativ zu hypothyreoten Zuständen führen. Und diese Befürchtung wird etwas unüberlegt damit zurückgewiesen, daß man solche Zustände ja durch eine Organtherapie überwinden könne. Wenn man nur mit dieser Organtherapie ebenso konsequent in der Nachbehandlung aller euthyreoten Kröpfe zur Hand wäre! Wie viele mühsame und manchmal nicht gefahrlose Rezidivoperationen könnten vermieden werden, wenn nach jeder Operation eines euthyreoten Kropfes jene Opotherapie konsequent durchgeführt würde, die sich aus der „funktionellen Richtung" des resezierten Organs zwangsläufig ergibt!

Das Kapitel „Rezidivkropf" ist eines der schwerwiegendsten des ganzen Fragenkreises der euthyreoten Struma. Aber das soll heute nicht zu Wort kommen.

Vielleicht soll nur noch gesagt werden, daß alte therapeutische Vorschläge, der neuen Generation unkund, von dieser immer wieder präsentiert werden. Seit wir in der I m p l a n t a t i o n s b e h a n d l u n g, z. B. bei der Prostatahypertrophie, einen einfachen und wirkungsvollen Weg gefunden haben, wird die Methode als Prophylaxe im Endemiegebiet vorgeschlagen. Diese Anregung ist nicht ohneweiters abzuweisen. Aber wir besitzen zur Zeit kein Präparat, das in seiner Dosierung verläßlich und das als Implantat brauchbar wäre.

Die Ueberlegung, diese Methode auch bei endogenen Speicherkröpfen anzuwenden, ist ebenfalls nicht a limine abzuurteilen. Allerdings haben die Versuche, in solchen Fällen parenchymatöse Frischsubstanz einzupflanzen, zu keinen befriedigenden Ergebnissen geführt.

Das darf uns nicht von dem Streben abbringen, endokrin bedingte Störungen auf konservativem Weg zu beseitigen und sich nicht mit der immerhin etwas plumpen Methode der Organreduktion zu begnügen.

M. D. u. H.! Wenn man in einem Referat nichts grundsätzlich Neues zu sagen hat — nicht einmal etwas, was sich gern als eine Neuheit gebärdet —, dann bleibt nichts anderes übrig, als altes Wissen als eine erneute Forderung zu bringen. Wahrheiten werden nicht zu Irrtümern, wenn man sie wiederholt. Sie laufen nur Gefahr, langweilig zu werden.

In den letzten Jahren ist im In- und Ausland eine nicht unbeträchtliche Zahl von Büchern erschienen, die das Strumaproblem behandeln. Manche davon schöpfen ihre Berechtigung aus der Darstellung aller jener neuen Einblicke und neuen therapeutischen Möglichkeiten, die sich aus der Einführung des Thiouracils und seiner bereits zahlreichen Sprößlinge und in der Bewertung der Thermothyrine u. a. ergeben haben. Aber manches andere —? Es ist nicht viel damit gesagt, daß die Armut von der pauvreté kommt. Sie kommt zwar wirklich davon, aber sie wird durch diese Erkenntnis nicht bekämpft. Es ist nicht nützlich, an den Grundtatsachen der Pathologie der Schilddrüse geflissentlich vorbeizusehen. Diese Grundtatsachen sind noch problematisch genug. Aber sie sind unser einziges Wissen, das weitere erfolgreiche Schritte in der Therapie der funktionellen Erkrankungen der Schilddrüse ermöglichen kann.

Aussprache: Hr. Prim. Dr. H. K o p f (Linz): Auf der Chirurgischen Abteilung des Krankenhauses der Barmherzigen Schwestern in Linz kommen jährlich durchschnittlich 600—700 Strumen zur Operation. Dieses relativ große Material drängt zu einer steten Beobachtung, so auch in bezug auf Veränderungen des Verhältnisses von gewöhnlicher Struma und Hyperthyreose. Es erscheint mir auffallend, daß im heurigen Jahr die Zahl der Hyperthyreosen merklich zugenommen hat. Die Zahl der Kropfoperationen erreicht bis zum 1. September des heurigen Jahres 300, während in der gleichen Zeit des Vorjahres, also in den ersten 9 Monaten 560 zur Operation kamen.

	Struma	Hyperthyreose	%
1947	623	32	5·5
1948	558	35	6·3
1949	300	29	9·7

Seit Kriegsende propagiere ich immer wieder die Struma-prophylaxe, und zwar in Form des Jodsalzes. Mag man auch einwenden, daß Jodsalz wesentlich teurer als das gewöhnliche Kochsalz ist, so steht demgegenüber der Verlust an Volksvermögen durch Operationskosten, Spitalsbehandlung und zeitweise Arbeits-unfähigkeit. Schätzungsweise werden alljährlich in Oberösterreich 2000 Kröpfe operiert. Rechnet man nun einen durchschnittlichen 10tägigen Aufenthalt im Krankenhaus zu einem Verpflegssatz von 18 S täglich, so kommt man zu einer Summe von 360.000 S im Jahr allein für die Spitalskosten, die Berechnung der Erholungs-bedürftigkeit erhöht die Summe noch wesentlich.

Anläßlich eines Jugendtreffens in Linz im heurigen Früh-sommer beobachtete ich die vorbeimarschierenden Kolonnen von mehr als 20.000 Jugendlichen und mischte mich unter sie. Die leichte sommerliche Bekleidung ließ bequem feststellen, daß die Hälfte der Jugendlichen einen sogenannten dicken Hals im Sinne einer parenchymatösen Vergrößerung der Schilddrüse und $^1/_4$—$^1/_5$ einen sichtbaren Knotenkropf hatte. Diese Verschiedenheit beruht auf der Herkunft der einzelnen Gruppen. Auch in einem endemi-schen Kropfgebiet variiert die Kropfhäufigkeit in deutlichen Gren-zen. Wenn auch ein Großteil der Jugendlichen im weiteren Ver-lauf ihres Lebens die Struma verliert, so bleibt immerhin ein großer Prozentsatz weiter kropfbehaftet. Diese Beobachtung ver-anlaßt mich, bei jeder möglichen Gelegenheit nach Einführung der Kropfprophylaxe zu rufen.

Hr. H. Finsterer (Wien): Herr Breitner hat in seinem erschöpfenden Referat zwei Feststellungen gemacht, die meiner Ansicht nach ganz besonders wichtig sind, daß 1. zu viel Schild-drüsengewebe reseziert wird, und daß 2. von einigen Chirurgen alle 4 Schilddrüsenarterien im Hauptstamm unterbunden werden. Letzteres kann die Ernährung des zurückgelassenen Schilddrüsen-restes mit den in der Hinterwand der Strumakapsel gelegenen Epithelkörperchen schwer schädigen und unter Umständen zur Tetanie führen, es kann aber auch zu einer Schädigung des dabei freigelegten N. recurrens kommen. Als ich 1907—1909 Assistent der Klinik v. Hacker in Graz war, haben wir die Strumen immer mit erhöhtem Oberkörper operiert und die A. thyreoidea inf. nach Aufsuchen des Rekurrens im Hauptstamm unterbunden. Dabei habe ich 1910 in Klagenfurt meine erste, allerdings vorüber-gehende Rekurrenslähmung erlebt, die dadurch zustande kam, daß bei der Unterbindung eines kleinen, neben dem Rekurrens liegen-den Gefäßes der Rekurrens beim Emporheben der Klemme in die

Fadenschlinge kam, gequetscht wurde, worauf der Patient sofort heiser wurde. Daher konnte die Ligatur sofort wieder entfernt werden, aber der Patient blieb durch ungefähr 6 Wochen heiser, bekam dann wieder seine normale Stimme, konnte seinen Beruf als Lehrer und Sänger wieder voll ausüben. Seit dieser Zeit habe ich niemals mehr die A. thyreoidea inf. im Hauptstamm, sondern nur die Aeste im zurückgelassenen Schilddrüsenanteil der Hinterwand der Struma unterbunden, genau so wie ich auch von der A. thyreoidea sup. nur den vorderen Ast unterbinde. Dadurch kann man die Rekurrenslähmung am ehesten vermeiden. Einen seltenen Fall von Rekurrenslähmung erlebte ich vor 5 Jahren.

Ein 63jähriger Mann, bei dem 1926 in Klagenfurt und 1935 in Heidelberg eine Kropfoperation ausgeführt worden war, wurde im Februar 1944 an die I. Chirurgische Abteilung des Allgemeinen Krankenhauses wegen hochgradiger Atembeschwerden aufgenommen. Bei der laryngoskopischen Untersuchung an der Klinik Prof. Unterberger war der Larynxbefund normal, die Atemnot durch eine retrosternal reichende Struma bedingt. Bei der am 18. Februar 1944 ausgeführten Rezidivoperation fand ich ein beiderseits retrosternal reichendes faustgroßes Rezidiv, von dem rechts ein großer Zapfen zwischen Oesophagus und Trachea eingelagert war, der die Trachea stenosierte. Bei der Exstirpation des rechten Unterhornes, die wegen des Narbengewebes besonders schwierig war, kam es zu einer schweren Blutung, bei der Blutstillung wurde der rechte Rekurrens mit der Klemme gefaßt, worauf Patient sofort heiser wurde. Es wurde daher die Klemme abgenommen, das blutende Gefäß isoliert unterbunden. Beim etwas energischen Austupfen wurde vom Assistenten die freiliegende Vena jugularis verletzt, die dann doppelt ligiert werden mußte. Nach Resektion des linksseitigen Rezidivs, die sich ebenfalls ziemlich blutreich gestaltete, verschlechterte sich das Allgemeinbefinden, so daß die Operation rasch beendet werden mußte, weshalb zur definitiven Stillung der geringen parenchymatösen Blutung in den Substernalraum rechts und links ein Drain und ein Gazestreifen eingeführt wurden. Nach der Operation Bluttransfusion, darnach normaler Verlauf. Die Streifen werden allmählich gekürzt und am 6. Tag ganz entfernt. Normaler Verlauf. Am 12. Tag bekommt Patient in der Nacht einen Anfall von inspiratorischem Stridor, der rasch wieder zurückgeht. Nach 2 Wochen kann Patient, der wegen seines alten Vitium länger im Bett bleiben mußte, aufstehen und herumgehen. Wegen zunehmenden Atembeschwerden wird Patient am 8. März 1944 auf die laryngologische Klinik geschickt, wo eine beiderseitige Posticusparese festgestellt wird. Patient sollte am nächsten Tag zur Behandlung an die Klinik transferiert werden. In der Nacht vor der Transferierung bekam Patient mehrmals rasch vorübergehende Anfälle von Atemnot, aber ohne Zyanose, die vom diensthabenden Arzt auf das bestehende Vitium bezogen wurden. Um 5 Uhr früh erfolgte in einem solchen Anfall ohne Zyanose plötzlich Exitus. Die Sektion ergab ein altes Vitium der Mitralis und Aortenklappen, eine mächtige Hypertrophie und Dilatation des rechten Ventrikels. Karotis und

Subclavia rechts in Narbengewebe eingebettet. Bei der Präparation
des rechten Vagus ist dieser in der unteren Hälfte in derbes
Narbengewebe eingebettet, das am Eintritt des Vagus in den Herz-
beutel über 1 cm dick ist. In diesem Bereich ist der Rekurrens
ebenfalls von Narbengewebe umscheidet, er ist dadurch kom-
primiert, aber in seiner Kontinuität erhalten. Der linke N. vagus
wird freigelegt, er läßt sich leicht präparieren. Unterhalb des
Arcus aortae zieht der N. recurrens nach oben. Nach Durchschneidung der Aorta sieht man den Rekurrens nach einem gehörigen Verlauf von $3^{1}/_{2}$ cm in derbes Schwielengewebe eingelagert, das unmittelbar in das Narbengewebe des Wundgebietes
reicht. Hier teilen sich die einzelnen Aeste des Rekurrens, in
diesem Bereich findet sich ein kleiner Schilddrüsenrest. Beide
Oberhörner sind erhalten. Glottisödem, Epiglottis in Erstickungs-
stellung.

In diesem Fall war es infolge Narbenschrumpfung erst in
der 3. Woche zu einer beiderseitigen Rekurrenslähmung gekommen.
Obwohl klinisch eher an eine kardiale Dyspnoe (fehlende Zyanose)
gedacht wurde, so lag nach dem Sektionsbefund doch eine Larynxstenose durch Oedem vor, durch eine rechtzeitig ausgeführte
Tracheotomie hätte wahrscheinlich der Tod verhindert werden
können.

Bei der Operation wegen retrosternaler Struma ereignen sich
doch noch manchmal T o d e s f ä l l e a n L u f t e m b o l i e, die
durch eine Operation in Beckenhochlagerung leicht hätten vermieden werden können. Ich habe bis 1914 die Strumen bei erhöhtem Oberkörper operiert, wodurch sicher die Blutung geringer
ist, bis ich an der Klinik H o c h e n e g g im Mai 1914 einen Fall
von Luftembolie erlebte.

Es handelte sich um eine 54jährige Frau mit einer beiderseitigen, fast doppeltfaustgroßen, weit retrosternal reichenden Struma,
bei welcher während des Herausholens des retrosternalen Anteils
plötzlich das typische Mühlengeräusch zu hören war, wobei die
Patientin bewußtlos und fast pulslos wurde. In Beckenhochlagerung und Tieflagerung des Thorax konnte das offene, jetzt blutende
Venenlumen gesehen, die Vene unterbunden werden, worauf
unter Exzitantien die Patientin sich erholte, so daß die Operation
beendet werden konnte. Dabei wurde das Wundbett wie immer
mit einem Glasdrain drainiert. Bei der Nachmittagsvisite fand ich
die Patientin in halb sitzender Stellung, zyanotisch, bewußtlos,
dabei konnte man bereits auf 2 m Distanz das laute Mühlengeräusch hören. Die Patientin wurde sofort in Beckenhochlagerung
und tiefgelagertem Thorax in den Operationssaal gebracht, das
Glasdrain entfernt, die Hautnähte und Muskelnähte entfernt, die
Hautränder hochgehalten und in die zum Teil mit Blutkoagula
gefüllte weit retrosternal reichende Wundhöhle Kochsalzlösung
gegossen und darüber die Haut ohne Drainage luftdicht genäht.
Nach Injektion von Exzitantien erholte sich die Patientin langsam,
es erfolgte Heilung per primam.

In diesem kritischen Fall mußte ich wegen des schlechten
Allgemeinbefindens auf ein Aufsuchen der offenen Vene, von der

beim Brechen der Patientin und dem dadurch positiven Venendruck die Ligatur wieder abgegangen war, auf eine neuerliche Unterbindung verzichten und den weiteren Lufteintritt durch die Füllung mit Kochsalzlösung und vollkommene Hautnaht verhindern.

Seit diesem unvergeßlichen Fall operiere ich alle Strumen in Beckenhochlagerung bei gesenktem Thorax, habe seither nie mehr eine Luftembolie erlebt, auch nicht bei den bis zum Aortenbogen reichenden Strumen, bei welchen man nach Entfernen der Struma die Pulsation des Aortenbogens im Boden der Wundhöhle fühlen kann. Ich glaube, daß man retrosternale Strumen sicherer in Beckenhochlagerung als in halb sitzender Stellung operieren kann.

Hr. Prof. Dr. V. O r a t o r (Mürzzuschlag): Als dankbarer Schüler und Mitarbeiter B r e i t n e r s möchte ich mir zu den Schilddrüsenerkrankungen folgende Ergänzungen erlauben:

1. G e o g r a p h i s c h e A b h ä n g i g k e i t : B r e i t n e r betonte, daß vielfach zu ausgiebig reseziert würde. Er hat sich im gleichen Sinn gegen die Unterbindung aller 4 Arterien ausgesprochen. Er warnt vor der Myxödemgefahr.

Es ist in der bisherigen Diskussion die Wichtigkeit der geographischen Unterschiede noch nicht erwähnt worden. Ich konnte seinerzeit an Hand vergleichender Untersuchungen einerseits in Wien und Graz, anderseits am Niederrhein auf die gewaltigen Unterschiede der Schilddrüsenentwicklung und der damit parallelgehenden Verschiedenheit der Schilddrüsenphysiologie hinweisen. Es wird wohl damit zusammenhängen, daß ich trotz Unterbindung aller 4 Arterien und weitgehender Reduktion der Kröpfe am Niederrhein niemals Ausfallserscheinungen erlebt habe, auf die man in den Kropfgebieten hier dabei gefaßt sein muß, so daß die Warnungen B r e i t n e r s für unsere Gegenden nur unterstrichen werden können.

2. R e g i o n ä r e E i g e n h e i t d e r K r o p f n o x e n : Wenn man nach 15jähriger Abwesenheit wieder in eine Kropfregion zurückkehrt, wie es mir vor 3 Jahren bei Uebernahme der Chirurgie in Mürzzuschlag geschah, wird man zutiefst beeindruckt sein von der Gewalt der regionär verankerten Kropfnoxen. Trotzdem vor dem Krieg durch 15 Jahre hindurch hier eine gute Jodsalzprophylaxe betrieben wurde, besteht wiederum Verbreitung und Größe der Kröpfe in bestimmten Grabengebieten wie ehedem.

Auch das vielfache Vorkommen von Tierkröpfen, von jodmangelbedingtem Ferkelsterben deutet in gleicher Richtung. Obwohl im Bezirk Mürzzuschlag auch die Schulkinder reichlich Adoleszentenkröpfe aufweisen, sind doch die eigentlichen Neugeborenenkröpfe anscheinend seltener als dies von der Grazer Kinderklinik und aus Vöcklabruck hier vorgetragen wurde.

3. B a s t h i o r y l a n w e n d u n g : Als Thyreostatikum konnte ich durch ein Entgegenkommen der Fa. Gaba in Basel an etwa 30 Patienten den Tetramethylthioharnstoff Basthioryl anwenden. Es hat die Plummer-Vorbereitung der Basedow- und Hyperthyreosefälle deutlich unterstützt und abkürzen lassen. Es bewährte sich bei Exazerbation in der Gravidität, bei einigen Fällen von Jod-

schäden, wie sie durch wilde Jodgaben bei jugendlichen Kröpfen hier immer wieder vereinzelt zur Beobachtung kommen; ebenso auch bei leichteren endogenen Hyperthyreosen. Man verwendet bis zur Normalisierung des Grundumsatzes 3—5 Dragées täglich, d. s. 150—250 mg Basthioryl, und kann dann mit 1—2 Dragées täglich den Effekt erhalten. Schädigungen wurden dabei bisher nicht beobachtet.

Die besonders gute Verträglichkeit des Basthioryls und seine dem Propylthiourazil gleichwertige Wirksamkeit scheinen der Vorzug dieses Präparates zu sein.

4. Galkinsche Osteotomie bei Tetanie: Dabei wird an der 12. oder 11. Rippe eine operative Fraktur gesetzt. Das Verfahren scheint einfacher als die Methode von Oppel, bei der ein Kalbsknochen implantiert wird.

Wir konnten uns von ihrer Wirksamkeit an 2 Fällen überzeugen. Eine der beiden Frauen, jetzt 27 Jahre alt, hatte nach einer Kropfoperation am 20. Oktober 1947 seit Februar 1948 an tetanischen Krämpfen gelitten. Am 14. April wurde an der linken 11. Rippe die Fraktur gesetzt, worauf sich im Laufe der nächsten 3 Wochen, auch nach Absetzen der Kalzium- und AT 10-Therapie, die Beschwerden nicht mehr einstellten. Vor 1 Monat hatten wir bei der Patientin die Freude, daß sie eines gesunden Kindes entbunden wurde. Während der ganzen Schwangerschaft war keine Therapie notwendig geworden und es waren bei ihr keinerlei Tetaniesymptome nachweisbar, was wohl für die Wirksamkeit der Galkinschen Methode zu sprechen scheint.

5. Postoperative funktionelle Rekurrensschädigungen: Die Ausführungen von Prof. Fröschels werden wohl uns alle veranlassen, bei den einzelnen Fällen postoperativer Heiserkeit seine Methoden anzuwenden.

Es sei hier ein erfreulicher Fall von funktionellem Schaden angeführt:

Ein 24jähriges Mädchen, dessen Schwester vor einigen Jahren nach einer Kropfoperation $^3/_4$ Jahre lang heiser war, wurde mit aller Sorgfalt wegen eines Knotenkropfes operiert und überstand die Operation selber auch ganz glatt, aber am 2. Tag nach der Operation stellte sich eine Heiserkeit ein, die von äußerster Hartnäckigkeit war. Dabei konnte im Kehlkopfspiegel einwandfrei eine gewisse Beweglichkeit der Stimmbänder festgestellt werden. Elektrisieren, Kurzwellen und Sprechübungen ohne Erfolg. Die Lösung brachte ein Karbunkel, das 2 Monate nach der Operation auftrat. Zum Zwecke der Spaltung des Furunkels wurde ein Chloräthylrausch eingeleitet. In der Exzitation begann sie plötzlich laut zu schreien und von da an war die Stimme wieder hergestellt.

Hr. Dr. Spring (Straßwalchen): An der Salzburger Prosektur wurden in den letzten 2 Jahren bei den Leichenöffnungen von 20—80jährigen die Schilddrüsen laufend herauspräpariert und gewogen. Das so gewonnene Zahlenmaterial (929 Fälle) wurde nach drei Gesichtspunkten gegliedert: 1. Alter; 2. pathologisch-anatomische Beschaffenheit (keine Struma, Struma adenomatosa bzw. Adenome, diffuse Kolloidstruma und Struma colloides nodosa); 3. Herkunft der Verstorbenen (Salzburger, Nicht-Salzburger).

Die Aufteilung der verschiedenen anatomischen Schilddrüsenveränderungen auf Salzburger und Nichtsalzburger geht aus der Tabelle hervor. Sie zeigt, daß bei beiden Kategorien die Struma colloides diffusa und colloides nodosa verhältnismäßig gleich selten ist, während sich hinsichtlich der Struma adenomatosa und der nichtkropfigen Schilddrüsen erhebliche statistisch sichergestellte Unterschiede ergeben. Keine Struma findet man bei etwa 60% der Auswärtigen, aber nur 46% der Salzburger, während 38% der Salzburger eine Struma adenomatosa bzw. Schilddrüsenadenome aufweisen, gegen bloß 27% der Auswärtigen.

	Ohne Struma	Struma adenomatosa	Struma coll. diffusa	Struma coll. nodosa
Salzburger	46·5%	38·0%	6·5%	9·0%
Nicht-Salzburger.	60·5%	27·0%	5·5%	7·0%

Für diese vier zahlenmäßig am besten besetzten Gruppen war auch die Aufstellung einer Gewichtskurve mit Hinsicht auf die einzelnen Lebensjahrzehnte möglich. Dabei wurde das Verfahren der sogenannten gleitenden Mittelwerte angewendet.

$$b = \left(\frac{a + b + c}{3}\right).$$

Dabei zeigt sich, daß in allen Altersgruppen das Gewicht der Salzburger nichtkropfigen Schilddrüsen um etwa 10 g höher ist als das Gewicht der nichtkropfigen Schilddrüsen Auswärtiger. Die beiden Gewichtskurven verlaufen jede auf ihrem Niveau fast gleich; ein ganz entsprechendes Verhalten zeigt die Gewichtskurve der adenomatösen kropfigen Schilddrüse bei Einheimischen und Auswärtigen, wobei allerdings der Anstieg im Alter bei den Salzburgern deutlicher ausgesprochen ist, als bei den Auswärtigen.

Zusammenfassend kann man also sagen, daß die adenomatösen kropfigen Schilddrüsen bei den Salzburgern häufiger sind als bei den Auswärtigen und daß die Gewichte sowohl der nichtkropfigen als auch der kropfigen Schilddrüsen wesentlich über denjenigen der auswärtigen Kropfigen und Nichtkropfigen liegt.

Hr. Doz. Dr. W. M. K r e i n e r (Leoben): Den Aeußerungen O r a t o r s möchte ich als Nachbar durchaus zustimmen. Es besteht kein Zweifel, daß der Kropf stark regionären Unterschieden unterliegt.

Die Unterbindung aller 4 Halsdrüsenarterien wurde an der Chirurgischen Klinik in Graz, unter Leitung von H a b e r e r und D e n k, grundsätzlich durchgeführt und es haben sich keine Fälle von Myxödem gezeigt. Auch die Klinik L a h e y berichtet über 24.000 Strumaresektionen und steht auf dem Standpunkt der Unterbindung aller 4 Polarterien. Die Franzosen verfechten die Unterbindung der oberen Polgefäße bei Schonung der unteren Polgefäße.

Anatomische Untersuchungen, die ich seit Jahren durchführe und noch nicht veröffentlicht habe, bieten mir die Möglichkeit, die verschiedenen Ansichten aufzuklären. Die Schilddrüse wird von einem Gefäßkranz umgeben, wobei die untere Polarterie eine Nah- oder Fernteilung zeigt. Die Nahteilung kann innerhalb der Drüse erfolgen. Die Unterbrechung dieses Rahmens im vertikalen Schenkel beiderseits kann möglicherweise zu einer weitgehenden Ernährungsschädigung der Schilddrüse führen. Wird aber diese anatomische Variation berücksichtigt und wird die A. thyreoidea caudalis weitab von der Schilddrüse unterbunden, so ist dem Kollateralkreislauf kein Einhalt geboten. Die Unterbindung des Gefäßes muß also am de Quervainschen Punkt erfolgen.

In den letzten Jahren habe ich grundsätzlich alle 4 Arterien unterbunden und keinen einzigen Fall von Myxödem beobachten können. Die Fernunterbindung des unteren Polgefäßes schützt auch die kleine A. parathyreoidea. Ich konnte auch keine postoperative Tetanie in allen diesen Fällen verzeichnen.

Was das Thiourazil betrifft, so ist dieses Präparat nur in der Form des Propyl-Thiourazils aus den Lederle-Laboratorien voll wirksam. Es hat mir zur Vorbereitung von toxischen Strumen und Basedowkranken stets ausgezeichnete Erfolge ohne Nebenerscheinungen gebracht. Es darf allerdings nur zur Vorbereitung von Operationen bei anschließender Behandlung nach P l u m m e r verwendet werden. Die Wirkung der anderen Präparate ist unsicher.

Hr. Doz. R a t z e n h o f e r: Herr Prof. B r e i t n e r hat betont, daß nach seiner Erfahrung endemische Kröpfe mit Adenomen ganz überwiegend euthyreot sind, ferner, daß Adenome jodrefraktär sind. Auch Herr Prof. L o r e n z hat hingewiesen, daß die Knotenkröpfe Jugendlicher auf Jod nicht ansprechen. Fragt man nach den anatomischen Erklärungen für dieses Verhalten, so lassen sich zwei Punkte anführen.

1. Das Adenomgewebe ist histologisch nicht genügend differenziert. Es ist im Vergleich zum Drüsenparenchym qualitativ minderwertig. Das ist eine alte anatomische und auch chemisch und biologisch begründete Erfahrung.

2. Eine neue, zum Teil eigene Erfahrung: Die Blutgefäße der Adenome sind grundverschieden von den Parenchymgefäßen der Schilddrüse. Nach Erreichen einer bestimmten Knotengröße gehen sie regelmäßig schwere Veränderungen ein. Bei der Frage nach der Ursache der funktionellen Minderwertigkeit und des refraktären Verhaltens gegenüber dem Jod spielt daher auch die Eigenart der Blutversorgung der Adenome eine wichtige Rolle. Vgl. den Vortrag R a t z e n h o f e r bei dieser Tagung: „Ueber konstante Gefäßveränderungen in Knotenkröpfen."

Hr. B. B r e i t n e r (Schlußwort) betont, daß W e s p i s exakte Untersuchungen auch für die zaghaftesten Behörden die letzten Bedenken gegen eine energische Prophylaxe des endemischen Kropfes weggeräumt haben.

Die Verabreichung von Jod ist einer Opotherapie nicht gleichzusetzen. Die Wirkung des Jods „entgegen der funktionellen Richtung der Schilddrüse" kennen wir. Beim Organextrakt müssen wir außerdem eine Art Ersatztherapie annehmen.

Zur historischen Richtigkeit: Wichtige Beobachtungen über die Beeinflussung der Kolloidbewegung durch Jod haben schon R ö s l e, P r i n z u. a. gemacht. W e g e l i n zeigte sie an menschlichen Schilddrüsen. Die Tierexperimente von B r e i t n e r - O r a t o r haben die Gesetzmäßigkeit und die Beziehungen zur Funktion der Drüse klargelegt.

Die Bewertung der physiologischen Größenschwankungen der Schilddrüse „durch das Volk" soll nicht mit Ueberlegenheit abgetan werden. Es wird an die Madonnenbilder der niederländischen Maler, an die Struma praemenstrualis H e i d e n h a i n, an das bekannte venetianische Epigramm G o e t h e s und an mancherlei Gepflogenheiten bei den Salzburger Bauern erinnert.

Die Forderung nach der Tatsache einer extrathyreogenen Entstehung von Jodothyrin ergibt sich auch aus chirurgischen Beobachtungen, die das Mißverhältnis von leistungsunfähiger Substanz und dem Zustand der Euthyreoidie betreffen.

Die Vorführung der therapeutischen Methode von F r ö s c h e l s bei Rekurrensiähmungen ermutigt hoffentlich die junge Chirurgengeneration nicht zu weniger achtsamem Operieren.

Die Ablehnung der Ligatur aller 4 Arterien am Stamm soll kein Axiom sein, sondern nur der Ausdruck einer persönlichen Ueberzeugung.

Wenn die Aussprache über das Schilddrüsenproblem ein solches Niveau hält wie die diesmalige, kommen die Thyreopraktiker und die „Thyreosophen" zu ihrem Recht.

3*

Die Prophylaxe
des endemischen Kropfes

Von

H. J. Wespi-Eggenberger
Aarau

Mit 11 Abbildungen

Der alte Satz: „Vorbeugen ist leichter als heilen" ist wohl kaum bei einem Leiden besser angebracht, als bei der Veränderung der Schilddrüse, die wir als endemischen Kropf bezeichnen, und bei den damit verbundenen zahlreichen Störungen verschiedener Organe und Funktionen, die wir mit dem Ausdruck „endemischer Kretinismus" zusammenfassen. Ich darf in Ihrem Kreise die Kenntnis dieser Veränderungen wohl voraussetzen und darauf verzichten, Kropf und Kretinismus genauer zu definieren und deren vielfache schädliche Folgen näher zu beschreiben. Diese vermindern nicht nur das körperliche Wohlbefinden und die Leistungsfähigkeit in hohem Maße, sie bringen auch eine wesentliche Einbuße an menschlicher Schönheit und Menschenwürde mit sich.

Einleitend möchte ich nur auf einige Punkte hinweisen, die mir für das Verständnis der Erfolge und Erfolgsmöglichkeiten der Prophylaxe von besonderer Bedeutung erscheinen. In erster Linie halte ich es für wichtig, daran zu erinnern, daß wir z w e i v e r s c h i e d e n e K r o p f f o r m e n unterscheiden, die S t r u m a d i f f u s a und die S t r u m a n o d o s a. Die letztere, der Knotenkropf, erzeugt das typische klinische Bild des erwachsenen Kropfträgers im Endemiegebiet. J e d e r K r o p f, a u c h d e r K n o t e n k r o p f, b e g i n n t a l s d i f f u s e S t r u m a. Es braucht meist einige Jahre, ja Jahrzehnte, bis aus dem diffusen Kropf ein Knotenkropf entsteht. D i e e i g e n t l i c h e P r o p h y l a x e m u ß d a h e r d a r i n b e s t e h e n, d a s A u f t r e t e n

einer diffusen Struma zu verhindern. Bei der
Einführung prophylaktischer Maßnahmen und beim Versuch konservativer Kropfbehandlung kann man immer wieder feststellen, daß sich die diffusen Strumen im allgemeinen gut zurückbilden, die diffuse Struma ist also reversibel. Zur eigentlichen Prophylaxe hinzu addiert sich
daher immer noch die therapeutische Beeinflussung der diffusen Strumen durch die Prophylaxe. Die Knotenkröpfe dagegen sind prophylaktischen
und therapeutischen Maßnahmen gegenüber nur noch sehr
wenig ansprechbar. Zur Beurteilung des Prophylaxeerfolges kommen deshalb nur die noch nicht verkropften
oder erst mit diffusen Strumen behafteten jugendlichen
Individuen, Neugeborene, Schulkinder und schließlich noch,
besonders nach mehrjähriger Einwirkung, auch die Stellungspflichtigen in Frage. Bei den bereits verkropften Erwachsenen ist von einer Prophylaxe nichts mehr oder kaum
mehr etwas zu erwarten.

Beim Kretinismus kommen die drei Kardinalsymptome: Kleinwuchs, Geistesschwäche und Hörstörungen sehr
häufig kombiniert vor. Man braucht ja wohl deswegen die
Bezeichnung „depp", also „taub", nicht so sehr für den
Tauben als für den Geistesschwachen. Die Kardinalsymptome können aber auch einzeln, dissoziiert, auftreten. So
gab es in der Schweiz hochintelligente Universitätsprofessoren mit ziemlich ausgesprochenem kretinischem Habitus.
Umgekehrt kann eine Taubstummheit oder eine hochgradige
Geistesschwäche kretinisch bedingt sein, auch wenn der
Betreffende durchaus keinen kretinischen Habitus aufweist.
In schweren Endemiegebieten muß deswegen bei allen
Fällen von Geistesschwäche und Hörstörungen die Ursache primär im Kretinismus gesucht werden, sofern keine eindeutige andere Erklärung
vorliegt. Ich möchte diesen Punkt besonders betonen, weil
vielfach die familiär einheitliche kretinische Schädigung
zu der falschen Annahme eines Erbleidens führt. Wie wir
beim Kropf alle Abstufungen von der leichten vorübergehenden Schilddrüsenvergrößerung in der Pubertät bis zum riesigen atembeengenden Knotenkropf finden, so können auch
die kretinischen Symptome in allen Schattierungen vorkommen. Man sollte deswegen viel mehr,
als dies im allgemeinen der Fall ist, daran denken, daß
in Endemiegebieten nicht nur die schwere Taubstummheit, sondern auch leichtere Formen der Hörstörungen endemisch bedingt sein könnten, und daß nicht nur die hoch-

gradige Geistesschwäche, sondern auch leichtere Formen
der Idiotie und Debilität, ja sogar nur eine gewisse geistige
Schwerfälligkeit mit dem Kropf zusammenhängen können.
Vielleicht liegt ja sogar eine gewisse Gefahr der Prophylaxe darin, daß durch sie die bayrische Gemütlichkeit und
die harmlose schweizerische Schwerfälligkeit verschwinden
und durch weniger beliebte kropffreie preußische Eigenschaften ersetzt werden.

Die schwerwiegende soziale Belastung der Allgemein-
heit durch die Kretinen, die schwere Beeinträchtigung der
Militärdiensttauglichkeit durch Kropf und Kretinismus, die
körperliche Verunstaltung und mechanische Atembehinderung durch den Kropf hat einsichtsvolle Hausärzte und
Chirurgen, vor allem aber auch Militärärzte, Schul- und
Amtsärzte, immer wieder darüber nachdenken lassen, wie
sich Kropf und Kretinismus verhüten ließen.

Praktisch besonders erfolgreich ist die Verwendung
des Jodes geworden, und ich möchte daher gleich auf die
J o d p r o p h y l a x e eingehen. Um Zeit zu sparen, verzichte
ich auf eine Darstellung der historischen Entwicklung, die
wir bei der Verwendung der Meerschwammasche durch
die Chinesen etwa 1500 Jahre vor Christi Geburt beginnen
lassen könnten. Ich erwähne nur die Namen C o u r t o i s,
der 1811 das Element Jod entdeckt hat, C o i n d e t, der um
1820 die Behandlung der Kröpfe mit Jod einführte, und
B a u m a n n, der 1897 das Vorkommen von Jod in der
Schilddrüse beschrieb. Die moderne Prophylaxe beginnt ungefähr im Jahre 1910, als M a r i n e in den Vereinigten
Staaten ein in den dortigen Fischzuchtanstalten endemi-
sches bzw. enzootisches Auftreten von Kröpfen bei Forellen
durch Beifügen von Jod zum Wasser bekämpfte. Spätere
Untersuchungen, ebenfalls durch M a r i n e, zeigten, daß in
tierischen Schilddrüsen Jodgehalt und Gewicht sich umgekehrt proportional verhalten, und daß eine als Kropf zu
bezeichnende Vergrößerung jeweilen dann auftritt, wenn
der Jodgehalt unter etwa $1^0/_{00}$ des Trockengewichtes sinkt.
Von dieser Feststellung ausgehend, begannen im Jahre 1917
M a r i n e und K i m b a l l den Versuch, die Schilddrüsenvergrößerung bei Schulkindern durch eine „Jodsättigung“
der Schilddrüse zu bekämpfen. Es wurde bei Schülern der
Stadt Akron (Ohio) zweimal jährlich ein „Jodstoß“, und
zwar 10 Tage lang je 0·2 g Natriumjodid, total also 2 g,
durchgeführt. Die ganz eindeutigen günstigen Ergebnisse dieses Versuches sowohl in bezug auf Verhütung des Auftretens neuer Kröpfe als auch in bezug auf Rückgang schon

bestehender Kröpfe öffneten den Weg für die S c h u l -
p r o p h y l a x e mit Jodtabletten, wie sie ja auch heute
noch vielerorts durchgeführt wird.

In der Schweiz wurde die Schulprophylaxe vor allem
auch von Heinrich H u n z i k e r aufgegriffen, der 1914 die
vor gerade 100 Jahren erstmals von P r e v o s t und C h a t i n
aufgestellte Jodmangeltheorie wieder neu begründet hatte.
H u n z i k e r konnte, zusammen mit v. W y s s, zeigen, daß
schon Dosen von 1 mg Natriumjodid pro Woche genügen,
um das Auftreten des Kropfes zu verhüten. Der im Zer-
matter Tal tätige Arzt B a y a r d führte in den Gemeinden
seines Praxisgebietes ein jodiertes Salz ein und konnte zeigen, daß sich damit die Kröpfe bei Schulkindern erfolgreich behandeln ließen.

Als Beispiel für die Durchführung und die Erfolge
der Schulprophylaxe möchte ich die Untersuchungen von
L a u e n e r, dem Schularzt von Bern, anführen, der sich
sehr eingehend dieser Schulprophylaxe angenommen hat.

Tab. 1. E r f o l g d e r S c h u l p r o p h y l a x e m i t 3 mg J o d p r o
W o c h e bzw. 0·5 mg p r o T a g b e i d e n 15jährigen S c h ü l e r n
d e r S t a d t B e r n (nach L a u e n e r)

Schilddrüsenverhältnisse	1920 ohne Prophylaxe	1930 nach 9 Jahren Schulprophylaxe
Kropf......................................	79%	17%
Vergrößerte Schilddrüse	15%	12%
Normale Schilddrüse...............	6%	71%

Die Schüler der Stadt Bern erhielten wöchentlich eine Tablette mit 3 mg, eventuell sogar täglich eine solche mit
0·5 mg Jod. Während 1920 bei den 15jährigen Schülern
des neunten Schuljahres 79% einen Kropf aufgewiesen
hatten, war 1930, nach 9 Jahre lang durchgeführter Prophylaxe, die Kropffrequenz im gleichen Alter auf 17%
zurückgegangen.

Entscheidend für die weitere Entwicklung der Prophylaxe war das sogenannte N a t u r e x p e r i m e n t i m K a n -
t o n W a a d t. Bei Untersuchungen über das Vorkommen
des Rekrutenkropfes in den Jahren 1875 bis 1880 hatte
Heinrich B i r c h e r seinerzeit eine scharfe Grenzlinie zwischen verkropften und praktisch kropffreien Gebieten in
der Gegend zwischen Neuenburger- und Genfersee nachweisen können. Entsprechend den damaligen Vorstellungen
führte er den Unterschied auf geologische Verschiedenheiten

zurück. Die geologische Grenze ist auf seiner Karte mit
einer dünnen Linie eingezeichnet. Erst Heinrich H u n -
z i k e r und E g g e n b e r g e r fanden dann Jahrzehnte später heraus, daß die Grenze zwischen Kropf und Nichtkropf

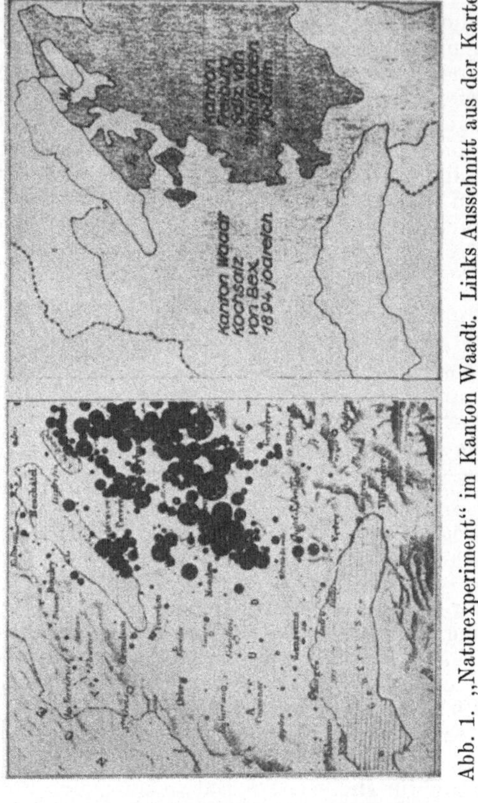

Abb. 1. „Naturexperiment" im Kanton Waadt. Links Ausschnitt aus der Karte von Dr. H. Bircher. Kreisdurchmesser proportional zur Prozentzahl der wegen Kropf zum Militärdienst untauglich befundenen Rekruten der Jahre 1875 bis 1880. Rechts Kantonsgrenzen und Salzversorgung. (Nach Eggenberger)

nicht mit dem geologischen Untergrund, sondern ganz
augenfällig mit der politischen Grenze übereinstimmt, wie
ein Blick auf die Abb. 1 ohneweiters ergibt.

Die Grenze zwischen den Kantonen Freiburg und Waadt
verläuft durch Ex- und Enklavenbildung sehr kompliziert.
Trotzdem die ineinander verschachtelten Gemeinden in diesem Grenzgebiet geologisch und klimatisch unter ganz genau

gleichen Bedingungen stehen, sind die Freiburger Gemeinden stark verkropft, die Waadtländer Gemeinden praktisch kropffrei. Der einzige Faktor, der diesen Unterschied erklären kann, bildet das kantonale Salzmonopol. Freiburg bezieht, wie die anderen Schweizer Kantone, sein Salz aus den Rheinsalinen, der Kanton Waadt aber hat eine eigene Saline in Bex. Untersuchungen von Salz und Mutterlauge der Saline Bex hatten gezeigt, daß dieses Salz Jod enthält. Die Natur hatte also gewissermaßen von sich aus im Kanton Waadt ein lang dauerndes Experiment mit einem jodierten Salze angestellt und gezeigt, daß sich damit das Auftreten des Kropfes verhüten läßt. Für Eggenberger war dieses Experiment noch mehr als nur ein Beweis für die Wirksamkeit und auch die Ungefährlichkeit der Anwendung eines jodierten Salzes. Es war für ihn zugleich auch ein Beweis dafür, daß das Salz der naturgegebene Jodträger ist, daß der Jodgehalt des Salzes der naturgewollte und das Fehlen des Jodes im Salz der unnatürliche Zustand ist. Es war für ihn auch ein Beweis, daß der Kropf auf einer ungenügenden Jodzufuhr, einem Jodmangel, beruht. Diese Ueberzeugung gab ihm den Mut, für die allgemeine Anwendung eines jodierten Salzes, des Vollsalzes, wie er es nannte, einzutreten. In zahlreichen Vorträgen gelang es ihm, die Bevölkerung des Kantons Appenzell dafür zu gewinnen, ein Volksbegehren auf Einführung eines jodierten Salzes an die Regierung zu richten, und so konnte im Februar 1922 erstmals im Kanton Appenzell im großen ein jodiertes Salz für die ganze Bevölkerung zum Verkaufe gelangen. Damit war der Bann gebrochen. Sehr rasch folgte, unter Führung des Chirurgen Roux, der Kanton Waadt, dann weitere Schweizer Kantone und auch unsere Nachbarländer. In Oesterreich war es bekanntlich Wagner v. Jauregg, der sich besonders um die Einführung des jodierten Salzes bemühte.

Bevor ich die Erfahrungen und Erfolge mit dem jodierten Salz in der Schweiz bespreche, muß ich darauf hinweisen, daß der Salzverkauf eine kantonale Angelegenheit ist. Es bestehen deshalb in der Ein- und Durchführung der Prophylaxe zeitlich und quantitativ gewaltige Unterschiede zwischen den verschiedenen Kantonen, wie das die Zusammenstellung in Tab. 2 zeigt. Für unsere späteren Feststellungen ist besonders wichtig, daß der große Kanton Bern im Jahre 1936 die Prophylaxe intensiver eingeführt hat, und daß seit 1945 nur noch die

Kantone Basel-Land und Aargau weniger als 20⁰₀ jodiertes Salz brauchen.

Tab. 2. Vollsalzverbrauch in Prozenten des gesamten Salzverbrauches in einigen Schweizer Kantonen

	1922	1923	1928	1930	1940	1947
Nidwalden	—	47	100	100	100	100
Waadt	—	25	100	100	100	100
Wallis................	—	—	78	100	100	100
Appenzell a. Rh.	43	55	67	69	68	87
Thurgau..............	—	27	35	37	36	76
Bern	—	1	4	7	63	74
Basel-Land	—	2	9	12	17	20
Aargau	—	4	12	10	8	8
Gesamtschweiz........	1	7	27	39	59	77

In 16 Kantonen betrug der Vollsalzverbrauch im Jahre 1947 mehr als 90%.

Für die Feststellung der Stärke einer Kropfendemie und damit für die Beurteilung der Erfolge einer prophylaktischen Maßnahme stehen uns verschiedene Möglichkeiten offen. Am einfachsten ist die Untersuchung von Schulkindern. Wir haben damit gleichsam einen Querschnitt durch die Bevölkerung in einem bestimmten Alter, und zwar in einem Alter, in welchem prophylaktisch noch etwas zu erreichen ist. Daneben kommen hauptsächlich noch die Stellungspflichtigen in Frage und schließlich auch die Neugeborenen.

Ich beginne mit den N e u g e b o r e n e n. Schon im ersten Jahre nach Einführung des jodierten Salzes konnte E g g e n b e r g e r feststellen, daß der Neugeborenenkropf

Tab. 3. Schilddrüsenverhältnisse bei den Neugeborenen in Bern vor und nach Einführung der Kropfprophylaxe (nach Guggisberg)

	Normale Schilddrüsen	Mittlere Struma	Große Struma
	%		
1925 (ohne allgemeine Prophylaxe)	47·0	38·0	15·0
1937 (nach Einführung einer allgemeinen fakultativen Prophylaxe mit Vollsalz (5 mg KJ/kg)	69·6	30·2	0·2

praktisch verschwunden war. Diese Beobachtung wurde später von G u g g i s b e r g bestätigt, der in Bern nach Einführung der Prophylaxe einen Rückgang der großen Kröpfe von 15% auf 0·2% beobachtete, während die mittleren Strumen nur wenig abnahmen (Tab. 3). W e g e l i n konnte in Bern an Hand der Schilddrüsengewichte sehr deutlich zeigen, wie sowohl die leichteren als auch die ausgeprägteren Schilddrüsenvergrößerungen nach der Einführung der

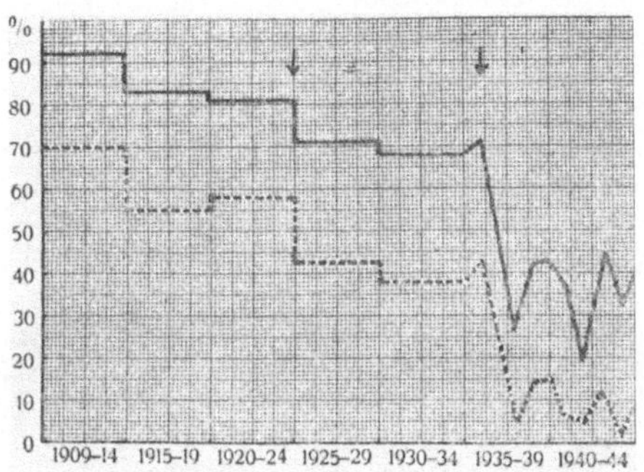

Abb. 2. Rückgang der Neugeborenenkröpfe im Kanton Bern nach Einführung des jodierten Salzes (nach W e g e l i n, Presse méd. 1945, 514)

—————— Prozentsatz der Schilddrüsen von mehr als 3 g
---------- Prozentsatz der Schilddrüsen von mehr als 6 g

1924 Jodsalz eingeführt (1 bis 7% des Salzverbrauchs),
1936 Erhöhung des Jodsalzkonsums (54 bis 71% des Salzverbrauchs)

Prophylaxe im Jahre 1936 ganz ausgesprochen zurückgingen. Während vor 1936 ungefähr 40% oder mehr aller Neugeborenenschilddrüsen ein Gewicht von mehr als 6 g aufgewiesen hatten, sank dieser Prozentsatz nach 1936 auf ungefähr 10% oder noch weniger.

Für Untersuchungen im großen eignet sich am besten der S c h u l k r o p f. Bei den älteren Schülern kann sich die Wirkung der Jodsalzprophylaxe mit der Jodtablettenprophylaxe der Schule kombinieren. Die reine Wirkung des Vollsalzes ist daher, sofern eine Schulprophylaxe durchgeführt wird, nur bei den Schülern des ersten Schuljahres zu erfassen.

Für Bern kann ich Ihnen die Verhältnisse bei den Erstklässlern nach persönlichen Angaben von L a u e n e r demonstrieren. Noch 1925 war bei 28% der Erstklässler

schon ein Kropf festzustellen. Diese starke Verkropfung
nahm Ende der Zwanziger- und anfangs der Dreißigerjahre
etwas ab. Einen ganz deutlichen Abfall sehen wir dann mit
dem Jahre 1936, als die eigentliche Vollsalzprophylaxe einsetzte. Dieser Rückgang verstärkte sich immer mehr und
die nach 1942 in die Schule eingetretenen, also schon unter
Vollsalzprophylaxe geborenen Schulkinder sind praktisch
kropffrei (Abb. 3).

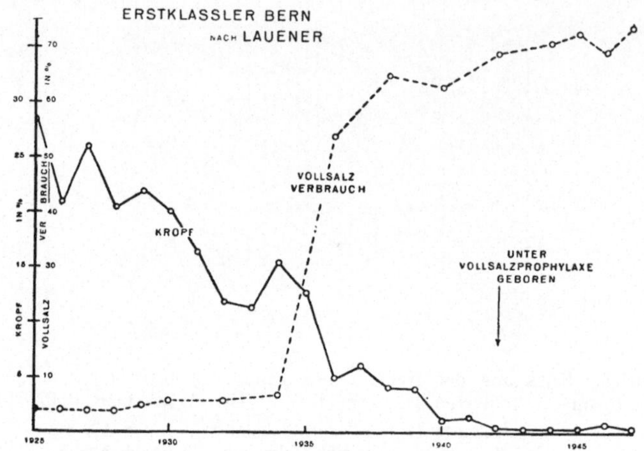

Abb. 3. Kropf bei Erstklässlern in Bern (nach persönlichen Angaben
von L a u e n e r)

Ganz ähnliche Feststellungen konnte M e s s e r l i in
Lausanne machen, nur finden wir dort den Abfall, entsprechend der frühzeitigeren Einführung des Vollsalzes
schon nach 1927. Im Wallis hat B a y a r d die Kropfver-
hältnisse bei den Schulkindern untersucht. Während 1920
nur 28·8% aller Schüler eine normale Schilddrüse aufwiesen, also mehr als 70%, streng genommen, als kropfig
zu bezeichnen waren, hat sich 1934 das Verhältnis gerade
umgekehrt, indem 70·5% normale Schilddrüsen hatten.
Aehnlich wie bei den Neugeborenen in Bern sehen wir
auch hier einen starken Rückgang der stärkeren Schilddrüsenvergrößerungen, während der Rückgang in der Kate-
gorie der palpablen Schilddrüse weniger ausgesprochen ist.
Besondere Bedeutung kam von jeher dem K r o p f
b e i d e n S t e l l u n g s p f l i c h t i g e n zu. Im letzten Jahrhundert mußten in der Schweiz jährlich 50 bis 70% der

Stellungspflichtigen wegen Kropf dienstuntauglich erklärt werden. Jetzt haben sich die Verhältnisse ganz gewaltig geändert.

Die Kurve der Dienstbefreiungen wegen Kropf verläuft vor 1925 sehr unregelmäßig, wohl weitgehend bedingt durch eine verschieden scharfe Beurteilung vor, während und nach dem Weltkriege 1914/18. Nach 1922, zeitlich genau zusammenfallend mit der Einführung der Vollsalzprophy- laxe, setzt ein Abfall ein, der seither ständig angehalten hat, und in den letzten Jahren ist die Zahl der Dienst-

Tab. 4. Schilddrüsenverhältnisse bei Schulkindern im Kanton Wallis vor und nach Einführung der Kropf- prophylaxe (nach Bayard)

	Normale Schilddrüse	Schilddrüse palpabel	„Dicker Hals"	Größere Kröpfe
		%		
1920 vor Prophylaxe ..	28·8	54·3	14·9	2·0
1934 nach 10 Jahren allgemeiner fakul- tativer Prophylaxe	70·5	27·3	2·1	0·15

befreiungen wegen Kropf auf weniger als $1^0/_{00}$ gesunken. Sie ist heute wesentlich kleiner als z. B. in Holland.

Sie werden mit Recht fragen, ob dieser enorme Rück- gang wirklich auf die Vollsalzprophylaxe zurückzuführen ist. Um diese Frage zu prüfen, hat S c h a u b, der diese Statistiken bearbeitet hat, den Verlauf in einer Gruppe von Kantonen mit früher Einführung der Prophylaxe dem- jenigen einer Gruppe mit später Einführung gegenüber- gestellt. Wir sehen aus dieser kurvenmäßigen Darstellung sehr deutlich, daß in den Frühprophylaxekantonen das Ab- sinken viel früher erfolgt als in den Kantonen mit Spät- prophylaxe. Damit dürfte der Beweis für die weitgehende Abhängigkeit des Kropfrückganges mit der Prophylaxe er- bracht sein. Allerdings sehen wir auch in den Spätprophy- laxekantonen schon ein Absinken vor 1930, das nicht auf die Vollsalzprophylaxe zurückgeht. Hier müssen also noch weitere Faktoren hineinspielen. Wir können da an Ver- besserungen der Ernährungsbedingungen und auch der all- gemeinen hygienischen Verhältnisse denken. Dazu kommt die operative Beseitigung großer Strumen vor der Rekrutie-

rung. Vom Standpunkt der Jodversorgung aus möchte ich
darauf aufmerksam machen, daß eine erhöhte Jodaufnahme
auch auf andere Weise als nur durch das Vollsalz möglich
ist. Ich erwähne hier nur Nahrungsmittel aus kropffreien
Gebieten.

Der Weltkrieg hat uns deutlich genug gezeigt, wie
weitgehend wir in der Versorgung mit Getreide, Oelen,
Fetten und Obst, um nur etwas zu nennen, vom Ausland
abhängen. Dazu kommen die besonders jodreichen Meerfische, jodreiche Kunstdünger, vor allem Chilesalpeter,
kommen die individuelle Kropfprophylaxe und Therapie
mit Jodtabletten und die Anwendung von anderen jodhaltigen Präparaten, wie z. B. Lebertran und Zahnpasten. Schon
vom engen Jodstandpunkt aus haben wir also genügend
Erklärungsmöglichkeiten für diesen Rückgang des Kropfes
vor Einführung der Vollsalzprophylaxe.

Wenn wir die gegenwärtigen Verhältnisse in der
Schweiz untersuchen, so sehen wir, daß nur noch zwei
Kantone, nämlich Baselland und Aargau, mehr als $2^0/_{00}$
wegen Kropf dienstuntaugliche Stellungspflichtige aufweisen.
Es ist wohl nicht nur ein Zufall, daß ausgerechnet diese
beiden Kantone in bezug auf die Vollsalzprophylaxe am
Schlusse stehen, ich möchte vielmehr diese Tatsache als
einen weiteren Beweis für die Wirksamkeit der Vollsalzprophylaxe auffassen.

In bezug auf die Beeinflussung des Kretinismus
sehen wir eine besonders erfreuliche Einwirkung auf die
endemische Taubstummheit. Entsprechend der intra-
uterinen Entstehung der endemischen Hör- und Hirnstörun-
gen, ist der Einfluß der Prophylaxe natürlich erst später,
bei den Schülern frühestens 7 bis 8 Jahre und bei den
Stellungspflichtigen sogar erst etwa 20 Jahre nach Einführung der Prophylaxe nachweisbar.

Es ist nun ganz auffallend, daß in der Schweiz ungefähr seit 1930 die Zugänge zu den Taubstummenanstalten
abgenommen haben, so sehr, daß ein Teil der Anstalten
schließen bzw. sich auf andere Aufgaben umstellen mußte.
Während die Zahl der taubstummen Schüler vor 1930 um
900 bis 1000 schwankte, beträgt diese Zahl heute noch
ungefähr 400. Wir finden also einen Rückgang der taubstummen Schüler um etwa 60%. Um die Frage eines
möglichen Einflusses des Rückganges der Kinderzahl zu
prüfen, habe ich seinerzeit die taubstummen Schüler jahr-
gangsweise zusammengestellt und die prozentuale Häufigkeit, bezogen auf die Lebendgeborenen, errechnet. Man

erkennt in dieser Zusammenstellung (Abb. 4), daß der Abfall nach 1922, also nach Einführung des Vollsalzes, einsetzt. Während früher ungefähr 15 auf 10.000 Kinder taubstumm waren, sind es nach 1925 weniger als 10 und im Jahre 1932 sogar weniger als 5 auf 10.000. Während früher die Schweiz ein mit Taubstummen besonders reich-

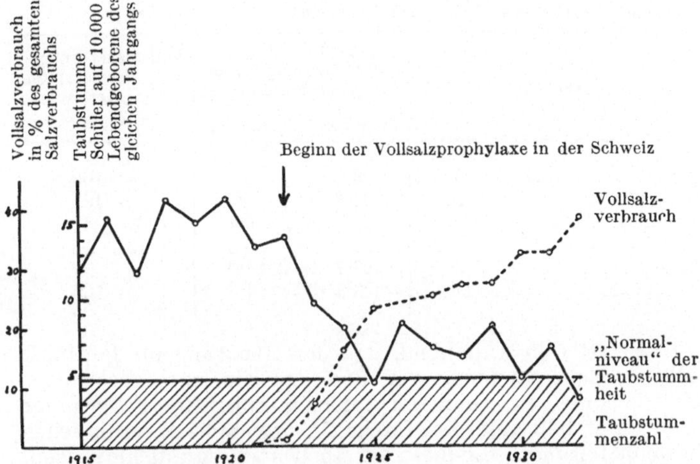

Abb. 4. Taubstummheit und Vollsalzverbrauch in der Schweiz 1915 bis 1932

lich gesegnetes Land war, hat sie damit das „Normalniveau" erreicht, indem wir ungefähr 5 Taubstumme auf 10.000 als normal ansehen.

Sehr interessant ist in diesem Zusammenhang auch die Feststellung der Taubstummenlehrer, daß die Intelligenz der Taubstummen sich wesentlich gebessert hat, indem eben die endemische Geistesschwäche gleichzeitig verschwunden ist. Ganz neuerdings wird wieder von einer leichten Zunahme der Taubstummheit berichtet. Es kommen jetzt die durch die modernen Antibiotika geheilten, aber gehörgeschädigten Meningitisfälle neu in die Taubstummenanstalten.

Seit 1940 läßt sich der Rückgang der Taubstummheit nun auch bei den Stellungspflichtigen nachweisen, bei denen die Zahl der Dienstbefreiungen wegen Schwerhörigkeit, Taubheit und Taubstummheit stark abgenommen hat. Bei diesen Dienstbefreiungsgründen waren allerdings auch schon früher sehr wesentliche Schwankungen festzustellen.

48 H. J. Wespi-Eggenberger:

Um den Einfluß der Vollsalzprophylaxe noch eindeutiger erfassen zu können, habe ich diejenigen Kantone, die früher, im Jahrfünft 1916/20 besonders stark, d. h. mit mehr als $2^0/_{00}$ Taubstummheit befallen waren, besonders herausgegriffen (Tab. 5).

Tab. 5. Taubstummheit und Vollsalzverbrauch in den am stärksten befallenen Kantonen der Schweiz

Kanton	Taubstumme auf 10.000 Lebendgeborene der gleichen Jahrgänge		Vollsalzverbrauch in % des gesamten Vollsalzverbrauchs 1926/1930
	1916/1920	1926/1930	
Zug	33·1	0	88—100
Obwalden	34·8	4·8	50—100
Thurgau	28·0	6·4	32— 36
Zürich	22·6	7·6	13— 18
Luzern	27·7	14·0	6— 7
Uri	23·3	24·6	0—100

Es ist sehr auffallend, daß der Rückgang im Jahrfünft 1926/30 sehr ungleich war und daß ein ausgesprochener Parallelismus zwischen der Intensität des Rückganges der Taubstummheit mit der Intensität des Vollsalzverbrauches besteht. Ich möchte dabei aber auch noch darauf hinweisen, daß schon eine wenig stark durchgeführte Prophylaxe wie in den Kantonen Thurgau und Zürich zu einem deutlichen Rückgang führt. Es scheint also, daß schon eine ganz geringfügige Erhöhung der Jodzufuhr genügt, um die kretinischen Erscheinungen zum Verschwinden zu bringen. Damit dürfte die Beobachtung, daß der Kretinismus ganz allgemein stark zurückgegangen ist und daß er, wie man schon gesagt hat, vor Eisenbahn und Post flieht, seine Erklärung finden.

Bei den anderen kretinischen Symptomen ist der Einfluß der Vollsalzprophylaxe weniger deutlich zu erkennen. Was das Längenwachstum anbelangt, so finden wir bei den Rekruten seit Beginn dieses Jahrhunderts einen ständigen Rückgang der Zahl der Dienstbefreiungen wegen Kleinwuchs. Hier spielt noch eine ganze Reihe weiterer entscheidender Faktoren eine Rolle, vor allem wohl Ernährungsbedingungen und die Rachitisbekämpfung. Im Kanton Appenzell allerdings konnte Eggenberger eine ganz deutliche Zunahme der durchschnittlichen Körperlänge bei den Stellungspflichtigen mit dem Einsetzen der Vollsalzprophylaxe nachweisen (Abb. 5).

Schließlich bleibt noch das dritte Kardinalsymptom, die Geistesschwäche. Hier ist es schwieriger, zahlenmäßige Angaben zu bekommen, weil die Beurteilung entsprechend den wechselnden Anforderungen naturgemäß schwankt. Immerhin ist auffallend, daß bei den Stellungspflichtigen in der Schweiz die Zahl der Dienstbefreiungen wegen hochgradiger geistiger Beschränktheit, genau wie die Taubstummheit, nach 1940, also bei den nach 1922 Geborenen, plötzlich absinkt, so daß man auch hier einen Einfluß der Vollsalzprophylaxe annehmen darf.

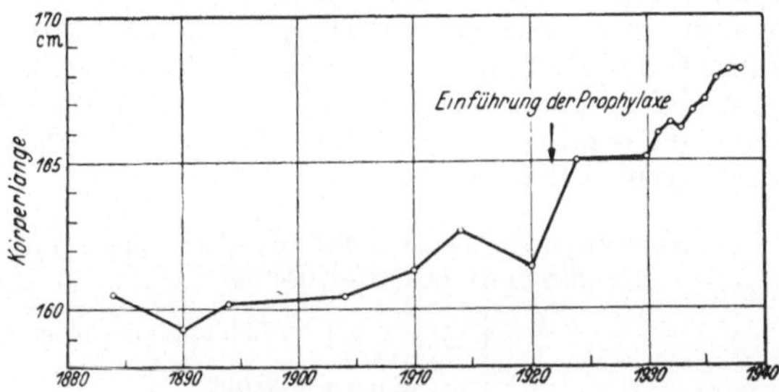

Abb. 5. Durchschnittliche Länge der Appenzeller Stellungspflichtigen (nach Eggenberger und nach Tobler)

Ich glaube, daß diese Zahlen genügen sollten, um zu beweisen, daß die Vollsalzprophylaxe einen ganz entscheidenden Rückgang des endemischen Kropfes und des Kretinismus erzielt, ja diesen zum Teil praktisch vollständig zum Verschwinden gebracht hat. Diese Feststellung ist nicht nur praktisch bedeutungsvoll. Ich möchte diese ganz eklatanten Erfolge der Jodprophylaxe auch als die theoretisch wichtigste Beobachtung zum Problem der endemischen Struma bezeichnen und fordern, daß, im Gegensatz zum bisher üblichen Vorgehen, jede Kropftheorie hier ansetzen muß. Ich möchte vorerst aber nicht auf die der Prophylaxe zugrunde liegende und von ihr umgekehrt wieder bestätigte Jodmangeltheorie eingehen, sondern mich zuerst den Umgebungsjoduntersuchungen und damit dem Problem der Joddosierung zuwenden.

Entsprechend den früheren Vorstellungen, daß die Kropfursache in erster Linie im Wasser zu suchen ist, liegen zahlreiche Untersuchungen über den Jodgehalt des Wassers vor. Ein großer Teil von ihnen, besonders Untersuchungen von Straub und Toeroek in Ungarn, von Reith in

Holland, von v. Fellenberg in der Schweiz, haben eine umgekehrte Proportionalität zwischen Jodgehalt des Wassers und Kropfhäufigkeit ganz eindeutig nachgewiesen. Entscheidend ist aber natürlich nicht der Jodgehalt des Wassers, der Luft, des Bodens oder einzelner Nahrungsmittel, sondern entscheidend ist die Gesamtjodaufnahme mit der Nahrung. Diese Jodaufnahme ist technisch gar nicht einfach zu bestimmen. Wesentlich einfacher ist die Bestimmung der Urinjodausscheidung, aus welcher die Jodaufnahme einigermaßen geschätzt werden kann, indem ungefähr 70% des aufgenommenen Jodes im Urin ausgeschieden wird. Ich habe 1941 die damals vorliegenden Resultate der Jodaufnahme und der Jodausscheidung zusammengestellt, und zwar von allen Autoren, die Untersuchungen gleichzeitig in Kropfgebieten und kropffreien Zonen durchgeführt hatten.

Tab. 6. Jodaufnahme, Jodausscheidung und Kropf.
(Durchschnitt des Schrifttums)

Kropf	Jodausscheidung pro Tag in gamma	Jodaufnahme in gamma	
		errechnet aus Ausscheidung (100:70)	direkt bestimmt oder aus Nahrungsmitteln errechnet
Kropfgegend	36·5	52·1	29·0
Leichte Endemie............	67·4	96·3	50·7
Kropffreie Zone	158·6	226·6	über 81·1

Sie sehen aus dieser Tabelle, wie sich eine ganz eindeutige umgekehrte Proportionalität zwischen Jodaufnahme und Kropf nachweisen läßt, indem im Kropfgebiet die tägliche Jodaufnahme 50 γ oder weniger, in mäßig verkropften Gebieten 50 bis 100 γ und in kropffreien Gebieten über 80 bis mehr als 200 γ beträgt.

Die Tabelle gibt uns zugleich einen Anhaltspunkt für die optimale Joddosierung bei der Prophylaxe. Wir sehen, daß in der kropffreien Zone die tägliche Jodaufnahme ungefähr 100 bis 200 γ beträgt. Das Ziel der Prophylaxe ist es, im Kropfgebiet die Verhältnisse des kropffreien Gebietes zu schaffen. Durch eine tägliche zusätzliche Zufuhr von ungefähr 100 bis 150 γ Jod können wir die niedrige Jodaufnahme des Kropfgebietes auf die optimale der kropffreien Zone erhöhen und damit im Kropfgebiet die Verhältnisse der kropffreien Zone schaffen.

Seit dieser Zusammenstellung ist in Irland eine eingehende Untersuchung durchgeführt worden, die diese Resultate wieder eindrücklich bestätigte (Tab. 7). Während in den Kropfgebieten eine Jodaufnahme von 1 bis 41 γ gefunden wurde, stellt sich die Jodaufnahme im kropffreien Spiddal z. B. auf 44 bis 232 γ pro Tag.

Tab. 7. Jodaufnahme und Kropf in Irland (nach E. M. Shea, Irish Journ. of Med. Science 1946, 749. Ref. in Nr. 6 des „Iodine Information" des Iod. Educational Bureau)

Ort	Grafschaft	Kropf bei Schulkindern in %	Kropf bei Erwachsenen	Jodaufnahme pro Tag in gamma	Zahl der Untersuchten
Cloran	Tipperary	65	häufig	2— 41	42
Kilsheelan ..	„	70	„	1— 41	51
Tipperary town	„	65	„	4— 35	36
Maryborough	Leix	40	selten	42—111	16
Claremorris ..	Mayo	15	fehlt	18—135	22
Spiddal	Galway	0	fehlt	44—232	15

Ich habe schon wiederholt darauf hingewiesen, daß in der Schweiz mit der Vollsalzprophylaxe zwar eine sehr starke Reduktion besonders der größeren Kröpfe erzielt wurde, daß die Kropfendemie aber nicht immer ganz verschwand. Von vielen Forschern wird dies so ausgelegt, daß eben neben dem Jod noch andere Faktoren eine Rolle spielen, die durch die Prophylaxe nicht beseitigt werden.

Tab. 8. Jodgehalt des Kochsalzes und Neugeborenenschilddrüsen in Herisau

Jodgehalt des Kochsalzes in mg KJ pro kg	Zahl der Untersuchten	Normale Schilddrüse		Struma	
		Schilddrüsen unfühlbar	Nur Isthmus fühlbar	Nur fühlbare Struma	Meßbare Struma
		%		%	
0	150	67·3	12·0	12·0	8·7
2—5	763	85·7	7·9	6·0	0·4
15—20	1186	91·8	5·6	2·6	—

Vom Standpunkt der Jodversorgung aus gibt es eine einfachere Erklärung, nämlich, daß die durch das jodierte Salz bewirkte zusätzliche Jodzufuhr von nicht ganz 50 γ nicht genügt. Es fragt sich deshalb, ob eine Erhöhung der Joddosis im Kochsalz die Kröpfe gänzlich zum Verschwinden bringen könnte. Von dieser Ueberlegung ausgehend, hat mein Schwiegervater Eggenberger schon

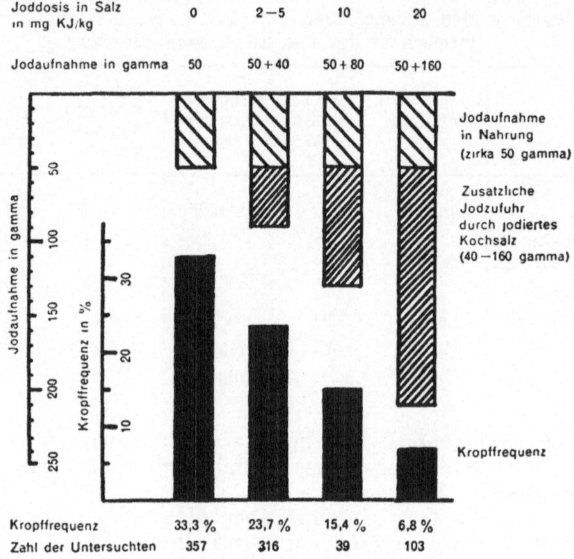

Abb. 6. Jodaufnahme in den letzten Schwangerschaftsmonaten und Kropfhäufigkeit beim Neugeborenen nach Untersuchungen an der Zürcher Frauenklinik

1922 damit begonnen, den Schwangeren ein stärker jodiertes Salz abzugeben. Ich habe die Resultate seiner Untersuchungen seinerzeit statistisch zusammengestellt (Tab. 8). Während ohne Prophylaxe, d. h. beim Gebrauch von unjodiertem Salz während der Schwangerschaft 8·7% der Neugeborenen größere Strumen und weitere 12% fühlbare, endemiologisch also ebenfalls kropfige, Schilddrüsen aufwiesen, waren nach Gebrauch von Vollsalz nur noch bei 0·4% Kröpfe und 6% fühlbare Schilddrüsen zu tasten, und bei Verwendung eines stärker jodierten Salzes verschwanden die großen Kröpfe ganz und nur noch 2·6% der

Neugeborenen hatten fühlbare Schilddrüsen, d. h. die Kröpfe waren praktisch vollständig verschwunden. In Zürich habe ich daraufhin ähnliche Untersuchungen durchgeführt. Es wurden neben dem gewöhnlichen Vollsalz mit 5 mg Jodkali pro Kilogramm zwei verschiedene, verstärkte Salzarten mit 10 oder 20 mg Jodkali abgegeben. Nehmen wir die Jodaufnahme in der Nahrung mit 50 γ und die tägliche Salzaufnahme mit 10 g an, so kommen wir, je nach der Dosierung des Jodes im Salz, auf 90, 130 oder schließlich auf 210 γ Jod pro Tag. Die graphische Darstellung der Jodaufnahme und der Häufigkeit der Neugeborenenkröpfe (Abb. 6) zeigt ganz deutlich die umgekehrte Proportionalität zwischen Jodaufnahme und Kropfhäufigkeit. Wenn wir bedenken, daß diese erhöhte Jodzufuhr oft nur 1 bis 2 Monate dauerte, so dürfen wir annehmen, daß bei etwas längerer Anwendung die Neugeborenenkröpfe wohl gänzlich verschwunden wären. Ich möchte aus diesen beiden Untersuchungsserien, die ich in meinen späteren Wirkungsgebieten Frauenfeld und Aarau immer wieder in gleicher Weise bestätigen konnte, schließen, daß es bei genügender Erhöhung der Joddosis im Kochsalz gelingt, den Neugeborenenkropf praktisch vollständig zum Verschwinden zu bringen. Gleichzeitig gelingt es auch, das histologische Bild der Neugeborenenschilddrüse vollständig zu normalisieren. Während die Neugeborenenschilddrüse meistens das Bild einer kolloidlosen Struma bzw. Thyroidea diffusa parenchymatosa bietet, kommt es unter dem Einfluß der verstärkten Prophylaxe zur richtigen Kolloidsekretion, so daß die Neugeborenenschilddrüse das gleiche Bild bietet, wie wir es vom Erwachsenen kennen (Abb. 7).

Ich darf bei dieser Gelegenheit vielleicht noch beifügen, daß das Kochsalz nicht nur den natürlichen Jodträger darstellt, sondern daß es auch als Träger anderer anorganischer Salze in Frage kommt. Untersuchungen in Amerika, die auch in der Schweiz bestätigt werden konnten, haben gezeigt, daß die Kariesresistenz in einer gewissen Abhängigkeit zum Fluorgehalt des Trinkwassers steht und daß in gewissen Gegenden eine zusätzliche Fluorzufuhr sich voraussichtlich günstig auswirken dürfte. Man ist deshalb in verschiedenen Städten der Vereinigten Staaten dazu übergegangen, dem Trinkwasser Fluor zuzusetzen. Mir scheint, daß, schon wegen der nahen chemischen Verwandtschaft der Halogene Fluor, Chlor, Jod, das Kochsalz der naturgegebene Fluorträger sein dürfte. Seit 3 Jahren füge ich daher dem Vollsalz, das ich den Schwangeren abgebe, nicht nur Jod, sondern auch Fluor zu, daneben noch Brom und Arsen, und zwar pro Kilogramm Salz 20 mg KJ, 100 mg NaF, 100 mg KBr und 25 mg Kal. arsenicos.

Dank des einsichtigen Einverständnisses des Kantonsarztes und der Regierung des Kantons Thurgau und der Direktion der Rheinsalinen ist es möglich geworden, seit ungefähr 2 Jahren in einem umschriebenen Gebiet des Kantons Thurgau ein mit 20 mg KJ/kg dosiertes Vollsalz abzugeben. Für eine endgültige Beurteilung seiner Wirkung ist

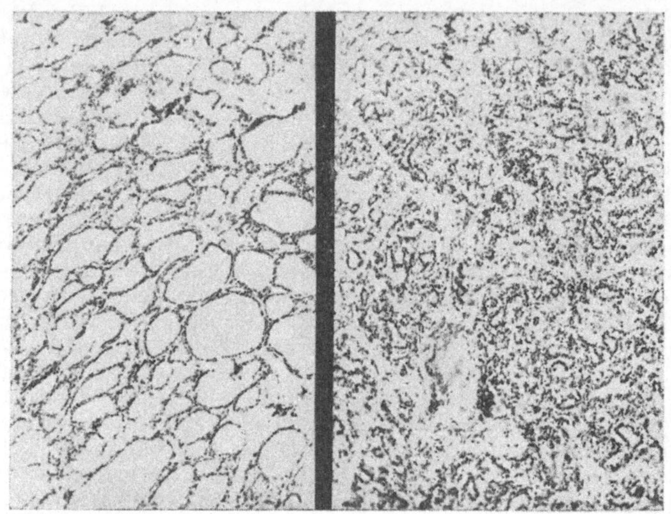

Abb. 7. Links: Ideale Neugeborenenschilddrüse von 1·05 g Frischgewicht nach dreimonatiger Prophylaxe mit verstärkt jodiertem Kochsalz mit 20 mg KJ/kg. Reichlich Kolloid, flache Epithelien, spärlich Zwischengewebe. Rechts: Struma congenita von 4·0 g bei einem Zwillingskind. Salz schwach jodiert. Schlecht ausgebildete Follikel, reichlich Zwischengewebe, starke Hyperämie (Frauenklinik Zürich)

es noch zu früh, ich kann Ihnen aber die Resultate der Schüleruntersuchungen in diesem Gebiete unter dem Einfluß einer etwa 1½jährigen, leider nicht 100%igen Prophylaxe mit diesem Salze zeigen nach den Untersuchungen von Wohlfender (Tab. 9). Seit 1945/46 wurde im Kanton Thurgau der Jodsalzverbrauch intensiviert. Dementsprechend sehen wir einen Rückgang des Schulkropfes in den untersuchten Kontrollgebieten von 46% auf 29%. Dagegen hat in den Gebieten mit der stärkeren Joddosierung der Schulkropf von 52% — es wurde absichtlich ein Gebiet mit etwas stärkerer Verkropfung gewählt — auf 24% abgenommen. Die Abnahme ist also etwas, wenn auch nicht sehr ausgesprochen, stärker, der Unterschied ist aber doch statistisch signifikant.

Tab. 9. Schüleruntersuchungen im Kanton Thurgau über den Einfluß einer verstärkten Prophylaxe (Wohlfender)

	Gebiet mit gewöhnlich jodiertem Salz 5 mg KJ/kg		Gebiet mit verstärkt jodiertem Salz 20 mg KJ/kg ab Mai 1947	
	Zahl d. Untersuchten	Kropf	Zahl d. Untersuchten	Kropf
1946 Febr./April	2962	1359 = 46%	799	413 = 52%
Dez. 1948/Febr. 1949 ..	3007	677 = 29%	859	204 = 24%

Die Ergebnisse der Prophylaxe führen uns zu dem Schlusse, daß eine tägliche zusätzliche Jodzufuhr von etwa 100 bis 150 γ Jod genügen sollte, um den Kropf gänzlich zum Verschwinden zu bringen. Es ist wohl mehr als Zufall, daß die Betrachtung der Ergebnisse der Umgebungs-

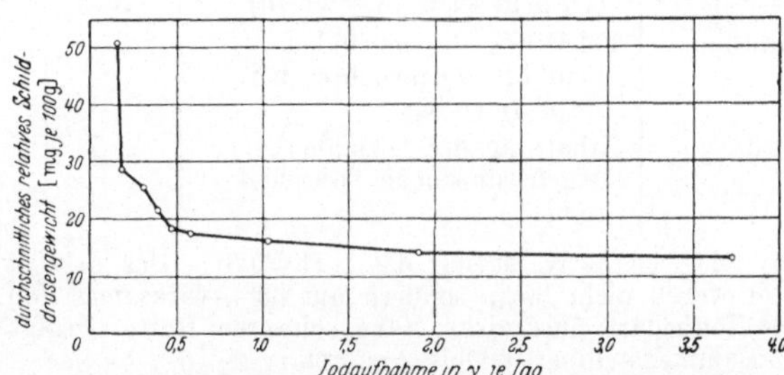

Abb. 8. Beziehungen zwischen Jodaufnahme und Schilddrüsengewicht bei Ratten (nach Levine, Remington und v. Kolnitz)

joduntersuchungen genau das gleiche Ergebnis erbracht haben. Es ist nun interessant, zu sehen, wie die Frage des Jodbedarfes im Tierexperiment entschieden wird. Hier möchte ich Sie zuerst auf die Untersuchungen von Remington und Mitarbeiter aufmerksam machen. Das Ergebnis ihrer Untersuchungen an Ratten mit einer sehr jodarmen Nahrung, der Jod in verschiedener Dosierung zugefügt wurde, ist in Abb. 8 wiedergegeben.

Man erkennt in dieser Kurve deutlich, daß bei einer täglichen Jodaufnahme von 2 γ oder mehr das Schilddrüsengewicht unverändert niedrig bleibt. Verringerung der Jodzufuhr führt zu einem leichten Anstieg des Schilddrüsengewichtes. Bei Werten von weniger als 0·5 γ kommt es zu einer ganz rapiden Gewichtszunahme, zu eigentlichen Jodmangelkröpfen. Wir haben in diesen Untersuchungen den eindeutigen Beweis für das Auftreten von Jodmangelkröpfen, ich möchte diese Untersuchungen als das „Experimentum crucis" der Jodmangeltheorie

Tab. 10. Methoden zur Ermittlung des Jodbedarfs im Tierversuch und ihre Ergebnisse bei Ratten von 80 bis 120 g Gewicht

Autoren	Methode	d,1-Thyroxin in gamma	Jod in gamma
Levine, Remington u. v. Kolnitz	Ernährungsversuch. Jodbedarf zur Erhaltung des normalen Schilddrüsengewichtes		1—2
Monroe und Turner	Erhaltung des normalen Schilddrüsengewichtes bei Thiouracilverabreichung (Dempsey u. Astwood)	männnlich 3·1 weiblich 3·75	1 1·2
Griesbach u. Purves	Erhaltung des normalen Schilddrüsengewichtes bei Rapssamendiät	3	1
Rowlands	Erhaltung des normalen Wachstums nach Thyroidektomie	2·5	0·8

Physiologisch aktiv ist nur das 1-Thyroxin. Das d,1-Thyroxin enthält deswegen nicht 65%, sondern nur 33% wirksames Jod.

Der Jodbedarf einer zirka 100 g schweren Ratte beträgt nach obiger Zusammenstellung 0·8 bis 2 gamma.

Für die Umrechnung auf den Menschen gilt:

Ratte 100 g, Mensch 60.000 g = 1 : 600,
Jodbedarf des Menschen demnach: 480 bis 1200 gamma

Ratte 50 Kal., Mensch 3000 Kal. = 1 : 60,
Jodbedarf des Menschen demnach: 48 bis 120 gamma

bezeichnen. Umgekehrt können wir daraus schließen, daß eine Jodzufuhr von 1 bis 2 γ pro Tag bei der 100 g schweren Ratte für eine normale Schilddrüsenfunktion genügt, auf den Kalorienverbrauch bezogen, entspricht das auffallenderweise wieder gerade etwa 200 γ beim Menschen.

In den letzten Jahren ist von amerikanischen Autoren — Dempsey und Astwood — eine neue Methode entwickelt worden, um den Schilddrüsenhormonbedarf

zu bestimmen. Diese Methode geht von der Tatsache aus,
daß bei Verabreichung von schilddrüsenhemmenden Substanzen das Schilddrüsengewicht zunimmt. Wird gleichzeitig Schilddrüsensubstanz oder Thyroxin verabreicht, so
bleibt diese Gewichtszunahme aus. Diejenige Menge Thyroxin,
die minimal notwendig ist, um die Gewichtszunahme zu
verhindern, entspricht dem Thyroxinbedarf des Organismus.

Im Organismus wirkt nur das linksdrehende Thyroxin.
Für die Versuche wird meistens racemisches Thyroxin verwendet. Wir können deshalb den Jodbedarf des Organismus zu 33% des Thyroxinbedarfes einsetzen. Ich habe in
der folgenden Tabelle das Ergebnis verschiedener Methoden
zur Ermittlung des Jod- bzw. Thyroxinbedarfes, soweit sie
an zirka 100 g schweren Ratten durchgeführt wurden, zusammengestellt (Tab. 10). Neben dem Thiouracilversuch

Tab. 11. Jodbedarf des Menschen

Methode	Jodbedarf in gamma
Jodaufnahme in kropffreien Zonen	100—200
Verhütung des Neugeborenenkropfes	150—200
Jodbilanzversuche (Curtis u. a.)...............	mehr als 100
Thyroxinbedarf eines Myxoedematösen zur Er- haltung der normalen Wärmeproduktion nach Boothby u. a. zirka 300 gamma d,1-Thyroxin	100
Umrechnung aus Rattenversuchen	48—120

wurde auch noch die Rapssamenfütterung durch neusee-
ländische Autoren verwendet, und es wurde die Menge
von Thyroxin bestimmt, die notwendig war, um nach Thy-
roidektomie normales Wachstum zu erzielen. Alle Methoden
kommen fast zu einheitlichen Werten, zu einem Jodbedarf
von 0·8 bis 2 γ. Für die Umrechnung auf den Menschen
ist wohl besser als die gewichtsmäßige Umrechnung die
Umrechnung nach dem Kalorienbedarf. Wir können daraus
den Jodbedarf des Menschen auf 48 bis 120 γ schätzen.

Für die Bestimmung des Jodbedarfes beim
Menschen kommt auch noch der Bilanzversuch in Frage,
wie er von Curtis, Puppel u. a. durchgeführt wurde.
Einen weiteren interessanten Anhaltspunkt gibt uns schließlich noch eine Untersuchung von Boothby, der bei einem
Myxödematösen untersuchte, wieviel Thyroxin er zur Erhaltung der normalen Wärmeproduktion benötigte. Ich
habe diese verschiedenen Methoden in der Tab. 11 zusam-

mengestellt. Mit allen Methoden kommen wir übereinstimmend zu Werten um 100 γ. Sie schwanken von ungefähr 50 bis zu 200 γ. Der maximale Jodbedarf, der identisch sein dürfte mit der optimalen Jodzufuhr, ist für den Menschen auf 150 bis 200 γ anzusetzen. In den kropffreien Gebieten wird diese Dosis erreicht. In den Kropfgebieten ist durch die Jodarmut von Wasser, Luft, Boden und Lebensmitteln die Jodzufuhr geringer, der Jodbedarf nicht voll gedeckt. Die Prophylaxe soll das Defizit von etwa 100 bis 150 γ ausgleichen und damit im Endemiegebiet die Verhältnisse der kropffreien Zone herstellen.

Man hat seinerzeit einmal geglaubt, daß für den menschlichen Organismus organisch gebundenes Jod vorteilhaft sei. Diese Meinung mußte später revidiert werden. Wie bei anderen Elementen oder Salzen scheint auch für das Jod die Tatsache festzustehen, daß es vom Darm in ionisiertem Zustand aufgenommen und dann in der Schilddrüse in die für den Körper notwendige Verbindung ein- und aufgebaut wird. Wir brauchen also keine organischen Jodverbindungen, die einfachen Jodsalze, Kaliumjodid, Natriumjodid, genügen durchaus.

Damit ergeben sich fast zwangsläufig die Wege für eine rationelle Prophylaxe.

Es handelt sich darum, die Jodaufnahme zu erhöhen. Das wäre theoretisch möglich durch Jodanreicherung von Nahrungsmitteln, z. B. durch Düngung der Felder und Gärten mit jodhaltigen Düngemitteln. Oder es könnte der Verbrauch an natürlicherweise jodhaltigen Nahrungs- oder Genußmitteln gesteigert werden, ich denke hier an Meerfische, Lebertran oder gewisse jodhaltige Mineralwasser. Beide Verfahren sind aber kostspielig und zudem unsicher. So bleibt die Zufuhr einer anorganischen Jodverbindung. Man hat z. B. in Holland das Trinkwasser mit Jod angereichert. In der Schweiz hat sich die Jodierung des Kochsalzes ausgezeichnet bewährt, und ich glaube, daß dieses Verfahren die einfachste und sicherste Art der Kropfprophylaxe ist und bleiben wird.

Die Salzjodierung hat den großen Vorteil der leichten technischen Durchführung. Sie hat dazu den weiteren Vorteil, daß vom Kleinkind bis zum Greis jedes Glied der Bevölkerung erfaßt wird und wegen der Kuppelung an den Salzverbrauch zugleich die Jodaufnahme innert ziemlich enger Grenzen bleibt. Dazu kommt, daß diese Jodaufnahme zwangsläufig erfolgt, ohne daß die Aufmerksamkeit besonders darauf gerichtet werden muß. Nur ein Neurotiker würde die Energie aufbringen, zur Kropfverhütung täglich seine notwendige zusätzliche Joddosis zu sich zu nehmen, wenn dies ganz bewußt und willentlich geschehen müßte. In der Schweiz wird sämtliches Salz, also auch das in der Küche verwendete und sogar das Viehsalz, jodiert. Damit sind die individuellen Schwankungen relativ klein und ich halte deshalb diese Art des Vorgehens für die beste. In Amerika wird nur das Tafelsalz jodiert, dafür mit einer entsprechend höheren Dosierung. Die individuellen Unterschiede werden so natürlich größer. Bei der höheren Dosierung wird auch das Problem des Jodverlustes und der Umschichtungen des Jodes im Salz und damit die Frage der S t a b i l i s i e r u n g   d e s   J o d e s   im Salz aktuell. Das Verfahren der Wisconsin Alumni Research Foundation, das im Zusatz einer reduzierenden und einer alkalisierenden Substanz zum Jodsalz besteht, scheint hierfür eine ausreichende Lösung gebracht zu haben.

Die Jodaufnahme durch das Kochsalz hängt natürlich ab von der Höhe der Joddosierung und von der Menge des Salzverbrauches. Ich habe in Tab. 12 für verschie-

Tab. 12. Tägliche Jodaufnahme in gamma bei verschiedener Höhe der Salzjodierung und des durchschnittlichen Salzverbrauches

Jodgehalt KJ/kg	Tägliche durchschnittliche Salzaufnahme			
	6 g	10 g	15 g	30 g
	Tägliche durchschnittliche Jodaufnahme in gamma			
20 mg	92	153	230	459
15 mg	69	114	172	344
10 mg	46	76	115	229
5 mg	23	38	57	115

dene Dosierungen und Salzverbrauch die entsprechenden Werte ausgerechnet. Bei einer Jodierung des gesamten Salzes, bei welchem auch Bäcker, Metzger und Konservenindustrie zwangsläufig jodiertes Salz erhalten, entfallen pro Kopf der Bevölkerung ungefähr 15 bis 20 g Salz und eine D o s i e r u n g   v o n   10 mg   K a l i u m j o d i d   p r o   K i l o g r a m m   g e n ü g t   d a n n ,   u m   d i e   f ü r   d i e   P r o p h y l a x e   o p t i m a l e   M e n g e   v o n   100 γ   J o d   z u z u f ü h r e n.

Man hat sich auch schon gefragt, ob man die prophylaktischen Maßnahmen auf die ganze Bevölkerung ausdehnen oder nur auf besonders Gefährdete beschränken soll. In einem Endemiegebiet ist aber potentiell jeder Mensch gefährdet. Besonders bedeutungsvoll ist die Prophylaxe im Kleinkindes- und Kindesalter bis zur Pubertät und dann bei allen Frauen bis zum Abschluß der Geschlechtsreife, besonders bei den Graviden. Ich glaube daher, daß wir nicht eine irgendwie gerichtete oder gezielte Prophylaxe durchführen, sondern daß wir die Erhöhung der Jodzufuhr bei allen Menschen des Endemiegebietes — und sogar auch bei den Haustieren — anstreben sollen. Dies scheint mir noch darum besonders wichtig, weil der Gesunde, und auf diesen soll sich ja die Prophylaxe im eigentlichen Sinne beziehen, normalerweise nicht an die Erhaltung seiner Gesundheit denkt und an einer prophylaktischen Maßnahme gegen den Kropf nur teilnimmt, wenn sie ohne seine besondere Aufmerksamkeit erfolgt. Eine Prophylaxe der kretinischen Erscheinungen ist nur auf diese Weise möglich.

Natürlich erhebt sich immer auch die Frage einer **individuellen Prophylaxe**, z. B. in Gebieten, in denen die Prophylaxe nicht oder ungenügend durchgeführt wird. Für diese Fälle kommt die individuelle Verordnung einer täglichen Joddosis von ungefähr 150 γ in Frage. Man kann hierfür eine $1^0/_{00}$ige Jodkalilösung verschreiben, eventuell nach dem Vorschlag von **Eggenberger** mit Zusatz von einem Tropfen Methylenblaulösung zur besseren Sichtbarmachung als sogenannte „blaue Tropfen", nach dem Rezept:

Rp. Kal. jodati   0·02
Aquae ad   20·0
Methylenblaulösung   gtt. I
M. D. S. Täglich 3 Tropfen in etwas Flüssigkeit.

3 Tropfen dieser Lösung enthalten ungefähr 150 γ Jodkali. Ich persönlich gebe den Schwangeren selber hergestelltes jodiertes Salz mit 20 mg KJ/kg ab. Man kann aber auch sehr leicht ein solches selber herstellen, indem man 20 ccm einer $1^0/_{00}$igen Jodkalilösung auf 1 kg Salz gießt und das so angefeuchtete Salz während $1/_2$ bis 1 Minute in einer breiten, am besten irdenen Schüssel gut durcheinandermischt.

Sie werden sich mit mir fragen, warum sich eigentlich bei diesen schönen Erfolgen die Prophylaxe bisher nur beschränkt durchgesetzt hat. Das erklärt sich zum Teil wohl damit, daß die Resultate sich eben nur allmählich eingestellt haben und noch nicht allgemein bekannt sind. Ich war darum sehr froh, daß ich heute in Ihrem Kreise darüber berichten durfte. Ein weiterer Grund, wohl der Hauptgrund, liegt aber darin, daß in weiten Kreisen bei Laien und besonders auch bei den Aerzten immer noch eine große **Angst vor Schädigungen** durch die Jodprophylaxe besteht. Während die Diskussion der Jodbefürworter und Jodgegner vor 25 Jahren sehr scharf und oft fast gefährlich gewalttätig geführt wurde, können wir heute glücklicherweise das Problem der J o d s c h ä d e n ruhiger und gefahrloser besprechen, so daß ich es wagen darf, zum Schlusse auch noch diese Frage anzuschneiden. Zur Beruhigung der Gemüter haben verschiedene Umstände beigetragen. Praktisch und theoretisch wichtig scheint mir vor allem die Tatsache, daß vor 25 Jahren die meisten Leute im Jode nur einen körperfremden Giftstoff sahen. Heute hat sich wohl allgemein die Auffassung durchgesetzt, daß das Jod ein integrierender Bestandteil des Schilddrüsenhormons darstellt, daß es für eine richtige Schilddrüsenfunktion unentbehrlich ist. D a m i t   i s t   d a s J o d   a u s   e i n e m   v e r m e i n t l i c h e n   G i f t s t o f f   z u e i n e m   u n e n t b e h r l i c h e n   N a h r u n g s s t o f f, e i n e m „a n o r g a n i s c h e n   V i t a m i n“, g e w o r d e n. Während man früher gutgläubig davon sprechen konnte, daß ein Mensch kein Jod ertrage, wissen wir heute, daß ein Mensch ohne Jod überhaupt nicht normal leben kann, daß jedermann täglich in Luft, Wasser, Nahrungsmitteln kleine Mengen Jod aufnimmt, und daß er dieses Jod unbedingt braucht. Das ganze Problem der J o d e m p f i n d l i c h k e i t ist aus einer gleichsam grundsätzlichen Frage zu einem D o s i s - p r o b l e m   g e w o r d e n, w i e   ü b e r h a u p t   d i e   g a n z e K r o p f f r a g e   z u   e i n e m   J o d d o s i s p r o b l e m   g e - w o r d e n   i s t. Man gibt sich im allgemeinen nicht genügend Rechenschaft, eine wie enorme Breite die Aufnahmemöglichkeit beim Jod einnimmt. Diese geht von der Jodaufnahme von 50 γ in der Kropfzone über die optimale biologische Joddosis von etwa 200 γ bis zu Mengen von 3 und mehr Gramm ($= 3,000.000\ \gamma$), also auf das 60.000fache. Es gibt sonst wohl kaum einen Stoff, dessen Anwendung in derart gewaltigen Mengenunterschieden überhaupt möglich ist.

Was nun die Gefahr der Jodschädigungen anbelangt, so möchte ich deren Vorkommen selbstverständlich nicht etwa bestreiten. Schon C o i n d e t, der als erster Jodpräparate ausgedehnter zur Kropfbehandlung anwendete, hat das Auftreten des Jodismus oder Jodbasedow beobachtet, und seither hat man immer wieder die gleichen Feststellungen machen können. Man hat damals davon gesprochen, daß dieser Jodismus schon durch kleine Joddosen ausgelöst werde, hat aber unter den kleinen Dosen solche von 100.000 γ oder mehr verstanden.

Im Moment der Einführung der Prophylaxe wurden in der Schweiz verschiedene Fälle von Jodsalzschädigungen gemeldet, ähnlich wie das später ja dann auch in München und Wien der Fall war und dort zu einem katastrophalen Rückgang der eben begonnenen Vollsalzprophylaxe geführt hat. F l u e c k führte unter der Leitung von d e Q u e r v a i n eine Nachprüfung aller gemeldeten Basedowfälle der Jahre 1922/24 durch. Dabei fanden sich bei genauerer Prüfung unter ursprünglich ungefähr 3500 gemeldeten Basedowfällen 25, deren Auftreten zeitlich sicher im Zusammenhang mit Jodsalzgenuß zu stehen schien. Die Autoren stellten fest, daß diese Zahl innerhalb der Morbiditätsgrenze des spontanen Basedowvorkommens liege, so daß eine sichere Jodsalzschädigung nicht nachzuweisen sei. Sie sichteten zugleich die bis damals vorliegende Literatur über Jodschädigungen und fanden, daß die als schädlich bezeichneten Jodtagesdosen niemals mit Werten unter 500 bis 1000 γ angegeben worden waren, also weit über der Jodsalzdosis lagen. Vielleicht ist es dieser autoritativen Feststellung zu verdanken, daß es seither in der Schweiz um diese Frage der Vollsalzschäden ganz still geworden ist. Trotz ständiger Zunahme des Vollsalzverbrauches ist seit zirka 1930 keine Publikation über Schädigungen durch jodiertes Salz mehr erschienen. Meine persönlichen Erfahrungen sind natürlich gering. Immerhin möchte ich doch feststellen, daß mir bei meinen geburtshilflich-gynäkologischen Patienten im Aargau, wo bis jetzt sozusagen kein jodiertes Salz verbraucht wurde, mehr Hyperthyreosefälle aufgefallen sind, als vorher in Zürich und Frauenfeld mit viel stärkerem Jodsalzverbrauch. Von dem verstärkt jodierten Kochsalz, das ich den Schwangeren abgebe, habe ich selber auch noch nie eine Schädigung beobachtet, doch dürften die Schwangeren sowieso eine Ausnahmestellung einnehmen.

W i r   k ö n n e n   h e u t e   w o h l   f e s t s t e l l e n ,   d a ß   d i e   f r ü h e r   g e f ü r c h t e t e n   G e f a h r e n   d e s   J o d i s m u s   d u r c h   j o d i e r t e s   K o c h s a l z   p r a k t i s c h   n i c h t   e x i s t i e r e n . Ich glaube aber, daß wir heute, auch wenn solche existieren würden, ihnen gegenüber eine wesentlich andere Stellung einnehmen dürften. Die ganz unbestreitbaren großen Erfolge der Prophylaxe mit dem Rückgang des Kropfes und des Kretinismus mit allen ihren schwerwiegenden Folgen würden es gerechtfertigt erscheinen lassen, gewisse geringe Gefahren in Kauf zu nehmen. Während früher die verantwortlichen Regierungsstellen befürchten mußten, für allfällige Jodschäden verantwortlich gemacht zu werden, müssen sie heute im Gegenteil befürchten, durch das Unterlassen der Prophylaxe für das Auftreten von Kropf und Kretinismus verantwortlich gemacht zu werden.

Untersuchungen an amerikanischen Stellungspflichtigen haben seinerzeit gezeigt, daß endemischer Kropf und Hyperthyreose bis zu einem gewissen Grade parallel gehen. Genau die gleichen Feststellungen hat kürzlich F u c h s an Hand der Sterblichkeitsstatistik von Bayern gemacht. In kropffreien Zonen ist Jodismus unbekannt. Wir dürfen also annehmen, d a ß d i e K r o p f p r o p h y l a x e n i c h t n u r d e n K r o p f, s o n d e r n b i s z u e i n e m g e w i s s e n G r a d e a u c h d i e N e i g u n g z u H y p e r t h y r e o s e n, z u m J o d i s m u s, b e k ä m p f t. Wenn wir den Sprung in die Prophylaxe wagen, dann verschwindet deren befürchtete Gefahr mit der Zeit von selber.

Als Errungenschaft der letzten Jahre kommt nun schließlich noch die Tatsache, daß wir in den T h i o u r a c i l v e r b i n d u n g e n Substanzen kennengelernt haben, mit denen die H y p e r t h y r e o s e n e r f o l g r e i c h b e h a n d e l t w e r d e n k ö n n e n. Damit haben diese glücklicherweise ihren früheren üblen Ruf weitgehend verloren, und es bildet diese Entdeckung einen Grund mehr, daß wir eine Kropfprophylaxe ohne Angst einführen dürfen.

Die Stellungnahme zu verschiedenen wesentlichen Fragen der Prophylaxe hängt sehr weitgehend auch von unserer theoretischen Einstellung zum Kropfproblem ab, und es scheint mir deshalb notwendig, zum Schlusse auch noch auf die Frage der K r o p f u r s a c h e n einzugehen.

Jede moderne Kropftheorie muß meines Erachtens bei den Erfolgen der Jodprophylaxe einsetzen oder zum mindesten diese befriedigend erklären können. Unter dieser Voraussetzung schrumpft die Unzahl der bisher aufgestellten Kropftheorien auf eigentlich bloß zwei Möglichkeiten ein:

1. Man nimmt an, daß ein J o d m a n g e l die Ursache des Kropfes darstellt und dieser durch die Jodzufuhr beseitigt wird, oder

2. man nimmt an, daß der Kropf durch eine noch unbekannte Kropfnoxe oder durch das Zusammenwirken verschiedener, zum Teil unbekannter, Faktoren entsteht, und daß diese „K r o p f n o x e" durch das Jod „e n t g i f t e t" wird.

Zu dieser letzteren Annahme finden wir eine interessante Parallele in der Geschichte der Beriberi, indem E i j k m a n, der Entdecker der beriberiverhütenden Wirkung des Reishäutchens annahm, daß im geschälten Reis eine unbekannte Beriberinoxe vorhanden sei, welche durch eine andere, im Reishäutchen vorhandene Substanz entgiftet werde.

Alle Feststellungen über Prophylaxewirkungen und auch alle Feststellungen einer umgekehrten Proportionalität zwischen Jod und Kropf sind zwar praktisch außerordentlich wertvoll, sie geben aber keine Entscheidung, welche der beiden angeführten Möglichkeiten richtiger oder, sagen wir besser, wahrscheinlicher ist.

Voraussetzung für die Annahme einer Mangelkrankheit ist der Nachweis, daß der betreffende Stoff überhaupt für den Organismus notwendig ist. Es herrscht heute wohl ziemlich allgemeine Einigkeit darüber, daß wir in dem 1927 von Harington synthetisierten und in seiner Strukturformel abgeklärten Thyroxin den wichtigsten Bestandteil des Schilddrüsenhormons zu sehen haben. Zur Erinnerung möchte ich Ihnen die Strukturformel des Thyroxins zeigen (Abb. 9), worin nach dem Vorschlag von Eggenberger die Atomgewichte flächenmäßig eingetragen sind. Man erkennt dann sehr leicht, daß die vier Jodatome gewichtsmäßig den Hauptbestandteil des Thyroxinmoleküls ausmachen, genau sind es 65%. Die Hauptvorbedingung zur Annahme einer Mangelkrankheit ist also beim Jod ohneweiters erfüllt.

Damit hätten wir schon ein wesentliches Argument, das zugunsten der Jodmangeltheorie spricht. Diese Theorie wurde vor gerade 100 Jahren von Prevost aufgestellt und von Chatin eingehender begründet, wurde dann aber wieder vergessen. 1914 wurde sie von Heinrich Hunziker neu aufgestellt und vor allem von Bayard und von Eggenberger unermüdlich vertreten. Die ursprüngliche Hunzikersche Theorie ging dahin, daß sich bei Jodmangel die Schilddrüse vergrößere, damit von dem nur spärlich im Blute vorhandenen Jod möglichst alles aus dem Blute aufgenommen werden könne. Dieser Vorstellung hat man wohl als gewichtigstes Gegenargument die Tatsache entgegengehalten, daß ein Mangel eines Stoffes im allgemeinen zu einer Atrophie des betreffenden Organs und nicht zu einer Hypertrophie führe. Dieses anscheinende Paradoxon wird aber ohneweiters geklärt, wenn wir uns etwas näher mit der Schilddrüsenregulation befassen. Ich habe versucht, die wesentlichen Züge der Schilddrüsenregulation, wie sie heute weitgehend anerkannt sind, schematisch darzustellen (Abb. 10). Wird die Schilddrüse bis

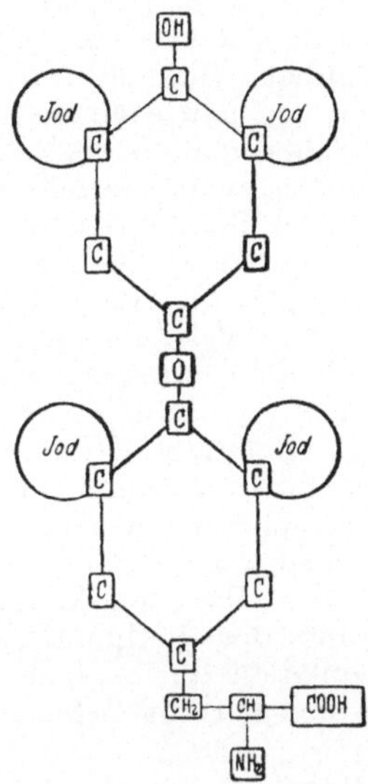

Abb. 9. Thyroxinmolekül. Die die Elementbezeichnungen umrahmenden Flächen entsprechen den Atomgewichten. Man erkennt deutlich die große Rolle des Jods mit 65 Gewichtsprozenten. (Darstellung nach Eggenberger)

REGULATION der SCHILDDRUESENTAETIGKEIT.
****

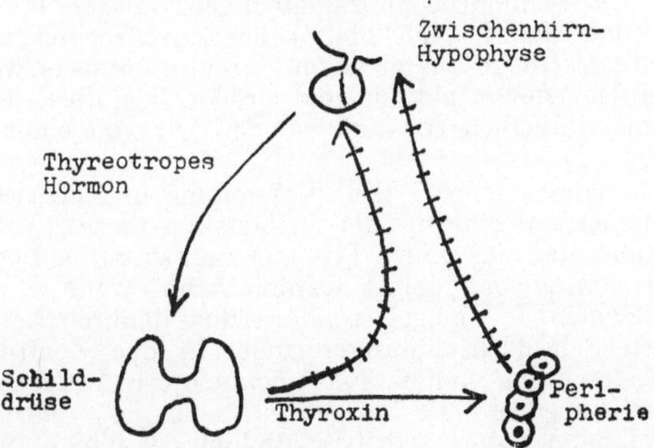

Abb. 10. Schematische Darstellung der Schilddrüsenregulation. Gewöhnliche Striche: Förderung; gekreuzte Striche: Hemmung

auf einen ganz kleinen Rest reseziert, so sehen wir in diesem Rest eine gesteigerte Aktivität, gekennzeichnet durch Höherwerden des Epithels, Bildung von Vakuolen und Verlust des Kolloids eintreten, sowie ein gesteigertes Wachstum, erfaßbar an der Gewichtszunahme und histologisch am Auftreten vermehrter Mitosen, ev. Polsterbildungen. Wird nach der Resektion Thyroxin oder Schilddrüsensubstanz gegeben, so bleibt diese Aktivierung aus. Sie bleibt auch aus, wenn die Hypophyse entfernt wird. Aus diesen und vielen anderen ähnlichen Beobachtungen können wir annehmen, daß bei Absinken des Schilddrüsenhormonspiegels die Hypophyse zu vermehrter Ausschüttung von thyreotropem Hormon veranlaßt wird. Dadurch wird die Schilddrüse angeregt, scheidet vermehrtes Hormon aus, der vorher abgesunken gewesene Spiegel wird wieder normal. Die Schilddrüse reguliert sich also, auf dem Umwege über die Hypophyse, gleichsam selber. Daneben können wir wohl auch noch eine Einwirkung der Peripherie annehmen. Neben der hormonalen Regulation dürfte auch noch eine nervöse eine Rolle spielen, die ich im Schema nicht eingezeichnet habe.

Bei diesem Regulationsmechanismus wird nun die hypertrophierende Wirkung des Jodmangels ohneweiters verständlich. Jodmangel führt zu einer ungenügenden Produktion von Schilddrüsenhormon, dieser Schilddrüsenhormonmangel führt auf dem Umweg über die Hypophyse und eventuell nervös zu einer Aktivierung der Schilddrüse. Wegen des Jodmangels kommt es aber nicht zum Ausgleich des Schilddrüsenhormonmangels, dieser bleibt bestehen und damit auch die Wachstumsanregung auf die Schilddrüse. Gleichsam in einem Circulus vitiosus wird die Schilddrüse immer aktiver und größer, bis diese Größenzunahme schließlich so stark ist, daß wir von einem Kropf sprechen.

Ich habe versucht, diese Vorstellung in einem Schema darzustellen, gleichsam als Arbeitshypothese (Abb. 11). Ich glaube, daß das ganze Problem der Kropftheorien weitgehend befriedigend gelöst werden kann, wenn wir nicht den exogenen Jodmangel, sondern den dadurch bewirkten relativen Schilddrüsenhormonmangel in das Zentrum unserer Betrachtung stellen. Ich möchte diese Auffassung als „funktionelle Jodmangeltheorie" bezeichnen. Es wird dann sofort selbstverständlich, daß nicht nur die absolute Höhe der Jodzufuhr eine Rolle spielt. Die Ausbildung eines relativen Hormonmangels ist in hohem Grade

abhängig vom Hormonbedarf, d. h. von allen Faktoren,
die den Hormonbedarf beeinflussen. Hierher gehört in erster
Linie die Gravidität, gehören äußere Einflüsse, wie Kälte,
d. h. hier kommen nun alle Faktoren hinein, die anerkannter-

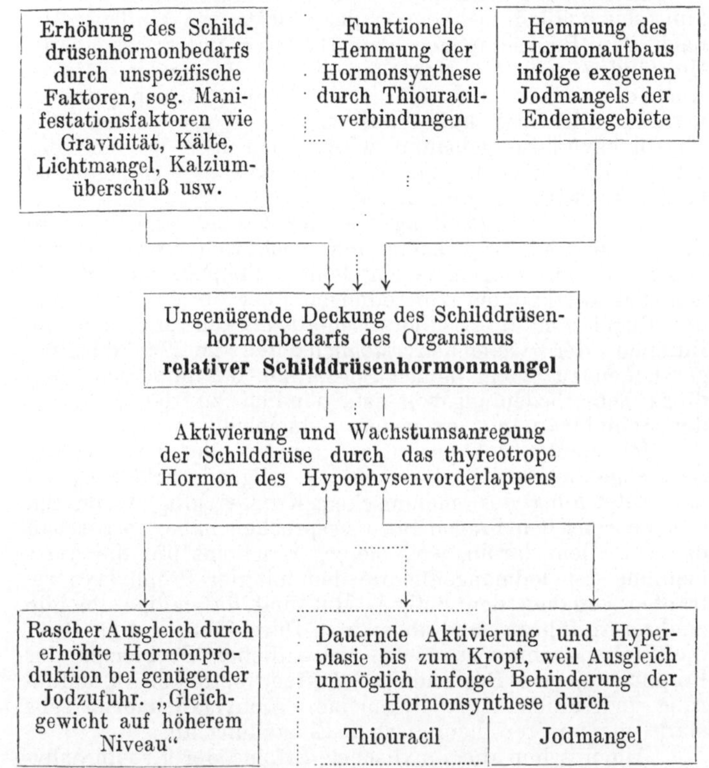

Abb. 11. Schema der Entstehung des endemischen Jodmangelkropfes.
(Darin mit gestrichelten Linien eingefügt das Schema der Entstehung
der Thiouracilkröpfe, die durchaus gleichartig erklärt werden können)

maßen die Kropffrequenz beeinflussen, ohne daß man sie
als eigentliche Kropfursachen bezeichnen kann. Ich habe
alle diese Faktoren unter der Bezeichnung „Manifestationsfaktoren“ zusammengefaßt. Für die Wirkungsweise dieser
Manifestationsfaktoren ist wesentlich, daß es bei genügen-
dem Jodangebot nicht zu einem Kropf kommt, weil, dank

der Selbstregulation der Schilddrüse, der relative Hormon-
mangel sofort ausgeglichen wird. Nur bei Jodmangel kann
dieser Ausgleich nicht erfolgen, und nur dann kommt es
zum Kropf.

In dieses Schema hinein läßt sich ohneweiters die Wirkung der schilddrüsenhemmenden Substanzen einfügen, die
nach den Beobachtungen von H o l l e r unter besonderen
Umständen auch bei Menschen eine Rolle spielen können.
Auch diese Substanzen führen zu einem relativen Hormon-
mangel, allerdings auf etwas andere Weise, indem die
Thyroxinsynthese gehemmt wird. Auch hier ist ein Ausgleich nicht möglich, und damit kommt es bei genügend
langer Einwirkung zum Kropf.

Bei dieser Vorstellung von der Kropfentstehung wird
der endemische Kropf seiner ihm noch vielfach zugeschrie-
benen Rätsel weitgehend entkleidet. Er paßt sich durchaus den anerkannten Vorstellungen über die Funktion und
die Regulation der Schilddrüsentätigkeit an und wird im
Rahmen der vielfachen Möglichkeiten im Schilddrüsen-
geschehen zu einem bloßen Spezialfall, der praktisch allerdings sehr bedeutungsvoll ist, nämlich zu der Reaktion
der Schilddrüse auf exogenen Jodmangel.

Ich glaube, daß uns diese „funktionelle" Fassung der
Jodmangeltheorie eine durchaus befriedigende Erklärung von
der Entstehung des endemischen Kropfes gibt. Wenn ich
die theoretischen Fragen noch besprochen habe, so geschah
das vor allem darum, weil meines Erachtens nur die Anerkennung der Jodmangeltheorie den mit der Prophylaxe be-
trauten Organen den nötigen Mut und die nötige Energie
zu ihrer Einführung und konstanten Durchführung gibt. Denn
die Stellungnahme zu vielen wesentlichen Problemen der
Prophylaxe, wie Dosierung, Gefahren, optimale Durchführung, individuelle oder allgemeine Prophylaxe hängen sehr
stark von unserer theoretischen Einstellung ab.

Allein schon die praktischen Erfolge der Kropfprophy-
laxe dürften aber genügen, um zu zeigen, daß uns in der
Vollsalzprophylaxe ein Mittel zur Verfügung steht, um den
Kropf und den Kretinismus auf einfache und gefahrlose
Weise zu verhüten. Der Weg der Kropfbekämpfung liegt
klar vor uns, wir brauchen ihn nur zu gehen.

Aussprache: Hr. Dr. F. T e u f e l m a y r (Vöcklabruck): *Zur
Bekämpfung der Säuglingsstruma.* Durch die von Herrn Prof. Wespi
gemachten Ausführungen bekamen wir einen Einblick, was in der
Schweiz auf dem Gebiet der Neugeborenenkropfprophylaxe seit
langer Zeit geleistet werden konnte. Die Zahlen, die wir aus seinen

Ausführungen und aus seinen Arbeiten in Erfahrung brachten, zeigen uns am besten die verläßliche Wirksamkeit der Schwangerenjodprophylaxe.

Daß auch in vielen Bezirken unserer Heimat eine solche Prophylaxe von dringlichster Notwendigkeit ist, mögen Ihnen meine kurzen Ausführungen, die die Verhältnisse im Sanitätsbezirk Vöcklabruck betreffen, zeigen.

Wir hatten Gelegenheit, seit 1946, also in etwas über 3 Jahren, bei 2146 Geburten das Problem der Struma congenita zu studieren. Aus Umfragen konnten wir ersehen, daß das Hausruckviertel zur Zeit sicher zu den kropfverseuchtesten Gegenden Oesterreichs gehört. In dieses Endemiegebiet sind nun durch die Kriegsereignisse 40.000—45.000 Menschen aus allen Gegenden Ost- und Südosteuropas geströmt und haben sich auf längere Zeit dort angesiedelt. Von den 2146 Geburten waren 26% Kinder von solchen Flüchtlingen. Diese Frauen waren die ersten, die uns aufsuchten, da sie selbst und ihre Neugeborenen schon oft nach einem Jahr Aufenthalt in unserem Gebiet Kropfbildungen von beträchtlichem Ausmaß hatten. Das Entsetzen darüber kann man sich bei diesen Frauen, die in ihrer früheren Heimat diese Erkrankung manchmal nicht einmal vom Erzählen kannten, vorstellen. Ungarinnen, Volksdeutsche, Ukrainerinnen usw. waren auch die ersten, bei denen wir Schwangerenkropfprophylaxe betrieben hatten.

Die Einheimischen selbst standen unserem Ansinnen, während der Schwangerschaft dauernd Tropfen einzunehmen, zuerst eigentlich zum größten Teil ablehnend gegenüber. Als Beweis, daß eine Krankheit beim Volk als normaler Zustand betrachtet werden kann und die Anschauungen der Patienten von denen des Arztes abweichen können, sei folgendes geschildert. Eine Zwölftgebärende fragte mich am 5. Tag besorgt, ob ihr Kind wohl schon „gekröpfelt" hätte. Auf meine erstaunte Frage, was sie darunter wohl versteht, erzählte sie mir, daß das Sichtbarwerden eines Kropfes um den 4.—5. Tag als ein Zeichen von besonderer Gesundheit des Neugeborenen anzusehen sei.

1946—1947 zeigten an unserer geburtshilflichen Abteilung 47% aller Neugeborenen tastbare, sichtbare oder meßbare Strumen. Darunter eine beträchtliche Anzahl von Kindern, die erschwerte Atmung bis schwerste Atembehinderung aufwiesen.

Dieser erschrecklich hohe Prozentsatz der Verkropfung veranlaßte uns, dem Vorbild der Schweizer Aerzte folgend, ich möchte da nur die Namen E g g e n b e r g e r, Z e l l e r, G u g g i s b e r g und vor allem Prof. W e s p i nennen, ebenfalls eine Schwangerschaftsprophylaxe in unserem Sanitätsbezirk in Angriff zu nehmen. Daß die Kropfverseuchung in unserem Land so gestiegen ist, darf sicher neben anderen Ursachen auch auf das wieder in Vergessenheit geratene Vollsalz zurückzuführen sein.

Von den Müttern, die 1946—1947 diese 47% kropfigen Kinder gebaren, waren selbst 68% kropfleidend, und zwar hatten 39% eine sichtbare Struma, 20% waren kropfoperiert, 9% hatten eine Rezidivstruma.

Die Begutachtung und Behandlung der kropfigen Neugeborenen lag in den Händen des Herrn. Prof. H a m b u r g e r. Mit ihm gemeinsam wurde diese Prophylaxe durchgeführt.

Der Vorgang der Behandlung war bei uns folgender. Jede schwangere Frau, die wir in Beobachtung oder Behandlung bekamen, wurde ab 4. Monat mit einer 1%igen Kalijodatlösung behandelt. Da wir kein Vollsalz hatten und wir vorerst nur schwangere Frauen behandeln wollten, haben wir von der in der Schweiz üblichen Jodierung des Kochsalzes Abstand genommen. Wir gaben unseren Patientinnen täglich 3 Tropfen einer 1%igen Kalijodatlösung. Diese Behandlung wurde auch noch bei jenen Frauen durchgeführt, die im letzten Schwangerschaftsmonat zu uns kamen.

Der Erfolg unserer Maßnahmen zeigte sich schon eindeutig bei den nun 626 folgenden Geburten 1947—1948. Von diesen 626 Patientinnen waren selbst 318 kropfleidend oder operiert. 122 davon waren in unserer Vorbehandlung, davon gebaren nur 8% Kinder mit einer Struma. Von den 196 nicht vorbehandelten dagegen hatten 51% eine sichtbare, tastbare oder meßbare Struma. Daneben sahen wir schon früher ein vermehrtes Auftreten von Deflexionshaltungen mit seinen sehr häufigen großen Gefahren für Mutter und Kind.

Diese eindeutigen Resultate veranlaßten uns auch, den übrigen Aerzten des Sanitätsbezirkes Vöcklabruck über das Gesundheitsamt zu berichten und sie aufzufordern, bei der begonnenen Prophylaxe mitzuwirken. Zugleich hatte Herr Prof. H a m b u r g e r versucht, über die Landessanitätsdirektion eine Behandlung der kropfigen Klein- und Schulkinder in die Wege zu leiten.

Die Widerstände von seiten der Mütter konnten allmählich gebrochen werden, wobei der Hinweis, daß durch diese Behandlung sicher gesunde und kropffreie Kinder zur Welt kämen, dann doch gesiegt hatte. Wir konnten in keinem unserer Fälle einen Schaden für die Mütter oder für die Kinder feststellen. Dort, wo eine interne Begutachtung vor der Jodgabe aus irgend einem Grund uns nötig schien, wurde diese durchgeführt.

1948—1949 hielt sich die Kropffrequenz bei den vorbehandelten Fällen weiter zwischen 8—9%, bei den nicht vorbehandelten Fällen dagegen sahen wir nach wie vor 49—50% kropfige Kinder.

Die oben geschilderte Prophylaxe wird weiterhin fortgeführt, wobei uns die immer zahlreicher werdende Mithilfe der praktischen Aerzte unseres Sanitätsbezirkes und das wieder greifbare Vollsalz eine beträchtliche Hilfe sind.

Abschließend möchte ich auf 3 besonders interessante Fälle hinweisen, die wir Gelegenheit hatten, in den letzten 3 Jahren zu sehen.

1. Eine Frühgeburt, Gewicht 1600 g, wies bereits eine beträchtliche zirkulär stenosierende Struma auf.

2. Eine sicher diagnostizierte Deflexionshaltung bei einer Erstgebärenden im 8.—9. LM. stellte sich nach mehrwöchentlicher Jodvorbehandlung normal ein und das Kind konnte in normal rotierter HHL. geboren werden.

3. Von zwei ausgetragenen, eineiigen Zwillingen männlichen Geschlechts zeigte der eine eine so mächtige Struma congenita, die eine Stenose der Trachea bedingte. Dieses Kind starb 1 Stunde nach der Geburt an Erstickung. Das zweite dagegen zeigte auch nicht die Spur einer Struma.

Zusammenfassung: Es wird über das Vorkommen der Struma congenita bei 2146 Geburten im Sanitätsbezirk Vöcklabruck berichtet. Der Bericht umfaßt die Jahre 1946 bis heute. Es gelang, durch Einführung der Schwangerenbehandlung, mit 3 Tropfen einer 1%igen Kalijodatlösung die Kropffrequenz in unserem Einzugsgebiet von zirka 50% auf 8% zu senken. Durch ein Rundschreiben wurden die Aerzte des Sanitätsbezirkes Vöcklabruck von diesen Maßnahmen und Erfolgen verständigt und zur regen Mitarbeit aufgefordert. Abschließend wird über 3 das Neugeborenenkropfproblem betreffende seltene Fälle berichtet.

Hr. V. Gorlitzer v. Mundy (Knittelfeld): Die hervorragenden Erfolge der Jodtherapie und Jodprophylaxe im Kindes- und Kleinkindesalter veranlassen wieder, die Jodprophylaxe auf die Gesamtbevölkerung von Oesterreich und der Schweiz auszudehnen. Es wurde im Jahre 1924 in diesem Lande die allgemeine Jodprophylaxe in Form des jodierten Kochsalzes eingeführt. Die jahrelange Verabreichung von jodiertem Kochsalz hat in den jodarmen Hochtälern des Murtales gewiß gute Erfolge gezeitigt. Die Resultate in dem jodreicheren Donautal, besonders im Wiener Becken zeigen jedoch eine Zunahme der Jodthyreotoxikosen, wobei die Anzahl dieser Erkrankungen weit höher zu bemessen ist als die von Herrn Dr. Wespi angegebene. Von einem relativ großen Krankenkreis im Krankenhaus der Stadt Wien in Lainz habe ich im Jahre 1932 zusammen mit dem Chemiker Wassitzky und Prof. Leipert in über 200 Fällen mit der Methode von Leipert eine wesentliche Erhöhung des Blutjodspiegels nachgewiesen. Die meiner Beobachtung zugängliche Krankenanzahl war natürlich nur ein kleiner Bruchteil der Wiener Bevölkerung, so daß die Zahl der Jodthyreotoxikosen doch immerhin hoch ist und es ist anzunehmen, daß die Zahl der an Jodthyreotoxikose Leidenden im Laufe der Jahre, welche im Zeichen des jodierten Kochsalzes gestanden sind, weiterhin zugenommen hat. Deshalb habe ich versucht, mit jenem Halogen, welches dem Jod chemisch am meisten entgegensteht, ich meine damit das Halogen-Fluor, dem Jod entgegenzuwirken. Nach meiner jahrelangen experimentellen Arbeit und nach Selbstversuchen habe ich das Halogen-Fluor in Form von Fluor-Wasserstoffsäure zur Behandlung der Thyreotoxikosen eingeführt und habe damit eine Steigerung des Blutfluorspiegels und gleichzeitig die Senkung des Blut-Jodspiegels erzielt. Mit dem gesenkten Blut-Jodspiegel ist eine Verminderung des erhöhten Grundumsatzes, eine Stärkung der geschwächten Herztätigkeit, eine Steigerung des Körpergewichtes bis 20 kg und eine Besserung der nervösen Störungen gleichfalls feststellbar geworden, worüber ich vor 16 Jahren berichtet habe.

Im Jahre 1936 bin ich nach Obersteiermark berufen worden und habe dort fast gar keine Thyreotoxikosen vorgefunden; vom 1. März bis 31. Dezember 1936 wurden nur 3 Fälle, im Jahre 1937 4 Fälle von Thyreotoxikosen an meine Abteilung aufgenommen. Im Jahre 1938 habe ich meine Tätigkeit nach Indien verlegt und bin nach 10jähriger Abwesenheit wieder in die Obersteiermark zurückgekehrt und habe ein vollkommen geändertes Bild gefunden. Vom 1. Juli 1948 bis 1. Juli 1949 wurden 79 Thyreotoxikosefälle in meine Abteilung aufgenommen. Sie sehen, sogar im jodarmen oberen Murtal hat die jahrelang prolongierte Jodverabreichung zu einer wesentlichen Zunahme der Thyreotoxikosen geführt. Es ist anzunehmen, daß die unbegrenzte, viele Jahre dauernde Jodprophylaxe selbst mit kleinen Dosen zu Jodüberreicherung führen wird. Vielleicht hat das anorganische Jod im jodierten Kochsalz doch immerhin eine andere Wirkung als das im Trinkwasser und in den Lebensmitteln vorhandene, größtenteils organisch gebundene Jod. Es ist meine Ansicht, daß nicht eine generelle Verabreichung von Jod durchgesetzt werden sollte, sondern daß eine gezielte Behandlung, um die Worte meines Herrn Vorredners zu gebrauchen, die Behandlung der Wahl sein sollte. Wenn wir zwischen zwei Uebeln wählen, so ist es sicherlich das Richtige, wie Herr Dr. W e s p i sagt, das kleinere vorzuziehen, und der Krankheitszustand der Thyreotoxikose ist gewiß das geringere Uebel gegenüber dem Zustandsbild des Kretinismus. Noch besser ist es aber, von zwei Uebeln keines zu wählen, sondern beide Uebeln gezielt zu behandeln. Behandeln wir deshalb die an Jodüberreichung leidenden Thyreotoxikosen mit Fluorwasserstoffsäure oder mit anderen antitoxikosewirksamen Mitteln und behandeln wir die Jodmangelerkrankungen mit der von Herrn Dr. W e s p i angegebenen Jodtherapie. Herr Dr. W e s p i hat seine sehr interessanten Ausführungen mit einem historischen Hinweis auf die 6000 Jahre alte Jodprophylaxe der Chinesen begonnen. Diesbezüglich möchte ich bemerken, daß ich im Jahre 1942 bei einer Expedition vom indischen Vorgebirge des Himalaja zu der Hindu-Tibetanstraße in dem für Europäer unerlaubten Hochland des Dalai-Lama mitgeritten bin, dabei habe ich gerade tibetanische und chinesische Bergbevölkerung kennengelernt. Tatsächlich leiden diese zu einem großen Prozentsatz an hypothyreotischen Kröpfen und Kretinismus. Gewiß wäre für diese Bevölkerung die Jodprophylaxe ad modum Wespi empfehlenswert, aber es fällt den Indern nicht ein, wegen dieser paar 10.000 Menschen an ihrer gebirgigen Nordgrenze gleichzeitig die über 100 Millionen zählende Bevölkerung der nordindischen Ebene mit Jodprophylaxe zu bedenken oder überzubehandeln.

Also nochmals möchte ich vorschlagen, keine generelle, sondern eine gezielte Jodtherapie für die Jodmangelerkrankungen und Fluorwasserstoffsäurebehandlung für die an Jod überreichen Thyreotoxikosen einzuleiten.

Hr. Prof. Dr. F. H a m b u r g e r (Vöcklabruck): Die Leistungen und Erfolge der Schweizer Kropfprophylaxe sind für die Kropfbekämpfung in den österreichischen Alpenländern von größtem Wert. Wir hätten ja nur in Oesterreich alles das zu machen, was in der Schweiz in der Mehrzahl der Kantone bereits seit 20 Jahren geschieht. Es ist hohe Zeit, daß die Jodierung des Kochsalzes entsprechend der Anregung Wagner-Jaureggs, die schon 50 Jahre zurückliegt, auch bei uns durchgeführt wird.

Hr. Dr. H. Knoflach: Die Van-Swieten-Gesellschaft möge bei der Gesundheitsbehörde mit allen Mitteln die Wiedereinführung der Kropfprophylaxe mit jodiertem Kochsalz betreiben, und zwar mit 10 mg Jodnatrium oder Jodkali pro Kilogramm Kochsalz. Außerdem möge angestrebt werden, daß die Abgabe von Jodpräparaten und von Thiourazil ohne Verschreibung den Apotheken untersagt wird.

Ich betreibe schon seit 3 Jahren die Wiedereinführung des jodierten Salzes für Vorarlberg, habe aber bei unseren Gesundheitsbehörden bisher nicht mehr erreicht, als nun der Einkauf der entsprechenden Jodkalimenge durch das Ministerium in Aussicht gestellt wurde. Trotzdem scheint mir die intensive Betreibung der Kropfprophylaxe sehr notwendig. In Tirol und Vorarlberg wurde Jodkali zur Verfügung gestellt und damit ohne Auftrag der Gesundheitsbehörde $^5/_4$ Jahre lang die Hälfte des ausgegebenen Salzes jodiert. Seit $^3/_4$ Jahren erfolgt keine Jodierung mehr.

Nicht nur nach den Ausführungen des Schweizer Kollegen, Herrn Dr. Wespi, welche uns bekannt sind, sondern auch nach anderweitigen Berichten aus dem Ausland und nach eigenen Erfahrungen mit dieser Kropfprophylaxe bis 1938 besteht über die günstige Auswirkung dieser Einführung gar kein Zweifel mehr.

Funktionsstörungen der Schilddrüse im Sinne der Unterfunktion reagieren bekannterweise ausnahmslos auf diese Maßnahme, Funktionsstörungen im Sinne der sogenannten Ueberfunktion (wir wissen ja nicht sicher, ob es sich dabei wirklich in allen Fällen um eine Ueberfunktion der Schilddrüse selbst handelt) scheinen ebenfalls durch diese Kropfprophylaxe zurückzugehen. Bilder von Ueberfunktion finden sich dort sehr zahlreich, wo es viele Kröpfe gibt, und wenig in kropfarmen Gegenden. Es ist nicht möglich, die Thyreotoxikosenzustände eines Landes zu zählen (zählbar wären höchstens die ziemlich einheitlichen Basedowfälle) und ist es auch nicht möglich, die Thyreotoxikosen gegen die sonstigen Neurosen abzugrenzen. Infolgedessen kann ein zahlenmäßiges Urteil über die Einwirkung der Kropfprophylaxe auf die Thyreotoxikosen nicht abgegeben werden, jedoch ist der diesbezügliche Eindruck in Ländern mit schon lange bestehender Kropfprophylaxe recht günstig.

Ich bin auf diese Umstände teilweise näher eingegangen in den für diese Tagung in Druck gelegten Beobachtungen der Behandlung der Thyreotoxikosen mit Methylthiourazil. Die Beobachtungen beziehen sich auf ein außerordentlich reichhaltiges Material und auf einen Zeitraum von 2 Jahren, denn in Vorarlberg war uns Thiourazil aus der Schweiz viel früher zugänglich als anderen Bundesländern. Unsere Erfahrungen mit Thiourazil sind in Vorarlberg recht zufriedenstellend und regen zweifellos zu weiterer Anwendung dieses Mittels an.

Hr. Dr. med. et phil. E. F. Scheller (Murnau, Oberbayern): Als Gast danke ich Herrn Präsidenten für die Möglichkeit zu reden. Als Internist aus der Praxis im bayrischen Vorgebirge erlauben Sie mir, in die internistischen Fußstapfen von Herrn Prof. Breitner zu treten und alte Wäsche zu waschen und vom bewährten Jod zu sprechen. Der Praktiker fragt sich: 1. Welche Menge Jod gebe ich täglich bei den verschiedenen Kröpfen? 2. Wie gebe ich das Jod, damit ich Erfolg habe?

1. Die Erfolge mit radioaktiven Jodisotopen in Amerika beweisen jedenfalls den Wert des Jods. Ob aber eine mikroskopisch kleine Atombombe mit unsteuerbaren Kettenreaktionen auf die Dauer heilsame Erfolge bringen wird, erscheint noch sehr fraglich.

Schon Bier sagte: „Jod in großen Mengen ist ein Gift, in kleinen ein Heilmittel." Die Schweiz hat die Jodmangeltheorie unumstößlich begründet und Herr Wespi hat überzeugend den Jodtagesbedarf von optimal 150—200 Gamma, prophylaktisch von 100 Gamma = 0·1 mg dargetan. Die therapeutische Breite des Jods wird also etwa zwischen 100 und 500 Gamma liegen. Die Jodmenge wird sich nach den verschiedenen Kröpfen richten, je nachdem ob es sich um eine Tendenz zur Ueberfunktion oder zur Unterfunktion handelt. Bei hypothyreotischen Strumen werden wir größere Joddosen, etwa 0·5—1 mg täglich, geben, bei hyperthyreotischen uns mit 0·1 mg einschleichen. Die Feststellung, ob es sich um Ueber- oder Unterfunktion handelt, machen wir mit Hilfe der Grundumsatzberechnung nach der Formel von Read, die sich einfach aus der Pulsfrequenz und der Blutdruckamplitude errechnet und nach Urteil von Autoritäten für die Praxis dem der gasanalytischen Untersuchung ungefähr gleichkommt.

2. Das Hauptproblem bleibt, die notwendige Joddosis exakt an die Schilddrüse heranzuführen. Oral genommen wird das Jod durch den Magen-Darmkanal erst in den Kreislauf geführt, womöglich durch die Galle ausgeschieden und erst sekundär auf dem Blutweg teilweise in die Schilddrüse transportiert. Der sichere Weg führt perlingual über die Zunge durch die Lymphbahnen direkt zur Schilddrüse, so daß wir exakt die richtige Menge dosieren können. Ich freue mich festzustellen, daß in Kärnten ein Jodpräparat, Strumipan, hergestellt wird, das die Menge von 0·5 mg Jod enthält, weiß aber über die nähere Wirkung nichts. In München haben wir in der Form des Bellastrumal eine Jod-Eiweißadsorbatverbindung in 2 Stärken zu 0·1 und 0·5 mg, das perlingual Jod unmittelbar für die Schilddrüse abspaltet, und mit dem wir ausgezeichnete Erfolge bei den verschiedenen Formen der Strumen gesehen haben. Es bleibt der Kunst des Praktikers überlassen, die richtige Dosierung individuell damit zu treffen und somit dem Chirurgen seine Beute streitig zu machen. (Vgl. Scheller: „Ueber die perlinguale Jodapplikation bei Struma" und „Dosierte Jodbehandlung bei dysthyreotischen Strumen". Med. Mschr. Stuttgart, 1949: 53f. bzw. 608f.)

Indikationsstellung und Therapie
beim kindlichen Kropf

Von

Professor Dr. **E. Lorenz**

Graz

Mit 3 Abbildungen

Gerne bin ich der an mich ergangenen ehrenvollen
Einladung gefolgt, in einem der Referate zum Hauptthema
„Kropfproblem" über Heilanzeige und Behandlung der
Struma im Kindesalter zu sprechen. Kommt doch gerade
diesen Fragen heute eine große, weit über das eigentliche
Fachgebiet der Kinderheilkunde hinausgehende Bedeutung
zu. Anderseits hatten wir die günstige Gelegenheit, in den
Nachkriegsjahren an einem größeren Krankengute bei den
kindlichen Strumaformen interessante Beobachtungen an-
zustellen und wertvolle therapeutische Erfahrungen zu sammeln. Die Kropfverbreitung hat in der Steiermark gegenüber den Jahren vor dem zweiten Weltkrieg ohne jeden
Zweifel ganz auffallend zugenommen. An dieser Steigerung
erscheinen so ziemlich alle Altersstufen beteiligt, so daß
es zu einem gewissen Ausgleich der sonst im typischen
Prädilektionsalter des Kinderkropfes (Neugeborenen-, Schul-,
Pubertätsalter) auftretenden Häufigkeitsgipfel gekommen ist.
Besonders eindrucksvoll, vor allem wegen ihrer großen klinischen Bedeutung, war in den letzten Jahren die nicht
unbedeutende Zunahme an Fällen von Struma permagna des
Neugeborenen und jungen Säuglings. Eine Zusammenstellung der an meiner Grazer Klinik seit Anfang 1947 beobachteten Strumen soll dies etwas näher erläutern. Sie beschränkt sich, dem Thema meines Vortrages gemäß, nur
auf jene Fälle, welche in erster Linie zur Kropfbehandlung
aufgenommen worden waren, läßt also die nur als Neben-
befund bei Säuglingen und älteren Kindern erhobenen Stru-

men bewußt außer acht. Naturgemäß nimmt auf diese Weise in unserer Tabelle die Säuglingsstruma einen dominierenden Vorrang ein, ein Ueberwiegen, das bei zahlenmäßiger Erfassung der gesamten Kropffälle im Kindesalter in einer Morbiditätsstatistik keinesfalls in diesem Maße zum Ausdruck käme.

Im Jahre 1947 wurden von uns bei einer Gesamtzahl von 112 Kinderstrumen 86 Kröpfe im Säuglingsalter, darunter 5 Fälle von Struma permagna des Neugeborenen, stationär behandelt (Tab. 1). Die Zahlen erhöhten sich noch

Tab. 1. Behandelte kindliche Strumafälle
der Jahre 1947 bis 1949

Jahr	Gesamt-zahl	Säuglings-strumen	davon Str. permagna	Strumen beim älteren Kinde
1947	112	86	5	26
1948	186	126	8	60
1949 (1. Jänner bis 31. Mai)	41	32	3	9
Summe	339	244	16 (6·5 %)	95

wesentlich (um über 50%) für 1948, während welcher Zeit 126 Säuglingsstrumen mit 8 Fällen von Struma permagna zur Behandlung aufgenommen wurden. Soweit sich dies nach den ersten 5 Monaten des laufenden Jahres beurteilen läßt, scheint die Kropfhäufigkeit nun erstmalig wieder etwas im Abnehmen begriffen zu sein, eine Abnahme, von der allerdings die Neugeborenenstrumen nach unseren Beobachtungen bisher noch ausgenommen sind.

Die starke Kropfverbreitung beim Säugling und beim älteren Kinde stellt also heutzutage jeden Arzt vor hochaktuelle Probleme und verlangt demgemäß eine genügende Vertrautheit mit der Symptomatologie und Diagnostik der einzelnen Kropfformen; sie erfordert aber auch eine klare und möglichst eindeutige Stellungnahme zur Therapie: Soll und muß jede Struma im Kindesalter behandelt werden? Gibt es eine Kontraindikation gegen die medikamentöse Kropftherapie? Ist für die kindliche Struma allenfalls auch eine operative Behandlung angezeigt? Dies sind einige wenige aus dem reichhaltigen Komplex herausgegriffene therapeutische Fragen, die so recht erkennen lassen, wie innig gerade beim kindlichen Kropf Indikationsstellung und therapeutische Maßnahmen miteinander verbunden sind.

Wenn ich es mir zur Aufgabe gemacht habe, hier wohlumrissene und auch praktisch verwertbare Richtlinien zu Indikation und Therapie zu geben, so muß ich gestehen, daß ich an die Erfüllung eines solchen Vorhabens anfangs nicht ohne gewisse Bedenken herangegangen bin. Trotz jahrhundertealter ärztlicher Erfahrungen, trotz ausgedehnter klinischer und experimenteller Forschungen sind unsere Kenntnisse über die Kropfentstehung noch recht lückenhaft. Dementsprechend sind die in der Weltliteratur niedergelegten Anschauungen über die zweckmäßigste Art der Kropfbehandlung stark divergierend, ja vielfach einander völlig widersprechend, wobei nicht selten ein und derselbe Autor unter dem Eindruck seiner zunehmenden Erfahrungen den Standpunkt mehrfach gewechselt hat. Es ist gewiß nicht ohne Reiz, das Schrifttum der letzten 50 Jahre diesbezüglich einer kritischen Würdigung zu unterziehen, um festzustellen, daß wir auch heute noch von der endgültigen Klärung zahlreicher, die Kropfbehandlung berührender Punkte ziemlich weit entfernt sind.

Eine der erfreulichen Ausnahmen bilden, wir können es mit Befriedigung aussprechen, die meisten das Kindesalter betreffenden therapeutischen Kropfprobleme. Besonders beim Neugeborenen und jungen Säugling haben uns die letzten Jahrzehnte viele neue und praktisch wichtige Erkenntnisse gebracht, die allerdings bis heute nur zum geringen Teil Allgemeingut der Aerzteschaft geworden sind. Es sei in diesem Zusammenhang nur auf die noch viel zu wenig bekannten und gewürdigten Gefahren einer kritiklosen Jodanwendung bei den Neugeborenenstrumen hingewiesen. Es kann gar kein Zweifel darüber bestehen, daß durchaus nicht jedes Kind mit einer Schilddrüsenvergrößerung als behandlungsbedürftig anzusehen ist. Jeder Frauen- und Kinderarzt, der Gelegenheit hat, an einem großen Krankengut Strumen beim Neugeborenen und beim jungen Säugling zu beobachten, weiß nur allzu gut, wie häufig kleine, ja mitunter auch recht beachtliche Kröpfe sich ohne eigentliche Behandlung in kurzer Zeit zurückbilden können. Bei diesen Schilddrüsenschwellungen handelt es sich übrigens nur zum Teil um eine echte Hyperplasie des Drüsengewebes. Oftmals besteht lediglich eine durch den Geburtsakt bedingte Stauungshyperämie desselben, die im Laufe der nächsten Tage rasch abzuklingen pflegt.

Ganz anders aber liegen die Verhältnisse, wenn sicht-

und tastbare Strumen durch ihre Größe oder durch ihren besonderen Sitz (intrathorakale Strumen) beim jungen Säugling zu Kompression der Trachea mit ihren eindrucksvollen, ja oft lebensbedrohenden Folgezuständen führen. Hier ist eine rasche und zweckmäßige Behandlung geboten, ja meist sogar als Indicatio vitalis erforderlich. Einzelne Autoren (Hamburger) haben allerdings auch in solchen Fällen unter dem Eindruck ihrer mit der Jodtherapie gemachten schlechten Erfahrungen auf jede medikamentöse und natürlich auch operative Behandlung verzichten zu müssen geglaubt, und auch große, mit Zyanose und Stridor einhergehende Strumen beim Neugeborenen ausschließlich unter entsprechender Rückwärtslagerung des Kopfes verschwinden sehen.

Die früher vielfach diskutierte Frage, ob bei bedrohlichen Formen von Struma permagna des Neugeborenen die interne oder operative Behandlung bessere Erfolge verspreche und daher vorzuziehen sei, ist heute, zumindest in den europäischen Ländern, ganz eindeutig zugunsten der internen Behandlung entschieden worden. Die Abkehr von den chirurgischen Methoden ist vorwiegend auf die folgenden Erfahrungstatsachen zurückzuführen. Operative Eingriffe an der Schilddrüse haben gerade in den ersten Lebenswochen eine besonders ungünstige Prognose (Eckstein). Selbst an sich relativ ungefährliche Noteingriffe (Tracheotomie) werden äußerst schlecht vertragen und führen entweder unmittelbar durch den Eingriff oder durch das Hinzutreten von Lungenkomplikationen in der überwiegenden Mehrzahl der Fälle zum letalen Ausgang. Gerade in neuerer Zeit haben Kunstadter und auch Sloof wieder über derartige Todesfälle im Anschluß an bei Neugeborenenstrumen vorgenommene Tracheotomie bzw. Schilddrüsenresektion berichtet. Demgegenüber liegen nur sehr wenige positiv gehaltene Urteile amerikanischer Autoren vor (Davies, Skinner). Davies hat 1943 über die erfolgreiche Ausführung einer subtotalen Resektion der Schilddrüse bei einem 13 Tage alten Neugeborenen Mitteilung gemacht, der angeblich auf vorangegangene Jodmedikation nicht angesprochen hatte. Der entscheidende Grund der in unserer Zeit fast allgemeinen Bevorzugung interner Kropfbehandlung in dieser Altersstufe ist aber ihre geradezu überwältigende therapeutische Ueberlegenheit. Gelingt es doch in der Regel, bereits mit kleinen, selbst minimalen Joddosen mächtige Neugeborenenstrumen mit den Zeichen von Stridor, Zyanose und Herzvergrößerung in kürzester

Zeit zur Verkleinerung, ja häufig ganz zum Verschwinden zu bringen. Wir werden auf diese Tatsache später noch ausführlicher zurückzukommen haben.

Die Strumen bei den älteren Säuglingen, beim Kleinkind und beim Schulkind geben, so häufig sie auch sein mögen, weit weniger Anlaß zu einer Beeinträchtigung der Atmungsvorgänge. Hier ist eine genaue Abgrenzung der Indikationsstellung zur Kropftherapie schon deshalb mit gewissen Schwierigkeiten verbunden, weil prophylaktische und therapeutische Maßnahmen eng ineinandergreifen. Das Studium des einschlägigen Schrifttums zeigt deutlich eine gewisse Verwirrung der Begriffe, indem z. B. die gleiche Jodmedikation bei mit Strumen behafteten Kindern in einem Falle als ein prophylaktisches, dann aber wieder als ein therapeutisches Verfahren angesehen wird. Die euthyreotische Struma des älteren Kindes — sie bildet ja gewissermaßen die Regel, und nur von ihr soll hier die Rede sein — bedarf in ihren leichtesten Formen kaum einer Therapie. Turton sah bei 8- bis 17jährigen Kindern und Jugendlichen selbst bei Bestehen größerer diffuser parenchymatöser Strumen ohne jede Behandlung Rückbildung nach einer Zeitspanne von 6 bis 12 Monaten. Eine kleine Reihe anderer Autoren (vgl. Bircher, Schwenkenbecher) stehen der medikamentösen Therapie auch höhergradiger Kropfbildungen beim älteren Kinde ebenfalls ablehnend gegenüber und warnen vor ihren Gefahren. Die große Mehrzahl der Forscher, welche sich mit dem Problem der Kropfbehandlung eingehender befaßt haben, spricht jedoch einem aktiven therapeutischen Vorgehen bei den mittelgroßen und größeren Jugendstrumen durchaus das Wort (Gold und Orator, Hamburger, Kaspar, Lill, Nobel und Ronald, Pétény, Wieland u. v. a.). Dabei wird die Anwendung operativer Behandlungsmethoden mit großer Zurückhaltung beurteilt und vor allem für jene Fälle von jugendlicher Struma nodosa empfohlen, die ausgesprochene Kompressionserscheinungen aufweisen und sich einer länger dauernden internen Therapie gegenüber refraktär verhalten haben (Nobel und Ronald, Seifert, Wieland).

Zusammenfassend kommen wir also nach den Angaben der Literatur und auf Grund unserer eigenen Erfahrungen zu dem Schlusse, daß die interne Behandlung der kindlichen Strumen in allen Altersstufen bei weitem die besseren Erfolgsaussichten zu geben verspricht. Der chirurgische Eingriff wird zweckmäßig jenen, gewiß nicht häufig zu beobachtenden Kropfformen des älteren Schulkindes vorbehalten bleiben, bei welchen deutliche subjektive und objektive Beschwerden ein solches Vorgehen rechtfertigen. Es macht mir allerdings den Eindruck, als ob in den letzten Jahren auch derartige jodrefraktäre, vorwiegend nodöse Strumen an Zahl etwas zugenommen hätten.

Welche Art der internen Kropfbehandlung ist nun die zweckmäßigste? Aus der großen Vielfalt der zur therapeutischen Beeinflussung des Kropfes in verschiedenen Ländern angegebenen und mit mehr oder minder großem Enthusiasmus empfohlenen Heilmittel haben sich eigentlich nur zwei bis zum heutigen Tage allgemein durchzusetzen vermocht: das Jod (Jodum purum, Natrium jodatum, Kalium jodatum) und, allerdings in größerem Abstand zu nennen, die Schilddrüse. Die Schilddrüsenbehandlung der Strumen geht auf R e i n h o l d zurück, der bereits im Jahre 1894 versucht hatte, durch Gaben von Hammelschilddrüse Kropfbildungen bei Geisteskranken zu beeinflussen. Er erzielte bei seinen Kranken mit Dosen von 6 bis 8 g Schilddrüsensubstanz rasche Abnahme des Halsumfanges und Rückgang der Beschwerden. Einer Schilddrüsenbehandlung euthyreoter Strumen des Kindesalters wird allerdings nur von ganz wenigen Autoren das Wort geredet. So hält K i t c h e n die Verabreichung von Schilddrüsentrockensubstanz für weniger gefährlich als Jodgaben. Er sah dabei niemals das Auftreten von Jodschäden. Im entgegengesetzten Sinne äußern sich N o b e l und R o n a l d, die gerade den Schilddrüsenpräparaten eine größere Toxizität zuschreiben. Dieser Meinung N o b e l s und seiner Mitarbeiter müssen auch wir, besonders was die Verhältnisse beim jungen Säugling betrifft, durchaus zustimmen. Im allgemeinen ist man heute der Auffassung, daß der Behandlung mit Schilddrüse gegenüber der Jodtherapie keinerlei Vorteile zukommen. Ihre kropfheilende Wirkung beruht einzig und allein auf dem Jodanteil, der in dem jeweils verfütterten Schilddrüsenpräparat enthalten ist (B r e i t n e r, W i e l a n d u. a.).

Der Haupt- und Angelpunkt unserer Betrachtungen über die nichtoperative Kropfbehandlung im Kindesalter liegt demnach in der Jodtherapie und in den Besonderheiten ihrer Anwendung. Seit ihrer Einführung in die wissenschaftliche Medizin durch C o i n d e t im Jahre 1819, also vor genau 130 Jahren, hat diese Behandlungsmethode noch mannigfache Wandlungen erfahren. Die damals von C o i n d e t verwendeten, recht hohen Dosen (0·1 bis 0·2 g Jod pro Tag in Form von 10%iger Jodtinktur) sind heute größtenteils verlassen worden. Mit zunehmendem Verständnis der unter Jodeinwirkung an der Schilddrüse sich abspielenden anatomischen und funktionellen Veränderungen, wie auch der Gefahren einer unkontrollierten Verabreichung größerer Joddosen, ist man mit seiner Anwendung vor allem beim Erwachsenen immer zurückhaltender geworden. Man hat aber anderseits die interessante und praktisch besonders wichtige Erfahrung machen können, daß der überwiegende Teil der kindlichen Strumen, nämlich jene des Klein- und Schulkindes, in der Regel eine ausgezeichnete Jodverträglichkeit aufweisen. Dies scheint in erster Linie mit dem größeren Jodbedarf und der Kolloidarmut dieser kindlichen Schilddrüsen zusammenzuhängen (G o l d und   O r a t o r,   N o b e l   und   R o n a l d,   W i e l a n d). Eine Sonderstellung nimmt jedoch die Struma des Neugeborenen und jungen Säuglings ein, die wohl auch kolloidarm, aber in hohem Grade jodempfindlich ist. Seit den grundlegenden Untersuchungen von W e g e l i n wissen wir, daß es sich bei der Neugeborenenstruma um eine diffuse Schilddrüsenvergrößerung im Sinne einer echten Hyperplasie mit kleinfollikulärem Bau und großer Kolloidarmut handelt. Unter dem Einfluß der Jodmedikation wird das funktionsuntüchtige Schilddrüsengewebe in ein jodreiches verwandelt. Es kommt zu einer vermehrten Kolloidausscheidung in die Bläschen und schließlich zur Wiederherstellung des normalen großfollikulären Baues des Drüsenkörpers. Diese Wirkung kann bereits mit äußerst geringen Jodmengen erreicht werden. Bei oraler Jodgabe wird übrigens nur wenig Jod im Körper, und zwar in der Schilddrüse zurückgehalten, wie Untersuchungen von E c k s t e i n sowie von E c k s t e i n und N u e l l e gezeigt haben. Die Jodwirkung auf die Schilddrüsenfunktion ist in erster Linie als eine katalysatorische aufzufassen (E c k s t e i n, Glanzm a n n).

Es erscheint uns demnach nicht unzweckmäßig zu sein, die Therapie der Strumen des Neugeborenen und des jungen Säuglings im ersten Trimenon hier in einem gesonderten Abschnitt zu besprechen. Diese stellen ohne Zweifel das wichtigste und dankbarste Indikationsgebiet der Jodbehandlung dar. Selbst für den auf diesem Gebiet Erfahrenen ist es immer wieder erstaunlich zu beobachten, in welch kurzer Zeit auch große, zu schwerer Atembehinderung Anlaß gebende Strumen sich unter der Jodgabe zurückbilden, wie Stridor und Zyanose in wenigen Tagen weichen und die gerade in solchen Fällen nicht selten nachweisbaren Zeichen von Hypothyreose und Kretinismus

(F e e r) verschwinden. Ein ähnliches Verhalten zeigen auch die erstmalig von demselben Autor bei Struma permagna des Neugeborenen beschriebenen Herzvergrößerungen. Im Gegensatz zu den Angaben von E c k s t e i n und W i e l a n d konnte ich derartige Herzvergrößerungen an meinem Krankengut in der Steiermark bisher relativ häufig beobachten. Stets kam es innerhalb weniger Wochen zu prompter Rückbildung derselben nach ein-, höchstens zweimaliger Jodgabe, wie aus der beigegebenen Röntgenskizze eines gleich zu besprechenden eigenen Falles klar hervorgeht.

Von ganz besonderer Bedeutung bei der Neugeborenenstruma ist die Dosierungsfrage. Es müssen vor allem zwei Umstände bei unserem ärztlichen Handeln berücksichtigt werden: das gute Ansprechen der Säuglingsstrumen auf selbst kleinste Jodmengen einerseits und die gerade beim Neugeborenen drohende Gefahr einer Jodschädigung. Wissen wir doch heute, daß die Jodverträglichkeit in den ersten Lebensmonaten keineswegs immer eine so gute ist, wie man auf Grund älterer Berichte anzunehmen verleitet wäre. Noch F e e r hat im Jahre 1923 für den Neugeborenen Joddosen von täglich $^1/_{10}$ bis $^2/_{10}$ g (!) Jodkali empfohlen und dabei keine ernsteren Störungen, lediglich hin und wieder leichte Durchfälle beobachtet. Demgegenüber können aber schon nach wenigen Einreibungen einer kleinen Menge Jodkalisalbe in der Schilddrüsengegend (G l a n z m a n n, W i e - l a n d) oder nach Gaben von wenigen Milligramm (!) einer Jodkalium- oder Jodnatriumlösung Exantheme, Gewichtsstürze, Erbrechen und Durchfall, ja ausgesprochen toxikoseartige Zustände auftreten (E c k s t e i n, W i e l a n d u. a.). Einen besonders eindrucksvollen Fall hat 1924 H a m - b u r g e r mitgeteilt. Es handelte sich um einen Neugeborenen, dem 8 Tage hindurch je 1 mg Natrium jodatum per os, also eine an sich geringe Dosis, verabreicht worden war. Es kam wohl zu einem raschen Rückgang der Struma, aber es entwickelte sich trotz Brusternährung das Bild einer alimentären Intoxikation mit Durchfällen und schweren Gewichtsstürzen, der das Kind am 11. Lebenstage erlag. Mit vollem Recht haben daher G l a n z m a n n, H a m b u r g e r, N o b e l, R u p i l i u s, W i e l a n d und verschiedene andere Autoren vor einer allzu sorglosen Jodmedikation beim Neugeborenen gewarnt und eine weitere Herabsetzung der bis dahin üblichen Dosierung vorgeschlagen, soweit nicht überhaupt auf jede Jodanwendung verzichtet wurde. Es hat sich nämlich gezeigt, daß bereits Bruchteile eines Milligramms Jod zur wirksamen Beeinflussung der Neugeborenenstrumen durchaus genügen. Auf Grund dieser Erfahrungen werden daher heute Dosen von ein- bis mehrmals $^1/_{10}$ mg empfohlen (G l a n z m a n n, L u s t, S l o o f, W i e l a n d), entweder in Form einer Jodkalisalbe, die aber, um wirksam zu sein, unbedingt etwas freies Jod enthalten muß, oder — was wir vorziehen möchten — in 1- bis $^1/_{10}{}^0/_{00}$iger Lösung von Jodkalium oder Jodnatrium per os in Tropfenform. Die indirekte Jodtherapie des Neugeborenen durch Verabfolgung größerer Joddosen (z. B. dreimal täglich 0·4 g Jodkalium an drei aufeinanderfolgenden Tagen) an die stillende Mutter (S i e b e n) hat sich dagegen nicht durchzusetzen vermocht. Daß selbst derart kleine Mengen Jod wie die einmalige Gabe eines Bruchteiles eines Milligramms Jod noch imstande

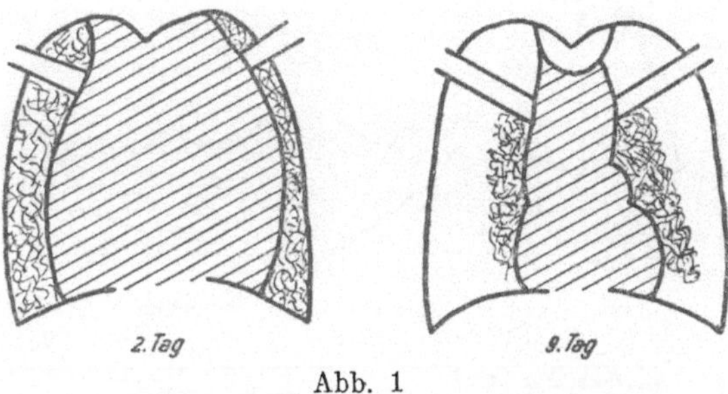

Abb. 1

sind, bei besonders empfindlichen jungen Säuglingen ernstere Zwischenfälle hervorzurufen, möge ein von uns im letzten Winter beobachteter Krankheitsfall kurz veranschaulichen (Abb. 1 u. 2).

Der 3 Wochen alte Säugling Ernst D. wurde mit akuter Dyspepsie und großer, sicht- und tastbarer Struma (Struma permagna) in die Grazer Kinderklinik aufgenommen. Die am Tag der Einweisung bestehenden dyspeptischen Erscheinungen gingen unter diätetischer Behandlung mit Teepause, Frauenmilch-Buttermilch rasch zurück. Gute Gewichtszunahme. Es fand sich eine ziemlich starke, durch die Struma bedingte Atembehinderung (typischer Kropfstridor, mäßige Zyanose, besonders bei Vorbeugung des Kopfes). Röntgenologisch starke Verbreiterung des Herz- und Gefäßschattens nach beiden Seiten (Abb. 1). Am 3. Tag nach der Aufnahme erhielt das Kind eine e i n m a l i g e G a b e von 0·1 mg Natrium jodatum per os. Bereits am Tag darauf kam es zu wesentlicher Verschlechterung der fast abgeheilten Dyspepsie mit stärkeren Gewichtsstürzen. Wegen des Wasserverlustes und der Entwicklung eines prätoxischen Zustandsbildes Infusionen von Frischplasma (Voll- und Halbplasma), intravenös, Teepause, Gaben von

Arobon, später entfettete Frauenmilch (Abb. 2). Unter dieser Behandlung rasche Besserung des recht bedrohlichen Zustandes, Gewichtszunahme, Normalisierung der Stühle. Bereits wenige Tage nach der Jodgabe deutliche Verkleinerung der Struma mit schnellem Rückgang der Atembeschwerden. Gleichzeitig beginnt sich der Herz- und Gefäßschatten bedeutend zurückzubilden. Eine am 9. Tag nach der Spitalsaufnahme vorgenommene Röntgendurchleuchtung zeigt an Herz und Gefäßen fast normale Verhältnisse. Gute und ungestörte weitere Entwicklung des Kindes.

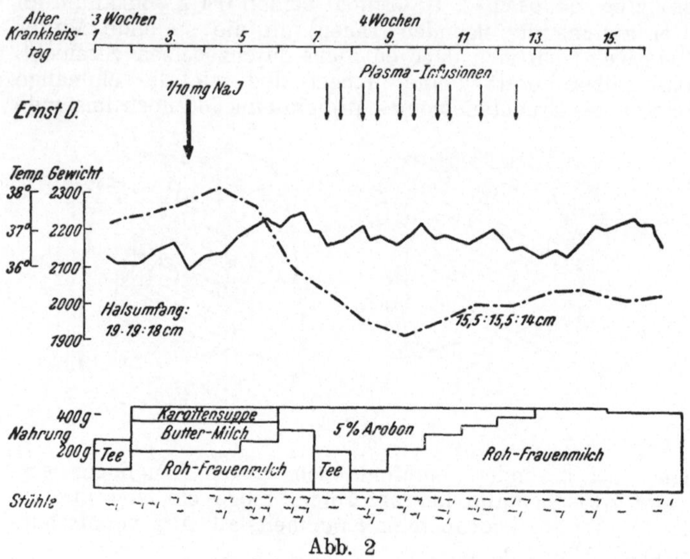

Abb. 2

Ueber die letzten Ursachen dieser so bemerkenswerten Ueberempfindlichkeit des Neugeborenen gegenüber kleinsten Jodgaben, die auch durchaus nicht in allen Ländern zu beobachten ist, herrscht heute noch keineswegs Klarheit. Vielleicht spielt der äußerst niedrige primäre Jodgehalt der Neugeborenenschilddrüse dabei eine entscheidende Rolle (Lust). Auch Köppe vertritt die Ansicht, Jodempfindlichkeit und Jodgehalt der Schilddrüse stünden in umgekehrtem Verhältnis. Es ist daher der Vorschlag Hamburgers, selbst auf so niedrige Dosen wie $^1/_{10}$ mg zu verzichten und nur einen einzigen Stoß von $^1/_{100}$ (!) mg zu verabreichen, sicher der Erwägung wert. Sind wir doch heute darüber unterrichtet, daß geradezu homöopathische Joddosen bereits imstande sein können, die pathologisch veränderte

Schilddrüse des Neugeborenen zu normalisieren. Sehr interessant sind in dieser Beziehung Beobachtungen, welche R ä i h ä an der Kinderklinik in Helsinki angestellt hatte. Er fand, daß bei strumabehafteten Kindern der ersten Lebenswochen schon der bloße Aufenthalt im Krankenhaus wegen der in der Spitalsatmosphäre spurenweise vorhandenen Jodmengen (z. B. offene Flaschen mit Jodtinktur, Apo-

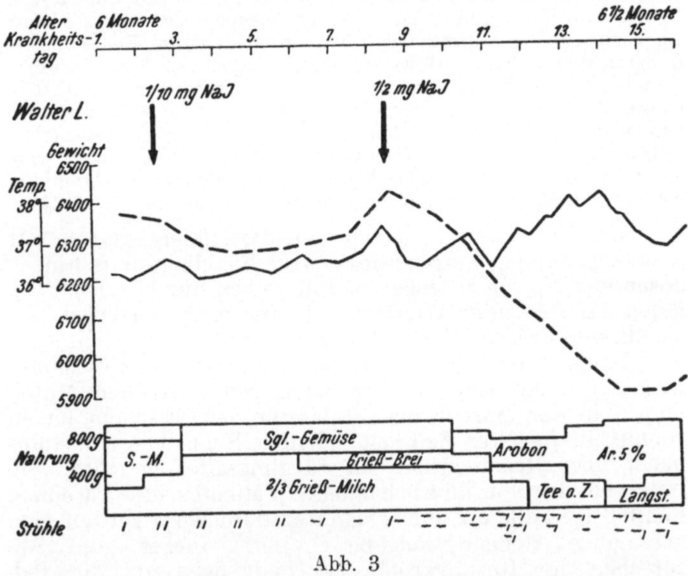

Abb. 3

thekengeruch usw.) durchaus genügte, um die Kropfbildung binnen kurzem zum Verschwinden zu bringen. Auch durch Gaben großer Joddosen konnten diese Erfolge von ihm nicht verbessert werden.

Bei den älteren Säuglingen ist die Jodverträglichkeit dagegen eine wesentlich bessere. Joddosen von wöchentlich 1 bis 5 mg Natrium oder Kalium jodatum, wie sie z. B. von G l a n z m a n n, H a m b u r g e r, R u p i l i u s angegeben worden sind, machen in der Regel keine Beschwerden. Ob sie zur Erzielung einer besseren Wirkung unbedingt notwendig sind, ist allerdings eine andere Frage. Ueberdies mußten wir an unserem Krankengut erst vor ganz kurzer Zeit die Erfahrung machen, daß auch bei Säuglingen jenseits des ersten Halbjahres so geringe Joddosen wie 1/2 mg

unter Umständen zu heftigen Durchfällen und Gewichtsstürzen führen können (Abb. 3).

Bei dem 6 Monate alten, recht gut entwickelten Säugling
Walter L. war wegen großer parenchymatöser Struma kurz nach
der Spitalsaufnahme 0·1 mg Natrium jodatum per os verabreicht
worden. Diese Dosis wurde ausgezeichnet vertragen, gute Gewichtszunahme, gute Stühle. Nach einer Woche wurde zur Verbesserung
des noch unvollkommenen therapeutischen Ergebnisses eine zweite
Jodgabe in Höhe von 0·5 mg per os gegeben. Daraufhin bereits
am nächsten Tag Auftreten von dünnen, schleimigen Entleerungen,
Appetitlosigkeit, starke Gewichtsabnahme (Abb. 3). Nach 6 Tagen
wesentliche Besserung unter energischer Diättherapie mit Teepause, Arobon und Eiweißmilch. Es ist nicht unwahrscheinlich,
daß hier die 8 Tage vor der unverträglichen Dosis verabfolgte
Jodgabe von 0·1 mg sensibilisierend gewirkt hat. Dadurch wäre
die beim älteren Säugling sicherlich ungewöhnliche Reaktion auf
die geringe Menge von 0·5 mg Jodnatrium zwanglos zu erklären.

Wir sind daher in letzter Zeit dazu übergegangen, zur
Kropfbehandlung während des ganzen Säuglingsalters Einzel-
dosen von $^1/_{10}$ mg zu geben und dieselben nur in Ausnahme-
fällen bei fehlender Wirkung und nur nach möglichst ein-
wandfreier Prüfung der Jodverträglichkeit zu überschreiten.

Einige Worte zur Frage der Kropfrezidive, die keineswegs so selten sind, wie es nach den spärlichen Mitteilungen in der einschlägigen Literatur den Anschein haben
könnte. In jüngerer Zeit hat lediglich R u p i l i u s ausführlicher über Rezidivkröpfe im Säuglingsalter berichtet. Sie
traten bei den von ihm behandelten Patienten in etwa einem
Fünftel der Fälle auf und reagierten durchwegs gut auf eine
abermalige kleinste Jodgabe ($^1/_{10}$ mg). Dieses gute Ansprechen der Rezidivkröpfe bei Säuglingen auf die Jodtherapie können wir nach ausgedehnten eigenen Erfahrungen ebenfalls bestätigen. Mit zunehmendem Ausbau einer
umfassenden und zweckentsprechenden Jodprophylaxe im
Kindesalter wird das Problem der Kropfrezidive naturgemäß
mehr und mehr an Bedeutung verlieren.

Der Kropf beim älteren Kinde und der Pubertätskropf
erscheinen in der großen Mehrzahl der Fälle unter dem
Bilde der diffusen parenchymatösen Struma von euthyreotem
Charakter. Bei ihrer näheren Erforschung hat sich vor allem
die Schule v. E i s e l s b e r g s bedeutende Verdienste erworben; es soll nur auf die schönen und sorgfältig ausgeführten klinischen und experimentellen Untersuchungen von
B r e i t n e r und G o l d und O r a t o r hingewiesen werden.
Auch bei den Jugendkröpfen steht der Jodmangel im Vor-
dergrunde des pathologischen Geschehens. Er stört die nor-

male Kolloidspeicherung und führt zu einer kompensatorischen Wucherung des Schilddrüsengewebes. Erreicht man durch eine entsprechende Jodzufuhr eine Jodspeicherung, so kommt es zu nachweisbarem Parenchymabbau (Gold und Orator). Die diffusen Kröpfe des Schulkindes und der Adoleszenten werden von den meisten Autoren als gut jodzugänglich bezeichnet (Gold und Orator, Hinton, Nobel und Ronald, Pétény), wobei die weichen Jugendkröpfe eine besonders gute Beeinflußbarkeit erkennen lassen (Kaspar, Lill). Die therapeutischen Erfolge liegen jedoch, was die Raschheit und Intensität der Wirkung anbelangt, ganz wesentlich unter denen beim älteren Säugling und schon gar beim Neugeborenen. Dies gilt in noch höherem Maße für die nodösen Kröpfe des Schulkindes, die sich gegenüber Jodgaben weitgehend refraktär verhalten (Wieland, eigene Beobachtungen). Anderseits hat Lill selbst bei Struma nodosa gute Erfolge mit der Jodbehandlung feststellen können.

Schwieriger als beim Neugeborenen und beim jüngeren Kinde ist auch die Beurteilung der erzielten, vor allem geringeren Heilerfolge, da man bei Fehlen von Stenoseerscheinungen, Zyanose, Herzvergrößerung usw. in diesem Alter meist nur auf die vergleichende Registrierung der Schilddrüsenmaße angewiesen ist. Keine der für Strumen im Kindesalter angegebenen, zahlreichen Meßmethoden hat bisher völlig zu befriedigen vermocht, da sie in der Hand verschiedener Untersucher nur schwer vergleichbare Ergebnisse bringen. In Berücksichtigung dieser nicht unbeträchtlichen Schwierigkeiten halten wir es vielleicht für die beste Lösung, nach dem Vorschlage von Nobel die zu erhebenden Schilddrüsenbefunde nach fünf Größenstufen einzugliedern und dementsprechend auch die Heilerfolge zu bewerten, d. h. mit anderen Worten, auf eine rechnerische, doch keinesfalls exakte Auswertung der Befunde überhaupt zu verzichten.

Groß, ja fast unübersehbar ist die Vielfalt der zur Kropfbehandlung beim Schulkind und beim Jugendlichen angegebenen Dosierungs- und Behandlungsvorschläge. Während eine Reihe von Autoren länger dauernden Behandlungsperioden mit täglichen Joddosen von $^1/_{10}$ mg bis 1 mg den Vorzug gibt (Hunziker, Kaspar, Lill, Nobel und Ronald), empfehlen andere wesentlich höhere Jodmengen. So glaubt Pétény erst mit Gaben von täglich zweimal 2·5 mg bis 5 mg Kalium jodatum bei substernalen Strumen mit Atembehinderung Heilerfolge gesehen zu haben.

In allerjüngster Zeit hat Hamburger vorgeschlagen, die Strumen bei Kindern jenseits des ersten Lebensjahres mit einem einmaligen Jodstoß von 5 mg bis 20 mg Jodkali als Einzeldosis zu behandeln. Seine Erfahrungen beziehen sich auf Fälle von diffuser parenchymatöser Struma, bei denen es gewöhnlich schon nach ein bis zwei Wochen zu deutlicher Verkleinerung kam.

Wir selbst glauben, bisher mit Jodgaben von täglich $1/_{10}$ mg bis $1/_2$ mg während ein bis zwei Wochen, eventuell mit ein- bis zweimaliger Wiederholung dieses Turnus mit den gleichen Dosen, die besten Erfolge gesehen zu haben, werden aber jedenfalls auch die Stoßmethode Hamburgers einer Nachprüfung unterziehen. Insbesondere wird dabei festzustellen sein, ob eine solche Stoßtherapie geeignet ist, auch die sonst nur schwer und höchst unvollkommen beeinflußbaren nodösen Kropfformen des Schulkindes zur Rückbildung zu bringen. Schädigungen infolge höherer Joddosierung sind dabei wohl nicht zu befürchten, wird doch mit seltener Uebereinstimmung auf die vorzügliche Jodverträglichkeit gerade beim älteren Kinde und beim Jugendlichen hingewiesen. Anders verhält es sich allerdings bei den auch in Kropfgebieten recht seltenen Fällen von hyperthyreoten Jugendstrumen, beim echten Pubertätsbasedowoid. Sie bilden nur einen geringen Bruchteil aller Pubertätsstrumen und sollen im Rahmen unserer Besprechungen nur kurz Erwähnung finden. Wenn auch die hyperthyreoten Formen der Kinderkröpfe mitunter kleine Jodmengen auffallend gut vertragen, so möchten wir doch im allgemeinen vor der Jodanwendung bei ihnen warnen. Sie kommt gewiß nur für Ausnahmefälle in Betracht.

Neben der Jodbehandlung ist bei den Strumen im Kindesalter selbstverständlich dem Allgemeinzustand und der Ernährung des Patienten ein besonderes Augenmerk zuzuwenden. Deuel hat neuerdings auf die gute therapeutische Wirksamkeit einer richtig zusammengesetzten vitaminreichen Kost bei den Kinderstrumen hingewiesen (siehe auch Räihä). Die Besserung der wirtschaftlichen Lage in den vom zweiten Weltkriege besonders stark heimgesuchten Ländern wird mit der langsamen Normalisierung der Ernährungsverhältnisse einen nicht zu unterschätzenden Einfluß auf unsere, besonders in Endemiegebieten zu erreichenden Behandlungsergebnisse auszuüben imstande sein.

Ich habe mit meinen Ausführungen versucht, in großen Zügen ein Bild von dem jetzigen Stande der Kropftherapie im Kindesalter zu umreißen. Seit den grundlegenden Heilversuchen C o i n d e t s bis zu unseren Tagen haben wir vor allem gelernt, unsere therapeutischen Maßnahmen nach den höchst fruchtbaren Ergebnissen der anatomischen und experimentellen Forschung abzustimmen, um auf diese Weise ohne Schädigung der uns anvertrauten Patienten die bestmöglichen Wirkungen zu erzielen. Der nun beschrittene Weg hat heute noch keineswegs sein Ende gefunden. Noch ist trotz der Vielfalt an sorgfältig zusammengetragenem Tatsachen- und Erfahrungsmaterial unser Wissen über die letzten Ursachen der Kropfgenese alles eher als vollständig. Hier liegen viele und höchst dankbare Aufgaben für weitere Forscherarbeit. Ihr glückliches Fortschreiten wird und muß uns schließlich ermöglichen, die Methoden der Kropfverhütung im Kindesalter auf eine exakte wissenschaftliche Grundlage zu stellen und derart auszubauen, daß unsere therapeutischen Bemühungen in ständig wachsendem Umfange überflüssig werden. Und dies scheint mir trotz aller unbestreitbar schönen Erfolge der Kropfbehandlung das erstrebenswerteste Ziel.

L i t e r a t u r : B i r c h e r, E.: Würzbg. Abh., 22 (1925): 101. — B r e i t n e r, B.: Die Erkrankungen der Schilddrüse. Wien 1928. — C o i n d e t, J. F.: Bibl. univ. de Genève, 1820. — D a v i e s, J. R.: J. Pediatr. (Am.), 22 (1943): 570. — D e u e l, H.: Beitrag zum Strumaproblem im Säuglingsalter. Dissertation, Zürich 1938. — E c k s t e i n, A.: Arch. Kinderhk., 76 (1925): 7. — E c k - s t e i n, A. und N u e l l e, M.: Z. Kinderhk., 40 (1925): 488. — F e e r, E.: Mschr. Kinderhk., 25 (1923): 88. — G l a n z m a n n, E.: Einführung in die Kinderheilkunde, 3. Aufl. Wien: Springer-Verlag, 1949. — G o l d, E. und O r a t o r, V.: Virchows Arch., 252 (1924): 671. — H a m b u r g e r, F.: Münch. med. Wschr., 1922, I: 819; 1924, II: 1815. — D e r s e l b e: Klin. Wschr., 1931, I: 1173. — D e r s e l b e: Prakt. Arzt, Nr. 5. — H i n t o n, J. W.: N. Y. J. Med., 27 (1927): 187. — H u n z i k e r, H.: Schweiz. med. Wschr., 1920: 1009. — K a s p a r, F.: Wien. klin. Wschr., 1924: 713. — K i t c h e n, H. D.: Canad. med. Assoc. J., 16 (1926): 923. — D e r s e l b e: Amer. J. Surg., 6 (1929): 209. — K ö p p e, H.: Tg. südwestdtsch. Kinderärzte; ref. Mschr. Kinderhk., 54 (1932): 329. — K u n s t a d t e r, R. H.: J. Pediatr. (Am.), 32 (1948): 711. — L i l l, H.: Münch. med. Wschr., 1924: 1791. — L u s t, F.: Mschr. Kinderhk., 54 (1932): 328. — N o b e l, E. und R o s e n b l ü t h, A. (Ronald): Z. Kinderhk., 36 (1923): 17. — N o b e l, E., K o r n f e l d, W. und R o n a l d, A.: Schilddrüsenerkrankungen im Kindesalter. Wien 1935. — P é t é n y, G.: Mschr. Kinderhk., 30 (1925): 419. — R ä i h ä, C. E.: Acta paediatr. (Schwd.), 19 (1937): 50. — R e i n h o l d, G.: Münch. med. Wschr., 1894, 31. — R u p i l i u s, K.: Arch. Kinderhk., 91 (1930): 173. — S c h w e n k e n b e c h e r, A.: Klin. Wschr., 1925: 1006. — S e i f e r t, E.: Münch. med. Wschr., 1924: 1792. —

S i e b e n, H.: Klin. Wschr., 1931: 645. — S k i n n e r, H. H.: J. amer. med. Assoc., 82 (1924): 1190. — S l o o f, J.: Mschr. Kinder-geneesk., 5 (1935): 18. — T u r t o n, P. H. J.: Lancet, 213 (1927): 1170. — W e g e l i n, C.: Handb. spez. path. Anatom. Henke-Lubarsch, Bd. VIII, Berlin 1926. — W i e l a n d, E.: Handb. Kinderhk., Pfaundler-Schlossmann, Bd. I, Leipzig 1931. — D e r-s e l b e: Arch. Kinderhk., 105 (1935): 129.

Aussprache: Hr. Prof. Dr. K. K u n d r a t i t z (Wien): Zu dem interessanten und ausführlichen Vortrag von Prof. L o r e n z, der insbesondere die Kropfhäufigkeit Steiermarks besprach, erlaube ich mir die diesbezüglichen Verhältnisse in Wien zu besprechen. Es kam nach diesem Krieg auffallenderweise nicht zu einem so vermehrten Auftreten von kindlichen Strumen wie nach dem ersten Weltkrieg (von W a g n e r - J a u r e g g als Kropfwelle bezeichnet). Aus der Untersuchung der Schulkinder im Alter von 6—14 Jahren, die im Auftrag des Bundesministeriums für soziale Verwaltung zwecks Erfassung des Kropfvorkommens in den Jahren 1923 und 1946 vorgenommen wurde, ergeben sich folgende Zahlen (mit-geteilt von Herrn Sektionsrat R. P u n t i g a m in der Gesellschaft der Aerzte in Wien am 14. Februar 1947): 1923 kropffreie Knaben 58·2%, 1946 86·2%; 1923 kropffreie Mädchen 53·8%, 1946 79%. Ein Spiegelbild dieser Statistik ergibt gewissermaßen auch die Frequenzziffer der Ambulanz des Mautner-Markhofschen Kinder-spitals. 1923 betrug die Zahl der wegen Struma die Spitalsambu-lanz aufsuchenden Kinder 7% bei einer Ambulanzfrequenz von 4201; 1946 1·5% bei einer Ambulanzfrequenz von 1838. Da muß man nun fragen, womit dies geringe Vorkommen von Strumen zu erklären ist, da keine Kropfprophylaxe durch Verabreichung von Jodsalz betrieben wurde und anderseits unsere Ernährungslage mit der Kalorienarmut und der daraus resultierenden Unterernäh-rung bei dem absoluten Fleisch- und Vitaminmangel nach den bisherigen Erfahrungen und Forschungen sich hätte kropffördernd auswirken müssen. Ich glaube nun, daß gerade die Art unserer damals unerwünschten Ernährung in den ersten Nachkriegsjahren kropfprophylaktisch wirkte. Es ist bekannt, daß der Jodgehalt der Nahrung schwankt, je nachdem die Lebensmittel aus kropfreichen oder kropfarmen Gegenden kommen. Ich entnehme beispielsweise Zahlen aus der Arbeit F. P u n t i g a m s (Klin. Med., 1946, 1): Roggenmehl aus kropfarmer Gegend 121 Gamma Jod pro Kilo-gramm Frischsubstanz; aus kropfreicher Gegend nur 85 Gamma; Erbsen 64 bzw. 23 Gamma; Fleisch 58 bzw. 30 Gamma; Rüben 50 bzw. 3 Gamma. Wir dürften also vor allem mit Mehl und, wie Sie wissen, mit Erbsen in überreichlichem Ausmaß wahrscheinlich aus kropfarmen Gegenden beliefert worden sein. Rüben spielten in der jetzigen Nachkriegszeit bei uns in Wien keine besondere Rolle, während sie bei der Ernährung nach dem ersten Weltkrieg fast täglich gegessen werden mußten. Wir wissen nun aus den Untersuchungen H o l l e r s und S c h o l l s (Vortrag in der Gesell-schaft der Aerzte in Wien am 14. Februar 1947), daß Runkel-rüben als fast ausschließliche Ernährung, besonders bei Mangel an hochwertigem Eiweiß und A-Vitamin, zu Kropfepidemien Anlaß geben. Die Kropfhäufigkeit nach dem ersten Weltkrieg dürfte deshalb möglicherweise auch dadurch bedingt gewesen sein, daß die Rüben aus kropfreichen Gegenden kamen.

Nun ist für die Entstehung des Kropfes Eiweißmangel und in der Therapie desselben die Eiweißzufuhr sicherlich von Bedeutung. Die Fleischversorgung Wiens war in den ersten Nachkriegsjahren wohl äußerst schlecht, dafür war jedoch der Eiweißbedarf zum Teil durch das Ueberangebot von Erbsen gedeckt. Der Eiweißgehalt der Erbsen reicht, pro Kilogramm gemessen, nahe an den des Fleisches heran.

Von größerer Bedeutung aber war die Versorgung der Bevölkerung mit Seefischen; sie führt meines Erachtens zu interessanten Ergebnissen bezüglich der Kropffrage. Vor 1914 war an Seefischen nur ein äußerst geringer Konsum; während der Kriegsjahre 1914—1918 ging der Umsatz fast auf Null zurück. 1918 bis 1920 gab es überhaupt keine Frischfische, sondern nur getrockneten Stockfisch in geringen Mengen. 1921 Beginn der ersten Frischfischeinfuhr mit nur langsamer Steigerung bis 1932. Von da ab bis 1938 ein stabiler Umsatz, so daß Fische schon als Volksnahrungsmittel angesprochen werden konnten. Vom September bis zum Juni gab es durchschnittlich einmal in der Woche in jedem Haushalt Seefische. Ab 1938 kam es durch die Wirtschaftslenkung zu einer Umsatzsteigerung um das Dreifache der Zeitperiode von 1932—1938. In der zweiten Hälfte des Jahres 1945 waren beträchtliche Seefischanlieferungen zu verzeichnen (Amerikahilfe und Norwegen). In den Jahren 1946—1948 betrug die Einfuhrsteigerung das Zwei- bis Dreifache von der Zeit 1938—1944, also ungefähr das Sechsfache der Zeit von 1932—1938. Der Eiweißgehalt der Fische entspricht ungefähr dem des Fleisches, der Jodgehalt aber ist um ein Vielfaches höher. So enthalten z. B. Schellfische und Schollen durchschnittlich 3·45 mg Jod pro Kilogramm, Kabeljau 2·76 mg/kg und Seelachs 2·58 mg/kg. Bedeutungsvoll ist, daß seit dem Jahre 1942 infolge der englischen Blockade fast nur Fische aus der Ostsee eingeführt wurden und besonders Schollen. Durch den Algenreichtum der Ostsee sind diese Schollen besonders jodreich. Manche Sendungen waren, wie mir ein Fischfachmann in Wien angab, derart, daß sie direkt nach Jod „gestunken" haben. Wir hatten also in der letzten Kriegszeit bei der Wiener Bevölkerung direkt Gelegenheit zur Jodspeicherung. Der für die Kropfprophylaxe notwendige Eiweiß- und Jodbedarf dürfte gedeckt gewesen sein. Auf diese Weise wurde also ungewollt und unbeeinflußt von unserer Seite sogar bei Hunger und minimalen Kalorien durch die Staaten, die uns mit Lebensmitteln versorgten, wohl unbeabsichtigt und unbewußt eine gute Kropfprophylaxe betrieben. Da nun mit der Besserung der Ernährungslage der Fischkonsum gegenüber dem Fleischkonsum wiederum zurückgehen dürfte — in der letzten Zeit ist die Fischlieferung überhaupt ins Stocken gekommen — und die vielgeschmähten und doch so wertvollen Erbsen in dem uns in den letzten Jahren angebotenen Ausmaß ziemlich abgelehnt werden, und da wir bei der zunehmenden Inlandsversorgung auch aus kropfreicheren Landstrichen Produkte beziehen, ist es sicher notwendig, für die Kropfprophylaxe wieder das jodierte Kochsalz zu verwenden.

Was nun die Behandlung der kindlichen Strumen betrifft, die fast immer euthyreote Kröpfe als kompensatorische Hyperplasie infolge Jodmangels darstellen, so ist die souveräne Therapie die Joddarreichung in minimaler Dosis, wie sie besonders F. Hamburger vorgeschlagen hat und auch Lorenz jetzt befürwortete. Ich gebe bei Kleinkindern Dosen von 0'2—0'5 mg Kal. jodat. in wäßriger Lösung oder in Tablettenform der Panchemie (Strumipan); bei größeren Kindern 0'5—1 mg als Einzeldosis und pro Tag durch 10—20 Tage; nach Pausen von 2—4 Wochen wieder dieselbe Dosis oder bei guter Verträglichkeit und zu geringer Wirkung vorsichtige Steigerung dieser Dosis bis maximum 10 mg pro dosi und die. Bei Neugeborenenstruma, die übrigens in Wien äußerst selten vorkommt, 0'1 mg als Einzeldosis, bei älteren Säuglingen bis zu 0'5 mg. Bevor eine kindliche Struma wegen Atembehinderung und Malaciegefahr der Trachea einer Operation zugeführt wird, muß immer der Versuch einer Jodtherapie unternommen werden. Ich selbst mußte bisher niemals die Indikation zu einer Strumaoperation stellen. Selbst bei einem Säugling von 8 Monaten, bei dem eine röntgenologisch nachweisbare Verdrängung der Trachea und starker Stridor bestand, gingen bei einer Dosierung von 0'5 mg Jod pro die die Erscheinungen innerhalb von 8 Tagen zurück.

Von dem Gebrauch von Jodsalben zur äußeren lokalen Anwendung bin ich wegen der unsicheren Resorption und Wirkungsweise abgekommen, zumal ich als junger Assistent einen Fall sah, der wegen unkontrolliertem und übermäßigem Gebrauch einer Jodsalbe unter den schwersten und unbeeinflußbaren Erscheinungen der Thyreotoxikose ad exitum kam.

Hyperthyreosen kommen im Kindesalter sehr selten vor, am ehesten neigen die Pubertätsstrumen dazu, weshalb bei diesen die Jodtherapie mit besonderer Vorsicht anzuwenden ist. Bei der Chorea minor habe ich seinerzeit einen Symptomenkomplex beschrieben, der an das Bild eines Hyperthyreoidismus erinnert: Weit aufgerissene Glanzaugen, Ausdruck von Angst und Hast, Vasolabilität, leichtes Erröten, kardiovaskuläre Symptome, Dermographismus, Schweiße, Haarausfall, Atemstörungen im Sinne von Unregelmäßigkeiten im Atmungsrhythmus (nach Stern sind sie auf Spannungszustände im Zwerchfell zurückzuführen), Temperatursteigerungen, psychische Veränderungen, besonders rascher Stimmungswechsel, im Blutbild Vermehrung der Lymphozyten, Herabsetzung der Toleranzgrenze für Traubenzucker; bei einem großen Teil dieser Fälle konnte auch eine positive Abderhalden-Reaktion auf Thyreoideaabbau als Zeichen einer Dysfunktion der Schilddrüse nachgewiesen werden.

Hr. E. L o r e n z (Schlußwort): Die Beobachtungen von K u n d r a t i t z (keine Zunahme der Kropfhäufigkeit in Wien) sind sehr bemerkenswert. Zweifellos spielen die gegenüber der Zeit nach dem ersten Weltkrieg geänderten Ernährungsverhältnisse dabei eine gewisse Rolle. Vielleicht ist der seit 1949 auch in der Steiermark beginnende Rückgang der Kropfhäufigkeit bei den älteren Kindern auf die reichlichere Heranziehung jodhaltiger Nahrungsmittel und Vitaminpräparate zurückzuführen.

Der Rezidivkropf und seine Verhütung

Von

Professor Dr. **Paul Huber**

Wien

Mit 2 Abbildungen

Ein Patient, der sich mit der Absicht trägt, seine Struma operieren zu lassen, stellt an den Arzt fast stets unter anderem die Frage: „Wird der Kropf wieder nachwachsen?" Wir können ihm darauf mit gutem Gewissen nur antworten: „Hoffentlich nicht!" oder bestenfalls sogar: „Wahrscheinlich nicht." Ist der Patient besonders mißtrauisch oder hat er Verständnis für statistische Daten, dann fragt er vielleicht weiter: „Wie groß ist denn die Wahrscheinlichkeit, daß ich ein Rezidiv bekomme?" Mit dieser Frage bringt er uns noch mehr in Verlegenheit, denn wohl kaum ein Chirurg hat darüber exaktes Zahlenmaterial griffbereit zur Verfügung. Auch durch ein eingehendes Literaturstudium wird man nicht viel klüger; denn die Angaben über die Rezidivhäufigkeit schwanken im Schrifttum zwischen 1% und 30 bis 40%. Daß exakte Zahlen schwer zu erzielen sind, ist leicht verständlich: Da das neuerliche Wachstum zwar manchmal schon bald nach der Operation, viel häufiger aber erst nach Jahren oder Jahrzehnten einsetzt, könnte man verwertbare Zahlen nur gewinnen, wenn man die Patienten — überwiegend sind es ja Patientinnen — zu einer Zeit nachuntersucht, wo die operierten juvenilen Strumen bereits zumindest das Klimakterium überschritten haben. Es ist klar, daß eine lückenlose Erfassung der Patienten nach so langer Zeit auf die größten Schwierigkeiten stößt. Daher ist es verständlich, wenn die Meinungen über die Rezidivhäufigkeit so stark auseinandergehen. Der pessimistischen Auffassung R o u x', daß jeder Kropfoperierte bereits mit der Anwartschaft auf ein Rezidiv den Operationstisch verlasse, steht die optimistische Erklärung so manches

Chirurgen gegenüber, er habe noch nie ein Rezidiv einer von ihm operierten Struma gesehen. Zwischen diesen Extremen liegt die Aeußerung U r b a n s, daß „echte, eine neuerliche Operation fordernde Rezidive in etwa 3% zur Beobachtung kamen". Einen gewissen Anhaltspunkt bietet auch das Verhältnis zwischen den Erstoperationen und den Rezidiveingriffen: Im Material K a s p a r s machten die Rezidivoperationen unter 12.000 Strumen rund 7% aus, in unserem Material in den letzten 4 Jahren sogar etwas mehr als 10%. Das beweist natürlich noch nicht, daß der Prozentsatz an Rezidiven tatsächlich so hoch ist, weil es sich dabei vielfach, ja vorwiegend um erstmalig auswärts operierte Patienten handelt. Ich habe aber doch Grund zur Annahme, daß, auf weite Sicht betrachtet, die Zahl der Rezidive zwischen 5 und 10% liegen dürfte, wenn man die Lobus pyramidalis-Rezidive, die natürlich auch berücksichtigt werden müssen, miteinbezieht.

Unter den von uns innerhalb von $3^1/_2$ Jahren operierten Rezidivstrumen finden sich 85 Fälle, deren Erstoperation dem von K a s p a r 1941 publizierten Material entstammt. Wir haben demnach innerhalb von $3^1/_2$ Jahren 0·77% dieser Fälle wegen Rezidivs nachoperiert. Nimmt man das Durchschnittsalter eines Kropfoperierten unserem Krankengut entsprechend mit 37 Jahren an, und das Höchstalter, bis zu dem mit der Bildung gutartiger Rezidive ernstlich gerechnet werden muß, mit 55 Jahren, so steht zur Rezidiventwicklung ein Durchschnittszeitraum von 18 Jahren zur Verfügung. $3^1/_2$ Jahre entsprechen demnach dem 5. Teil dieser Zeitspanne. Man kann also vermuten, daß im Laufe der Zeit etwa fünfmal 0·77%, d. s. nahezu 4% aller Operierten spontan, ohne einberufen zu werden, wegen ihres Rezidivs die Abteilung wieder aufsuchen werden. Da natürlich nicht alle Patienten mit operationsbedürftigen Rezidiven sich tatsächlich noch einmal operieren lassen, und da außerdem nicht wenige einmal enttäuschte Patienten zur Zweitoperation ein anderes Krankenhaus aufsuchen, muß die tatsächliche Zahl der Rezidive selbst an einer Abteilung mit so hoch entwickelter Technik, wie es die Station Kaspars darstellte, nicht unbeträchtlich höher sein als 4%.

Diese Zahl ist jedenfalls hoch genug, um unser besonderes Augenmerk auf sich zu lenken, ganz besonders, wenn man sich vor Augen hält, daß die Schwierigkeiten und Gefahren einer Zweitoperation unvergleichlich größer sind als die eines Ersteingriffes. Vergegenwärtigen wir uns einmal, worin der Unterschied besteht: Es ist klar, daß die Narbenbildung die anatomisch saubere Präparation erschwert und damit die Gefahr einer Rekurrens-, Epithelkörperchen- oder Vena jugularis-Läsion beträchtlich erhöht. Das Eingeständnis, daß bei den Rezidivoperationen der Prozentsatz der

Rekurrensschädigungen zwischen 10 und 20% liegt, gibt noch keine richtige Vorstellung vom Grad der Gefährdung, weil unter den Sammelbegriff des Strumarezidivs auch die relativ harmlosen Lobus pyramidalis- und Oberhornrezidive, sowie die nach nur einseitiger Resektion fallen. Scheidet man diese Fälle aus und beschränkt die Statistik auf die sogenannten echten Rezidive der Seitenlappen; scheidet man weiterhin solche Fälle aus, die keine Rekurrenslähmung mehr bekommen können, weil sie bereits eine solche von der ersten Operation her haben, dann betrug in unserem Material der Prozentsatz der Rekurrensschädigungen bei Rezidivoperationen auf der rechten Seite 19·3%, auf der linken 23·6%. Wurde ein doppelseitiges echtes Rezidiv in einem Akt operiert, so trugen 30% dieser Patienten eine Rekurrensläsion davon, mehrere sogar eine doppelseitige. Diese Zahlen müssen einmal offen ausgesprochen werden. Daß auch bei der Tetanie die wiederholt operierten Patienten wesentlich stärker vertreten sind als die nur einmal operierten, steht außer Zweifel; doch kann ich Ihnen hier keine exakten Zahlen bringen, da ja die Tetanie häufig eine Spätkomplikation darstellt, also nur durch systematische Nachuntersuchungen lückenlos erfaßt werden kann.

Es wäre aber ein Irrtum, zu glauben, daß sich die Nachteile der Narbenbildung nur auf die erschwerte Schonung der erwähnten Gebilde erstreckt. Vielmehr drängt die Schwartenbildung im vorderen Halsbereich das Wachstum der Rezidive häufig in eine Richtung, die die Zweitoperation weiter erschwert, nämlich zwischen Trachea und Oesophagus bzw. diesem und Wirbelsäule oder in den Thoraxraum, ja in seltenen Fällen in die Trachealwand. Hinter dem Volksglauben, daß ein Kropf, den man außen „vertreibt", dafür nach innen wachsen kann, steckt wohl mehr Wahrheit, als man zu glauben pflegt. Schließlich können sich in dem starren Narbengewebe verletzte Gefäße schlecht retrahieren: daher ist auch die Luftembolie und Nachblutungsgefahr größer als bei einem Ersteingriff. Hält man sich diese großen Unterschiede vor Augen, dann muß man sich eigentlich wundern, daß die Mortalität nicht größer ist. Wie die Tabelle zeigt, ist die Sterblichkeit in unserem Kropfmaterial zwar bei den Rezidivoperationen etwas mehr als doppelt so groß als bei Erstoperationen, bleibt aber mit 0·73% immer noch erheblich unter 1%, und der Unterschied fällt bei Berücksichtigung des dreifachen mittleren Fehlers sogar noch in den Rahmen der möglicherweise

zufälligen Schwankungsbreite. Bedenkt man noch, daß einem
die Patienten die häufigste Komplikation: die einseitige
Rekurrenslähmung, meist merkwürdig wenig übelnehmen
und daß der postoperative Verlauf bei den Kranken, die
gut vom Operationstisch kommen, sich kaum von dem bei
gewöhnlichen Strumen zu unterscheiden pflegt, dann verstehen wir, daß sich die Patienten vor der Operation
meist weniger fürchten als der Chirurg. Es gehört viel Ver-
antwortungsbewußtsein und viel Taktgefühl dazu, im Einzelfall zu entscheiden, wie weit man verpflichtet ist, den
Patienten vorher auf die Gefahren und Komplikationsmög-
lichkeiten aufmerksam zu machen, und wie weit es besser
ist, sie ihm zu verschweigen. Besteht eine ausgeprägte
thyreotoxische Komponente, dann ist das letztere im allgemeinen vorzuziehen.

Tab. 1. **Zahl der Kropfoperationen wegen gutartiger
Strumen**
(Kaiserin Elisabeth-Spital Wien; Mai 1945 bis Dezember 1948)

Ersteingriffe .... 3554, davon gest.	$11 = 0{\cdot}31\ (\pm 0{\cdot}28)\ \%$
Rezidivoperationen ..... 413, davon gest.	$3 = 0{\cdot}73\ (\pm 1{\cdot}2)\ \%$
Gesamtzahl ...... 3967, davon gest.	$14 = 0{\cdot}35\ (\pm 0{\cdot}27)\ \%$

Uns Aerzten legt aber die Tatsache, daß die Operation
des Kropfrezidivs eine so ungemein heikle ist, die Ver-
pflichtung auf, 1. die Indikation zu diesem Eingriff so ge-
wissenhaft als möglich zu stellen, und 2. bei und nach einer
gewöhnlichen Strumaoperation alles zu tun, um eine Rezidivbildung zu verhüten.

Zur gewissenhaften Indikationsstellung ist es unerläßlich, daß wir

a) uns darüber klar sind, ob überhaupt ein Kropfrezidiv vorliegt,

b) wenn dies der Fall ist, ob das Rezidiv auch tatsächlich für die Beschwerden des Patienten verantwortlich
ist, und

c) prüfen, ob das Ziel der Rezidivoperation, den Patienten von seinen Beschwerden zu befreien, auch tatsächlich erreichbar ist.

Die erste Forderung, man müsse sich vor allem darüber klar werden, ob überhaupt ein Strumarezidiv vorliege,
scheint auf den ersten Blick befremdend; denn der Kropf
gilt doch allgemein als ein Leiden, dessen Diagnose keinerlei Schwierigkeiten bereitet. Erinnern wir uns aber daran,

daß — wie ich schon erwähnt habe — die Narben der
Erstoperation das Rezidivwachstum nach innen zu drängen,
also in eine Richtung, wo kleine Knoten der Inspektion
und Palpation unzugänglich sein können. Und vergessen
wir auch nicht, daß in dem engbegrenzten retroviszeralen
Raum oder in der oberen Thoraxapertur schon kleine Knoten stark raumbeengend wirken können; dann verstehen
wir, daß es nicht immer leicht ist, ein Rezidiv nachzuweisen oder auszuschließen. Nur eine exakte Röntgenuntersuchung schafft in solchen Fällen Klarheit. Es muß aber

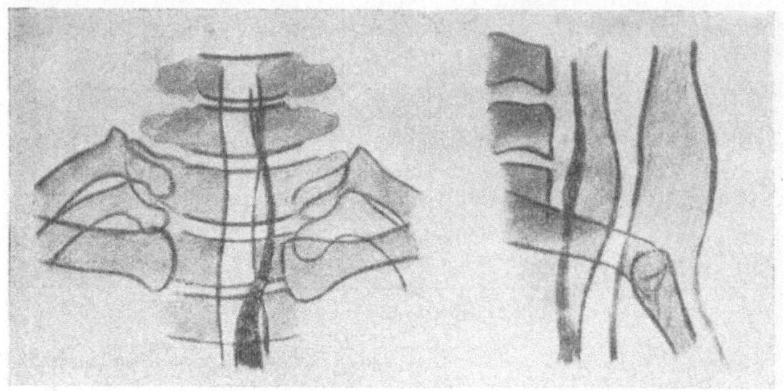

Abb. 1

leider festgestellt werden, daß die schon vor mehr als
25 Jahren von Sgalitzer erhobene Forderung, die Trachea in zwei Ebenen zu untersuchen, noch lange nicht zur
selbstverständlichen Gepflogenheit aller Röntgenologen geworden ist, und daß sich die gleichzeitige Untersuchung
des Oesophagus nur sehr zögernd einbürgert, obgleich gerade sie besonders wertvolle Schlüsse gestattet. Daher hält
auch ein Großteil der Röntgenbefunde, mit denen die Patienten unsere Abteilung aufsuchen, einer kritischen Nachprüfung nicht stand. Die Abb. 1 und 2 zeigen, was man
aus einem guten Bilde alles herauslesen kann. Der eine
Patient (Abb. 1) kam mit einem Röntgenbefund an die Abteilung, der von einer leichten Eindellung der nicht ver-
drängten Trachea sprach. Nach dem anteroposterioren Bild
scheint dies richtig, das Seitenbild und die Oesophagusdar-
stellung zeigen jedoch, daß eine stärkere Eindellung von
dorsal durch einen zwischen Trachea und Oesophagus inter-

ponierten, von rechts ausgehenden Lappen vorliegt. Abb. 2 stammt von einer Patientin, deren auswärtiger Röntgenbefund von einer Verdrängung und Einengung der Trachea durch ein linksseitiges Strumarezidiv sprach. Da der Oesophagus nicht dargestellt worden war, wurde damit die wichtige Tatsache übersehen, daß hinter der Trachea ein von der rechten Seite ausgehender Knoten die Speiseröhre nach links verdrängt.

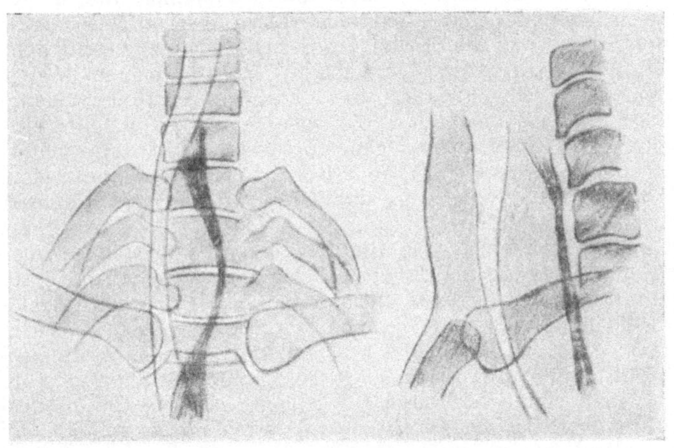

Abb. 2

Ich habe früher absichtlich gesagt, daß die Röntgenuntersuchung es ermöglicht, ein Rezidiv nachzuweisen o d e r a u s z u s c h l i e ß e n. Es kommt nämlich gar nicht so selten vor, daß ein Patient überzeugt ist, er müsse ein Rezidiv haben und die Beschwerden auch dringend darauf verdächtig sind, und doch kein solches vorliegt.

Dazu gehören vor allem die Patienten, die man erstmalig i m S t a d i u m k a r d i a l e r D e k o m p e n s a t i o n o p e r i e r e n m u ß t e, und die immer glauben, „es müsse etwas nachgewachsen sein", wenn ihre Dyspnoe nicht vollkommen schwindet. Dazu gehören aber vor allem auch jene Patienten, die v o n d e r e r s t e n O p e r a t i o n h e r e i n e R e k u r r e n s l ä h m u n g haben. Daß eine doppelseitige Rekurrensparalyse, bei der die Stimmbänder in Paramedianstellung stehen, eine hochgradige Kehlkopfstenose verursacht und daher meist die Tracheotomie notwendig macht, ist bekannt. Es wird aber zu wenig bedacht, daß, wenn die doppelseitige Lähmung eine komplette Stenose macht, die einseitige natürlich eine relative Stenose hervorrufen muß. Im wachen Zustand kann das gesunde Stimmband durch ausgiebigere Abduktion diese Verengung meist glatt kompensieren, im Schlaf aber, wo, dem geringen Sauerstoffbedarf des Organismus entsprechend, die Stimmbänder sich nur wenig öffnen, kann das Ausbleiben dieser geringen Abduktion auf einer Seite dazu führen, daß der Kehlkopfspalt zu eng bleibt und die Patienten plötzlich mit dem Gefühl der Erstickung erwachen. Nach wenigen tiefen Atemzügen verschwindet das Erstickungsgefühl wieder. Diese Angabe machten nicht wenige Patienten, die einseitige Stimmbandlähmungen aufwiesen. Auch sie glaubten meist, es müsse sich ein Rezidiv gebildet haben. Man darf also nicht vergessen, daß Dyspnoe oder gar hörbarer Stridor nicht unbedingt für eine T r a c h e a l stenose sprechen, sondern ebensogut durch eine L a r y n x stenose ausgelöst sein können. Daher gehört die Untersuchung mit dem Kehlkopfspiegel zu den Befunden, die beim Verdacht auf ein Kropfrezidiv u n b e d i n g t erhoben werden müssen, um so mehr, als auch bei kompletten Rekurrenslähmungen die Stimme ganz unverändert sein kann. Auf jeden Fall muß man sich stets vergegenwärtigen, daß das Gefühl des Lufthungers bei einem Strumektomierten noch nicht gleichbedeutend ist mit einem Rezidiv. Dies gilt besonders auch für jene Patienten, bei denen man sich wegen vager sogenannter hyperthyreotischer, richtiger wohl v e g e t a t i v n e u r o t i s c h e r B e s c h w e r d e n zu einer Schilddrüsenreduktion verleiten ließ. Solche Kranke kommen häufig zum Arzt mit der Angabe, sie spürten deutlich wieder einen Knoten im Hals, der ihnen würgendes Druckgefühl und Atemnot bis zu anfallsweisem Erstickungsgefühl verursache. Objektiv findet man aber keine Spur eines Rezidivs, röntgenologisch ist die Trachea normal weit. Man sieht also: es ereignet sich gar nicht selten, daß sich der vom Patienten geäußerte Verdacht auf ein Rezidiv bei genauer Untersuchung nicht bestätigt. Ist tatsächlich gar kein Rezidiv vorhanden, dann fällt es nicht schwer, den Mangel einer Operationsindikation festzustellen. Anders liegen aber die Dinge, wenn ein Knoten vorhanden ist, bei dem man entscheiden soll, ob er für die Beschwerden des Patienten verantwortlich ist. Ein Beispiel wird das am besten klarmachen:

Es kommt nicht selten vor, daß ein wiederholt operierter Patient eine Larynxstenose infolge doppelseitiger Rekurrenslähmung und gleichzeitig ein größeres Lobus pyramidalis-Rezidiv hat. Natürlich glaubt der Betreffende, sein Lufthunger komme von dem vorn auf seinem Kehlkopf daraufliegenden Knoten, während in Wirklichkeit dessen Entfernung gar keine Erleichterung bringt. Nicht immer aber liegt die Entscheidung so klar auf der Hand, und es gehört sehr viel Erfahrung dazu, um richtig zu beurteilen, ob ein kleines, die Trachea nur wenig imprimierendes Rezidiv für Beschwerden verantwortlich gemacht werden muß.

Ist man aber zur Ueberzeugung gelangt, daß ein Rezidiv vorhanden ist und die Beschwerden des Kranken auch durch dieses ausgelöst sind, dann müssen wir uns noch fragen, ob die Operation auch vom funktionellen Standpunkt aus erlaubt und vom technischen Standpunkt aus aussichtsreich ist.

Aus funktionellen Gründen kontraindiziert ist die Reduktion dann, wenn eine Unterfunktion der Schilddrüse besteht und man den Eindruck hat, das Rezidiv diene dem Organismus dazu, diese Hypofunktion möglichst zu kompensieren. Freilich muß diese Kontraindikation manchmal vor der kategorischen Forderung nach einer Beseitigung der Trachealkompression zurückstehen.

Für die Beantwortung der Frage, ob die Operation technisch aussichtsreich sei, ist vor allem die Erwägung maßgebend, daß man dem Patienten keinen Dienst erweist, wenn man ihm zwar seine Trachealstenose beseitigt, er aber dafür eine Larynxstenose oder tetanische Anfälle eintauscht. Daher soll man die Rezidivoperation bei einem Patienten, der die Symptome einer latenten oder gar manifesten Tetanie oder einen stärker herabgesetzten Kalziumspiegel aufweist, nach Möglichkeit vermeiden. Hat ein Patient von der ersten Operation her eine Rekurrenslähmung — bei unseren Rezidivstrumen war dies in 17% der Fall — und ist man gezwungen, ein Rezidiv der Gegenseite zu operieren, dann muß man wohl den Kranken auf die erhebliche Gefahr einer Läsion des zweiten Rekurrens aufmerksam machen, weil eine solche ihn meist zum Dauerkanülenträger stempelt. Gerade vor dieser Situation: Rekurrenslähmung auf der einen, großes, operationsbedürftiges Rezidiv auf der anderen Seite, steht man leider recht oft. In solchen Fällen sehnt man sich darnach, zu erfahren, ob bei der ersten Operation beidseitig oder nur einseitig reseziert wurde, ob also ein sogenanntes echtes Rezidiv oder ein fals c h e s vorliegt*. Im ersteren Fall muß, wie ich früher ausgeführt habe, mit etwa 20% Wahrscheinlichkeit einer Läsion des noch intakten Rekurrens gerechnet werden, im zweiten Fall mit etwa 2 bis 3%. Daher ist es für eine klare Indikationsstellung dringend ratsam, sich den Befund der ersten Operation nach Möglichkeit zu verschaffen.

Man könnte einwenden, warum man in so heiklen Fällen überhaupt die Indikation zur Rezidivoperation stelle. Darauf ist zu antworten: Man stellt sie eben nur, wenn einen die starke Trachealkompression dazu zwingt. Ist die Dyspnoe hochgradig, dann willigt der Patient in den Zweiteingriff auch dann ein, wenn man ihn auf die Möglichkeit eines Dauertracheostoma aufmerksam macht.

Versuchen wir, nach diesen Betrachtungen, die uns die Schwierigkeiten und Gefahren der Rezidivoperation aufgezeigt haben, ein halbwegs brauchbares Schema für die Indikationsstellung aufzustellen, dann kann man vielleicht sagen:

1. Praktisch gefahrlos können nur die Lobus pyramidalis-Rezidive operiert werden. Ihre Entfernung ist daher auch aus rein kosmetischen Gründen erlaubt.

2. Sogenannte „falsche Rezidive" der Seitenlappen können auch mit geringem Risiko, daher mit weiter Indikationsstellung reseziert werden. Besteht jedoch auf der anderen Seite eine Rekurrenslähmung, dann ist erhöhte Vorsicht bei der Mobilisierung geboten.

3. „Echte" Rezidive erfordern eine besonders sorgfältige Voruntersuchung und dürfen erst operativ angegangen werden, wenn eine genaue Röntgen-, Larynx- und Kalkspiegeluntersuchung eine Abschätzung des Risikos erlauben und einen genauen Operationsplan ermöglichen. Bei einseitiger Rekurrenslähmung und Notwendigkeit der Resektion auf der anderen Seite ist der Patient auf die Tracheotomiegefahr aufmerksam zu machen.

---

* B r e i t n e r ist zweifellos beizustimmen, wenn er sich gegen diese Bezeichnung wendet, weil vom funktionellen Standpunkt aus jedes neuerliche Wachstum des zurückgelassenen Drüsenrestes ein echtes Rezidiv darstellt, gleichgültig, ob es auf der operierten oder auf der nichtoperierten Seite erfolgt. Vom operationstechnischen Standpunkt aus ist aber das „falsche Rezidiv", das den Chirurgen erleichtert aufatmen läßt, weil bei seiner Mobilisierung keine besonderen Schwierigkeiten zu erwarten sind, ein klarer Begriff, für den es bis jetzt keinen gleich prägnanten Ausdruck gibt.

Es sei noch erwähnt, daß sich dieses Referat nur auf das S t r u m a rezidiv erstreckt und die Frage der rezidivierenden oder persistierenden T h y r e o t o x i k o s e ohne neuerliches Wachstum des Drüsenrestes, die ganz andere Fragestellungen aufwirft, nicht in den Rahmen meiner Ausführungen fällt.

W a s k ö n n e n w i r t u n, u m e i n e R e z i d i v b i l d u n g n a c h M ö g l i c h k e i t z u v e r h ü t e n?

Diese Frage zerfällt in die drei Probleme:

a) das der geeigneten Auswahl der Fälle für eine Operation,

b) der besten Operationstechnik und

c) der geeignetsten Nachbehandlung.

B r e i t n e r hebt mit Recht hervor, daß uns die funktionelle Betrachtungsweise gelehrt hat, jene Fälle zu erkennen, d i e b e s o n d e r s r e z i d i v g e f ä h r d e t s e i e n. Wenn wir aber hören, daß zu diesen nicht nur die juvenilen Strumen gehören, sondern auch die Kröpfe der Frauen, die noch im gebärfähigen Alter stehen, sowie die adenomatösen Kröpfe, dann müssen wir sagen, daß weit mehr als die Hälfte der Strumen, die wir operieren, theoretisch überdurchschnittlich rezidivgefährdet sind. Wir k ö n n e n diese Fälle nicht von der Operation ausschließen, weil das dringende Erfordernis der Gegenwart, die Beseitigung der Trachealkompression, die Zukunftssorgen, die mögliche Rezidivbildung, in den Hintergrund drängt. Und wir b r a u c h e n sie auch von der Wohltat der Operation nicht ausschließen, weil Technik und Nachbehandlung der Rezidivneigung weitgehend entgegenwirken können. Es ist aber gut, wenn wir auf die erhöhte Rezidivneigung besonders der jugendlichen Patienten nie vergessen, weil uns dieser Gedanke instand setzt, den Bitten allzu operationslüsterner jugendlicher Patientinnen mit aller Entschiedenheit ein festes „Nein!" entgegenzusetzen.

Die Frage, w i e w e i t d i e O p e r a t i o n s t e c h n i k f ü r R e z i d i v b i l d u n g o d e r R e z i d i v v e r h ü t u n g verantwortlich ist, ist sehr schwer zu entscheiden. Ich habe beim Meeting des International College of surgeons in Wien (1949) über diese Frage gesprochen und dabei erwähnt, daß in unserem Material nur bei einem Viertel der Strumarezidive eine nach unserer heutigen Auffassung unrichtige Technik mit Sicherheit für die Rezidivbildung verantwortlich gemacht werden konnte. Zweifellos ist die Technik nicht ohne Einfluß: reine Enukleation und einseitige

Resektion haben heute keine Existenzberechtigung mehr. In zweiter Linie möchte ich die Sucht nach schnellem Operieren als rezidivfördernd anschuldigen. Rezidive, die von Lobus pyramidalis-Resten oder übersehenen retroviszeralen Zapfen ausgehen, sind wohl meist auf dieses Konto zu setzen. Eine genügende Drosselung der Blutzufuhr zum Drüsenrest durch Unterbindung mehrerer Hauptarterien halte ich zur Rezidivverhütung für bedeutsam. Ich scheue mich nicht, in der Regel alle vier Hauptarterien zu ligieren. Schließlich glaube ich mit U r b a n , daß der Zurücklassung von Adenomen oder Adenomteilen eine wichtige Rolle bei der Rezidivbildung zukommt. Das Bestreben, möglichst restlos alle Adenome zu entfernen, darf aber nicht dazu führen, daß man einen zu kleinen Drüsenrest zurückläßt. Ich bin sogar davon überzeugt, daß ein zu kleiner Parenchymrest einen besonders mächtigen Ansporn zur Rezidiventwicklung darstellt, und ich glaube, daß bei Patienten, die nach fünf- oder sechsmaliger Operation immer wieder Rezidive bekommen, der Grund nicht unbedingt in einer besonders starken Rezidivdisposition liegen muß, sondern nicht selten darin zu suchen ist, daß bei der ersten Operation ein zu kleiner, den Bedarf des Körpers nicht deckender Parenchymrest zurückgelassen wurde. Drückt nun eine allzu morphologisch eingestellte Betrachtungsweise dem Chirurgen das Messer in die Hand, sobald irgendwo eine kompensatorische Vergrößerung des Drüsenrestes eintritt, so darf man sich nicht wundern, wenn sich dieses Spiel mehrmals nacheinander wiederholt. Den gleichen Effekt wie eine zu radikale chirurgische Gewebsreduktion muß natürlich auch eine funktionelle Ausschaltung des Drüsenrestes durch Thiourazilpräparate haben, weshalb ich vor deren p o s t o p e r a t i v e r Anwendung, die an sich unlogisch ist, ausdrücklich warnen möchte. Wir können also sagen, daß die Operationstechnik für die Rezidivverhütung gewiß nicht belanglos ist, daß ihre Bedeutung aber wahrscheinlich hinter der einer von der Technik unabhängigen Rezidivdisposition zurücksteht.

Diese Feststellung wirft nahezu automatisch die Frage auf, was wir medikamentös zur Rezidivverhütung tun können. Da das einzige Medikament, dessen kropfverhütenden Einfluß wir einigermaßen kennen, das J o d ist, kommt vorläufig dieses allein zur Rezidivprophylaxe in Frage; doch bestehen hier noch zahlreiche Unklarheiten und Schwierigkeiten. Diese beziehen sich vor allem auf folgende Punkte:

1. Es herrscht Unklarheit darüber, auf welchen Personenkreis man die Jodprophylaxe ausdehnen soll;

2. strittig sind die Dosierung und die Anwendungsform des Jods und

3. die besterdachte Prophylaxe nützt nichts, wenn sie vom Patienten nicht durchgeführt wird. Und das ist fast stets der Fall, sobald wir ihm zumuten, eine Therapie jahre- oder jahrzehntelang konsequent fortzusetzen.

Die Ansichten über den Patientenkreis, der der postoperativen Jodprophylaxe zugeführt werden soll, divergieren sowohl hinsichtlich des Alters als auch hinsichtlich der Art der Struma.

Während B r e i t n e r und R i c h a r d (nach F i s c h e r) a l l e n euthyreoten Strumen nach der Operation Jod verordnen, pflegen wir es nur den Patienten unter 30 Jahren, darüber nur bei Eintritt einer Schwangerschaft und nach Rezidivoperationen, zu verordnen. Bei toxischen Strumen wird in der Regel von der postoperativen Jodprophylaxe Abstand genommen.

Als Grundlage für die Dosierung dient bei uns die Annahme, daß der tägliche Mindestbedarf an Jod $0·1$ mg betrage. Diese Annahme wurde der Zusammensetzung des Vollsalzes zugrunde gelegt und ist bei uns in Oesterreich wie in der Schweiz und in England weitgehend, wenn auch nicht ohne Widerspruch, gutgeheißen. In Amerika pflegt man weit höhere Dosen, z. B. 1 mg pro Tag, ja noch mehr zu verabreichen. Die Form, in der die Tagesdosis verabreicht wird, soll nach experimentellen Untersuchungen keine entscheidende Rolle spielen. Wir verordnen zweimal in der Woche je eine Jodostrumittablette der Firma Wander, das entspricht 1 mg Jod pro Woche, also $0·14$ mg pro Tag. Fast genau dieselbe Dosis erreicht R i c h a r d mit 3 Tropfen einer $1^0/_{00}$igen Jodkalilösung täglich. Daß man diese Dosen in der Schwangerschaft bis auf das Dreifache erhöhen kann und soll, ist allgemein angenommen. Wenn eben erwähnt wurde, daß die Form, in der Jod verabreicht wird, keine große Rolle spielen soll, so widerspricht das aber doch in gewissem Sinne der klinischen Erfahrung. So hat man immer wieder den sicheren Eindruck, daß bei Thyreotoxikosen das Dijodthyrosin besser wirkt als andere Jodverbindungen. Die auffallend günstige Reaktion, die wir auch bei postoperativ persistierenden Hyperthyreosen mit Dityrintabletten (Sanabo) immer wieder gesehen haben, legt den Gedanken nahe, ob man nicht doch auch die Patienten mit toxischen Strumen in den Kreis der postoperativen Jodprophylaxe einbeziehen sollte, aber nicht in Form einer kontinuierlichen Jodbehandlung, sondern in Form einer vierwöchigen Dityrinkur (von 4 Tabletten täglich absteigend bis auf 1 Tablette) ein- bis zweimal im Jahr. Ein abschließendes Urteil kann ich heute ebensowenig abgeben wie über die Wirksamkeit der postoperativen Rezidivprophylaxe überhaupt.

Solange wir die Aetiologie der Struma noch nicht kennen, solange es noch Strumen gibt, so lange muß und wird es auch Kropfrezidive geben. Wir dürfen aber doch hoffen, daß sich durch gewissenhafte Anwendung aller Verhütungsmaßnahmen deren Zahl in erträgliche Grenzen zurückdrängen läßt.

Ausgewählte Fragen aus Pathologie und Klinik der Hyperthyreosen

Von

Professor Dr. **K. Fellinger**

Wien

Es mag auf den ersten Blick überraschend erscheinen, daß das Thema eines Vortrages* mit Pathogenese u n d Therapie umgrenzt ist; da man denken mag, daß es in einem 40-Minuten-Referat wohl kaum möglich sei, Fragen sowohl der Pathogenese als auch der Therapie der Hyperthyreosen einigermaßen erschöpfend zu besprechen, das Thema daher besser auf das eine oder andere zu beschränken wäre. Nun, die Kombination ist nicht etwa in einer Uneinsicht in die immense Größe des mit dem Titel skizzierten Vorwurfes begründet — eine Größe, die doch gerade der, der sich näher mit dem Thema beschäftigt, besonders wird ermessen können; es liegt der Verbindung beider Gedankengänge ein innerer Grund zugrunde: eine in der modernen Wissenschaft heute nicht mehr vereinzelte Erfahrung und Entwicklung, die aber auf dem Gebiete der Schilddrüsenproblematik gerade in den letzten Jahren besonders drastisch in Erscheinung getreten ist, daß sich nämlich öfters eine gewisse Umkehr der Forschungsmethodik zeigt. Wir waren bisher gewohnt, daß die Theoretiker und Kliniker beobachtend forschten, aus diesen Forschungen Erkenntnisse gewonnen wurden und diese auch zu praktischen, also therapeutischen Resultaten geführt haben; gerade der Sektor Schilddrüse hat nun in diesen Jahren gezeigt, daß sich der Weg, und zwar sehr mit Erfolg, auch umgekehrt begehen läßt. Vorwiegend auf Grund tierexperimenteller Beobachtungen wurde zunächst eine Reihe von Stoffen als antithyreoidal erkannt und zum Teil auch in die Therapie eingeführt; die vielfach überraschenden therapeutischen Er-

7 a*

gebnisse zwangen weiterhin selbstverständlich zu näherer Untersuchung des Mechanismus dieser therapeutischen Wirkungen und führte dadurch zu einer Reihe wichtiger und bedeutender theoretischer Erkenntnisse: so hat die Thioureatherapie zwangsläufig die Frage der Thyroxinsynthese, die Frage des Schicksals des eingeführten Jods usw., wieder aufgerollt und die enorme Forschertätigkeit, die auf diesem Gebiet, angeregt durch die breite therapeutische Anwendung dieser Präparate bald einsetzte, hat viele Erkenntnisse auf diesen Gebieten gebracht. Es ist also wohl berechtigt, Fragen der Schilddrüsenpathologie, vom Blickfeld der letzten Jahre her gesehen, in einer Einheit mit der Therapie zu sehen und zu besprechen, da gerade hier Erkenntnisse und Ergebnisse weitgehend organisch miteinander verwachsen sind.

Gehen wir einen Moment zurück auf die Zeit vor der Einführung der strumigen Substanzen in den Blickkreis der Forschung, die in erster Linie K e n n e d y, M a c - K e n z i e (1941) und A s t w o o d zu verdanken ist, so können wir den Stand der Pathologie der Hyperthyreosen etwa wie folgt skizzieren: Im Mittelpunkt des Krankheitsgeschehens steht wohl als auffälligster Faktor nach wie vor die Schilddrüse; über ihr die regulierenden Faktoren Cerebrum und Hypophysenvorderlappen, unter ihr die Peripherie als Erfolgsorgan der Schilddrüsenwirkungen (wir wollen vorsichtigerweise nicht sagen des Schilddrüsenhormons). Kompliziert werden, dies hier nur andeutungsweise erwähnt, diese Verhältnisse bis ins Ungemessene durch eine Unzahl der Wechselbeziehungen und Regulationsmechanismen einerseits, auf die ich hier nicht eingehen kann, es sei nur angedeutet die fragliche neurale Regulierung der Schilddrüse, die Dignität des thyreotropen Hormons außerhalb der physiologischen Regulierung, also für die wirklichen pathologischen Zustände; die Rückregulierung durch die peripheren Mechanismen, also den Hormonspiegel des Schilddrüsenhormons im Blut, die fraglichen antithyreotischen und antithyreotropen Stoffe — anderseits auch kompliziert dadurch, daß eine Reihe von Begriffen, mit denen wir operieren, an sich noch recht unaufgeklärt sind, als deren bedeutendster das Schilddrüsenhormon selbst herausgestellt sei, dessen Natur nach wie vor unbekannt ist, ebenso wie der Mechanismus seiner Einwirkung auf die Zellen.

Unbekannt war vor allem aber das, was uns als Pathologen und Kliniker insbesondere interessiert, die Ent-

stehung der Hyperthyreosen innerhalb dieser drei Möglichkeiten. Grundsätzlich kann sowohl das Zentrum, wie die
Schilddrüse, wie die Peripherie für die klinischen Zustands-
bilder verantwortlich gemacht werden, und Sie wissen zur
Genüge, daß innerhalb der Geschichte des Hyperthyreosen-
begriffes die diesbezüglichen Ansichten sich genug oft von
B a s e d o w über C h a r k o t, M ö b i u s, F. C h v o s t e k
jun. (um nur einige alte Namen zu nennen) gewandelt haben.

Als nun 1942/43 die verschiedensten strumigenen Noxen
(vor allem verschiedene Thioureaderivate) in die Therapie breiter
eingeführt wurden, ergab sich, daß experimentell und klinisch
damit eine weitgehende Minderung thyreotoxischer Erscheinungen
erzielt werden konnte, ein Geschehen, das experimentell bekanntlich von einer Hypertrophie der Schilddrüse, einer histologischen
Aenderung dieser, wie wir sie als Ausdruck einer Mehrfunktion
zu deuten gewohnt sind, begleitet ist, und das vor allem als
Hemmung der Thyroxinbildung gedeutet werden mußte, da gleichzeitig dargereichtes Thyroxin den verminderten Grundumsatz und
die anderen Ausfallserscheinungen wieder normalisierte, Jodzufuhr
keine Aenderung brachte, Untersuchungen, die wir vor allem
C u s h i n g und Mitarbeitern, H i m s w o r t h s, A s t w o o d,
C h a i k o f f und Mitarbeitern, R a w s o n - T a n n h e i m e r, W a l -
t e r u. a. verdanken. Bekanntlich stellt man sich nach H a r r i n g -
t o n die Synthese des Schilddrüsenhormons zweiphasig vor, wobei
in der ersten Phase aus Tyrosin und Jod Dijodtyrosin gebildet
wird und in der zweiten Phase aus 2 Molekülen Dijodtyrosin ein
Thyroxin, wobei nur Jod in nichtoxydierter Form verwendbar ist,
und das Jodid durch ein der Schilddrüse eigenes enzymatisches
System zu Jod oxydiert wird, eine Reaktion, deren Hemmung
durch die Thiourazile nun wohl feststeht.

Im Rahmen dieser Untersuchungen ist daher vor allem
dem S c h i c k s a l d e s z u g e f ü h r t e n J o d s größte Aufmerksamkeit zugewendet worden, da, wie eben dargetan,
an diesem Angelpunkt der Wirkungsmechanismus der strumigenen Noxen sich zentralisiert. Drei Jodverbindungen
sind bekanntlich aus der Schilddrüse isoliert worden, zwei
jodierte Aminosäuren, das Thyroxin, Dijodtyrosin, und ein
Pseudoglobulin, das Jodthyroglobulin, wobei der Jodgehalt
des Letzteren sehr schwankend ist. Es ist eine klinisch
und experimentell genugsam bekannte Tatsache (von K e n -
d a l l 1929 sorgfältig geprüft), daß weder Thyroxin noch
Thyreoglobulin bei peroraler Darreichung völlig der Wirkung der Vollschilddrüsen entsprechen, qualitativ und quantitativ gemessen am Jodgehalt. Auch das Thyreoglobulin
scheint nicht die Form zu sein, in der das Schilddrüsenhormon im Blute tatsächlich kreist; es kann, wie F r ä n k e l-
K o n r a d in sehr übersichtlichen Arbeiten festgestellt hat,

durch immunbiologischen Nachweis im Blute festgestellt werden und ist dabei praktisch nur nach Traumen der Schilddrüse, nicht aber physiologisch und bei klinischen Ueberfunktionszuständen (obwohl der Jodspiegel dabei vermehrt ist) nachweisbar, so daß Untersuchungen an fraktioniertem Blutjod am ehesten annehmen lassen, wie R i g g s u. a. gezeigt haben, daß ein jodiertes Albumin als Träger der Hormonwirkung anzunehmen ist, wahrscheinlich aus dem Thyreoglobulin durch proteolytische Tätigkeit des Schilddrüsenkolloids entstehend.

Die einschlägigen Untersuchungen, insbesondere das immer wiederholte Bemühen, mit j o d i e r t e m E i w e i ß Schilddrüsenausfall zu beseitigen, haben eine Reihe höchst interessanter Ergebnisse gezeigt, die ich im Rahmen dieses Sammelreferates kurz streifen möchte, da sie auch klinische Aspekte haben. Schon A b e l i n, S a l t e r u. a. haben versucht, mit jodierten Proteinen Thyreoideawirkung zu erzielen, aber erst neuerlich sind die entscheidenden Schritte gelungen; L u d w i g und v. M u t z e n b a c h e r zeigten, daß bei physiologischen Temperaturen (wie etwa 37⁰) die in einer p_H zwischen 7 und 9 behandelten jodierten Eiweiße Schilddrüsenwirkung zeigen, und daß sich aus diesen sowohl Thyroxin wie Dijodtyrosin isolieren läßt, ein Befund, der von verschiedensten Nachuntersuchern (so von R e i n e c k e und Mitarbeitern) bestätigt wurde, so daß also an einer in vitro-Genese des Thyroxins aus jodiertem Eiweiß nicht mehr gezweifelt werden kann.

An dieser Stelle setzte einer der bedeutendsten Fortschritte moderner Forschung ein, nämlich die Verwendung r a d i o a k t i v e r E l e m e n t e, sogenannter Tracer-Elements, Spürelemente, in diesem Falle also radioaktiven Jods, zur Verfolgung des Schicksals des Jods im Organismus. Es würde zu weit führen, auf den heute weitgehend klargestellten Jodstoffwechsel im einzelnen hier einzugehen; es sei erwähnt, daß nur Jodide von der Schilddrüse aufgenommen werden, zunächst als anorganisches Jod in der Schilddrüse gespeichert werden, dann, nach etwa 10 Minuten, wird bereits die Umwandlung in organisches Jod deutlich, nach einer halben Stunde ist bereits die Hälfte des Jods organisch gebunden, größtenteils als Dijodtyrosin. Von besonderem Interesse sind die Arbeiten von M o r t o n und C h a i k o f f, daß sich nämlich an schilddrüsenlosen Ratten nach Zufuhr von radioaktivem Jod radioaktives Thyroxin aufzeigen läßt, ein Befund, der zusammen mit der in vitro-Genese des Thyroxins doch grundsätzlich auch an die Möglichkeit einer e x t r a t h y r e o g e n e n Synthese des Thyroxins denken ließe, eine Möglichkeit, die auch auf die bekannten Arbeiten über Kolloidansammlungen im Zwischenhirn neues Licht werfen würde, vor allem auch eine Basis für das eigentümliche Wiederansteigen des Grundumsatzes bei thyreoidektomierten Tieren, zum Teil auch bei Menschen, ergeben würde, ohne daß selbstverständlich irgend welche voreiligen Schlüsse über die Bedeutung solcher Möglichkeit derzeit zulässig wären.

Was das Schilddrüsenhormon überhaupt betrifft, so habe ich in meinem Referat 1947 die damit verbundenen Fragen näher besprochen; darunter jene, die vor allem auf Grund klinischer Beobachtungen immer wieder auftauchte, die Frage nach der Möglichkeit einer qualitativen Veränderung der Hormonsekretion im alten Sinne einer D y s t h y r e o s e. Ein vielumkämpfter Begriff, abgelehnt und postuliert gleichermaßen, oft und oft bewegt umstritten. Offenbar haben wir einige Grundlagen der Möglichkeit einer solchen Vorstellung in den erwähnten Erkenntnissen: erstens einmal darin, daß drei jodhaltige Schilddrüsenstoffe bekannt sind und eine eventuelle Verschiedenheit im Mischungsverhältnis dieser eine gewisse Schwankungsbreite der Wirkungsart des tatsächlich letzten Endes in das Blut entsendeten Wirkstoffes bedingen könnte; endlich auch in der erwähnten Tatsache, daß das Jodothyrin keineswegs konstanten Jodgehalt zeigt, sondern diesbezüglich recht weit wechseln kann. Immerhin ist aber diese Basis dürftig und die experimentellen Ergebnisse können die klinisch so verschiedene und verhaltende Symptomatologie allein keineswegs befriedigend erklären; es mußten schon Hilfskonstruktionen mit Gegenwirkungen durch die bekannten vielen Antistoffe und anderen hormonalen Wirkstoffe usw. angenommen werden, und zweifellos gibt ja der so komplizierte vegetative Gesamtsteuerungsmechanismus dafür genug theoretische Möglichkeiten. Doch ist unsere diesbezügliche positive Erkenntnis, und auf die kommt es uns ja in erster Linie an, zweifellos durch die Arbeiten M a n s f e l d s — über die ich ebenfalls schon 1947 eingehender berichtete — stark erweitert worden; wenngleich seine Angaben über myelotropes Hormon der Schilddrüse usw. allgemein noch immer einiger Skepsis begegnen, so sind doch die Publikationen über die sogenannten Thermothyrine sehr konkretisiert worden. Die Schilddrüse ist nach M a n s f e l d ein wesentlicher Faktor in der Kälteregulierung und wirkt darauf vor allem mit zwei Faktoren ein — außerhalb der bekannten Hormone bzw. Wirkstoffe stehend — den beiden Thermothyrinen A und B; das A ist das sogenannte Kältehormon und wird nur unter Hitzeeinfluß sezerniert, das B (Sommerhormon) dient irgendwie der allgemeinen Aktivität. Auf den Stoffwechsel wirken beide (isoliert verwendet) drückend, sie senken ihn um 30 bis 40%, wobei die Verhältnisse im einzelnen recht kompliziert liegen und unter anderem ein Zusammen- bzw. Gegenspiel mit dem Thyroxin besteht, worauf ich hier nicht im einzelnen eingehen kann. Selbstverständlich wäre mit diesen unterdessen bereits kristallinisch hergestellten und in ihrer Summenformel bestimmten Stoffen die Möglichkeit qualitativ veränderter Schilddrüsentätigkeit wesentlich verbreitert, was zweifellos dem Kliniker, der immer wieder vor der im einzelnen so wechselnden und polyphonen Symptomatologie staunend steht, sehr plausibel erschiene.

Kehren wir zurück zur Thiourea; sowohl indirekte Experimente, wie auch die direkte Verabfolgung von radioaktivem Jod an thioureagefütterte Ratten usw. hatten gezeigt, daß sicherlich im Wesen die Thyroxinsynthese durch die Thioureatherapie gehemmt wird, die Hyperaktivität der Schilddrüse dann als frustraner Kompensationsversuch auf peripheren Thyroxinmangel aufzufassen wäre, unter verstärkter Reizung durch Vorderlappenhormon. Schon 1945 ist Abelin einem anderen Gedankengang gefolgt, den er 1947 weiter experimentell gestützt hat, nämlich der Untersuchung der Einwirkung der Thiourazile jenseits der Schilddrüse. Abelin konnte in einer Serie von Rattenversuchen zeigen, daß bei schilddrüsenlosen Ratten, die mit Thiourea gefüttert wurden, die Grundumsatzerhöhung nach Thyroxininjektion geringer ausfällt wie bei den Kontrollen (Minderungen um 30 bis 50%); er nahm daher an, daß die Thiourazile nicht nur auf die Thyroxinsynthese einwirken, sondern auch die periphere Thyroxinwirkung hemmen, eine Annahme, die durch die ähnlichen Untersuchungen von Andik und Balogh weiter bestätigt wurden. Wir haben uns selbst in einschlägigen Untersuchungen ebenfalls mit dem Problem befaßt und zeigen können (Fellinger und Tremmel), daß diese Annahme nicht alle Möglichkeiten erschöpft, ja nicht beweisend ist, sondern daß unter Thyroxin bei Schilddrüsenlosen überhaupt der Grundumsatz gedrückt wird, also eine unmittelbare Einwirkung auf die oxydativen Zellvorgänge besteht.

Im Rahmen der hier einschlägigen Untersuchungen wurde auch von den verschiedensten Untersuchern einige Klarheit über das bisher unbekannte weitere Schicksal des Thyroxins selbst geschaffen. Poupa hat im Rahmen von experimentellen Untersuchungen über Thioureaeinwirkung die Theorie aufgestellt, daß das Thiourazil die anabolische Phase des Zellstoffwechsels überhaupt fördert, von den Körperzellen assimiliert werde und dort das Urazil ersetze, das ein essentieller Bestandteil der Nucleinsäure ist. Die Assimilation gelinge um so leichter, je höher an sich der Zellstoffwechsel sei. Wenn die Annahme M a n s - f e l d s über die periphere Wirkung des Thyroxins, und zwar über die intrazellulare Wirkung, sich weiter bestätigen — ich habe vor 2 Jahren darüber und auch über eigene Untersuchungen zu diesem Thema an dieser Stelle ausführlicher berichtet —, wäre hier eine direkte Wechselwirkung am Zellstoffwechsel selbst zu sehen.

Vom Schicksal des Thyroxins selbst wissen wir sonst auf Grund von Stoffwechseluntersuchungen mit Thyroxin, das mit radioaktivem Jod markiert wurde (G r o s s und L e b l o n d), daß nach Injektion in eine Ratte sich innerhalb von 2 Stunden etwa 50% der Dosis in Leber, Pankreas und Darm finden lassen; nach 2 Tagen lassen sich etwa 80% ziemlich unverändert aus den Fäzes wiedergewinnen, 10% als anorganisches Jod im Urin nachweisen. Nach den genannten Autoren ist die Leber die Uebergangs- und Sammelstelle für die gastrointestinale Ausscheidung, was wegen der bekannten Beziehung der Leberfunktion zur Schilddrüse von großem pathogenetischem Interesse erscheint. Klinisch sei in diesem Zusammenhang darauf hingewiesen, daß die Leberveränderung bei Hyperthyreosen in den letzten Jahren ebenfalls wiederholt Gegenstand der Aufmerksamkeit waren; abgesehen von dem abnormen Ausfall der Leberfunktionen, der bekannten Verarmung der Leber an Glykogen, zeigt sich autoptisch bei operierten Fällen (M c I v e r) in großer Mehrheit Leberschaden bis zu Lebernekrosen. Von klinischem Interesse mag es auch sein, hier zu erwähnen, daß umgekehrt heute die ja bei Hyperthyreosen häufig pathologisch befundene Zuckertoleranzkurve nicht so sehr als Ausdruck eines Leberschadens selbst gedeutet wird, sondern, wie z. B. von A l t - h a u s e n, durch eine Erleichterung der Zuckerresorption (möglicherweise durch Beschleunigung der Phosphorilierung), und dadurch massierteres Angebot und rascherer Durchfluß durch die Leber erklärt wird. Insbesondere die Galaktoseprobe wurde in diesem Sinne sogar wiederholt als klinische Probe für Hyperthyreosen empfohlen (K i n g und B a r n e s, S m i t h und Mitarbeiter).

Hat uns also die Flut von Untersuchungen, die im Anschluß an die Einführung der Thiourazile und ähnlicher Stoffe in die Therapie einsetzte, eine Reihe beachtlicher physiologischer und pathologischer Einzelerkenntnisse gebracht, so muß doch zugestanden werden, daß sie zum eigentlichen Problem der Pathogenese, gar der Aetiologie der Hyperthyreosen, nichts Nennenswertes beigetragen haben. Es ist kein Zweifel, wir stehen in der Frage der Aetiologie des Morbus Basedow noch immer ungefähr so, wie ich es 1947 in meinem Referat an eben dieser Stelle skizzierte: der Ursachenkreis umschließt nach wie vor als Möglichkeiten die Zentralstellen (Gehirn, besonders Zwischenhirn und Hypophyse), die Schilddrüse selbst und grundsätzlich sogar noch die Peripherien, im Sinne individueller Reaktionsbereitschaft der peripheren Zellen bzw. Organe. Wenn man heute vielfach mehr und mehr dazu neigt, dem Zentralnervensystem zunehmende Dignität zuzuerkennen, so geschieht dies nicht immer auf Grund eindeutiger klarer neuer Erkenntnisse, sondern oft im Rahmen der allgemeinen Tendenz, die ätiologische Bedeutung des Zentralnervensystems stärker zu bewerten (wie es Förster einmal scherzhaft formulierte, daß das Führerprinzip nicht nur in der Politik, sondern auch in der Medizin zunehmend an Bedeutung gewinne). Ich habe schon 1947 darauf hingewiesen, wie groß die Schwierigkeiten sind, insbesondere die vielumstrittene Rolle des thyreotropen Hormons aus dem Mechanismus, der so vielfach gegenseitig überkreuzt und parallel gesteuert erscheint, isoliert herauszulösen und zu studieren.

Schon die Methoden zum Nachweis des Thyroxins im Blut sind relativ ungenügend, wenigstens, was den quantitativen Nachweis betrifft, oder nicht absolut spezifisch. Nach schwieriger verhält es sich mit dem thyreotropen Hormon selbst, dessen Nachweis (biologisch) schon durch das gleichzeitig vorhandene Thyroxin usw. gestört ist. Für grob schätzende Untersuchungen am Menschen ist die Methode, die ich seinerzeit (Fellinger, 1937) angegeben habe, ausreichend, für theoretische und Laboratoriumsuntersuchungen an kleinen Tieren ist ein isolierter quantitativer Nachweis praktisch nicht durchführbar. Mein Assistent J. Schmid hat im Vorjahr an dieser Stelle über eine bei uns ausgearbeitete allgemeine Methode berichtet, die, da sie unterdessen technisch weiter ausgebaut wurde, diesbezüglich vielleicht neue Möglichkeiten schaffen kann, und nicht nur für diese Bestimmung, sondern auch für den Nachweis anderer Spurenstoffe Bedeutung gewinnen kann; es handelt sich um die Adsorption fraglicher Stoffe an monomolekulare Schichtfilme.

Wenn man Stoffe mit starker Oberflächenwirkung auf eine ruhige Wasserfläche bringt, breiten sie sich so lange aus, bis eine Schichtdicke von einem Molekül erreicht ist; solche dünne Schichten lassen sich als monomolekulare Filme aus dem Wasser z. B. auf besonders vorbereitete Spiegel aufziehen und haben die interessante Eigenschaft, ihrerseits vorwiegend mit

Eiweißkörpern Bindungen einzugehen, indem sie sich eine oder mehrere Schichten dieser auflagern. Aus der Zunahme oder Nichtzunahme der Schichtdicke bei Behandlung solcher monomolekularer Filme mit den fraglichen, oft nur spurweise in Lösung befindlichen Stoffen läßt sich dann umgekehrt nachweisen, ob eine Bindung stattgefunden hat oder nicht. Ob die Schichtdicke zugenommen hat, wird methodisch durch Messung im monochromatischen Licht bestimmt, wobei man praktisch so vorgeht, daß man eine größere Anzahl von Schichten aufzieht und dann mißt, da eine einzelne Schicht entsprechend dem durchschnittlichen Durchmesser des Eiweißmoleküls nur etwa 30 Angström Durchmesser aufweist. Die Berechnung erfolgt durch die Bestimmung der Interferenz bei Eintreten des Auslöschphänomens, unter Zugrundelegung der Wellenlänge des verwendeten monochromatischen Lichtes.

Wir sind mit dieser Technik nun der Frage des Antagonismus Thyroxin — thyreotropes Hormon, den wir, wie ich schon früher berichtete, mit anderen Versuchsmethoden bereits wiederholt nachgewiesen haben, nähergetreten und konnten an reinen Modellversuchen eine Bindung zwischen beiden Substanzen nachweisen. Es kann also wohl tatsächlich angenommen werden, daß ein Gegenspiel Thyroxin—thyreotropes Hormon besteht, nicht nur in dem bekannten Sinne, daß die Hypophysentätigkeit durch das Thyroxin gebremst wird, sondern auch direkt peripher.

Was dazu führt, wieder darauf hinzuweisen, daß manches darauf hindeutet (was ich ebenfalls schon wiederholt dargetan habe und daher hier nur kurz streifen möchte), daß dem thyreotropen Hormon eine wohl über seine Zielwirkung, also seine Wirkung auf die Schilddrüse, hinausgehende Eigendignität zukommen dürfte, die ich selbst vor allem in direkter Einwirkung auf zentrale Zentralen aufzufassen geneigt bin. Es weist eine Reihe experimenteller und klinischer Befunde in dieser Richtung; vor allem die bereits bekannten pathogenetischen Verhältnisse des E x - o p h t h a l m u s; er ist jedenfalls tierexperimentell — M a - r i n e und R o s e n — eindeutig bei schilddrüsenlosen Tieren durch Vorderlappenhormon hervorzurufen. Tatsächlich wird in der angelsächsischen Literatur immer wieder beschrieben (bei uns kommt das wesentlich seltener vor), daß nach Operation von Hyperthyreosen trotz des guten Erfolges, niedrigen Grundumsatzes usw. der Exophthalmus sich wesentlich verschlechtert, bis zu zerstörender Form mit Kornealgeschwüre, Lagophthalmus, dem sogenannten malignen Exophthalmus. Experimentell liegt Oedem des retrobulbären Fettgewebes vor und es wird auch klinischer-

seits (F r i e d g o o d) heute meist diese Ursache angenommen. S o l l e y hat mit exakten Messungen sogar nachgewiesen, daß 50% der Augen von Hyperthyreotikern nach
Operation stärker prominent werden. Dies ist theoretisch
von höchstem Interesse; das Schilddrüsenhormon ist eindeutig vermindert, die Zunahme des Exophthalmus muß
also vorwiegend auf Basis vermehrter Vorderlappenwirkung
erklärt werden, wobei es offen ist, ob es direkt das thyreotrope Hormon oder sogar ein eigenes Hormon der Hypophyse ist, wie F r i e d g o o d annimmt. Es ist dieses Verhalten
des Exophthalmus immerhin eines der stärksten Argu-
mente für eine „extrathyreotrope" Tätigkeit des thyreotropen Hormons auch beim Menschen, eine Annahme, die
durch die wiederholten Berichte über gute Wirkung von
Bestrahlung der Hypophysengegend gefestigt wurde. Klinisch ist anzumerken, daß in der amerikanischen Literatur
im allgemeinen bis heute deutlicher Exophthalmus, insbesondere mit auch nur leichter Chemose oder sogar nur
mit Gedunsenheit der Augenlider als Kontraindikation zur
Operation gewertet wird.

Aehnlich steht es mit der t h y r e o t o x i s c h e n K r i s e,
die gelegentlich — ebenfalls bei uns sehr selten — nach der
Operation auftreten kann und heute kaum mehr mit Schilddrüsen-
hormonausschüttung zusammengebracht werden kann. Die eventuellen Leberschäden dabei können wohl nur sekundär als Todes-
ursache aufgefaßt werden, so daß die Ursache dieses Geschehens
eigentlich auch nur in der einzigen Funktion gesucht werden
kann, die postoperativ verstärkt ist, in der vermehrten Vorder-
lappentätigkeit, wofür die öftere günstige Wirkung von Thyroxin
usw. spricht (M a h a u x). Am Rande sei erwähnt, daß das selt-
same Phänomen des lokalisierten, meist prätibialen Myxödems bei
deutlichen Hyperthyreosen von manchen Autoren (T r o t t e r und
E d e n) ebenfalls auf vermehrte Vorderlappenwirkung bezogen
wird, die gesteigerte Muzinablagerung im Gewebe bewirke. Wir
selbst neigen ferner ernstlich dazu, die heute eher häufiger werdenden Fälle des sogenannten f e t t e n B a s e d o w s — ausgeprägt übergewichtiger Patienten mit deutlichen hyperthyreotischen Zeichen, vor allem exquisiter Kreislauflabilität — im Sinne
einer primär hypophysären Ueberfunktion zu deuten, so daß also
auch dabei wieder dem thyreotropen Hormon und vielleicht auch
anderen Wirkstoffen des Vorderlappens eine gewisse Eigendignität
zukäme.

Trotz allen diesen Erkenntnissen müssen wir jedoch
zugeben, daß wir, wie ich schon weiter oben erwähnte,
über die tatsächliche A e t i o l o g i e d e s M o r b u s B a s e-
d o w nach wie vor im Dunkel tappen. Wir wissen viel vom
Mechanismus, wir kennen eine gewisse Bedeutung der

Psyche, der vegetativen Zentren, des Hypophysenvorderlappens, der Schilddrüse und ihrer Hormone — wie es jedoch zu dieser Umstellung der Schilddrüsentätigkeit kommt, durch die letzten Endes der Morbus Basedow immer noch am besten gesamtpathologisch definiert ist, steht immer noch offen. Daß das thyreotrope Hormon für die Durchschnittsfälle nicht allein d e r ätiologische Faktor ist, habe ich in früheren Arbeiten wiederholt vertreten, so daß ich mich heute beschränken kann, darauf hinzuweisen.

Aber, wie schon oben angedeutet, sind zweifellos die zahlreichen und wichtigen Befunde, die auf eine bedeutende Rolle des Zentralapparates, insbesondere des Z w i s c h e n - h i r n s, hindeuten, vielfach etwas voreilig aus ihren experimentellen Zusammenhängen herausgelöst worden und als ursächlich im Sinne einer Umstellung der zentralen Regulierung für den Basedow herangezogen worden, ohne daß eben ein wirklich klarer experimenteller oder klinischer Zusammenhang bereits herauszustellen ist. Die ungemein große Inkonstanz und wechselnde Ausprägung von Zwischenhirnsymptomen bei gröberen anatomischen Befunden dort mahnt zur Zurückhaltung, vor allem aber eine in den letzten Jahren zunehmend deutlicher werdende Aenderung in der Auffassung der nervösen Zentren überhaupt; ich weise auf die so aufsehenerregenden Untersuchungen S p e r a n s k y s und auch anderer Pathologen und Kliniker hin, deren Gesamtergebnis sich vielleicht am ehesten noch damit ausdrücken läßt, daß die alte Einstellung zum Zentralnervensystem im Sinne der Lokalisationspathologie nicht nur für die psychischen, sondern auch für die vegetativen Funktionen zunehmend abgelöst wird, von einer Ganzheitspathologie, von der Vorstellung des Zentralnervensystems als einer Unzahl von zahlreichen Einzelfaktoren, die weitgehendst miteinander verbunden, verknüpft, voneinander abhängig und sich gegenseitig beeinflussend sind u n d i n d i e s e r G e s a m t h e i t z u e i n e r E i n h e i t w e r d e n, daher in ihren einzelnen lokalisierten Störungen weitgehend ersetzbar und vertretbar sein können, insbesondere auch durch das System der mehrfachen Sicherungen, das nicht nur innerhalb des Nervensystems besteht, sondern auch jenseits dieses hinausgeht.

Insbesondere im Falle des Basedow ist es zweifellos, wie neuerdings L a u b e n t a l wieder sicherlich mit Recht betont, notwendig, mit der einfachen Auffassung der Basedowschen Krankheit etwa als einer Diencephalose zurückhaltend zu sein, da einerseits zwischenhirnbedingte Prozesse meist wohl mit starker vegetativer Labilität, aber nicht mit der charakteristischen Schilddrüsenschwellung und Grundumsatzsteigerung verknüpft sind, anderseits aber auch eindeutige pathologische Befunde fehlen; die sogenannten postencephalitischen, sicherlich verhältnismäßig seltenen Hyperthyreosen könnten eher mit Mittelhirnprozessen und striopallidären Krankheiten zusammenhängen, ohne daß diesbezüglich noch eindeutige anatomische Zusammenhänge gesichert sind. Es soll mit all diesem keineswegs die Möglichkeit von Zusammenhängen mit der psychischen wie mit der vegetativen Sphäre bestritten werden — Zusammenhänge, seien sie von oben nach unten oder von unten nach oben, sind an sich wohl eindeutig und klinisch deutlich und bei der engen Verknüpftheit der Organregulation auch pathologisch bis zu einem gewissen Grade verständlich. Es soll nur darauf hingewiesen werden, daß k l a r e Erkenntnisse über die Abhängigkeit der klinischen Hyperthyreose bzw. Morbus Basedow von bestimmten Zentren keineswegs noch gegeben sind, und daß endlich auch, was heute allzu sehr vergessen wird, im Sinne F. C h v o s t e k s der konstitutionelle Faktor vor allem im Sinne der Dignität des p e r i p h e r e n Z e l l s y s t e m s, seiner individuell verschiedene Ansprechbarkeit auf humorale und nervöse Reize einen noch viel zu wenig gewürdigten Mitfaktor darstellen kann, daß also, kurz gefaßt, alle die Fragen der zentralperipheren Abhängigkeit letzten Endes noch durchaus offen und im Flusse sind.

Daher auch die T h e r a p i e d e r H y p e r t h y r e o s e n immer noch an dem bekannten Mechanismus angreift. Entweder: 1. an der Schilddrüse grobmechanisch mindernd (Operation) oder etwas eleganter: Röntgen- oder Radiumtherapie; 2. die Hormongenese mindernd: die Fülle der modernen strumigenen Noxen, insbesondere die Thiourazilderivate; 3. empirische Jodtherapie mit noch nicht klar bekanntem Angriffspunkt und 4. die modernste Therapie: die Behandlung mit radioaktivem Jod, die eine Kombination der Jodwirkung vor allem mit der Schilddrüsenbestrahlung darstellt.

Die T h i o u r a z i l t h e r a p i e, von der ich in meinen Darlegungen ausging, ist in den letzten Jahren klinisch so genugsam besprochen worden, daß es hier genügen wird, einige zusammenfassende Worte zu sagen: Nach den seinerzeitigen Angaben amerikanischer Kliniker, die über ein riesiges Material verfügten, waren die Ergebnisse gut, sogar sehr gut, und wie immer bei neuer Therapie, war die Begeisterung anfänglich größer als später. Abgesehen von den toxischen Nebenwirkungen, die wenigstens zum Teil zu vermeiden sind, sind die Dauerresultate nach durchschnittlicher heutiger Angabe doch nicht befriedigend. Ich hatte in England die Gelegenheit, ausgedehnten Debatten über dieses Thema zuzuhören, und habe die Ueberzeugung gewonnen, daß sogar dort zunehmend die Erkenntnis sich durchsetzt, daß das Thiourazil doch eine beschränkte Wirkung habe, und neuere amerikanische Arbeiten geben jetzt dies endlich auch klipp und klar zu; R a v d i n und R o s e schreiben klar, daß ihrer Erfahrung nach das Thiourazil bei milderen Formen von Thyreotoxikosen empfehlenswert sei, und bei jenen Fällen, bei denen die Operation aus irgend einem Grunde nicht durchgeführt werden kann; ähnlich drücken sich C o l e in Chikago u. a. aus (ich zitiere nur Autoren aus dem letzten Kalenderjahr). Unsere eigenen Erfahrungen auf diesem Gebiet habe ich wiederholt schon vor 2 Jahren in ähnlichem Sinne ausgedrückt: für mildere Fälle, insbesondere solche, bei denen man den Eindruck von krisenhafter Verschlechterung durch äußere Umstände hat, zweifellos guter, oft ausgezeichneter Erfolg; für gröbere und Dauerfälle letzten Endes meist auf die Dauer nicht befriedigend und daher mit Zeitverlust verbunden. Was die chemische Formel der Präparate betrifft, scheint eigentlich der therapeutische und wohl auch der toxische Unterschied zwischen den verschiedenen Thiourazilderivaten recht gering zu sein. Ueber den Wert des Thiourazils als Operationsvorbereitung werden besser die Chirurgen reden, der allgemeine Eindruck ist wohl der, daß es wegen der blutreichen Schilddrüse die Operation erschwert; die Verbindung von Thiourazil mit Jod, wie sie häufig in Amerika empfohlen wird, scheint mir in allem gegenüber der reinen Jodvorbereitung kein wesentlicher Gewinn. Ein Indikationsgebiet für Thiourazilvorbereitung sehe ich noch in jenen glücklicherweise bei uns seltenen Fällen, bei denen der gesamte und kardiale Zustand tatsächlich so ist, daß eine Operation gewagt erscheint und daher eine Thiourazilbehandlung als längere Vorbereitung in Frage kommt. Im allgemeinen sind diese Fälle wohl immer dann zu beobachten, wenn eben die Operation zu lange hinausgezögert wurde. Im Sinne meines Lehrers J a g i ć möchte ich auch an dieser Stelle nochmals darauf hinweisen, daß im allgemeinen — von extremen Fällen abgesehen — kardiale Zeichen, insbesondere auch Rhythmusstörungen, nicht etwa

eine Kontraindikation g e g e n die Operation, sondern
eher ein Argument mehr für die baldige Operation darstellen.

Erwähnt sei noch, daß die Zahl der strumigenen Noxen
die unterdessen gefunden wurden, in die Hunderte geht und immer
wieder versucht wird, andere mit angeblich geringerer Toxizität
oder besserer Wirkung in die Therapie einzuführen. Neben den
Derivaten des Thiourazils, neben den Sulfonamiden usw., Amino-
thiazol, welches letztere besonders von französischen Autoren
empfohlen wird (z. B. D i e c o u r t und C a n i v e t), wäre hier
vielleicht noch das Paraxanthin zu nennen; die Therapie fußt auf
den Arbeiten C a r t a s und Mitarbeitern, der im Harn eine antithyreotrope Substanz, eben Paraxanthin, fand. Die Dosen werden
mit einem bzw. einem halben Milligramm angegeben.

Die Frage der J o d b e h a n d l u n g selbst ist so oft
durchbesprochen und behandelt worden, daß ich mich ebenfalls darauf beschränken kann, sie nur zu streifen. Daß das
Jod in den meisten Fällen eine mindestens vorübergehende
Besserung des thyreotoxischen Zustandes bewirkt, ist zweifellos, der Wirkungsmechanismus selbst durchaus nicht klar-
gestellt: M a r i n e nahm seinerzeit starke Kolloidproduktion
und mechanische Blockade an. Kurz sei nur darauf hingewiesen, daß neuerdings amerikanische Autoren sich mit der
Möglichkeit, daß das Jod überhaupt nicht primär auf die
Schilddrüse, sondern auf den Hypophysenvorderlappen wirke,
beschäftigten (M c C l e n d o n und Mitarbeiter).

Die hauptsächlich an Hühnern durchgeführten Untersuchungen sollten zeigen, daß Lugolsche Lösung das proteingebundene
Jod nicht nur der Schilddrüse, sondern auch der Hypophyse stark
vermehrt, woraus geschlossen wurde, daß sekundär dadurch die
Produktion des thyreotropen Hormons gehemmt würde. Zweifellos sind diese Versuche noch weit davon entfernt, für die menschliche Pathologie verwertet werden zu können.

Wegen der meist vorübergehenden Wirkung ist die
Jodtherapie heute ziemlich allgemein auf die Operationsvorbereitung beschränkt, bzw. auf vorübergehende Behandlung thyreotoxischer Krisen; die Jodbehandlung leitet uns
jedoch zwanglos zu einem neuen, scheinbar recht wichtigen
Behandlungszweig über, zur Behandlung mit r a d i o a k t i -
v e m J o d. Die Behandlungsmethode wurde in USA. in den
letzten Jahren ausgearbeitet, die ersten größeren Zusammen-
stellungen über Erfolge mit dieser Therapie stammen von
Herz und R o b e r t und C h a r p m a n n und E v a n s,
K e a t i n g (Mayo Klinik), L. P. M a r v i l l; begreiflicher-
weise liegen noch verhältnismäßig bescheidene Erfahrungen vor — wir selbst verfügen überhaupt noch nicht über

diesbezügliche eigene Beobachtungen —, so daß es schwer ist, dazu auch nur eine vorläufige abschließende Stellung zu nehmen; technisch ist zu bemerken, daß meist das Isotop J 131 mit einem Halblebenswert von 8 Tg. in Verwendung kommt, wobei die Jodmenge in Wasser gelöst getrunken wird. Selbstverständlich ist die Bereitung und Dosierung der Lösungen auf besonders eingerichtete Kliniken bzw. Institute beschränkt.

Als Wirkungsmechanismus ist vorzustellen, daß durch die Einlagerung des radioaktiven Jods in die Schilddrüse eine Art innere Bestrahlung durch die Gammastrahlen infolge des Zerfalles des Isotopen erfolgt; gelegentlich wurde über kurze Exazerbationen berichtet, im wesentlichen erfolgt jedoch eine zunehmende Remission der Schilddrüsenüberfunktion, die in der Regel in einigen Wochen, manchmal aber auch erst in einigen Monaten, stationär wird. Die Erfolge werden mit 70—80% angegeben, gelegentlich wird als Nachwirkung Fibrose der Schilddrüse beobachtet.

Als Indikationsgebiet wird vorläufig hauptsächlich die richtige Basedowsche Schilddrüse sowie Rezidive nach Operationen angegeben. In der Literatur wird wiederholt die Frage einer möglichen Förderung der Krebsentstehung in der Schilddrüse ventiliert sowie auch eine Schädigung des Ausscheidungstraktes (Niere), worüber sich derzeit noch nichts Sicheres sagen läßt.

Zwanglos schließt sich an die Besprechung dieses neuen Therapeutikums die Erwähnung einer bewährten Therapie an, nämlich die Bestrahlung der Thyreoidea mit Röntgen- oder Radiumstrahlen, eventuell in Kombination mit einer Hypophysenbestrahlung nach Borak. Die Therapie ist zweifellos zumindest international neuerdings stark zurückgetreten. Neue Erfahrungen wurden auf diesem Gebiete nicht gesammelt, mit der Ausnahme, daß immer wieder die Bestrahlung der Hypophysen-Zwischenhirngegend und Bestrahlung des gelegentlichen postoperativen Exophthalmus empfohlen wird.

An unterstützenden Mitteln wird in der Weltliteratur neben sedativen Medikamenten aller Art immer wieder auch das Vitamin A erwähnt, das von Falta schon vor einem Jahrzehnt empfohlen und dessen antithyreotrope Wirkung wir selbst am Reid-Huntschen Versuch schon 1936 nachweisen konnten (Fellinger und Hochstädt); neuerdings schreibt z. B. Simlins über gute Erfolge mit Anwendung sehr massierter Dosen, etwa 200.000 bis 400.000 I. E. täglich durch längere Monate, und empfiehlt sehr die systematische Anwendung des Mittels. Auch Vitamin E wurde neuerdings empfohlen. — Des

Interesses halber sei übrigens erwähnt, daß sich hier klinische Erfahrungen mit experimentellen Erkenntnissen berühren: ich habe weiter oben auf die Thermothyrine Mansfeld verwiesen; das Thermothyrin A, das in kristallinischer Form erhalten wurde, hat die Summenformel $C_{20}H_{42}O$, und damit die gleiche Anzahl von C-Atomen wie das Vitamin A, so daß vermutet wird, daß es sich um ein Derivat desselben handle. — Daß auch immer wieder über gute Erfolge mit östrogenen Substanzen berichtet wird, sei ebenfalls noch angemerkt.

Die operative Behandlung der Schilddrüse endlich fällt außerhalb meines Referates; nach wie vor stehen wir selbst auf dem Standpunkt, daß für einen ausgeprägten Basedow, aber auch für gröbere Hyperthyreosen, vor allem mit starken kardio-vaskulären Erscheinungen, die Operation die Therapie der Wahl ist. Wie ich schon eingangs erwähnte, beginnt dieser Standpunkt sich auch in der angloamerikanischen Literatur, die zunächst vielfach den Gesichtspunkt vertrat, daß die Operation durch die Thiouraziltherapie weitgehend verdrängt sei, nun wieder durchzusetzen. Ich möchte nur nebenbei doch bemerken, daß selbstverständlich die Operation theoretisch insofern nicht die ideale Therapie darstellt, als sie wohl nicht am ätiologischen, sondern am pathogenetischen Ursachenkreis der Krankheit angreift, und daß es daher bei aller Anerkennung der Erfolge der Operation schon begreiflich erscheint, daß von seiten der Internisten immer wieder nach neuen Möglichkeiten einer internen Behandlung im Sinne einer ätiologischen Behandlung gesucht wird.

Wie ich schon eingangs darauf hingewiesen habe, kann kein Zweifel darüber bestehen, daß die Forschung der letzten Jahre in vielen Detailfragen eine wesentliche Ausweitung unseres Wissens und unserer therapeutischen Gesichtspunkte gebracht hat; es ist aber anderseits nach wie vor nicht an der Tatsache vorbeizukommen, daß die wesentlichste Frage, nämlich die nach der Aetiologie der Hyperthyreose, noch keineswegs befriedigend beantwortet ist. Es ist zu hoffen, daß die gerade durch die neuen therapeutischen Möglichkeiten wieder so stark intensivierte Schilddrüsenforschung in den nächsten Jahren auch diesen entscheidenden Problemenkreis einer befriedigenden Lösung zuführen wird.

Aussprache: Hr. Prof. G. Holler (Wien): Die Klinik unterscheidet (zumindest wie bisher allgemein üblich) zwischen Erkrankungen, die durch eine Ueberfunktion der Schilddrüse ausgelöst sind und solchen, denen eine Unter- und Afunktion der Schilddrüse zugrunde liegt. In erster Linie haben wir uns aber, um den vielen sich in der Schilddrüsenpathologie aufwerfenden Fragenkomplexen halbwegs gerecht zu werden, vor Augen zu halten, daß (speziell bei Kropfbildungen) auch eine Disfunktion (also durch Erzeugung eines abnormen Sekretes) dazukommt und eine solche vor allem bei den euthyreoten Kröpfen vorliegt. Mit der Bestimmung des Grundumsatzes, mit dessen Hilfe wir uns heute klinisch über die Funktion des Schilddrüsengewebes notdürftig und durchaus nicht immer richtig orientieren (es sind da viele Fehlerquellen möglich), sind bei weitem nicht alle Fragen der Schilddrüsenpathologie zu lösen. Darüber, wie kompliziert die Verhältnisse liegen, mag Ihnen das Referat F e l l i n g e r s einige Kostproben gebracht haben. Vieles ist hier aber durch das Studium der Thyreostaten sowie durch die dazugehörigen Beobachtungen an Tieren unserem Verständnis nähergerückt, aber weit mehr ist uns trotzdem noch fremd geblieben. Das eine jedoch steht aus der Klinik fest, daß auch bei den Strumen mit normalem Grundumsatz (euthyreoten Kröpfen) schädliche Auswirkungen auf den Gesamtorganismus (Dysfunktion) zu beobachten sind. So können wir bei ihnen speziell Kreislaufstörungen und Herzschäden auch dann nachweisen, wenn durch den Kropf keine Trachealstenose und keine Einflußstauung (also keine mechanischen Hindernisse für den Kreislauf) verursacht sind. Es liegt rein nur eine toxische Schädigung der Kreislauforgane vor. Da ist es naheliegend, ein so fehlerhaft funktionierendes und den Stoffwechsel vergiftendes Organ einfach wegzunehmen. Ob der Chirurg dadurch aber dem Physiologischen näherkommt oder manchmal erst recht Verwirrung anstiftet, bleibt jedesmal sozusagen Sache des Experimentes. Deswegen warnt B r e i t n e r mit Recht vor übertriebenem und zu ausgiebigem Operieren. Als Internist schließe ich mich hier J a g i ć und F e l l i n g e r an und zähle zu den Indikationen zur Operation auch beim euthyreoten Kropf einen bestehenden Herzmuskelschaden.

Ich will noch einige Worte zur Frage sagen, inwieweit und ob wir eine abnorme Schilddrüsenfunktion durch Jod zu normalisieren vermögen. Das scheint, wie Sie gehört haben, oftmals, doch manchmal nur vorübergehend zu gelingen. Das gilt auch für die überfunktionierenden Kröpfe, wo das Schilddrüsengewebe sogar nach dem histologischen Befund normalisiert werden kann. Radioaktives Jod scheint nach den Angaben in der Literatur (eigene Erfahrungen stehen uns nicht zur Verfügung) die Wirkung zu verbessern. Hier füllen aber auch die Thyreostaten vielfach eine vorhandene Lücke aus. Wenn aber auch damit bei weitem nicht alles erreicht ist, was die praktische Medizin nötig hat, so ist doch zuzugeben, daß sich mit den Thioharnstoffen in der praktischen Medizin Erfolge erzielen lassen, die bisher mit keinem Mittel möglich waren, und daß die Bemühungen um einen weiteren Ausbau dieser therapeutischen Richtung nicht allein verständlich, sondern auch wünschenswert sind. Ich stelle dies ausdrücklich fest, weil im wesentlichen an dieser Tagung die Anwendung der modernen Antithyreoideapräparate eine Ablehnung erfahren hat. Wie Sie wissen, haben wir aber gerade durch diese Forschungsrichtung außerdem einen besseren Einblick in manche Fragen der Schilddrüsenpathologie gewonnen.

Ueberzeugend und verdienstvoll (das kann gar nicht genug hervorgehoben werden) ist das, was wir von Wespi in seinem Referat und aus seinen vorausgehenden Publikationen über die Jodprophylaxe des Kropfes in der Schweiz gehört haben. Abgesehen von dem Verschwinden des Kropfes sind speziell die Erfolge bei der Bekämpfung des Kretinismus, des Kleinwuchses, der Taubstummheit und der geistigen Beschränktheit nicht zu übersehen. Als Bindeglied, das allen diesen Abnormitäten gemeinsam ist, muß uns der verfehlte Jodstoffwechsel imponieren. Dieser läßt sich in diesem Fall durch kleine Jodgaben normalisieren, was speziell beim werdenden und beim jungen wachsenden Organismus von ausschlaggebender Bedeutung ist. Ich glaube allerdings nicht, daß für das Entstehen der Kröpfe (auch des endemischen und speziell des Gebirgskropfes) die Jodarmut der Luft, der Bodenprodukte und des Trinkwassers allein verantwortlich zu machen ist. Es kommt ihr aber zweifelsohne eine überragende Bedeutung zu.

Es war für mich ein großer Eindruck und wird mir immer unvergeßlich bleiben, als ich im Krieg in zwei Gefangenenlagern, deren Insassen über Monate nur mit Runkelrüben ernährt waren, unerwartet von hunderten und tausenden Fällen mit Myxödem und geistiger Beschränktheit (nahezu Kretinismus) sozusagen umringt war. Daß mir hier die Natur das, was wir aus dem Tierexperiment schon wußten, sozusagen in einem Massenexperiment am Menschen vorgeführt hat, ist feststehend. Abgesehen davon, daß diese Gefangenen durch Monate kein biologisch vollwertiges Eiweiß erhalten hatten, ist in den Rüben ein Antithyreoideastoff enthalten, der bei den Gefangenen (analog der Wirkung der Thioharnstoffe u. a.) die Bildung des Thyroxins verhindert hat. Dabei bestehen über diese Behinderung der Thyroxinsynthese verschiedene Vorstellungen. Es soll die Jodbindung in der Schilddrüse blockiert sein, oder es soll die Wirkung einer Jodase in der Schilddrüse, eventuell einer Dejodase, vor allem in der Leber aufgehoben sein. Wahrscheinlich ist beides zutreffend. Das, was wir von Siedek über den Antagonismus zwischen Thiourazil und Dinitroorthokresol neu gehört haben, spricht unter anderem zugunsten der schilddrüsenperipheren Theorie.

Die Beobachtung bei meinen Gefangenen zeigt aber einen exogenen (in diesem Fall in der Ernährung gelegenen) Faktor für die Kropfentstehung auf. In diesem Zusammenhang verweise ich gleichzeitig auf die Tatsache, daß in Kriegs- und Notzeiten (immer wo Mangel an Lebensmitteln besteht) eine Zunahme der Kropfbildung zu beobachten ist, und daß umgekehrt in Ländern, deren Bevölkerung sich lange Zeit aus dem Vollen ernährt, die Kröpfe abnehmen. (Für die Entstehung der Hyperthyreosen mag außer-

dem ein nervöses Moment wesentlich in Betracht kommen.) Auch
bei meinen Gefangenen sind die Kröpfe unter dem Einfluß einer
ausgiebigen Ernährung (Fleisch) verschwunden. Es versinnbildlicht
uns aber diese alimentäre Schilddrüsenschädigung nur eine von
den vielen speziell exogenen Noxen zur Kropfbildung, die unseren Organismus häufig treffen. Wohl möglich (es läßt sich dies
nach den Erfolgen in der Schweiz gar nicht anders vorstellen),
daß das Jod, wo es in genügender Menge vorhanden ist, mehr
oder weniger einen Schutzstoff gegen die Wirkung derartiger
Schilddrüsenschädlinge abgibt. Solche mag es unzählige geben.
Möglicherweise sind sie sogar in Klimafaktoren vorhanden. Diesbezüglich hat M. C u r r y darauf hingewiesen, daß eine dauernde
Anreicherung von oxydierenden Stoffen in der Luft (wie es einer
Kaltfront entspricht) unter anderem Grundumsatzabnahme, Senkung des Blutjodspiegels, Stimulierung der vagotonischen Regulation, mangelhafte Thyreotropisierung vom Hypophysenvorderlappen
usw. bewirkt und damit zur Entstehung des endemischen Kropfes
beiträgt. Wenn es auch verfrüht ist, heute schon ein abschließendes Urteil über diese Beobachtungen abzugeben, so erscheinen sie
mir doch einer eingehenden Ueberprüfung wert.

Das, was L o r e n z über das vermehrte Auftreten von kindlichen Kröpfen (speziell des Säuglingskropfes) gesagt hat, ergänzt sehr sinnfällig meine Erfahrung und wird durch Beobachtungen am Tier (nicht nur des Tierexperimentes, sondern auch
der Erfahrungen der Tierärzte) unterstützt. Dem, was K u n d r a-
t i t z in seiner Diskussionsbemerkung über das Entstehen des
kindlichen Kropfes durch Belieferung der Bevölkerung mit jodarmen Getreidesorten aus Kropfgegenden und über Verhütung
der Kropfbildung durch Belieferung mit jodreichem Getreide aus
Nichtkropfgegenden gesagt hat, steht entgegen, daß der Kohl-
kropf bei Tieren sich durch Antithyreoideastoffe in diesen Gemüse-
sorten entwickelt, trotzdem sie sehr jodreich sind. Jedenfalls ist
aber dem Hinweis K u n d r a t i t z' Beachtung zu schenken.

Zusammenfassend will ich sagen: Es gibt verschiedene (ja
unzählige) Ursachen, die den Jodstoffwechsel in Unordnung bringen, und es ist verständlich, daß das Hauptorgan desselben, die
Schilddrüse, dadurch funktionell und morphologisch in Mitleiden-
schaft gezogen wird. Welche Krankheitsbilder sich daraus entwickeln, hat uns die Klinik seit langem gelehrt. Die inneren Zusammenhänge und die äußeren Ursachen weiter zu ergründen, ist
Aufgabe der medizinischen Forschung. Feststeht, daß dem Jod
dabei als „Lebensstoff" eine überragende Bedeutung zukommt.
Das ist speziell durch die umfangreichen Untersuchungsergebnisse
in der Schweiz klargelegt.

Hr. Doz. O. R i m l (Graz): Bei der Behandlung der Thyreotoxikose mit Thiourazil in der üblichen Dosierung kommt es zu
einer Vergrößerung der Schilddrüse, die manchmal beträchtliche
Ausmaße erreichen kann. Die Schilddrüsenvergrößerung ist wiederholt die Ursache, daß die Patienten sich weigern, die Therapie mit
Thiourazil fortzusetzen. Die Hyperplasie der Thyreoidea ist be-

kanntlich auf eine gesteigerte Hypophysentätigkeit mit vermehrter Ausschüttung von thyreotropem Hormon zurückzuführen, denn die Hyperplasie der Schilddrüse bleibt trotz Thiourazil aus, wenn man im Tierexperiment die Hypophyse entfernt. Man kam daher zur Vorstellung, daß infolge der durch Thiourazil unterbundenen Synthese des Schilddrüseninkrets die bremsende Funktion dieses Wirkstoffes auf die Ausschüttung von thyreotropem Hormon wegfällt. Um nun die Schilddrüsenvergrößerung nach Thiourazil zu verhindern, bin ich nach mehreren Versuchen auf das Dijodthyrosin in Form des Dithyrin der Fa. Sanabo gekommen. Es ist mir mit Hilfe dieses Mittels gelungen, jegliche Größenzunahme der Schilddrüse nach Thiourazil zu verhindern, ohne die stoffwechselsenkende Funktion des Thiourazils zu stören. Es hat sich die Vereinigung dieser beiden Medikamente als derzeit günstigste Kombination zur Behandlung der Ueberfunktionszustände der Schilddrüse erwiesen.

Ueber den Wirkungsmechanismus kann man sich zweierlei Vorstellungen machen:

1. Das Jod des Dijodthyrosins wird zu atomarem Jod abgebaut und von der durch Thiourazil nicht vollständig gehemmten Schilddrüse zu Thyroxin aufgebaut, welches die Hypophysentätigkeit bremst. Diese Erklärung scheint mir eher unwahrscheinlich, da gerade bei den Ueberfunktionszuständen genügend Jod vorhanden sein müßte, um von der nicht vollständig gehemmten Schilddrüsenfunktion zu Thyroxin aufgebaut zu werden. Vielmehr glaube ich, daß ein zweiter Weg beschritten wird. Nämlich:

2. Das Dijodthyrosin hemmt direkt die Hypophysenfunktion und so die Bildung der Schilddrüsenvergrößerung.

Ohne Gründe angeführt zu haben, erwähnt Herr H u b e r, daß er beim hyperthyreoten Kropf postoperativ Dijodthyrosin, bei euthyreotem Kropf jedoch Jod gibt. Er muß doch seine Gründe dafür haben, diese Maßnahmen zu treffen. Es würde mir auch widersinnig erscheinen, daß die Schilddrüse normalerweise doppelt so viel Dijodthyrosin ins Blut schüttet als Thyroxin und dem Dijodthyrosin nicht eine besondere Funktion zukäme.

Ich hoffe, daß meine Bemerkungen eine Anregung dafür sind, die Beziehungen zwischen Dijodthyrosin, Thyroxin und Hypophyse näher zu untersuchen und zu klären.

Hr. Dr. T i l l i c h (Graz): Das Häufigerwerden leichter Hyperthyreosen und Thyreoneurosen im Gegensatz zu den ausgeprägten Thyreotoxikosen und zum Morbus Basedow hat nicht zuletzt seine Ursache in der abnormen psychischen Belastung, unter welche die Menschen in den letzten Jahrzehnten gestellt waren. Es ist immer wieder notwendig, darauf hinzuweisen, daß neben endokrinen und anderen Faktoren nicht zu bewältigende psychische Belastungen innerer und äußerer Natur zum Bild der Thyreoneurose führen. Es ist die Erkenntnis, so alt sie auch sein mag, wichtig für das therapeutische Vorgehen. So wenig man antithyreotoxische Mittel bei der Behandlung entbehren kann, halte ich es doch für eine kausale Therapie mitwichtig, in engster Bemühung um die besondere Lage des Einzelpatienten den persönlichen Grund bloßzulegen, der in diesem Fall zu dem thyreotischen Symptomenbild geführt hat. Man müßte hier auch eine allgemeine Prophylaxe fordern (ähnlich der allgemeinen Jodprophylaxe beim euthyreoten Kropf), wenn es gelänge, im allgemeinen öffentlichen Leben Furcht, Angst und alle anderen heute üblichen Formen psychischer Belastung auf ein Minimum zu reduzieren.

Gelingt es dann auch im Einzelfall, den Patienten über die Art der psychischen Belastung ins Klare zu setzen und ihn, soweit dies möglich ist, bei seiner Ueberwindung zu helfen, so könnte man hier von einer kausalen Therapie sprechen, die immer ein ärztlich erstrebenswertes Ziel sein muß.

Ueber konservative Behandlung der Rekurrensparesen

Von

Professor Dr. **Emil Fröschels**

New York

Ich habe die Ehre, über Veranlassung des Präsidiums der Salzburger Aerztetagung über die konservative Behandlung der Rekurrensparese zu sprechen und kann die operative um so eher vernachlässigen, als über sie ein besonderer Vortrag auf der Tagesordnung steht. Man muß gestehen, daß über die anatomischen Vorbedingungen einer Rekurrensparese keine Klarheit besteht. In vielen Fällen können wir die Ursachen der Ausfallserscheinungen nur mangelhaft verstehen. Nur selten liegt eine Durchschneidung des Nerven vor, und vielfach ist der Chirurg sicher, ihn nicht verletzt zu haben. Experimentelle Untersuchungen von H o f e r und J e s c h k e an Fällen, die an malignen Tumoren des Kehlkopfes litten, sind von besonderem Interesse. Es wurde der obere und (oder) der untere Vagusast durchschnitten. Auch Tierexperimente haben einigermaßen zur Klärung der Fragen beigetragen. Doch liegen so differente Ergebnisse vor, daß man sich gezwungen fühlt, dafür eine Erklärung zu finden*. Mit aller Vorsicht wage ich, diese Erklärung darin zu suchen, daß die Menschen zahlreiche i n d i v i d u e l l e Stimmgewohnheiten aufweisen, so daß es über jeden Zweifel erhaben ist, daß beim sogenannten normalen Sprechen die einzelnen Muskelgruppen bei den einzelnen Menschen in sehr verschiedenem Grade beteiligt sind. Daraus mag sich

---

* S c h i l l i n g s Ansicht, daß Verletzungen des Sternocricoideus Stimmstörungen verursachen können, bedarf noch ausgiebiger Nachprüfungen.

unter den hier in Frage stehenden pathologischen Bedingungen verschiedenes Verhalten ergeben.

Es gibt sechs Arten der sogenannten Rekurrensstimme: Flüstern, Ueberschwemmung der Stimme mit Luft („wilde Luft"), die sogenannte Flatterstimme, die Preßstimme, eine sehr hohe Stimme und — die Normalstimme. Die Frage, warum im einzelnen Fall gerade eine bestimmte Stimmstörung vorliegt, wird noch dadurch kompliziert, daß weder laryngoskopische noch stroboskopische Untersuchungen typische Bilder für jede dieser Stimmstörungen erbracht haben. Nur im Falle der Normalstimme trotz sichtbaren Stillstandes einer oder beider Stimmlippen besteht ein typisches Bild, nämlich, daß entweder die eine oder beide Stimmlippen sich dauernd in Medianstellung befinden. Da ist es leicht verständlich, daß die Stimme normal klingt, weil ja beiderseitige Medianstellung für Stimmgebung charakteristisch ist. Genaue phonetische Untersuchungen ergaben freilich, daß in vielen Fällen von sogenannter Normalstimme der Stimmumfang eingeschränkt und auch die Stimmstärke vermindert ist, und daß sogar in sehr vielen Fällen oft eine starke Atemverschwendung besteht. Anderseits hat S e e m a n n gezeigt, daß die geschädigte Stimmlippe normal schwingt. Es wäre interessant, hier im Detail auf das Rosenbach-Semonsche Gesetz und seine zahlreichen Ausnahmen einzugehen. Es besagt bekanntlich, daß zuerst die Abduktoren und erst später die Adduktoren leiden. Die Ausnahmen haben so viele Forscher zu hypothetischen Erklärungen veranlaßt, daß es unmöglich ist, die Literatur hier zu besprechen. Ich vermute, daß auch hier die erwähnten „physiologischen" Unterschiede in der Stimmgebung verschiedener Individuen, wenigstens teilweise, zur Erklärung herangezogen werden können.

Die einseitige Rekurrensparese veranlaßt vornehmlich S t i m m beschwerden (vorausgesetzt, daß die geschädigte Stimmlippe nicht in Median-, sondern in Paramedianstellung oder noch stärkerer Abduktionsstellung steht). Im Falle der Medianstellung wird die Glottis leicht geschlossen werden können, während bei mäßiger Abduktionsstellung die normale Stimmlippe es manchmal erlernt, die Mittellinie zu überschreiten und sich der geschädigten Lippe anzulagern. Dies geht aber in der Regel mit starken Preßbewegungen pharyngealer Muskeln einher, so daß die Resonanzhöhlen ihre normale Formung einbüßen und den Ton ungünstig beeinflussen (in der Regel Preßstimme). Solche kompensatorische Bewegungen wurden, wie schon hier erwähnt wer-

den möge, von manchen Therapeuten angestrebt. In vielen
Fällen ist auf der geschädigten Seite der Stellknorpel nach
vorn gekippt und (oder) die Stimmlippe durch Erschlaffung
oder Atrophien am Rande exkaviert, und dann werden
die kompensatorischen Bewegungen der gesunden Stimmlippe der Stimme noch weniger helfen. Unsere Bestrebungen
müssen dahin gehen, die geschädigte Lippe womöglich so
zu kräftigen, daß die Spannfunktion wieder gebessert wird,
doch muß zugegeben werden, daß dies nicht häufig gelingt.

Die Fälle einseitiger Parese leiden selten an Atemnot, d. h. die Einatmung bereitet meist keine oder sehr
geringe Schwierigkeiten, da die gesunde Stimmlippe die
Glottis während der Einatmung genügend erweitert. Jedoch
ist, wie gesagt, Atemverschwendung („wilde Luft") häufig
vorhanden, wodurch sich der Stimme Geräusche beimengen.
Ich konnte an vielen Fällen zeigen, daß es genügt, die Aus-
atmung durch entsprechende Atemübungen zu verbessern
und daß es nicht nötig ist, in solchen Fällen einseitiger Lähmung sich zu bemühen, die geschädigte Lippe wieder beweglich und spannungsfähiger zu machen, zumal, wie
erwähnt, die Bemühungen, den spannenden Muskeln zu
helfen, vielfach erfolglos sind. Wir werden bald auf die
sogenannten Stoßübungen eingehen, und da diese mühelos und ohne Störung des Berufslebens ausgeführt werden
können, so sollen sie jedenfalls versucht werden. Ab und
zu gelingt es, eine Verbesserung der Spannfunktion zu erzielen, ja, die geschädigte Lippe wieder zu lehren, sich
gegen die Mittellinie zu bewegen. Es muß schon hier gesagt werden, daß die Stoßübungen in vielen Fällen beiderseitiger Parese wirkungsvoller sind als in den einseitigen.
Nach Seemann und Stern kann man eine Verbesserung
des Glottisschlusses dadurch erzielen, daß man den Patienten den Kopf zur Seite der geschädigten Lippe gegen die
Schulter neigen läßt und Stimmübungen, besonders mit sehr
tiefen Tönen, machen läßt. Flatau hat eine Kompressions-
pelotte konstruiert, die, an den Schildknorpeln wirkend,
den Glottisverschluß verbessert. Gleichzeitig verwendete elek-
trische Behandlung hat nach dieses Autors und anderer
Autoren Berichten die Stimme verbessert. Noch ein Wort
über die Atemverschwendung, zumal sie auch bei beiderseitiger Rekurrensparese auch sehr ausgeprägt ist. Manchmal weiß der Arzt nicht, ob ein Patient, der über kürzlich
eingesetzte Heiserkeit klagt und bei dem eine Rekurrensparese festgestellt wird, die Parese wirklich erst kürzlich
erworben hat oder ob nicht ein interkurrierender Katarrh

Ursache der Heiserkeit ist. Wenn der Patient in einem Atem etwa bis 15 oder mehr zählen kann, so ist eine akute Parese sehr unwahrscheinlich. Erst bei langem Bestehen einer Rekurrensparese erlernen viele Patienten — aber nicht alle — instinktiv, wilde Luft zu vermeiden. Mit wilder Luft kommen die Kranken nicht über die Zahl 10, meistens nicht bis 6. Das Achten auf wilde Luft kann daher dem Arzt helfen, die Differentialdiagnose zwischen akuter und chronischer Rekurrensschwäche zu stellen.

Lebensgefährlich können die doppelseitigen Paresen werden, wenn sie die Einatmung stark behindern. Derartige Fälle werden in der Regel tracheotomiert oder intralaryngeal operiert. Um nun auf die von mir empfohlene konservative Therapie einzugehen, so war der erste Fall, in der sie zur Verwendung kam, ein 22jähriges Mädchen, das völlig stimmlos war, weil beide Stimmlippen in starker Abduktionsstellung fixiert waren. 1½ Jahre vorher war an ihr eine Kropfoperation vorgenommen worden, die zur völligen Stimmlosigkeit führte. Gegen Lähmungen des weichen Gaumens hatte ich die sogenannten S t o ß ü b u n g e n eingeführt, die auf der Erfahrung beruhen, daß sich kräftige Bewegungen einer Muskelgruppe auch auf andere Muskelgruppen übertragen. Die Uebungen bestehen darin, daß der Patient die geballten Fäuste an die Brust legt, etwa in der Höhe der Brustwarzen, und sie dann kräftig nach abwärts stößt. Die Fäuste sollen an der Vorderseite des Oberschenkels landen. Es ist von entscheidender Wichtigkeit, daß die Stoßbewegungen kräftig und elastisch erfolgen und daß die ganze Armlänge ausgenützt wird, d. h. daß nicht etwa die Ellbogen- und auch die Handgelenke am Schlusse des Stoßens gebeugt sind. Völlig synchron mit den Stoßübungen wird nun ein Vokal (im Falle von Gaumenlähmungen später eine Silbe oder ein Wort) geäußert. Man muß strengstens darauf achten, daß der Vokal nicht vor oder nach dem Stoßen hervorgebracht wird (Demonstration der Stoßübungen). Die Uebungen sollen 20mal am Tage durch etwa eine Minute vorgenommen werden. Bei Gaumenlähmungen waren die Erfolge höchst befriedigend. Ich versuchte nun diese Uebungen bei der Patientin mit der Hoffnung, auch die paretische Stimmuskulatur zu verbessern. Zu meinem Schrecken fand ich nach einer Woche beginnende Stimmlippenbewegungen, aber im Sinne noch stärkerer Abduktion. Trotzdem gab ich die Therapie nicht auf, hoffend, daß, wenn die Oeffner der Glottis wieder innerviert wurden, auch die Schließer profitieren mögen. Tatsächlich waren beide Stimmlippen nach 2 Monaten Behandlung nach beiden Richtungen normal beweglich und die Patientin begann, Gesangsunterricht zu nehmen.

Hofrat B ü d i n g e r, der Chirurg dieser Patientin, sandte mir bald einen anderen Fall in das logopädische Ambulatorium der Klinik Neumann. Es handelte sich um eine 40jährige Frau mit beiderseitiger Postikusparese und hochgradiger Atemnot. Prof. B ü d i n g e r schrieb, daß sie tracheotomiert werden müsse, wenn die konservative Therapie erfolglos bliebe. Die Beschwerden der Patientin begannen unmittelbar nach der Operation und nahmen im Verlaufe von 4 Monaten ständig zu. Nach 3 Wochen Stoßübungstherapie war sie praktisch geheilt. Die Glottis war bei der Einatmung an der Basis 3 mm weit, und nach vielfachen Erfahrungen genügt diese Weite der Glottis für beschwerdefreies Atmen, selbst bei mäßig schwerer Arbeit. Meine Erfahrungen erstrecken sich auf etwa 130 Fälle, von denen keiner einer operativen Behandlung unterzogen werden mußte. Ich muß mich darauf beschränken, auf die einschlägigen Publikationen zu verweisen und will nur noch 3 Fälle kurz besprechen. Ein 60jähriger Rechtslehrer an der Universität in Washington war nach einer vor 3 Monaten vorgenommenen Kropfoperation so heiser geworden (Preßstimme), daß er seinen Beruf nicht mehr ausüben konnte. Er konnte sich der von mir empfohlenen Behandlung in New York nicht unterziehen. Nach 4 Monaten rief er mich über das Telephon mit völlig normaler Stimme an. Diese Normalstimme war am Tage vorher beim Erwachen vorhanden gewesen, obwohl er am Vorabend noch seine alte Heiserkeit hatte! (Es ist nicht einzusehen, daß diese plötzliche Spontanheilung nur noch neue Rätsel liefert.) Mit der kurzen Erwähnung dieses Falles nehme ich den möglichen Einwand vorweg, daß in manchen Fällen die Heilung auch ohne Stoßübungen eingetreten wäre. Es gibt aber Fälle, bei denen dieser Einwand sicherlich nicht haltbar ist. Beweisend dafür ist wohl der folgende Fall.

Ein etwa 50jähriger Fleischhauermeister wurde nach einer Kropfoperation, die 18 Jahre, bevor der Patient mir durch Prof. H a j e k zugewiesen wurde, durchgeführt worden war, von starken Atembeschwerden gequält. Er mußte das Fleischhauen einstellen und konnte in seinem eigenen Geschäft nur mehr Kassendienst versehen. Nur einmal des Tages, nämlich abends, konnte er sich in seine im 3. Stock gelegene Wohnung mühsam hinaufschleppen. Er schlief seit Jahren beim offenen Fenster, im Lehnstuhl sitzend, da im

Liegen Erstickungsanfälle auftraten. Er war längst tracheotomiert worden, konnte aber die Kanüle nicht vertragen und die Oeffnung in der Luftröhre schrumpfte. Prof. O. Mayer hatte den rechten Stellknorpel durch ein im Schildknorpel angelegtes Fenster an die Seite gezogen und dort befestigt. Nach 2 Wochen war, vermutlich infolge starken Krampfes, der Stellknorpel wieder dort, wo er vor dieser Operation war. Elektrotherapie — die nach Angabe mancher Autoren in einzelnen Fällen hilft — blieb erfolglos, und so wies ihn Prof. Hajek an uns. Nach 3 Monaten Stoßübungsbehandlung bestieg der Patient die Rax. Er rauchte wieder — er hatte das Rauchen seit Jahren aufgegeben —, konnte wieder in seinem Beruf aktiv sein, und das alles mit einer Glottis von 3 mm Weite an der Basis.

Nun ein negativer Fall. Eine 60jährige Amerikanerin war wegen Atemnot nach einer Kropfoperation tracheotomiert worden. Als ich sie zu sehen bekam, war die Glottis an der Basis 1 mm weit. Die Stoßübungen erweiterten die Glottis zu 3 mm, aber die Patientin zog es trotzdem vor, die Kanüle zu behalten und durch die Luftröhrenöffnung zu atmen. Es scheint, daß Patienten, die durch eine Kanüle zu atmen gewohnt sind, mit der sonst genügend weiten Glottis nicht mehr zufrieden sind. Das spricht um so weniger gegen die Verwendung der Stoßübungen, als sie ja besonders dazu dienen sollen, die Tracheotomie zu vermeiden.

Unser Ratschlag geht dahin, daß nach jeder Kropfoperation Stoßübungen raschest einsetzen sollen, da auf diese Weise vielleicht sich langsam entwickelnde Paresen vermieden werden können. Im Falle von Atemstörungen, die durch Rekurrensparesen bedingt sind, sollen die Stoßübungen verwendet werden, um womöglich den Luftröhrenschnitt und intralaryngeale Operationen zu vermeiden. Auch gegen Stimmstörungen sind sie, wie gesagt, oft wirksam.

Auf welche Weise kann man sich die Wirkung der Stoßübungen erklären? Unsere Erfahrung im Kriege hat uns gelehrt, daß Hirnverletzte manchmal auf suggestivem Wege wesentliche Besserungen von Lähmungen erfahren. Es scheint so zu sein, daß ein Mensch, der nach einer Verletzung oder durch eine Erkrankung nicht mehr mit der gewohnten Innervationsstärke das gewohnte Resultat erreicht, die betreffende Handlung ganz aufgibt. Durch Suggestion kann man ihm zeigen, daß noch immer ein, wenn auch vergleichsweise geringeres, Ergebnis seiner Innervation möglich ist. Es ist denkbar, daß ähnliche Umstände auch für die Wirkung der Stoßübungen verantwortlich gemacht werden können. Es ist aber auch möglich, daß der kraniale Vagusast durch die Stoßübungen zu Leistungen herangezogen wird, zu denen er wohl von Natur aus disponiert, aber nicht erzogen worden war. Nach den Forschungen von H o f e r ist nämlich dieser Ast nicht nur der sensorische Versorger der Kehlkopfmuskulatur — abgesehen von seiner motorischen Innervation des Schildringknorpelmuskels —, sondern auch für motorische Innervation der gesamten inneren Kehlkopfmuskulatur veranlagt. Es kann sein, daß im Falle der Schädigung des Rekurrens der kraniale Ast durch die Stoßübungen zu einer vikariierenden Innervation veranlaßt werden kann.

L i t e r a t u r : H o f e r und J e s c h k e : Z. Hals- usw. Krkh., 45, 5. — I m r e : Rekurrenslähmungen und Singstimme. Mschr. Ohrenhk. usw., 75, 4. — L u c h s i n g e r : Ergebnisse der Uebungsbehandlung bei halbseitiger Lähmung des Kehlkopfs. Schweiz. med. Wschr., 1932, 66, 32. — F r ö s c h e l s und J e l l i n e k : Practice of Voice and Speach Therapy. Boston: Mass, 1941.

Dinitro-ortho-kresol und Thiourazil

Von

Dozent Dr. **H. Siedek**

Wien

Mit 3 Abbildungen

Die allgemeine Ansicht über die Wirkungsweise von Thiourazil und ähnlichen Stoffen geht dahin, eine Hemmung der Thyroxinbildung in der Schilddrüse anzunehmen. Durch zahlreiche Untersuchungen in vivo und in vitro erschien dies erwiesen. In jüngster Zeit wurde jedoch von mehreren Autoren diese Theorie in Zweifel gezogen, so von Abbelin[1], Andik, Balogh, Donhoffer[2], Rawson und Mitarbeiter[3] und von Poupa[4]. Es zeigte sich nämlich, daß bei total thyreoidektomierten Ratten Thyroxin den Sauerstoffverbrauch wenig oder überhaupt nicht steigerte, wenn die Tiere mit Methylthiourazil behandelt worden waren. Die Autoren nahmen daher eine von der Schilddrüse unabhängige, periphere Wirkung des Thiourazils an. Es ist jedoch die Totalität einer Thyreoidektomie bei Ratten stets etwas zweifelhaft. Dann sind die in diesen Versuchen verwendeten Dosen von Thyroxin (Abbelin[1]) bzw. von Methylthiourazil (Andik und Mitarbeiter[2]) derart hoch, daß von physiologischen Bedingungen nicht mehr gesprochen werden kann. Auch die Untersuchungsergebnisse Rawsons[3] und Mitarbeiter können nicht als sicherer Beweis für eine periphere, dem Thyroxin antagonistische Wirkung des Thiourazils gelten. Diese Autoren fanden, daß Thiourazil bei Myxödemkranken die stoffwechselsteigernde Wirkung von Schilddrüsensubstanz hemmt. Es erscheint demnach eine peripher angreifende Wirkungsweise von Thiourazil möglich, jedoch keineswegs sicher, und so jeder Beitrag zu dieser Frage von großer Bedeutung. Man kann sagen: fast durch Zufall konnten wir einen solchen liefern, worüber im folgenden berichtet werden soll. Auf der Suche nach einem Mittel gegen die Dinitro-ortho-cresolvergiftung (DOC.) untersuchten wir neben vielen anderen Substanzen auch Methylthiourazil (MTHU.).

DOC. wurde einst ebenso wie Dinitrophenol als Abmagerungsmittel gebraucht, bald jedoch wegen häufiger Vergiftungserscheinungen nicht mehr verwendet. Derzeit wird es viel in der Landwirtschaft zur Schädlingsbekämpfung benützt, hierbei kommt es ebenso wie bei der fabriksmäßigen Herstellung gar nicht selten zu Vergiftungen, die auch tödlich ausgehen können. Bei der Vergiftung imponiert ein starker Anstieg des Sauerstoffverbrauches, die Oxydationen können bis auf das Zwölffache ansteigen. Die DOC.-Wirkung hat aber keinesfalls etwas mit der Schilddrüse bzw. Thyroxinbildung zu tun, sie ist peripherer Natur und sehr genau erforscht. Sie besteht in einer Förderung der Phosphorylierung[4-8], einem Eingreifen in den C_4-Dicarbonsäurezyklus[9-12] und in einem fördernden Einfluß auf das Cytochromsystem[13].

Bei fortgesetzter perkutaner DOC.-Vergiftung von Ratten, die nach zirka 14 Tage zum Tode führt, verhinderten gleichzeitige MTHU.-Gaben den tödlichen Ausgang. Auch zeigten die Tiere nicht die geringsten Vergiftungserscheinungen, wie Unruhe oder Dyspnoe. Dann untersuchten wir den Effekt einer 8 Tage dauernden Vorbehandlung von MTHU. (15 mg pro Kilogramm) auf eine 100% tödliche DOC.-Dosis. Auch hierbei kam es zu keinem Todesfall, selbst als wir die Dosis noch um 50% steigerten, verloren wir keine Tiere, während alle Kontrolltiere innerhalb weniger Stunden eingingen. Diese überzeugenden Tierversuche veranlaßten uns, auch am Menschen den Einfluß von MTHU. auf die DOC.-Wirkung zu untersuchen. Waren doch im Tierversuch MTHU.-Mengen wirksam, die bei verschiedenen Erkrankungen auch beim Menschen schon angewendet worden waren. Gemeinsam mit H o f m a n n - C r e d n e r[19] wurde bei 20 Personen der Grundumsatz nach 6 mg pro Kilogramm DOC. bestimmt und ein durchschnittlicher Anstieg von 41% mit einem Gipfel nach 2 Stunden gefunden. Nachdem anschließend die Untersuchungspersonen durch 6 Tage täglich 0·15 MTHU. erhalten hatten, gaben wir neuerdings die gleiche Menge DOC. Der Grundumsatz veränderte sich daraufhin praktisch gar nicht. Eine Resorptionsstörung von DOC. konnte dabei ausgeschlossen werden. In der Frage, ob nicht bei längerer DOC.-Anwendung die MTHU.-Wirkung durchbrochen werden kann und es dann doch zur Grundumsatzsteigerung kommt, wurde nach MTHU.-Vorbehandulng DOC. durch mehrere Tage in steigenden Dosen bis zum Dreifachen der therapeutisch üblichen Einzelgabe verabreicht. Trotzdem kam es zu keinem Anstieg des Sauerstoffverbrauches.

Hatten wir so zunächst nach Vorbehandlung mit MTHU. die DOC.-Wirkung untersucht, so interessierte uns weiter die Frage, ob auch gleichzeitig zugeführtes MTHU. die DOC.-Wirkung aufhebt. Bei 10 Personen stieg der Grundumsatz nach 6 mg pro Kilogramm DOC. nach 2 Stunden durchschnittlich um 37%. Wurde jedoch MTHU. (0·15) verabreicht, so kam es zu keinem Anstieg des Grundumsatzes. Auch als das MTHU. in einer Zeit gegeben wurde, in der der Grundumsatz nach DOC. schon angestiegen war, kam es bald wieder zu einem Abfall des Sauerstoffverbrauches, während bekanntlich nach DOC. allein der Grundumsatz gesteigert bleibt. Den Schlußstein zu diesen Untersuchungen bildete die Verhinderung einer 100%ig tödlichen Vergiftung mit DOC. im Tierversuch durch nachträgliche Injektion des Natriumsalzes des MTHU. Das Tier konnte, obwohl schon Vergiftungserscheinungen aufgetreten waren, durch 1·5 ccm/kg einer 5%igen Na-MTHU.-Lösung gerettet werden. Subkutane Injektionen von Na-MTHU. konnten bei anderen Tieren das schwere Vergiftungsbild nicht beeinflussen.

Wir hatten in diesen Untersuchungen nicht nur ein Mittel gegen die DOC.-Vergiftung gefunden, sondern auch anscheinend einen Nachweis einer peripheren Wirkung des Thiourazils erbracht.. Das nach MTHU.-Vorbehandlung zu beobachtende Ausbleiben der DOC.-Wirkung konnte zwar nicht als solcher gelten, war doch schon zur Zeit der DOC.-Applikation die Thyroxinbildungsstörung in der Schilddrüse wirksam geworden und bekanntlich potenziert Thyroxin die DOC.-Wirkung, eine gegenseitige Beeinflussung gleichzeitig gegebener DOC.- und MTHU.-Dosen konnte aber nicht über die Schilddrüse gehen. Das gleiche galt von der MTHU.-Wirkung auf den durch DOC. schon gesteigerten Sauerstoffverbrauch bzw. von der Besserung einer bereits beginnenden DOC.-Vergiftung durch intravenöse MTHU.-Gaben.

Ueberzeugen konnten aber in dieser Frage nur Zellstoffwechseluntersuchungen. Gemeinsam mit Locker und Spitzy[20] wurden diese mit der indirekten Methode von Warburg an Lymphozyten einer chronisch lymphatischen Leukämie und an Leberschnitten normaler Ratten durchgeführt. Lymphozyten wurden deshalb verwendet, weil bekanntlich Thiourazil nach peroraler Applikation besonders reichlich von weißen Blutzellen aufgenommen wird (Williams[14]). Die Lymphozyten zeigten höchstens 20% jugendliche Zellen, auf methodische Einzelheiten kann wegen der Kürze der Zeit ebensowenig eingegangen werden wie auf zahlreiche sich bei der Untersuchung ergebende Fragen. In Uebereinstimmung mit anderen Autoren fanden wir bei den Lymphozyten wie bei den Leberschnitten einen starken

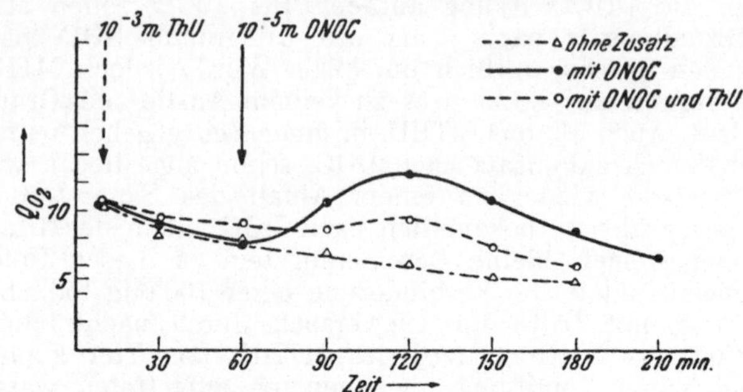

Abb. 1. Sauerstoffverbrauch von Lymphozyten ohne Zusatz, mit Dinitro-ortho-kresol und mit Dinitro-ortho-kresol und Thiourazil. (Aus: Locker, Siedek und Spitzy)

Anstieg des Sauerstoffverbrauches nach DOC. (10^{-5} m), und zwar bei Lymphozyten einen von 100% bei 33 Einzelversuchen mit einem Maximum nach einer Stunde (Abb. 1),

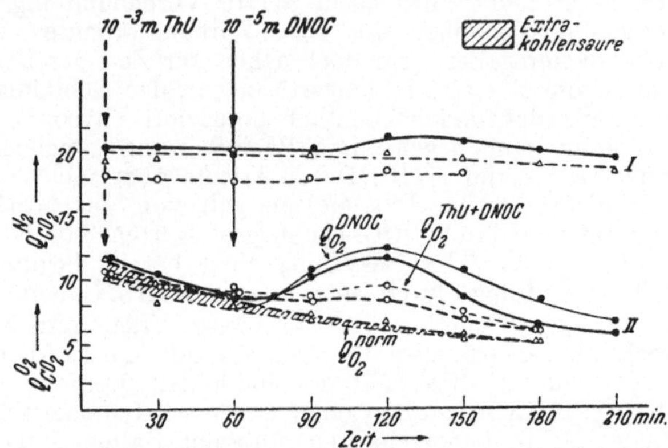

Abb. 2. Anaerobe und aerobe Glykolyse von Lymphozyten ohne Zusatz, mit DOC. und mit DOC. und THU.

bei der Leber einen von 350% in 10 Einzelversuchen mit einem Maximum nach drei Stunden (Abb. 2). Dieser Anstieg konnte bei den Lymphozyten durch vorhergehende Zugabe von MTHU. (10^{-3} m) um 80%, bei Leberschnitten (2×10^{-2} m) um 50% vermindert werden. Gleichzeitiges Einkippen beider Substanzen zeigte

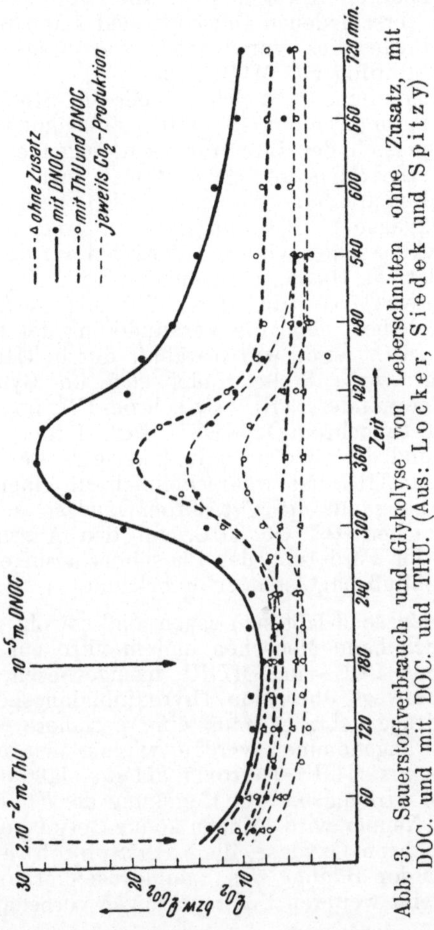

Abb. 3. Sauerstoffverbrauch und Glykolyse von Leberschnitten ohne Zusatz, mit DOC. und mit DOC. und THU. (Aus: Locker, Siedek und Spitzy)

diese Wirkung nicht. Mit der Steigerung des Sauerstoffverbrauches nach DOC. ging ein charakteristisches Absinken der Kohlensäureproduktion einher (Abb. 2 u. 3). Diese Senkung ist durch MTHU. nicht zu beeinflussen. MTHU. allein beeinflußt sowohl die anaerobe als auch die aerobe Glykose im Sinne einer geringen Hemmung. Die Atmung der Lymphozyten wird gesteigert, die der Leber etwas gesenkt. Auch die Befunde anderer Autoren über die Atmungswirkung von MTHU. in verschiedenen Geweben sind keineswegs einheitlich. Es dürfte dies vorwiegend eine Frage der jeweiligen Konzentration von MTHU. sein.

Forscht man nun, an welcher Stelle im Stoffwechselgeschehen DOC. und Thiourazil (THU.) antagonistisch wirken, so ergeben sich der Literatur nach folgende Möglichkeiten: Im C_4-Dicarbonsäurezyklus findet sich zwischen Succinat und Fumarat eine Stelle, wo THU. hemmend auf die Succino-Oxydase[15], DOC. dagegen fördernd eingreift[9]. Im gleichen Zyklus sehen wir DOC..-fördernd auf den Uebergang von Malat zu Oxalazetat[12], hemmend auf jene von Malat zu Pyruvat[10,11,12]; auf diese Wirkung dürfte THU. keinen Einfluß haben, denn die Verminderung der CO_2-Produktion nach DOC. wird, wie erwähnt, durch THU. nicht behoben. Eine zweite Stelle findet sich im Cytochromsystem. Hier vermindert THU. Cytochrom C[16] im Gewebe und hemmt die Cytochrom-Oxydase[17]. DOC. fördert dagegen Cytochrom C und die Cytochrom-Reduktase[13].. Der Antagonismus Thyroxin-THU. ist wahrscheinlich in einer gegensätzlichen Wirkung auf die Cytochrom-Oxydase und Cytochrom C zu suchen[15,16]. Ob THU. auf den Angriffspunkt des DOC. bei der Förderung der Phosphorylierungen einen hemmenden Einfluß hat, ist noch unbekannt.

Zusammenfassend läßt sich sagen, daß sowohl im Tierversuch als auch beim Menschen und in vitro ein Antagonismus zwischen DOC. und MTHU. nachgewiesen werden kann, der keineswegs über eine Thyroxinbildungshemmung in der Schilddrüse geht. Es muß eine periphere Wirkung von Thiourazyl angenommen werden, wie sie sich auch aus dem Antagonismus MTHU.-Thyroxin ableiten läßt. Ob man diese periphere Wirkung und die Hemmung der Thyroxinbildung auf einen Nenner wird bringen können, etwa einer Hemmung der Cytochrom-Oxydase, die nach Schachner[18] und Mitarbeiter bei der Bildung des Schilddrüsenhormons eine Rolle spielt, bleibt weiteren Untersuchungen vorbehalten.

Literatur: [1] Abelin, I.: Arch. internat. Pharmacodynam., 75 (1947): 187. — [2] Andik, I., Balogh, L. und Donhoffer, Sz.: Exper., 5 (1949): 249. — [3] Rawson und Mitarbeiter: J. clin. Endocrin., 4 (1944): 1. — [4] Poupa: Excerpta med. (D.), III, 1, 13. — [5] Ronzoni, E. und Ehrenfest, E.: J. biol. Chem. (Am.), 115 (1936): 749. — [6] Vandenriessche, L.:

Enzymologia (Nd.), 10 (1941): 69. — [7] Haas, H. T. A.: Klin. Wschr., 23 (1944): 382. — [8] Massart, E. L. und Vanden-riessche, L.: Naturw., 1940: 781. — [9] Greville, G. D.: Nature, II (1941): 320. — [10] Massart, E. L. und Vanden-riessche, L.: Enzymologia (Nd.), 10 (1942): 244. — [11] Mas-sart, E. L. und Dufait, R.: Enzymologia (Nd.), 9 (1941): 320. — [12] Lwoff, A. und Jonescu, H.: C. r. Hebd. seanc. Acad. Sci., 225 (1947): 263. — [13] Kahl, M. E. und Clowes, G. H. A.: Proc. Soc. exper. Biol. a. Med. (Am.), 32 (1934): 226. — [14] Willi-ams, R. H., Cay, G. A. und Jandorf, B. J.: J. clin. Invest. (Am.), 23 (1944): 613. — [15] Tipton, S. R. und Nixon, W. L.: Endocrinology (Am.), 39 (1946): 300. — [16] Tissieres, A.: Arch. internat. Physiol., 54 (1946): 305. — [17] Glock, G. E.: Nature, 158 ((1946): 169. — [18] Schachner und Mitarbeiter: Biol. Chem., 151 (1944): 191. — Dieselben: Endocrinology (Am.), 34 (1944): 159. — [19] Hofmann-Credner und Siedek: Klin. Med., 1949: 361. — [20] Locker, Siedek und Spitzy: Naunyn-Schmiedebergs Arch., im Druck.

Die pathologische Anatomie der Lungentumoren

Von

Professor Dr. **H. Hamperl**

Marburg/Lahn

Den Geschwülsten der Lunge ist in den letzten Jahrzehnten wegen ihrer zunehmenden Häufigkeit erhöhte Aufmerksamkeit von seiten der Pathologen und Internisten zugewendet worden; seitdem sich aber auch dem Chirurgen Wege zu ihrer Behandlung geöffnet haben, sind sie besonders aktuell geworden, und eine Reihe von neuen Fragestellungen ist aufgetaucht, wie die hinsichtlich Diagnose und Prognose der einzelnen Tumorformen. Ebenso wie bei den Gehirngeschwülsten hat hier die Möglichkeit einer radikalen Heilung alten bekannten Tatsachen besonderes Gewicht verliehen und zu neuen Erkenntnissen geführt. In meinen Ausführungen möchte ich daher gerade diesem Standpunkt Rechnung tragen und zunächst die gutartigen (I), dann die verschiedenen bösartigen Tumoren der Lunge und des Bronchialbaums (II) besprechen, um schließlich auf die spontanen und künstlich erzeugten Lungentumoren bei Tieren einzugehen (III), soweit sie für die Pathologie der menschlichen Lungentumoren von Interesse sind.

I. Gutartige Tumoren der Lunge und der Bronchien (Karzinoide, Bronchialadenome).

Aus der großen Zahl der möglichen gutartigen Tumoren im Bereich der Lunge möchte ich nur einen herausgreifen, weil er der häufigste (23), klinisch bedeutungsvoll und zugleich auch hinsichtlich seiner Stellung im System der Geschwülste interessant ist. Es handelt sich um etwa kirschgroße Gewächse, die von der Wand der Hauptbronchien ausgehen und teils mehr in der Wand selbst sitzen, teils knotig polypös in die Lichtung vorragen. Dadurch kommt es zu einer Einengung der Bronchiallichtung mit Sekretstauung, Bronchiektasen, chronischer Entzündung und Abszessen in den entsprechenden Lungengebieten. Zunächst wenigstens sind diese Geschwülste von der stark gedehnten Bronchialschleimhaut überzogen, in der es aber leicht bei Ueberdehnungen zu Kreislaufstörung, Erosion und Blutung kommt[21]. Blutspucken ist denn auch meist das erste S y m p t o m dieser Geschwulstform, die zum Unterschied vom Bronchialkarzinom gewöhnlich jüngere Menschen befällt und, wenn keine chirurgische Entfernung erfolgt, nach jahrelangem Leiden durch die erwähnten Lungenveränderungen zum Tode führt.

Histologisch handelt es sich um einen epithelialen Tumor, der aus soliden Zellsträngen aufgebaut ist, welche infiltrierend die Bronchialwand durchwachsen. Gegenüber dem gewöhnlichen Karzinom zeichnen sich aber diese Tumoren durch eine ausgesprochen regelmäßige, ruhige histologische Beschaffenheit und langsames Wachstum aus.

Als erster hat wohl G e i p e l[12] auf diese Geschwülste aufmerksam gemacht und sie als Basalzellkrebse beschrieben. 1937 hatte ich[14] Gelegenheit, eine größere Zahl einschlägiger Fälle zu veröffentlichen und darauf hinzuweisen, daß die Geschwülste ein grundsätzlich gleiches Verhalten zeigen wie die Karzinoide im Bereiche des Magen-Darmtraktes, die ebenfalls langsam, aber infiltrierend wachsende epitheliale Tumoren darstellen. Dementsprechend schlug ich vor, den Begriff „K a r z i n o i d", der bisher nur für die Tumoren des Magen-Darmtraktes gebräuchlich war, auf alle langsam (gutartig), aber infiltrierend wachsenden epithelialen Geschwülste auszudehnen und von Karzinoiden des Darmtraktes und des Bronchus zu sprechen; auch die Basaliome der Haut und gewisse von R. M e y e r[26] beschriebenen Gewächse der Uterusschleimhaut würden dann in diese Geschwulstgruppe fallen.

Die Karzinoide wären also sozusagen zwischen den Karzinomen und Adenomen einzureihen. Am wichtigsten — auch in klinischer Hinsicht — ist ihre A b g r e n z u n g gegenüber den Karzinomen, mit denen sie gerade wegen ihres infiltrierenden Wachstums leicht verwechselt werden können. Ich erinnere nur daran, daß die Karzinoide des

Darmes lange Zeit als „kleine Karzinome" (Oberndorfer) angesehen wurden, bis Masson und besonders Feyrter[9] auf Grund eingehender Untersuchungen der Nachweis ihrer Gutartigkeit gelang. In ähnlicher Weise war schon früher dargetan worden, daß die „Basalzellkrebse" Krompechers eigentlich keine richtigen Karzinome sind. Mit den Adenomen, die wir in verschiedenen innersekretorischen Drüsen finden, haben die Karzinoide zwar das langsame Wachstum gemein, doch fehlt ihnen gewöhnlich die deutliche bindegewebige Kapsel, die gerade bei den Adenomen von vornherein die Verwechslungsmöglichkeit mit Krebsen ausschließt. Es ist durchaus möglich, daß abgesehen von diesen zur Definition benützten Merkmalen die Gruppe der Karzinoide auch noch hinsichtlich ihrer Histogenese einheitlicher ist, als es nach dem örtlich so verschiedenen Bilde dieser Geschwulstart erscheinen könnte. Vieles spricht dafür, daß sie die geschwulstmäßige Entfaltung der von Feyrter[10] beschriebenen „mehr an der Basis als an der Lichtung gelegenen" hellen Zellen darstellen.

Im deutschen Sprachgebiet wurde nach meiner ersten Mitteilung den in Rede stehenden Tumoren größere Aufmerksamkeit zuteil, wobei die vorgeschlagene Benennung „Karzinoid" fast allgemein angenommen wurde[4, 7, 16, 25]. Ein Jahr später als meine Veröffentlichung erschien in Amerika eine Arbeit von Womack und Graham[32], die dieselben Geschwülste zum Gegenstand hat und ganz unabhängig zu grundsätzlich denselben Schlußfolgerungen gelangt. Die amerikanischen Verfasser schlagen aber für die Geschwülste den Namen „Bronchialadenome" vor, der sich im amerikanischen und amerikanisch beeinflußten Schrifttum seither eingebürgert hat.[2, 6, 8, 13, 17, 19, 24, 28, 32]. Ich möchte aber trotzdem bei der Bezeichnung Karzinoide bleiben, weil sie diese Tumoren in einem genauer umschriebenen und wohl definierten biologischen Zusammenhang eingliedert, als die Bezeichnung Adenom.

Die Abgrenzung der Karzinoide als besondere Geschwulstform des Epithels erlaubt uns auch, eine Erscheinung unter einem gemeinsamen Gesichtswinkel zu betrachten, die an dem häufigsten und am besten untersuchten Karzinoid, dem des Darmes, geklärt wurde: das Bösartigwerden der Karzinoide. An den Darmkarzinoiden wurde nämlich festgestellt[9], daß sie gelegentlich, ohne ihren histologischen Bau wesentlich zu verändern, schneller zu wachsen beginnen und in kurzer Zeit weit ausgebreitete Metastasen setzen. Was nun für die einen Karzinoide festgestellt wurde, dürfen wir, wenn unsere Einteilung zu Recht besteht, füglich auch von den Karzinoiden anderer Standorte erwarten. Tatsächlich gibt es einige Fälle im Schrifttum, bei denen ein Bösartigwerden der Bronchialkarzinoide anzunehmen ist[1, 3, 22, 30]. Freilich sind wir hier bei der Beweisführung in einer ungünstigeren Lage als bei den Darmkarzinoiden; diese behalten nämlich auch in ihrer bösartigen Variante die kennzeichnende Versilberbarkeit ihrer Körnchen mehr oder weniger bei, während uns bis jetzt keine entsprechende Reaktion an den Bronchialkarzinoiden bekannt ist. Am Rande sei noch erwähnt, daß auch selten einmal die Basaliome der Haut Metastasen setzen können.

Der Ausgangspunkt der Bronchialkarzinoide ist wohl in der Bronchialschleimhaut zu suchen, wobei oberflächliche Schleimhaut wie Schleimdrüsen[5, 11] in gleicher Weise in Betracht kommen, ohne daß wir für die eine oder andere Möglichkeit sichere Beweise beibringen könnten. Die schon von mir in den Tumoren nachgewiesenen Onkozyten[14, 18, 31] sind wohl als Degenerationserscheinung anzusehen, die sowohl in vielen normalen Geweben als auch in Tumoren vorkommt; sie sind also nicht geeignet, uns irgend einen bestimmten Hinweis hinsichtlich des Ausgangspunktes der Bronchialkarzinoide zu liefern[29]. Auch für ihre Entstehung aus versprengten Keimen[15, 18] besteht kein Anhaltspunkt.

Die als Behandlung zunächst vorgeschlagene endobronchiale Abtragung der Karzinoide mag sicherlich manchmal durch Behebung der Bronchialstenose recht günstig wirken. Da es sich aber doch um Tumoren handelt, die infiltrierend zu wachsen imstande sind, wird es nur bei den ausgesprochen polypösen, gestielten Geschwülsten gelingen, sie zur Gänze auf diesem Wege zu entfernen. Ist die Infiltration der Bronchialwand aber vorhanden, dann bleibt die Gefahr der Rezidive und einer eventuellen malignen Umwandlung doch weiter bestehen. Daher wird in jüngster Zeit ein radikaler Eingriff, wie Lobektomie oder Pneumektomie als angezeigt erachtet[20, 27].

II. Bösartige Tumoren der Lunge und der Bronchien (Bronchus-Ca.)

Der wichtigste bösartige Tumor der Lunge und der Bronchien ist zweifellos das Bronchuskarzinom. Makroskopisch unterscheidet man wohl am besten nach Lokalisation und Ausbreitung

1. eine hilusnahe, die Bronchien stenosierende Form;
2. eine periphere Form und
3. eine lobuläre bzw. lobäre Form.

Am häufigsten begegnen wir der ersten Form, dem hilusnahen stenosierenden Infiltrat, das sich um den Hilus herum ausbreitet, handschuhförmig auf die Lungen übergreift und manchmal zapfenartig in die Lichtung vorspringt. Gerade in letzterem Falle kann die Unterscheidung vom gutartigen polypösen Bronchuskarzinoid oder gar einem bösartig gewordenen Bronchuskarzinoid unter Umständen sehr schwierig sein. Die periphere Form bildet rundliche Knoten, die in ihrem Zentrum zerfallen und so Abszesse oder Kavernen vortäuschen können. Bei ihrem Wachstum wird manchmal die Brustwand in verschiedener Ausdehnung mit ergriffen, so daß es, falls die Geschwulst in der Lungenspitze sitzt, zum sogenannten Pancoast-Syndrom kommt. Bei weiterer Ausbreitung innerhalb der Lunge kann der Primärtumor fast einen ganzen Lappen einnehmen, so daß sich alle Uebergänge zu der dritten, der lobären Form finden, die auch histologische Besonderheiten zeigt (siehe unten).

Mikroskopisch unterscheiden wir hauptsächlich drei Krebstypen, am häufigsten (etwa 55%) treffen wir das kleinzellige Karzinom an[34, 47], das früher lange Zeit für ein Sarkom gehalten wurde. Wegen seiner länglichen, wie Haferkörner aussehenden und dicht liegenden Zellkerne wird es von amerikanischen Verfassern als Oat-Cell-Karzinom bezeichnet. Eine zweite Gruppe von Krebsen (etwa 30%) wird von Plattenepithelkarzinomen, verhornenden und nicht verhornenden gebildet. Die Grenze zwischen dem kleinzelligen Karzinom und dem nicht verhornenden Plattenepithelkarzinom ist nicht immer mit Sicherheit zu ziehen, ja sie ist vielleicht überhaupt illusorisch, da gelegentlich in kleinzelligen Karzinomen deutliche Plattenepithelstrukturen gefunden wurden[44], so daß andere Verhältniszahlen[42, 45] erklärlich sind. Auch ist zu bedenken, daß die feinere Struktur und Lagerung der Zellen am Obduktionsmaterial sehr wohl durch postmortale Veränderungen verschleiert sein kann. In die letzte Gruppe (etwa 15%) fallen vor allem die Adenokarzinome und seltenere Krebsformen, wie Gallertkrebse.

Sehr merkwürdig ist die Tatsache, daß dieses autoptisch festgestellte Zahlenverhältnis sich keineswegs mit dem an operativ entfernten Bronchuskarzinomen deckt. Bei den operierten Fällen ist vor allem der

Anteil der undifferenzierten, kleinzelligen Karzinome auf etwa 10% reduziert, während der der Plattenepithelkarzinome auf 60% bis 80%, derjenige der Adenokarzinome auf 20% bis 30% ansteigt[33,51,54]. Lüthy-Michaud[51] möchte dies dadurch erklären, daß bei der Indikationsstellung zur Operation eben schon eine Auswahl getroffen wird, wobei die kleinzelligen Krebsformen wegen ihres schnelleren Wachstums weniger häufig operiert werden als die anderen Formen. Meines Erachtens könnte auch der Erhaltungszustand des Krebsgewebes eine Rolle spielen insofern, als manche wenig differenzierte Plattenepithelkarzinome am frischen Operationsmaterial eben noch als solche erkennbar sind, während sie in dem schlechter erhaltenen Leichenmaterial als undifferenzierte kleinzellige Tumoren erscheinen. Einstweilen fehlt freilich noch eine entsprechende größere Erfahrung am operativ entfernten Bronchuskarzinom, um diese Frage endgültig zu klären.

Ein viel diskutiertes Problem ist das der Zunahme der Bronchuskarzinome in den letzten Jahrzehnten. Es kann kein Zweifel darüber bestehen, daß heute sowohl klinisch als Pathologisch-anatomisch diese Diagnose viel häufiger gestellt wird als vor etwa 30 Jahren. Verschiedene Meinungen herrschen nur hinsichtlich des Ausmaßes, in dem diese Vermehrung als eine tatsächliche oder vorgetäuschte anzusehen ist. Eine Zunahme der Bronchialkarzinome könnte tatsächlich durch verschiedene Umstände vorgetäuscht sein, die ich an Hand einer Statistik meiner Schüler Jeuther, Köper und Piontek[47] über das Prager Obduktionsmaterial der Jahre 1894 bis 1943 genauer besprechen will.

1. Es ist klar, daß bei einer Zunahme des gesamten klinischen und pathologischen Untersuchungsgutes auch die absolute Zahl der Bronchuskarzinome zunehmen muß. Um diesen Fehler auszuschließen, dürfen wir uns also von vornherein nur in Prozenten des Gesamtmaterials ausdrücken. Tun wir das, so ist ein dauerndes gleichmäßiges Ansteigen der Fälle von Bronchuskarzinom im Gesamtobduktionsmaterial etwa vom Jahre 1925 an deutlich erkennbar.

2. Da es bekannt ist, daß das Bronchuskarzinom etwa dreimal so häufig bei Männern vorkommt als bei Frauen, könnte ein Anstieg der Gesamtzahl der Bronchuskarzinome auch durch einen Anstieg der Männer in einem gegebenen Obduktionsmaterial vorgetäuscht werden. Um diese Möglichkeit auszuschließen, müssen wir also das Material in Männer und Frauen aufgliedern und die Zahl der Bronchuskarzinome in Prozenten der Gesamtzahl der Obduktionen an Männern und Frauen ausdrücken. Dabei ergibt sich,

daß die Zunahme der Bronchuskarzinome hauptsächlich die Männer betrifft. Tatsächlich hat sich das Geschlechtsverhältnis von 1 : 1 etwa im Jahre 1910 an unserem Prager Material auf 3 1 : 1 (Ueberwiegen der Männer) verschoben.

3. Die Zunahme der Bronchuskarzinome könnte aber auch bloß eine Teilerscheinung einer allgemeinen Zunahme der Krebse überhaupt sein. Um diese Möglichkeit zu überprüfen, müssen wir die Zahl aller Krebse für jedes Jahr gleich 100 ansetzen und die Zahl der Bronchuskarzinome in Bruchteilen davon, d. h. in Prozenten der Gesamtzahl der Krebse ausdrücken. Würde die Zunahme der Bronchuskarzinome auf eine Zunahme der Gesamtzahl aller Krebse zurückgehen, dann müßte in einer solchen Darstellung ihr Ansteigen verschwinden. Die Ausrechnung entsprechender Zahlen zeigt aber, daß dies nicht der Fall ist. Wenn aber das Bronchuskarzinom unter den verschiedenen Krebslokalisationen zugenommen hat, dann müssen andere primäre Krebslokalisationen entsprechend abgenommen haben. Das ist tatsächlich der Fall, wie aus dem vollkommen spiegelbildlichen Verhalten des häufigsten Krebses, des Magenkarzinoms, hervorgeht.

4. Eine Zunahme der Bronchialkarzinome könnte auch dadurch vorgetäuscht werden, daß diejenigen Altersgruppen, in denen dieser Tumor am häufigsten auftritt, in einem gegebenen Material zahlenmäßig immer stärker vertreten sind. Um diese Frage zu klären, haben wir aus dem Obduktionsmaterial der einzelnen Jahre nur die Altersgruppen von 40—60 Jahren herausgegriffen, ihre Zahl jeweils gleich 100 gesetzt und die Zahl der Bronchuskarzinome in Teilen davon ausgedrückt. Es zeigt sich, daß auch bei dieser Berechnungsart eine deutliche Zunahme der Bronchuskarzinome auf etwa das Doppelte statistisch sichergestellt ist.

5. Schließlich wäre noch der Einwand zu berücksichtigen, daß früher Bronchuskarzinome oft nicht richtig erkannt wurden und als Lungensarkome, Mediastinaltumoren usw. bezeichnet wurden, die Zunahme also bloß auf einer besseren Kenntnis und Diagnose des ganzen Krankheitsbildes beruhen könnten. Wir haben, um auch diesem Einwand Rechnung zu tragen, die Annahme gemacht, daß in unserem Material alle irgendwie anders bezeichneten bösartigen Tumoren im Brustraum in Wirklichkeit Bronchuskarzinome gewesen wären; aber auch dabei ergibt sich noch immer eine Zunahme der Bronchuskarzinome auf etwa das Dreifache.

Aus all diesen Gründen müssen wir also annehmen, daß eine tatsächliche Zunahme des Bronchuskarzinoms an unserem Material vorliegt, genau so wie sie auch von vielen anderen beobachtet wurde, wobei diese Zunahme in erster Linie auf die Zunahme der Bronchuskarzinome unter den Männern zurückgeht. Diese Feststellung berechtigt uns allerdings nicht, eine gleichartige oder gleichgroße Zunahme der Bronchialkarzinome in der Gesamtbevölkerung als gesichert anzusehen, stellt doch das Krankengut einer Klinik und schon gar das Obduktionsmaterial des pathologischen Anatomen immer eine Auslese aus allen Erkrankten der Gesamtbevölkerung dar, die sehr verschiedenen zeitbedingten Schwankungen unterworfen ist.

Aber auch wenn wir eine allgemeine Zunahme der Bronchuskarzinome bloß als höchstwahrscheinlich annehmen, erhebt sich doch sogleich die Frage nach der Ursache dieser Erscheinung, oder breiter gesprochen, die Frage nach der oder den Ursachen des Bronchuskarzinoms überhaupt. Nun kennen wir einige äußere Einwirkungen, die zwar in sicherer ursächlicher Beziehung zum Auftreten von Lungen- oder Bronchuskrebsen stehen, die aber fast alle nicht geeignet sind, eine Zunahme in der großen Masse zu erklären. Ich erinnere an das lange bekannte häufige Auftreten von Bronchuskarzinomen bei Arbeitern in Uranbergwerken (Joachimsthal und Schneeberg), bei den Arbeitern, die mit Chrom und Kobalt zu tun haben. In neuerer Zeit sind noch die Lungenkrebse bei Asbestarbeitern hinzugekommen. Dabei handelt es sich immer um chronische Reize, die zu einer mehr oder minder ausgesprochenen chronischen Entzündung der Lungen und der Bronchien führen. Die Frage ist naheliegend, ob nicht auch zwischen anderen Lungenkrankheiten, für die ein chronischer Verlauf besonders kennzeichnend ist, und dem Bronchialkarzinom ein Zusammenhang bestehen könnte. In erster Linie werden wir dabei an die Tuberkulose denken. Tatsächlich ist in einer Reihe von Fällen die Entstehung von Bronchuskarzinomen aus der Wand tuberkulöser Kavernen beschrieben worden [36, 37, 55, 57], doch handelt es sich, gemessen an der Häufigkeit der tuberkulösen Kavernen, um Einzelfälle, die auch stets, wie ihre kasuistische Veröffentlichung zeigt, als solche angesehen wurden. Etwas bedeutungsvoller scheinen die Lungennarben zu sein. Friedrich[38] hat am Berliner pathologischen Institut allein 12 Fälle gesammelt, bei denen das Lungenkarzinom sich in und um eine offenbar tuberkulöse Lungennarbe entwickelt hatte.

Schließlich sei noch auf einen äußeren Reiz hingewiesen, der am ehesten mit der Zunahme des Bronchuskarzinoms besonders bei Männern im Zusammenhang stehen könnte, nämlich das Nikotin, bzw. der inhalierte Rauch von Zigaretten [35, 48, 52, 53, 56]. Einzelne Untersucher [52, 56] wollen festgestellt haben, daß 90% bis 95% aller Bronchus-

karzinomträger Zigarettenraucher waren; aus der Schweiz
haben wir Nachrichten, daß das Bronchuskarzinom bei
den zum Aktivdienst eingezogenen Wehrmännern, die fast
alle rauchten, nicht nur während des zweiten, sondern
schon während des ersten Weltkrieges doppelt so häufig
war als bei der Zivilbevölkerung[35]. Man möge aber auf der
anderen Seite die Wirkung des Nikotins nicht überschätzen.
Von der großen Zahl der Zigarettenraucher erkrankt nur
ein kleiner Teil an Bronchuskarzinomen, so daß sicherlich zum adäquaten Reiz noch eine innere Bereitschaft
hinzukommen muß, um den Krebs entstehen zu lassen.

Wenn man auch in der B e h a n d l u n g des Bronchuskarzinoms mit Röntgenstrahlen und neuerdings mit Stick-
stoff-Senfgas[40] Besserungen erzielt hat, so schieben sich
doch in der letzten Zeit die radikalen chirurgischen Behandlungsmethoden, die Lobektomie und Pneumektomie,
immer mehr in den Vordergrund. Der Umstand, daß aber
auch nach einer größeren Statistik über zwei Drittel aller
Fälle in bereits inoperablen Zustand in die Hände der
Chirurgen gelangten, macht wie bei anderen, der chirurgischen Behandlung zugänglichen Tumoren, so nunmehr auch
beim Bronchuskarzinom, die Frühdiagnose zu einem dringen-
den Problem. Hier kann die von Amerika kommende Methode
der S p u t u m u n t e r s u c h u n g auf freie Tumorzellen, wie
die jüngsten Ergebnisse von K u c z k o und P o r t e l e[49] gezeigt haben, gute Dienste leisten. Sie geht, wie bekannt,
darauf zurück, daß sich von einem bösartigen Tumorzell-
verband leicht einzelne Elemente ablösen, die dann in die
Bronchiallichtung gelangen und ausgehustet werden. Die
größten Aussichten, positive Befunde zu erhalten, sind
freilich leider bei den hilusnahen, an und für sich schlechter
operierbaren Geschwülsten gegeben als bei den peripher
sitzenden kleineren Tumoren, die eine günstigere operative
Prognose aufweisen.

Es erhebt sich nun die sicherlich nicht unberechtigte Frage,
ob nicht solche abgelöste Tumorzellen oder Zellverbände auch
einmal, statt ausgehustet zu werden, mit dem Luftstrom oder
dem gestauten Sekret tiefer in die Lunge eingeatmet werden und so gewissermaßen zu A s p i r a t i o n s m e t a s t a-
s e n führen könnten. Die theoretische Möglichkeit dazu
wäre jedenfalls gegeben. F u r t h[39] hat nämlich zeigen
können, daß eine Tumorzellemulsion, die intratracheal bei
Tieren instilliert wurde, zum Angehen von Tumoren im
Alveolarbereich führt. Das Lungengewebe verhält sich in
dieser Beziehung genau so wie Bindegewebe, so daß also

die Lungenalveolen biologisch als luftgefüllte Bindegewebs-
spalten aufgefaßt werden können. Günstig für das „Angehen"
von Tumorzellen in den Lungenalveolen könnte auch der
Umstand sein, daß die gefäßreichen Alveolarwände ihnen
gewissermaßen ein vorgebildetes gefäßreiches Stroma zur
Verfügung stellen. Tatsächlich sehen wir auch sehr oft,
daß primäre und metastatische Geschwülste in der Lunge
ohne eigenes Stroma wachsen, indem sie einfach die Alveo-
larräume ausfüllen, ohne selbst ein gefäßführendes Zwischengewebe entwickeln zu müssen, ein Gewebsbild, das vielfach
als krebsige Pneumonie bezeichnet wurde. In solchen Fällen ist es dann oft recht schwer, epitheliale von
mesenchymalen Tumoren zu unterscheiden. Da bis jetzt
bezüglich des Bronchuskarzinoms keine genaueren Untersuchungen vorliegen, kann hier nur auf die Möglichkeit
einer derartigen Verbreitung im Lungengewebe hingewiesen
werden.

Zum Schluß dieses Abschnittes über die menschlichen
bösartigen Tumoren der Lunge sei noch auf eine, freilich
seltene, aber interessante Tumorform hingewiesen, die gewissermaßen den Übergang zu den Lungengeschwülsten der
Tiere darstellt. Es handelt sich um eine Geschwulst, die
als Alveolarzellkarzinom oder Lungenadeno-
matose bezeichnet wird. Im deutschen Schrifttum seit
1907[43] bekannt[60], wird ihr jetzt in Amerika große Aufmerksamkeit zuteil (siehe Swan[58] und Laipply[50]). Die
Alveolen zeigen bei dieser Geschwulstform zunächst eine
Auskleidung von hohen Zylinderzellen, die Schleimtropfen
enthalten und mit Flimmerhaaren versehen sein können,
ohne daß es zur Ausbildung eines eigenen Geschwulststro-
mas käme. Erst später bilden sich infolge der dauernden
Vermehrung der Zylinderzellen in die Lichtung hinein vor-
ragende Papillen. Die Veränderung ergreift einen ganzen
Lappen oder Lungenflügel (lobäre Form des Lungenkrebses)
oder tritt von vornherein in Form zahlreicher, über alle
Lappen verstreuter Knoten auf. In etwa der Hälfte aller
beschriebenen Fälle sind Metastasen vorhanden. Zum Unterschied vom gewöhnlichen Bronchuskarzinom sind Männer
etwa gleich häufig befallen wie Frauen; auch ist ein höheres Alter bevorzugt. Dadurch, daß die von Zylinderzellen
ausgekleideten Alveolen nicht mehr imstande sind, dem
Gasaustausch zu dienen, kommt es zu einer fortschreitenden Verminderung der Atemfläche, so daß der Kranke
manchmal erstickt, bevor noch Metastasen auftreten. Sehr
bemerkenswert ist, daß eine makroskopisch und mikro-

skopisch so gut wie identische Geschwulstform bei Tieren vorkommt und besonders bei Pferden und Schafen in Südafrika das Krankheitsbild der sogenannten Jaagtsiekte erzeugt: die Tiere atmen so schwer, als ob sie gejagt, d. h. gehetzt würden. Aber auch bei Pferden, Meerschweinchen und Mäusen kommen derartige Tumoren vor, ja sie stellen geradezu d a s Lungenkarzinom der betreffenden Tierart dar (siehe unten). Strittig ist eigentlich nur die Pathogenese: die einen meinen, daß es sich um eine gleichzeitig an vielen Orten der Lunge entstandene multizentrische Wucherung der Alveolarzellen handelt, wobei freilich das Vorkommen von Flimmer- und Becherzellen der Deutung, bzw. Ableitung von den vielfach noch strittigen Alveolarepithelien einige Schwierigkeiten bereitet; die anderen[59] nehmen einen einzigen, freilich nicht immer nachweisbaren unizentrischen Ausgangspunkt vom Bronchialepithel und Metastasen durch Aspiration an. Auch die genaueste Untersuchung menschlicher Geschwülste erlaubt es nicht, zwischen diesen beiden Ansichten eine Entscheidung zu treffen. Wenn wir aber annehmen, daß die menschlichen Tumoren tatsächlich weitgehend ähnlich oder gar identisch mit den Tiergeschwülsten sind, so wird man die an diesen gewonnenen Ergebnisse auch auf die Deutung der menschlichen Tumoren übertragen dürfen.

Bei der histologischen Diagnose der menschlichen „Alveolarzelltumoren“ ist freilich besondere Vorsicht geboten, da auch metastatische Zylinderzellkrebse die intakte Alveolarwand mit einer verhältnismäßig regelmäßigen Zellage überziehen[6, 41], und so einen primären Alveolarzelltumor vortäuschen können: auch diese Krebse benützen also die gegebene Organstruktur als ernährendes Stroma (siehe oben).

III. Lungentumoren bei Tieren

S p o n t a n e L u n g e n g e s c h w ü l s t e (Karzinome) kommen bei zahlreichen Tieren vor. Wir haben eben die als Jaagtsiekte[72] bekannte Erkrankung der Schafe[62, 63] erwähnt. Aehnliche Vorkommnisse sind beim Meerschweinchen[64, 68] und Pferd[72, 46] beschrieben, außerdem sind Lungenkrebse bei Hund, Katze und Rind beobachtet worden, wobei die Häufigkeit je nach Tierart und Material des Verfassers zwischen 1% und 7% schwankt[46]. M a t t h i a s und S c h ü t z l e r[66] sind überhaupt der Meinung, daß sich bei Haustieren, wenn sie nur ein höheres Alter erreichen, etwa dieselbe Zahl der Lungenkarzinome findet wie beim Menschen.

Es bestehen aber auch gewisse interessante Unterschiede gegenüber dem menschlichen Bronchuskarzinom. Eine Zunahme der tierischen Lungenkrebse während der letzten 20 Jahre ist nicht sichergestellt
(siehe die gegensätzlichen diesbezüglich vorliegenden Mitteilungen von Jenny[46] (dagegen) und Sjolte[70] (dafür).
Bemerkenswert erscheinen auch die Unterschiede hinsichtlich Lokalisation und histologischer Beschaffenheit, die ich
hauptsächlich nach der Darstellung Jennys[46] in folgender
Tabelle zusammenfasse:

Tabelle

	Makroskopischer Sitz		Mikroskopisch			
	Große Bronchien	Peripher	kleinzellig	Platten-epithel	Adeno-Ca.	Ca. fibrosum
Mensch	70 %	30 %	55 %	30 %	15 %	—
Tier	3 %	97 %	—	10 %	75 %	15 %

Die Tabelle zeigt sehr deutlich die Sonderstellung der
menschlichen Lungengeschwülste insofern, als das kleinzellige Bronchuskarzinom, bzw. seine hilusnahe stenosierende Lokalisation eine menschliche Eigentümlichkeit ist
— wahrscheinlich verdanken wir ihr auch jene Zunahme
der Bronchuskarzinome, über die oben berichtet wurde.

Am besten untersucht ist das Auftreten von spontanen
Lungentumoren bei unserem beliebtesten Laboratoriums-
tier, der Maus. Schon Schabad[69] hat bei 112 Mäusen
Lungenkrebse beschrieben, die alle primär multipel und
peripher saßen und dem Typus des Alveolarzellkarzinoms
entsprachen. Andervont[61] hat dann in jahrelangen Versuchen Mäusestämme gezüchtet mit höherer (Stamm
A und C) und niedrigerer Spontantumorrate
(Stamm L und C 57 black); er konnte weiter zeigen, daß
die kanzerogenen Kohlenwasserstoffe und auch Aminoazo-
toluol bei den ersteren das Auftreten der Tumoren beschleunigen, aber bei den Tieren mit niedriger Spontantumorrate
wirkungslos bleiben.

Man kann in Mäusen des zu Lungentumoren neigenden
A-Stammes solche Tumoren durch intraperitoneale, subkutane oder orale Urethangaben künstlich erzeugen[65, 67],
was besonders bemerkenswert ist, weil das Urethan somit
das erste wasserlösliche kanzerogene Agens ist im Gegen-

satz zu allen anderen bloß lipoidlöslichen. Man muß also annehmen, daß das Agens auf dem Blutweg an die zur Krebsentwicklung befähigten Zellen herangelangt und sie zur Wucherung bringt. S m i t h und R o u s[71] haben dann diese Methode benützt, um bei embryonalen Mäusen Lungentumoren hervorzurufen, indem sie graviden Muttertieren Urethan subkutan injizierten. Das Urethan geht über die Plazenta auf den Fötus über und führt in der Lunge zum Auftreten von Tumoren, die bereits bei zwei Monate alten Tieren makroskopisch sichtbar sind. Damit war ein Material gegeben, an dem man die Entstehung der Adenome bzw. Alveolarzellkarzinome von ihren ersten Anfängen an verfolgen konnte. Auf Serienschnitten ist denn auch dem genannten Verfasser der Nachweis geglückt, daß die erste Tumorbildung primär multipel sich aus den Alveolarzellen entwickelt. Diese Befunde sprechen sehr dafür, daß das bei Menschen vorkommende ähnlich gebaute Karzinom ebenfalls von den Alveolarzellen und nicht vom Bronchialepithel abstammt.

Alle die erwähnten Tierversuche zeigen uns, daß auch beim Lungenkarzinom zwei Faktoren zusammenwirken, eine i n n e r e B e r e i t s c h a f t und e i n ä u ß e r e r R e i z. Wir werden wohl nicht fehlgehen, wenn wir auch für die Entstehung der Lungentumoren beim Menschen diese Konstellation als notwendig annehmen.

Die Probleme menschlicher Tumoren sind eben nur am Menschen selbst zu lösen: das durch die Möglichkeit der operativen Behandlung neu erwachte Interesse an den Lungengeschwülsten gibt mir die Hoffnung, daß wir auch diesbezüglich bald weitere Fortschritte verzeichnen werden.

L i t e r a t u r: I. [1] A d a m s, S t e i n e r und B l o c h: Surg. etc., 11 (1942): 503. — [2] v. A l b e r t i n i: Schweiz. Z. Path., 8 (1945): 162. — [3] A n d e r s o n: J. thorac. Surg. (Am.), 12, 3 (1942): 351. — [4] A u s b ü t t e l: Frankf. Z. Path., 53 (1940): 46. — [5] B r u n n und G o l d m a n n: Amer. J. Surg., 54 (1941): 179. — [6] C h e e k und M u i r h e a d: Arch. Path. (Am.), 46 (1949): 529. — [7] v. E i c k e n: Zbl. Hals- usw. Hk., 31 (1938): 235. — [8] E n g e l b r e t h-H o l m: Acta chir. scand. (Schwd.), 90 (1944): 383. — [9] F e y r t e r: Lubarsch-Ostertag, Erg. Path., 29 (1934): 307. — [10] D e r s e l b e: Wien. Z. inn. Med., 27 (1946): 9. — [11] F r i e d: Arch. int. Med. (Am.), 79 (1947): 291. — [12] G e i p e l: Frankf. Z. Path., 42 (1931): 516. — [13] G r a h a m und W o m a c k: J. thorac. Surg. (Am.), 14 (1945): 106. — [14] H a m p e r l: Virchows Arch., 300 (1937): 46. — [15] H a r r i s: Arch. Path. (Am.), 35 (1943): 83. — [16] H o l l e y: Mil. Surgeon (Am.), 99 (1946): 528. — [17] H u s f e l d t: Acta chir. scand. (Schwd.), 87 (1942): 80. —

[18] I w e m a: Ndld. Tschr. Geneesk., 20. März 1943. — [19] J a c k s o n, K o n z e l m a n n und N o r r i s: J. thorac. Surg. (Am.), 14 (1945): 98. — [20] J e n n y: Schweiz. med. Wschr., 1949, 79: 604. — [21] K a p e r t: Schweiz. med. Wschr., 78 (1948): 26. — [22] L a f f und N e u b u e r g e r: Arch. Otolaryng. (Am.), 40 (1944): 487. — [23] L i n d g r e n: Acta oto-laryng. (Schwd.), 27 (1939): 183. — [24] M c R e y n o l d s und P a r r i s h: An. Otolaryng., 56 (1947): 766. — [25] M a d e l u n g: Arch. Ohrenhk., 150 (1941): 188. — [26] M e y e r, R.: Henke-Lubarsch, VII/1, 1930. — [27] N a c l e r i o und L a n g e r: Amer. J. Surg., 75 (1948): 532. — [28] N a g e r: Practica Otolaryng., 6 (1944): 193; 7 (1945): 102. — [29] S a n o und M e a d e: Arch. Path. (Am.), 43 (1947): 235. — [30] S c h n e i d e r: Virchows Arch., 309 (1942): 60. — [31] S t o u t: Arch. Path. (Am.), 35 (1943): 803. — [32] W o m a c k und G r a h a m: Arch. Path. (Am.), 26 (1938): 165. — II. [33] A d a m s: J. thorac. Surg. (Am.), 17, 1948. — [34] C a t h i e: Schweiz. med. Wschr., 1945, 75: 15. — [35] E s s e l i e r: Zit. n. Jenny (46). — [36] F r i e d: Amer. J. Surg. (Am.), 29 (1935): 261. — [37] D e r s e l b e: Amer. J. Canc., 23 (1935): 247. — [38] F r i e d r i c h: Virchows Arch., 304 (1939): 230. — [39] F u r t h: Amer. J. Path., 22 (1946): 1101. — [40] G a e n s l e r, M c K a y, W a r e und L y n c h: Arch. Path. (Am.), 46 (1949): 503. — [41] G u t z e i t: Z. Krebsforsch., 19 (1923): 30. — [42] H a l p e r t: Amer. J. Canc., 40, 1940. — [43] H e l l y: Z. Hk., 28 (1907): 105. — [44] H o e s s l y: Schweiz. Z. Path., 10 (1947): 302. — [45] H o l i n g e r: Schweiz. med. Wschr., 1948, 78: 842. — [46] J e n n y: Schweiz. Z. Path., 9 (1946): 1. — [47] J e u t h e r, K o e p e r und P i o n t e k: Virchows Arch., 314 (1947): 242. — [48] K a u f m a n n: Schweiz. med. Wschr., 1926: 197. — [49] K u c s k o und P o r t e l e: Der Krebsarzt, 4 (1949)· 183. — [50] L a i p p l y und F i s h e r: Arch. Path. (Am.), 48 (1949)· 107 (amerikanische Literatur). — [51] L ü t h i - M i c h a u d: Inaug.- Diss., Zürich 1949. — [52] M e r t e n s: Z. Krebsforsch., 71 (1941): 183. — [53] M ü l l e r: Z. Krebsforsch., 49 (1939): 47. — [54] N e u h o f und A u f s e s: J. thorac. Surg. (Am.), 17, 1948. — [55] P e t e r s: Z. Krebsforsch., 37 (1932): 587. — [56] R o f f o: Acta Un. intern. contra cancer, 4, 1939. — [57] S i e g m u n d: Virchows Arch., 236 (1933): 191. — [58] S w a n: Arch. Path. (Am.), 47 (1949): 517 (amerikanische Literatur). — [59] V a n e k: Čas. Lék. česk., 87 (1948): 127. — [60] W e i s s m a n n: Frankf. Z. Path., 47 (1935): 534. — III. [61] A n d e r v o n t: U. S. Publ. Health Rep., 49 (1934): 620; 53 (1938): 1647. — [62] C o w d r y: J. exper. Med. (Am.), 42 (1925): 323, 334. — [63] D u n g a l: Amer. J. Path., 22 (1946): 737. — [64] G r u m b a c h: Bull. Assoc. franç. Étude Canc., 15 (1926): 212. — [65] H e n s h a w und M e y e r: J. nat. Canc. Inst., 4 (1944): 523. — [66] M a t h i a s und S c h ü t z l e r: Virchows Arch., 308 (1941): 243. — [67] N e t t l e s h i p, H e n s h a w und M e y e r: J. nat. Canc. Inst., 4 (1943): 309. — [68] N o r r i s: Arch. Path. (Am.), 43 (1947): 553. — [69] S c h a b a d: Z. Krebsforsch., 30 (1930): 24. — [70] S j o l t e: Virchows Arch., 312 (1941): 35. — [71] S m i t h und R o u s: J. exper. Med. (Am.), Africa, 1918.

Aussprache: Hr. Ass. Dr. Vorderwinkler (Innsbruck, Nervenklinik): Zur Histogenese der bronchogenen Krebsmetastasen im Gehirn werden die Untersuchungsergebnisse eines Falles gebracht, der an einem soliden Bronchuskrebs und einer davon ausgehenden Massenmetastasierung erkrankt war. Die histologische Untersuchung des Gehirns erfolgte unter besonderer Berücksichtigung der Frühentwicklung der Krebsherde und deren Abhängigkeit von den Gefäßen.

Dabei konnte festgestellt werden, daß die erste Entwicklung der Krebsherde in den embolisierten Gefäßen selbst erfolgt, wobei es an verschiedenen Stellen durch lebhaftere Krebszellvermehrung zu Gefäßauftreibungen kommt und an solchen Stellen das Krebsgewebe durch Einsprossung von Gefäßen aus benachbarten Gefäßen ernährt wird. Erst durch die Einsprossung von Gefäßen kommt es primär zu der für eine günstige Weiterentwicklung der Krebsherde nötigen Extravasalisation der in einem embolisierten Gefäß eingeschlossenen Krebszellen. Die weitere Entwicklung erfolgt dann nach Durchbruch der embolisierten Gefäßwand in den perivaskulären Raum benachbarter hirneigener kleiner bis mittelgroßer Gefäße, wo die Krebszellen in verschieden dicken Lagen sich erhalten können. In weiterer Entfernung von solchen Gefäßen unterliegt das Karzinomgewebe der Nekrose. Eine Gefäßversorgung durch Kapillargefäße erfolgt nicht. Während der Weiterentwicklung der Krebsherde um die hirneigenen Gefäße macht die Autovaskularisation der Herde von Ursprungsstellen aus nur langsamere Fortschritte und hält sich an das bindegewebige Material der ursprünglich embolisierten Gefäße, indem sich kleinere Gefäße in den inzwischen durch die Krebszellvermehrung gedehnten Gefäßbindegewebsröhren ihren Weg bahnen. Demnach kann die Gefäßversorgung von Krebsgewebe im Gehirn auf zweierlei Weise erfolgen: Einerseits durch Autovaskularisierung, die in diesem Fall im Verhältnis zur Schnelligkeit des Krebswachstums insuffizient war, um das gewucherte Krebsgewebe zu versorgen, anderseits durch Benützung hirneigener Gefäße. Außer adventitiellen Bindegewebes war in den intrazerebralen Krebsknoten keine bindegewebige Stützsubstanz vorhanden. Eine direkte Durchwucherung der Krebszellen aus den embolisierten Gefäßen schien selbst im gefäßreichen Hirnrindenparenchym zu keinem erfolgreichen Wachstum zu führen, was sich an Untergangserscheinungen der Krebszellen wie starke Vakuolisierung des Plasmas, Kernpyknose sowie mangelnde Kernfärbbarkeit äußerte. Das bis zur Pia vorgedrungene und sich dort ausbreitende Krebsgewebe hatte reichlich stützendes Stroma. Auch dort waren die perivaskulären Räume die bevorzugten Ausbreitungswege. Das Vorkommen einiger vom Endothel eines von Krebszellen umlagerten Gefäßes in das blutdurchflossene Lumen einwachsenden Krebszellknospen wurde beobachtet.

Irgend welche Parenchymschäden als Folge der Gefäßverlegung durch die so zahlreiche Embolisierung von Krebszellen konnte histologisch nicht beobachtet werden, was wohl damit zu erklären ist, daß die Embolisierung in so kleine Gefäßabschnitte erfolgt, wo durch die netzige Anordnung der Gefäße Ernährungsstörungen des Hirnparenchyms vermieden werden können.

Die Ursache einer so zahlreichen Metastasierung von Krebsherden läßt sich wohl, wie H. E. Walther meint, so erklären, daß bei der Metastasierung von Karzinomen auch die Eigenschaften des verschleppten Krebsmaterials eine nicht unwesentliche Rolle spielen, sei es in dem Sinne, daß Geschwulstformen mehr oder weniger leicht abbröckeln, oder sei es, daß in der Vitalität des eingeschleppten Krebsmaterials eine Verschiedenheit besteht. Ein ausführlicher Bericht der histologischen Untersuchungsergebnisse mit Abbildungen folgt anderswo.

Hr. H. Hamperl (Schlußwort): In dem reichen Kropfmaterial, das mir in Salzburg zur Verfügung stand, habe ich seit Jahren unter anderem besonders auf Gefäßveränderungen geachtet.

Am bemerkenswertesten erscheinen wohl die Veränderungen an den Arterien in der Kapsel und Umgebung von Adenomknoten. Die Muskelwand zeigt am Uebergang von mittelgroßen zu kleineren Arterien einen eigentümlichen Umbau, indem sie sich in einzelne einander durchflechtende Muskelbündel aufsplittert, wobei die ursprüngliche Ringslage zugunsten einer inneren von elastischen Membranen unterteilten Längslage völlig zurücktreten kann. Gleichzeitig verdickt sich die subintimale Schicht zu einer mehrfachen Lage elastischer Membranen. Dort wo die Arterien in den Kropfknoten selbst einstrahlen, bilden diese manchmal allein die Gefäßwand. Die Zunahme der inneren Muskellagen kann aber auch in den kleineren Kapselarterien zu einem völligen Verschluß der Lichtung führen, so daß das Gefäß sozusagen ein solides Muskelbündel darstellt, in dem nur die mehr und mehr verschwindenden Reste der ursprünglichen Elastica interna an die Entstehung aus einer Arterie erinnern. In solchen Fällen hat es dann den Anschein, als würden von einer kleineren noch durchgängigen Arterie sich verzweigende Muskelfahnen abgehen.

Auch in den Venen der Adenomkapsel kommt es zum Auftreten einer elastisch-muskulären inneren Längslage, ähnlich wie ich sie seinerzeit (Uppsala Läk.för. Förh., 54 [1949]: 99) in den Venen am Grund von chronischen Magengeschwüren beschrieben habe. Sie kann ebenfalls zu völligem Verschluß der Lichtung führen.

In den Kapillaren der Adenomknoten kann man oft eine eigentümliche Fetteinlagerung zwischen Endothel und fettspeichernden Adventitiazellen beobachten, die am ehesten mit der von Zollinger beschriebenen Kapillarsklerose im Zentralnervensystem zu vergleichen wäre.

Die Röntgendiagnostik der Lungentumoren

Von

Professor Dr. **A. Leb**

Graz

Die Röntgenbefunde bei Lungentumoren reichen nicht an die Zuverlässigkeit der patho-anatomischen Untersuchungsergebnisse heran, wie sie durch Herrn Hamperl vorgetragen wurden. Das Röntgenbild zeigt nur die spezifischen Dichteunterschiede im durchstrahlten Gebiet. Entzündliche Infiltrate, blastomatöse Gewebswucherungen, seröse oder eitrige Ergüsse haben dasselbe spezifische Gewicht und sind röntgenologisch nicht voneinander differenzierbar. Ueber Farbe und Konsistenz eines Organs gibt das Röntgenogramm keinen Aufschluß, dem Röntgenverfahren fehlt die Möglichkeit einer feingeweblichen Untersuchung. Wer aus einem einzelnen Röntgenbild histologische Diagnosen stellt, überschreitet die durch die Röntgenphysik gezogenen Grenzen.

Anderseits hat die Röntgendiagnostik gegenüber der rein pathologisch-anatomischen Untersuchung erweiterte Möglichkeiten. Die Röntgenuntersuchung erfolgt am lebenden Organismus und am lebenden Organ. Bei der Thoraxdurchleuchtung z. B. sind außer eventuellen röntgenanatomischen Veränderungen auch Lebensvorgänge, Bewegungsvorgänge am Zwerchfell und an den Mediastinalorganen in ihrem normalen und pathologischen Ablauf zu beobachten. Durch serienmäßige Röntgenaufnahmen in verschiedenen Zeitabständen werden charakteristische Verschiedenheiten in Krankheitsabläufen aufgedeckt. Ueber eine starr morphologe Betrachtungsweise hinaus weitet sich die Röntgendiagnostik in das patho-physiologische Gebiet und erbringt weitere funktionelle differentialdiagnostische Symptome.

Die Röntgenuntersuchung am lebenden Menschen hat noch den Vorteil, daß die dabei gewonnenen diagnostischen Aufschlüsse für die Therapie auszuwerten sind. Seitdem durch die Fortschritte der chirurgischen Technik Neubildungen der Lunge radikal entfernt und die davon betroffenen Kranken geheilt werden können, gewinnt ihre Röntgendiagnostik eine steigende praktische Bedeutung. Besonders die Möglichkeit der halbseitigen Pneumonektomie beim Bronchialkarzinom wirkt sich als mächtiger Motor für die Fortentwicklung der Röntgendiagnostik der Lungentumoren aus.

Schon 2 Jahre nach der Entdeckung der Röntgenstrahlen hat Grumach das Röntgenbild des Bronchialkrebses beschrieben. Seither ist der Röntgennachweis der Lungengeschwülste ein wissenschaftlich viel bearbeitetes Thema geblieben. Die Resultate dieser Untersuchungen sind in den Arbeiten von Otten, Lenk, Aßmann, v. Sauerbruch und seinen Schülern, von Beutel, Pohl, um nur einige zu nennen, und in den Publikationen zahlreicher ausländischer, vor allem amerikanischer Autoren niedergelegt. Ueber diese bereits bekannten Ergebnisse in der Thoraxdiagnostik hinaus haben die erweiterten Möglichkeiten der Lungenchirurgie, die notwendige enge Zusammenarbeit zwischen Chirurgen und Röntgenologen auch zu erweiterten Forderungen an die Leistungen der Röntgenuntersuchung der Lungentumoren geführt.

Die folgenden Ausführungen gelten diesen erweiterten und heute aktuellen Aufgaben und Zielsetzungen in der Röntgendiagnostik der Lungengeschwülste.

Vier Forderungen sind es, die sich aus der täglichen praktischen Arbeit in der röntgendiagnostischen Versorgung der einschlägigen Kranken aufdrängen:

1. die Forderung nach einer gesteigerten Sicherheit des Röntgenbefundes, damit er als zuverlässige Grundlage für die Indikation zu einem immerhin schweren chirurgischen Eingriff dienen kann;

2. die Forderung nach einer raschen Diagnosestellung; jeder Zeitverlust bedeutet Tumorwachstum und eine verschlechterte therapeutische Situation;

3. der Röntgenbefund hat nach Möglichkeit Hinweise zu erbringen für die eventuelle Inoperabilität, um die Zahl der vergeblichen operativen Eingriffe zu vermindern;

4. besteht verstärkt die Forderung nach einer Röntgenfrühdiagnostik nach einem Tumornachweis, bevor die Neubildung Metastasen gesetzt hat. Für die Radi-

kalität eines operativen Vorgehens ist dies von entscheidender Bedeutung.

Die erste Röntgendurchleuchtung und Lungenaufnahme gestattet nur in der Minderzahl der Fälle einen sicheren Röntgenbefund, meist ist nur eine Verdachtsdiagnose möglich. So ist jedes einseitige, homogene, andauernde Infiltrat in der Lunge nach dem 4. Lebensjahrzehnt tumorverdächtig. Dieser Verdacht ist durch eine Erweiterung des röntgenologischen Untersuchungsganges, durch die Tomographie, durch die Bronchographie und, wenn Zeit gegeben ist, durch die Kontrolle des Krankheitsverlaufes und eventuell durch das Ergebnis einer probatorischen Röntgentherapie zu sichern. Nach unseren Erfahrungen beginnt in etwa vier Fünftel der Fälle der Bronchialkrebs in der perihilären Lungenregion und verursacht eine einseitige Verbreiterung des Lungenstieles. Bei epituberkulösen Infiltraten, bei chronischem perihilärem Lungenabszeß wie auch beim primären Bronchialkarzinom ergeben sich täuschend ähnliche Bilder, die durch die angegebene Erweiterung des röntgenologischen Untersuchungsganges voneinander abzugrenzen sind.

Außer der bevorzugten Lokalisation am Lungenstiel finden sich Bronchialkarzinome in allen Teilen der Lunge, hauptsächlich in den Lungenoberlappen. Je nach dem Ausgangspunkt und dem Stadium der Entwicklung, in dem sie gerade angetroffen werden, bieten sie verschiedene Röntgenbilder.

Im Lungenparenchym erscheinen sie als homogene Rundschatten innerhalb der Lungenlappen, solange sie nicht in ihrem Wachstum auf den Widerstand der Thoraxwand oder einer Lappengrenze stoßen. Die Geschwülste liegen in durchlässigem, reaktionslos aussehendem Lungengewebe und sind trotz ihrer regelmäßigen Rundform uneben und höckerig begrenzt. Im Bronchogramm findet sich eine Verdrängung der benachbarten Bronchialäste; die im Tumorgebiet selbst liegenden Teile des Bronchialbaumes sind nicht auffüllbar und von Tumorgewebe ausgefüllt.

Schwieriger und unsicherer wird die Diagnose der im Parenchym gelegenen Tumorform in den Anfangsstadien, wenn der tumorverdächtige Schatten kaum Kirschgröße oder Nußgröße erreicht und bei oft gleichzeitig vorhandener Lungentuberkulose von einem tuberkulösen Rundinfiltrat abgegrenzt werden soll. Die Sicherung der Diagnose ist dann meist nur durch die Beobachtung des Krankheitsverlaufes möglich.

Eine seltenere Art des primären Lungenkarzinoms ist die krebsige Pneumonie.

Die Verschattung ist intensiver und gleichmäßiger, als sie bei Pneumonie, bei der meist noch Luftreste in der Lunge verbleiben, gefunden wird.

Die peripheren Karzinome des o b e r e n Lungenfeldes und der oberen Lungenfurche verursachen durch Uebergreifen auf die regionäre Thoraxwand, auf den Plexus brachialis und das Mediastinum in vorgeschrittenen Fällen das Pancoast-Syndrom.

Führt die Entwicklung eines Bronchialkarzinoms zum Verschluß eines größeren Bronchialastes, so entsteht eine Reihe komplizierender Begleitsymptome. Als Folge der Bronchusstenose treten Atelektasen, Pneumonien, Abszesse und Bronchiektasien auf, die zwar das Tumorinfiltrat überlagern können, aber als Tumorbegleitsymptome zur Diagnose beitragen. Im ersten Beginn tritt die Atelektase als peritumorale Trübung auf; die Lage derselben läßt auf den Bronchus schließen, der von der Okklusion betroffen ist. Der Kernschatten der Geschwulst ist in diesem Stadium noch am nativen Röntgenbild, immer aber durch die Tomographie abgrenzbar. Ist ein Lappenbronchus verschlossen, ein ganzer Lungenlappen von der Durchlüftung abgeschnitten und der peripher vom Tumor gelegene Luftrest resorbiert, so entstehen lobäre, mit dem Lappenrand scharf abschneidende massive Verschattungen, die aber nur im hilusnahen Anteil durch das Neoplasma und in der Peripherie durch Atelektase und Pneumonie bedingt sind.

Ist die Zwerchfellbeweglichkeit erhalten, so kommt es zu einem Ansaugen des Mediastinums und der Trachea auf die kranke Seite, weil durch die infiltrierten Lungenanteile die Inspirationsluft nicht aufgenommen und der Druckausgleich nicht hergestellt werden kann. Man beobachtet bei der Röntgendurchleuchtung ein Mediastinalwandern bei tiefer Inspiration, ein Mediastinalschnellen beim Schnupfversuch als funktionelles Zeichen der Bronchusstenose; nur wo durch mediastinale Drüsen und übergreifende Tumoranteile die Verschieblichkeit des Mediastinums organisch eingeschränkt ist, bleibt die Trachea fixiert.

Nicht selten verläuft der Bronchialkrebs in der Form eines Lungenabszesses. Ein schleichender, ohne akutes pneumonisches Vorstadium auftretender Lungenabszeß bei einem älteren Menschen ist tumorverdächtig. Er verläuft:

1. als intratumoraler,

2. als peritumoraler Abszeß in der begleitenden Rand-
pneumonie.

Die Bronchusstenose kann, wie die vorangegangenen
demonstrierten Beispiele zeigen, aus der Atelektase, aus
der pathologischen Bewegung des Mediastinums erschlossen
und auf den Schichtbildern der großen Bronchialäste auch
direkt nachgewiesen werden.

Die sicherste, wenn auch eingreifendere Methodik, um
eine tumorbedingte Einengung des Bronchiallumens zur
Darstellung zu bringen, ist die Röntgen-Bronchographie.
Darin sind nun im letzten Jahre neue Fortschritte erzielt
worden:

1. durch die Verwendung eines rasch resorbierbaren
Kontrastmittels,

2. durch die Serien-Bronchographie.

Ohne Verlegung großer Teile des Bronchialbaumes und
eine länger dauernde Einschränkung der Atmungskapazität
fürchten zu müssen, können nun die Bronchien einer ganzen Lungenhälfte prall mit Kontrastöl aufgefüllt werden.
Wir verwenden Joduron B (Cilag, Schaffhausen), das nach
wenigen Stunden vollständig resorbiert ist und sich als
gefahrlos erwiesen hat.

Nach Anästhesie und Einführung eines Gummikatheters
durch die Nase in die Trachea und in den Hauptbronchus
der erkrankten Seite beginnt unter Durchleuchtungskontrolle
die langsame Injektion des Kontrastmittels. Der Patient
liegt dabei auf einem hierzu konstruierten Rotations- und
Kipptisch auf der erkrankten Seite. Die Kontrastfüllung
erfolgt schrittweise, ohne Hast. Ein eventuell ausgehustetes
Kontrastmittel wird durch langsame Nachinjektion wieder
ergänzt. Unter der Röntgendurchleuchtung wird die Auffüllung jedes Bronchialastes kontrolliert, durch fließende
Rotation des Patienten werden Ueberlagerungen aufgelöst,
pathognomonische Füllungsdefekte werden in der aufschluß-
reichsten Einstellung serienmäßig aufgenommen. Besonders
die Kontrastfüllungen der Oberlappenbronchien bedürfen
einer kompletten Füllung.

Die Konstanz eines pathologischen Befundes auf mehreren Röntgenogrammen sichert das Untersuchungsergebnis,
die pralle Auffüllung aller Bronchialäste gibt auch dem
negativen Befund einen gesteigerten Wert.

Eine weitere Forderung, die heute die Klinik an die
Röntgenuntersuchung stellt, ist die nach einer raschen Diagnosestellung, noch bevor ein Zeitverlust ein Tumorwachstum ermöglicht und die operativen Chancen mindert.

Die Röntgendurchleuchtung, die genaue Analyse eines Röntgenbildes, die Schichtuntersuchung und Bronchographie können, wenn notwendig, innerhalb eines Tages durchgeführt werden; aber selbst die zusammenfassende Anwendung dieser Methode bringt nicht in allen Fällen die diagnostische Klärung. Dann steht zur Sicherung der Diagnose noch ein weiteres, sehr aufschlußreiches, aber gefährliches diagnostisches Mittel zur Verfügung, die Beobachtung des Krankheitsverlaufes. Dieses Verfahren ist zeitraubend und steht im Gegensatz zum Postulat einer raschen Diagnosestellung.

Gerade bei den zahlreichen hilusnahen Tumorformen besteht die Gefahr eines Uebergreifens auf das Mediastinum. Die Veränderlichkeit in der Ausdehnung einer Atelektase bei Tumorstenose ist ein deutlicher Indikator für das Geschwulstwachstum. Durch eine feine Abstimmung der Zeitintervalle zwischen den einzelnen Röntgenaufnahmen kann die Beobachtungszeit auf das notwendigste Maß eingeschränkt werden. Wenn auch die Wachstumsgeschwindigkeit der einzelner. Bronchialkarzinome individuelle Weiteverschiedenheiten aufweist, so konnten wir doch nicht selten innerhalb weniger Tage das Auftreten und die Vergrößerung atelektatischer Verschattungen beobachten.

Für die ersten Kontrollaufnahmen einer Aufnahmeserie zur Verlaufsdiagnose ist ein Höchstzeitintervall von 8 Tagen — eher kürzer — zu wählen.

Gering dosierte Röntgenbestrahlungen (60 bis 80 r Einzeldosis) beschleunigen die Resorption nichtmaligner Infiltrate und können zur Verkürzung der Beobachtungszeit herangezogen werden. Gegen ein Neoplasma spricht nur das restlose und dauernde Verschwinden des tumorverdächtigen Schattens. Tritt auf die Röntgentherapie nur eine Verkleinerung der Infiltration ein, so spricht dies nur für ein Zurückgehen der Atelektase oder Begleitpneumonie, der restierende Kernschatten ist weiterhin tumorverdächtig und bedarf röntgenologischer Ueberwachung.

Ueber die Diagnose Bronchialkarzinom hinaus ergibt nun die Röntgenuntersuchung — allerdings eingeengt auf die röntgen-optischen Möglichkeiten — auch Anhaltspunkte für eine eventuelle Inoperabilität der vorliegenden Lungengeschwulst. Vor allem sind es die Verbindungen der malignen Neubildungen zu den Mediastinalorganen, eventuell vorhandene Drüsen und Fernmetastasen, welche die Operabilität und die Radikalität eines operativen Vorgehens ungünstig beeinflussen.

11*

Das breitbasige Aufsitzen des Tumorschattens am Mediastinum spricht schon am nativen Röntgenbild für die Möglichkeit eines Uebergreifens auf die im Mittelschatten gelegenen Nachbarorgane. Regionäre Drüsen führen zu einer gegen die Lunge hin bogig begrenzten Verbreiterung des gleichseitigen Mediastinalrandes. Nicht selten finden sich am Oesophagus umschriebene Verdrängungserscheinungen, Konturunregelmäßigkeiten und Füllungsdefekte als Beweis des Uebergreifens der Geschwulst auf die Speiseröhre.

Bei der Röntgendurchleuchtung erfolgt keine inspiratorische Ansaugung der Trachea, kein Mediastinalwandern nach der kranken Seite.

Die Trachea ist meist durch mediastinale Drüsen fixiert, das Zwerchfell höherstehend, die Exkursionsbreite bei der fortschreitenden Atelektase eingeschränkt, und schließlich zeigt das Zwerchfell eine paradoxe Verschieblichkeit als Zeichen der Schädigung des Nervus phrenicus.

Von den Fernmetastasen sind die Destruktionen am Skelet dem Röntgennachweis zugänglich. Alle vom Patienten angegebenen, daraufhin verdächtigen Beschwerden bedürfen einer eingehenden röntgenologischen Exploration. Oft sind es zuerst die festgestellten Metastasen, die zur Diagnose eines sonst symptomfreien Bronchialkarzinoms führen. Von den Fernmetastasen entgehen naturgemäß alle Geschwulstabsiedlungen in den großen parenchymatösen Organen im Abdomen, im Gehirn usw. dem Röntgennachweis. Wie ungünstig die Verhältnisse liegen, beweist eine Statistik, die auf Grund von 150 Fällen von obduziertem Lungenkrebs aus dem Pathologisch-Anatomischen Institut Graz von V o g l e r erstellt wurde. In 93·5% der Fälle bestanden bereits Drüsen- und Fernmetastasen auch bei erst erbsen- bis kirschgroßen Primärtumoren. Nur 6½% waren metastasenfrei. Es ist für die Spätresultate der Pneumektomien bei Bronchialkarzinom von entscheidender Bedeutung, daß die Diagnose n o c h   v o r   d e r   M e t a s t a s i e r u n g gestellt wird.

Ein Mittel zur möglichen Früherfassung eines Bronchialkrebses ist „d i e   n i e   u n t e r l a s s e n e   L u n g e n - d u r c h l e u c h t u n g". Die Tatsache, daß die Frühstadien der Lungenneoplasmen durchaus symptomfrei verlaufen können, gibt die Veranlassung, bei jedem Patienten, der auch nur wegen Magen-Darmbeschwerden zur Röntgendurchleuchtung zugewiesen wird, einen Blick auf die Lunge zu tun.

Im Gegensatz zum Bronchialkarzinom sind die benignen Lungentumoren, wie Fibrome, Lipome, Chondrome, benigne Polypen, wie sie von Hamperl, Geipel und in letzter Zeit von röntgenologischer Seite von Esser beschrieben wurden, selten. So konnte Geipel innerhalb von 30 Jahren nur 2 Fälle von benignen Bronchialpolypen feststellen. Sie werden nur von chirurgischer Bedeutung, wenn sie Bronchusstenosen oder grobe Verdrängungserscheinungen hervorrufen und sind dann röntgenologisch unschwer feststellbar.

Röntgensymptome für die Gutartigkeit sind:

1. glatte Konturen und das Fehlen eines infiltrativen Vordringens und

2. ein langsames Wachstum, wobei beide genannten Symptomgruppen zutreffen müssen.

Eine Gruppe benigner Tumoren, die weniger selten ist und auf die in letzter Zeit wieder von Homma von der Klinik Denk hingewiesen wurde, sind die Ganglio-Neurome und Neuro-Fibrome.

Sie nehmen meist von den interkostalen Ganglien ihren Ausgang. Am Röntgenbild erscheinen sie als glatt begrenzte Schatten mit eventuellen Druckusuren an den regionären Wirbelrändern und Rippen, Verbreiterung der Interkostalräume als Zeichen des expansiven Wachstums. Im seitlichen Durchmesser projizieren sich diese Tumoren auf die Wirbelsäule in die kosto-vertebrale Region.

Diese Geschwülste bedürfen, auch wenn keine operative Indikation besteht, einer Ueberwachung des Krankheitsverlaufes. Die glatten Konturen des Röntgenschattens allein genügen nicht für die Diagnose auf Benignität. Zeigt die Röntgenverlaufskontrolle ein rasches Wachstum, so ergibt sich der Verdacht auf Malignität.

Dermoidzysten ergeben regelmäßige, glatt begrenzte, dem Lungenhilus aufsitzende homogene Verschattungen, die, wenn eine Kommunikation mit dem Bronchialraum besteht, auch luftgefüllt sein können. Zum Unterschied von Neurinomen projizieren sie sich im seitlichen Durchmesser v o r die Wirbelsäule auf den Lungenhilus und in das vordere Mediastinum.

Echinococcuszysten liegen in der Mehrzahl im Lungenparenchym. Sie zeigen als Zeichen der Benignität glatte Begrenzung und nur langsames expansives Wachstum. Die Diagnose kann durch das Ergebnis der Intrakutanreaktion und Konkrementbild gestützt werden.

Zusammenfassung

Aus den vorangegangenen Ausführungen ergibt sich die Vielgestalt, mit der sich der Lungentumor im Röntgenbild präsentiert. Nicht ein einzelnes Röntgensymptom, sondern ein Symptomenkomplex, die Zusammenfassung der Resultate einer genauen Analyse des Röntgenbildes, der Ergebnisse der Röntgendurchleuchtung, der Schichtuntersuchung und Bronchographie und, wenn notwendig, die Beobachtung des Krankheitsverlaufes ermöglicht jene hinlängliche Sicherheit der Diagnose, die auch die Verantwortung für einen chirurgischen Eingriff mittragen kann.

Fortschritte glauben wir im letzten Jahr erzielt zu haben in der Bronchographie. Die Verwendung eines resorbierbaren Kontrastmittels ermöglicht heute einen prallen Ausguß des Bronchialbaumes einer Seite ohne eine lange dauernde Verlegung von Bronchialästen befürchten zu müssen. Durch die Serien-Bronchographie gewinnen auch weniger ausgeprägte pathologische Füllungsdefekte einen diagnostischen Wert, wenn sie auf mehreren Röntgenbildern und konstant zur Darstellung kommen.

Von den 137 Fällen von Bronchialkarzinom, die in den letzten 18 Monaten in unserem Institut zur röntgenologischen Beobachtung kamen, wurden bisher 42 Fälle durch operativen Augenschein oder Obduktion kontrolliert.

In 86% dieser verifizierten Fälle wurden charakteristische Tumorsymptome erhoben. In 60% wurde die Diagnose auf Bronchialkarzinom mit Sicherheit, in 26% die Verdachtsdiagnose und in 14% wurde die Diagnose nicht gestellt.

Diesen restlichen 14% gelten nun unsere künftigen Bemühungen um eine weitere Verbesserung der Methodik in der Röntgendiagnostik der Lungentumoren.

Aussprache: Hr. Dr. E. M u n t e a n : Der Beitrag der Röntgenschichtuntersuchung zur Erkennung der Bronchialkarzinome. Die Schichtuntersuchung vermag direkte Symptome aufzudecken, welche für einen Bronchustumor sprechen. Diese sind: der Nachweis einer unregelmäßig begrenzten Bronchusstenose, eines Tumorkernschattens und die begleitende Atelektase. Die letztere kommt im Tomogramm als eine mehr homogene, strukturlose, schleierartige Trübung des betreffenden Lungenabschnittes zur Darstellung. Der Tumorkernschatten läßt sich dagegen als eine davon deutlich abgegrenzte intensiv dichte Verschattung erkennen. Er bildet bei gleichzeitiger Einengung eines Bronchus ein sicheres Tumorsymptom. Auch die Form der Bronchusstenose ermöglicht vielfach Rückschlüsse bezüglich ihrer Aetiologie. So bewirken extrabronchiale expansiv wachsende Tumoren eine Spreizung der großen Bronchien und eine Abdrängung oder Zusammendrängung der kleineren Bronchien. Es können auch glatt begrenzte Eindellungen auftreten, welche jedoch nur selten zur kompletten Stenose führen. Intrabronchiale gutartige Tumoren zeigen rundliche, ebenfalls scharf begrenzte Defekte, welche sich kuppelförmig gegen die Luftsäule des Bronchus vorwölben. Dabei fehlen Verdrängungserscheinungen der Bronchien. Im einzelnen Fall kann allerdings die Differentialdiagnose zwischen maligner und benigner Stenose äußerst schwierig sein. Bösartig infiltrativ-destruktiv wachsende Tumoren zeigen im allgemeinen eine unregelmäßige stufenförmige oder kleinzackige Begrenzung der Stenose. In den meisten Fällen können von außen auf den Bronchus übergreifende und von der Bronchuswand selbst ausgehende bösartige Tumoren nicht voneinander unterschieden werden.

Von besonderer Wichtigkeit ist die Beurteilung der Bronchien, welche eine schräge Verlaufsrichtung zur tomographischen Schnittebene haben. Die Fortsetzung eines Bronchus in einer anderen Schicht täuscht im Tomogramm einen etwa länglich ovalen, unscharf begrenzten Abschluß des Bronchus vor und darf nicht mit dem Abbruch der Bronchusluftsäule infolge einer pathologischen, unregelmäßig begrenzten Stenose verwechselt werden. Im Zweifelsfall müssen mehrere Tomogramme in Abständen von 1 cm gemacht werden.

In vielen Fällen vermag die Schichtuntersuchung die Diagnose mit Sicherheit zu erbringen, so daß dem Patienten die bronchographische Untersuchung erspart werden kann. Die Bronchographie ist bei guter Technik als vollkommen gefahrlos anzusehen, doch ist sie bei Jodüberempfindlichkeit, florider Tuberkulose, Nierenschädigung, Kreislaufschwäche und hohem Alter kontraindiziert oder sollte nur mit äußerster Vorsicht angewandt werden. Dort, wo die Ergebnisse der Tomographie unsicher werden, nämlich bei der Darstellung von Stenosen kleinerer Bronchien, bietet auch die Bronchographie dieselbe diagnostische Unsicherheit. Im allgemeinen ist zu fordern, daß einer Bronchographie stets die Schichtuntersuchung vorangehen sollte.

Von besonderer Wichtigkeit für die Feststellung der Operabilität ist der Nachweis von Drüsenmetastasen, wobei die Schichtuntersuchung die Methode der Wahl bildet.

Hr. Dr. H. L i d l (Graz): Zum Röntgennachweis mediastinaler Drüsenmetastasen bei Lungentumoren. Der möglichst frühzeitige röntgenologische Nachweis mediastinaler Drüsenmetastasen bei Lungentumoren ist von Bedeutung: 1. als differentialdiagnostisches Hilfsmittel bei tumorverdächtigen Lungeninfiltraten, 2. bei diagnostisch gesichertem Lungentumor als Kriterium der Operationsmöglichkeit, denn die Untersuchungsergebnisse haben gezeigt, daß bereits kleine, periphere, noch isoliert im Lungengewebe liegende Tumoren, welche operativ entfernbar schienen, durch mediastinale Metastasen inoperabel waren.

Da bei der gewöhnlichen Röntgendurchleuchtung die mediastinalen Drüsen eine ziemliche Größe erreicht haben müssen, um auf diesem direkten Weg sichtbar zu werden, so ist zu deren frühzeitigem Nachweis eine Reihe von Zusatzuntersuchungen erforderlich: vor allem die Tomographie des Mediastinums, denn auf diese Weise können die mediastinalen Drüsen wesentlich früher und deutlicher dargestellt werden; dann die Bronchographie und schließlich weitere, sogenannte indirekte Nachweismethoden der Metastasen durch Verdrängung der Nachbarorgane (Oesophagus, Bifurkation) infolge Einlagerung vergrößerter Lymphknoten.

Demonstration folgender Fälle:

Fall 1. Tumorverdächtiges Infiltrat im linken Unterlappen, Spreizung und Abrundung der Bifurkation durch vergrößerte tracheobronchiale Drüsen, gute Uebereinstimmung im Tomo- und Bronchogramm.

Fall 2. Vorwiegend streifige Infiltration von mäßiger Ausdehnung im rechten Lungenunterfeld. Mediastinum schmal und glatt begrenzt. Am Uebersichtsbild keine Drüsenschatten sichtbar. Die Untersuchung des Oesophagus zeigt eine zirkumskripte Eindellung und Verlagerung bei Verdacht auf Drüsenmetastasen. Im allgemeinen sind Veränderungen an der Speiseröhre als Spätsymptome zu werten.

Die Thorakotomie ergab ein Bronchuskarzinom, durch mediastinale Metastasen inoperabel.

Fall 3. Tumorinfiltrat im linken Lungenunterfeld mit ausgedehntem pleuralem Erguß und Verdrängung des Herzschattens nach rechts. Auf dem Uebersichtsbild keine Metastasen erkennbar. Im Tomogramm lappige metastatische Drüse. Schwierigkeit der Abgrenzung gegen Gefäße und Teile des Herzens. Operation: Bronchus-Neo. mit mediastinalen Metastasen.

Fall 4. Das Uebersichtsbild zeigt eine ausgedehnte Pleuritis rechts ohne sicheren Tumorschatten. Auch das Mediastinum zeigt keine eindeutigen Veränderungen. Das Tomogramm zeigt eine weitgehende Spreizung der Bifurkation und Eindellungen des Hauptbronchus an dessen medialer Seite. Bei diesem Fall ist eine Schwierigkeit im Tomogramm erwähnt, welche oft zu Irrtümern Anlaß gibt, und zwar findet sich im rechten Tracheabronchialwinkel eine ungefähr bohnengroße, ovale Verschattung, welche meist als Drüse bezeichnet wird; wie Nachuntersuchungen jedoch ergeben haben, handelt es sich hier um den Schatten der quergetroffenen Vena azygos; als Beweis dafür das Bild eines Tomogramms von einem Lobus venae azygos, woselbst diese Schattenbildung im medialen Lungenfeld gefunden wird.

Fall 5. Leichte fibröse Verdichtung des rechten Oberfeldes mit vereinzelten Kalkeinlagerungen. Deutliche mediastinale Drüsenschwellung. Die Obduktion ergab neben geringer schwieliger Tuberkulose im rechten Oberlappen ein ungefähr erbsengroßes primäres Bronchuskarzinom rechts infraklavikulär mit ausgedehnten Drüsenmetastasen im Mediastinum usw.

Fall 6. Angedeutete streifige Verdichtung im rechten Oberlappen, ansonsten röntgenologisch kein auffälliger Befund. Autoptisch kleinstes Bronchialkarzinom mit zahlreichen Metastasen.

M. D. u. H.! Insbesondere aus den letzten beiden Fällen ersehen Sie die Frühzeitigkeit des Auftretens von mediastinalen Drüsenmetastasen.

Obwohl die Strahlentherapie keine günstigen Ergebnisse bei primärem Bronchuskarzinom ergab, und viele Autoren von einer Bestrahlung überhaupt Abstand nehmen, so sprechen die Drüsenmetastasen auf Röntgentherapie besser an. Aus diesem Grund und infolge der großen Häufigkeit und dem frühzeitigen Auftreten von mediastinalen Metastasen ist die postoperative, prophylaktische Röntgenbestrahlung des Mediastinums nach Pneumektomien unbedingt erforderlich.

Hr. Prof. Dr. A. L e b (Schlußwort): In jenen Fällen, in denen durch die Zusammenfassung der Ergebnisse der Röntgendurchleuchtung, der Röntgenaufnahme, der Bronchographie und der Tomographie die sichere Diagnose auf Lungentumor noch nicht möglich ist, verbleibt als eine sehr aufschlußreiche, aber gefährliche Methode die Beobachtung des Krankheitsverlaufes. Die Gefahr besteht in Uebereinstimmung mit den Ausführungen des Herrn. Prof. Dr. D e n k vor allem darin, daß durch eine Progredienz der Veränderungen die Operabilität gefährdet wird.

Dieser Gefahr kann dadurch begegnet werden, daß besonders im Beginn der Beobachtungsserie die Zeitintervalle zwischen den einzelnen Kontrolluntersuchungen kurz gehalten werden, in der ersten Zeit Pausen von nicht länger als 8 Tagen.

In wenigen Tagen kann die Ausdehnung einer Atelektase, die sehr fein auf geringe Volumenszunahmen bei einer Bronchusstenose reagiert, schon charakteristische differentialdiagnostische Unterschiede aufweisen.

Der Effekt einer probatorischen Röntgentherapie auf ein tumorverdächtiges Infiltrat ist g e g e n die Tumordiagnose nur dann verwertbar, wenn a) ein vollständiges, b) ein dauerndes Zurückgehen der Tumorinfiltration erzielt wird.

In der Röntgentherapie des Bronchialkarzinoms haben sich bisher nur kleine fraktionierte Röntgendosen erfolgreich erwiesen. Größere Röntgeneinzeldosen, einzeitige halbe oder volle Tumordosen führen meist zu einem zentralen Tumorzerfall und Hämoptoen, weil die Gewebsregeneration mit dem Gewebszerfall nach massiver Röntgenbestrahlung nicht Schritt halten kann.

Nach serienmäßig fraktionierten, gering dosierten Röntgeneinzelbestrahlungen (von 60—80 r) kommt es zunächst zu einem Rückgang der entzündlichen Begleiterscheinungen in der Tumorperipherie, zur Abnahme des Hustenreizes, der Temperaturen und zur Besserung des Allgemeinzustandes.

Im weiteren Verlauf konnten wir bisher mit der fortschreitenden Zahl der Einzelbestrahlungen auch eine Verkleinerung des Primärtumors beobachten, wenn auch das vollständige Zurückgehen des Bronchialkarzinoms auf Röntgentherapie allein zu den Seltenheiten gehört.

Geschwulstkavernen in der Lunge

Von

Professor Dr. **Rudolf Pape**

Wien

Bei den zahlreichen und ausgezeichneten Darstellungen, die die Thoraxtumoren und im besonderen der Lungenkrebs im klinischen und radiologischen Schrifttum gefunden haben, ist es fast verwunderlich, daß die Röntgensymptomatologie der Zerfallshöhlen solcher Geschwülste unseres Wissens noch keine eingehende Darstellung erfuhr. Aus dem naturgemäß beschränkten Material einer einzelnen Abteilung wird sich zwar kein lückenloses Bild entwickeln lassen, immerhin glaube ich, aus einer Anzahl von 40 Geschwulstkavernen doch einiges Grundlegendes feststellen zu können. Fast alle diese Fälle sind autoptisch überprüft.

Die Tumoreinschmelzung erfolgt dabei auf zweierlei Wegen: einmal durch Nekrose und Sequestration, sogenannte regressive Metamorphose. Durch ausgedehnte Kolliquation können unter Umständen sehr eigenartige Röntgenbefunde zustande kommen.

Außer dieser ischämischen Tumornekrose kann aber der Zerfall auch durch Sekundärinfektion entstehen oder gefördert werden. Wir werden Gelegenheit haben, auf solche Fälle hinzuweisen.

Die Hauptfragen, die uns beschäftigen werden, lauten aber: Wie sieht der Zerfallsherd im Röntgenbild aus? Woran erkennen wir den Geschwulstcharakter und welche Richtlinien haben wir in der Differentialdiagnose?

Pathoanatomisch wird gewöhnlich die Tumorhöhle als unregelmäßiges Gebilde, vielfach mit fetziger, zumeist dicker, unregelmäßiger Wand beschrieben, in welche mehr oder weniger deutlich ein Geschwulstzapfen vorragt. Wie sieht nun das Röntgenbild derartiger Prozesse aus? Wir wollen zunächst einige typische Befunde festhalten.

Solche ergeben sich, wenn der zentrale oder lobäre Tumorschatten das radiologische Bild beherrscht, weil die Höhle relativ klein ist. Sie hat in derartigen Fällen dann die eben erwähnte unregelmäßige dicke Wand und ihre Differentialdiagnose bietet keine größeren Schwierigkeiten als sonst die eines Tumors ohne Zerfall.

Größere Schwierigkeiten bereiten hingegen öfters jene Fälle, bei denen große Zerfallshöhlen sich unter dem Bilde eines mächtigen b a s a l e n L u n g e n a b s z e s s e s darstellen. Die komplizierende Entzündung ruft Fieber, oft auch Leukozytose hervor, und nicht selten werden derartige Fälle thorakotomiert und drainiert, bis schließlich der c h r o n i s c h e V e r l a u f und die T h e r a p i e r e s i s t e n z den Verdacht auf einen Tumor lenken, der dann durch Tomographie und Bronchographie leicht zu bestätigen ist.

Wie steht es nun mit der Angabe, daß besonders die unregelmäßige Wand für die Tumorkaverne charakteristisch sei?

Wir sahen Fälle von Höhlenbildungen, die sich aus peripheren Rundherden entwickelten, wobei die Höhlen sowohl innen wie außen regelmäßig umgrenzt waren, allerdings zum Teil auffällig dickwandig erschienen. Wir vermerkten als eine weitere Besonderheit dieser Fälle eine ungewöhnlich p l u m p e S t i e l b i l d u n g zum Hilus und K n o t e n s c h a t t e n im Bereich des letzteren.

Weitere Fälle zeigten aber, daß die Tumorhöhlen auch ganz blasig dünn werden können. In einer dieser Beobachtungen fand sich eine sehr große flaschenförmige, überaus zartwandige Höhle paramediastinal im linken Oberlappen, die vom Hilus bis in die Spitze reichte und zeitweilig etwas Fluidum enthielt. Solche Befunde lehren uns, daß sich Krebshöhlen in der Lunge durchaus als d ü n n w a n d i g e Gebilde und keineswegs als Geschwulst darstellen können.

Ganz eigenartig war das Bild eines Falles. Es handelte sich um einen z y s t e n a r t i g e n g l a t t g e s p a n n t e n , kugelig konvexen Hohlraum links paramediastinal in der Hilusgegend, der bis an die vordere Thoraxwand reichte. Der Obduktionsbefund ergab ein nahezu zur Gänze sequestriertes Bronchuskarzinom des Oberlappens. Die scharfe Grenze war dadurch bedingt, daß der Tumor die Lappenoberfläche erreichte und nun karzinomfreies Gewebe nach dem Zerfall des Tumors in großer Ausdehnung die Höhle begrenzte.

Aber durchaus nicht immer bleibt — wie wir wissen — das Tumorwachstum an Lappen- und Organgrenzen stehen. So erhielt einer unserer Fälle geradezu ein typisches Gepräge dadurch, daß der Destruktivprozeß auf die N a c h b a r - s c h a f t ü b e r g r i f f und die Höhle zu einer gleichzeitigen Zerstörung der angrenzenden Rippen führte, ein Befund, dem man bei tuberkulösen Kavernen wohl kaum begegnet.

Wir kommen nun zu Fällen, die sich mit der Differentialdiagnose beschäftigen. Hier müssen wir vor allem auf die B r o n c h i e k t a s i e n als nicht seltene Komplikation der Lungentumoren hinweisen. So fanden wir in einem Falle einen großen Verschattungsprozeß mit Deformation des Mediastinums und links oben eine faustgroße, ganz glattwandige Aufhellung. Im linken Untergeschoß multiple kleine Wabenbildungen.

Das Obduktionspräparat zeigte einen großen, weiß schimmernden Tumorknoten über dem Aortenbogen, vom Bronchus ausgehend, daneben eine mächtige bronchiektatische Zyste der linken Lungenspitze und im Untergeschoß zahlreiche kleinere Bronchiektasien. Ich muß es mir versagen, auf die möglichen g e n e t i s c h e n Beziehungen zwischen Tumor und Bronchiektasie näher einzugehen. Daß es sich aber um k e i n ganz z u f ä l l i g e s Zusammentreffen handelt, zeigte uns die Autopsie eines weiteren Falles, der eine große zystische Bronchiektasie neben einem verjauchten Bronchuskarzinom mit Höhlenbildung aufwies.

Ein besonderer Höhlentypus mit Entwicklung dünnwandiger regelmäßiger Rundhöhlen kann durch die eingangs erwähnte Komplikation mit Sekundärinfekten entstehen.

So sahen wir zwei weit in der Peripherie der Lunge liegende kugelige, ganz dünnwandige Abszesse bei einem relativ kleinen Hiluskarzinom oberhalb der Stenose entstehen.

Schließlich sei noch erwähnt, daß Geschwulstzerfall auch bei m e t a s t a t i s c h e n Herden beobachtet werden kann. Wir sahen sowohl regelmäßige wie unregelmäßige Höhlenformen. Gewöhnlich wird die Multiplizität von Rundschatten sowie auch die genaue Anamnese auf die Annahme von Metastasen hinweisen.

Schließlich sei erwähnt, daß es auch Tumoren mit p r ä f o r m i e r t e n z y s t i s c h e n H o h l r ä u m e n gibt, die unter Umständen malignes Wachstum und Einbruch in das Bronchialsystem aufweisen können, wodurch sich differentialdiagnostisch Schwierigkeiten ergeben.

In einer unserer Beobachtungen handelte es sich um eine perforierte Dermoidzyste mit zarter Verkalkung in der Zystenwand, die andernorts als verkalktes Empyem bzw. als Lungenabszeß angesehen worden war.

Man wird nun fragen, welche morphologischen Zeichen sich differentialdiagnostisch bei der Vielgestalt der Tumorhöhlen bewähren. Daher sei vergleichsweise an Bilder erinnert, die nichttumoröse Höhlen betreffen.

Betrachten wir eine große gereinigte tuberkulöse Höhle, die breitbasig der Thoraxwand angelagert und mit scharf konvexer Begrenzung gegen den Hilus zu halbkugelig in das Lungenfeld vorgewölbt ist. Die Verziehung der Höhle gegen die Thoraxwand ist einigermaßen typisch für chronisch entzündliche Höhlen. Oder betrachten wir eine Höhlenbildung, die durch einen gereinigten chronischen Lungenspitzenabszeß zustande gekommen ist. Gegen Tumor spricht der zartere Schatten des Drainagebronchus, der sich als Doppelstreifen nach Art eines Gleises darstellt, wie man das auch häufig bei Tuberkulosekavernen sieht. Ich möchte diese Höhlenform daher als „Gleiskaverne" der plumpgestielten Tumorkaverne gegenüberstellen.

Somit ergibt sich, daß die Mehrzahl der Typen trotz aller Schwierigkeiten einer Diagnose zugänglich ist. Hervorgehoben sei, daß etwa 50% aller Tumorhöhlen im Hilus münden oder mit diesem durch plumpe Infiltrate verbunden sind. Nur etwa ein Drittel der Geschwulsthöhlen bereitet diagnostisch erhebliche Schwierigkeiten, wobei besonders die peripheren Zerfallsknoten und die großen basalen abszeßartigen Höhlen zu erwähnen sind. Bei Kenntnis der hier beschriebenen Typen wird aber in den meisten Fällen schon das native Röntgenbild den Verdacht auf Tumorhöhle erwecken. Die Diagnose mit Sicherheit zu stellen, gelingt dann auf Grund der allgemein bekannten und bewährten Spezialuntersuchungen. Erwähnt sei, daß bei unklar bleibenden schwierigen Fällen gelegentlich die probatorische Röntgenbestrahlung, und zwar beginnend mit allerkleinsten Dosen von einigen wenigen r, wie ich sie seit Jahren übe und empfehle, zu guten diagnostischen Erfolgen führt.

Möglicherweise hat die Mangelperiode der Ernährung hierzulande und auch die außerordentliche körperliche

und nervöse Beanspruchung der Menschen dazu geführt,
daß gewisse Krankheiten gerade bei uns einen vehementeren
Verlauf nahmen. Der Einfluß psycho-vegetativer Faktoren
wird heute überall beobachtet. Die Rickersche Relations-
pathologie und die Experimente Speranskys öffnen uns
den Weg, sie besser als bisher zu verstehen. Unter diesem
Gesichtspunkt wird man auch der Möglichkeit Rechnung
tragen können, daß eine erhöhte Zerfallsneigung beim Bronchialkrebs vielleicht gerade bei uns häufiger als anderswo beobachtet werden konnte, was allerdings nur durch
sehr große statistische Untersuchungen exakt erwiesen werden könnte.

Klinik und
Therapie der Lungengeschwülste

Von

Professor Dr. **W. Denk**

Wien

Mit 8 Abbildungen

Wenn auf einer allgemeinen Aerztetagung über Lungengeschwülste gesprochen wird, so mag dies auf den ersten Blick als ein zu spezialisiertes Thema angesehen werden. Das ist es aber gewiß nicht. Denn die Lungengeschwülste interessieren den praktischen Arzt, den Internisten, Pädiater, Laryngologen und Röntgenologen ebenso wie den pathologischen Anatomen und Chirurgen.

Das Thema muß interessieren, denn die Tumoren der Lunge sind außerordentlich häufig, besonders das Bronchuskarzinom. Aber auch gutartige Geschwülste kommen viel häufiger vor als allgemein angenommen wird und verbergen sich ebenso wie die malignen Geschwülste unter so harmlosen Symptomen, daß ihre Diagnose leider noch recht spät gestellt wird. Das Schicksal der Kranken mit Lungentumoren liegt in erster Linie in der Hand des praktischen Arztes. In fast allen Anamnesen dieser Patienten hören wir von überstandenen Grippen, Pneumonien, Pleuritiden. Die meisten Kranken werden unter der Diagnose Bronchitis monatelang behandelt. Ich möchte daher jetzt schon darauf hinweisen, daß ein hartnäckiger Husten, rezidivierende Grippen oder Pneumonien, sulfonamidresistente Lungenentzündungen immer den Verdacht auf einen Tumor der Lunge erwecken müssen.

Bronchuskarzinome

Da dem Karzinom der Lunge die größte Bedeutung zukommt, die Häufigkeit dieses Leidens besonders beim Mann bereits jene des Magenkarzinoms erreicht, in manchen Gegenden schon überschritten hat und die Qualen des nicht radikal operierten Neoplasmas kaum ihresgleichen haben, beginne ich mit der Besprechung dieser Krankheit.

Die Tragik des Bronchus- und Lungenkarzinoms liegt in den harmlos erscheinenden Frühsymptomen oder dem Fehlen aller Erscheinungen seitens der Lunge. Selbst weit vorgeschrittene Erkrankungen können, besonders bei peripherem Sitz des Tumors, geringe oder gar keine Krankheitszeichen verursachen. Es müssen daher, besonders beim Mann, der

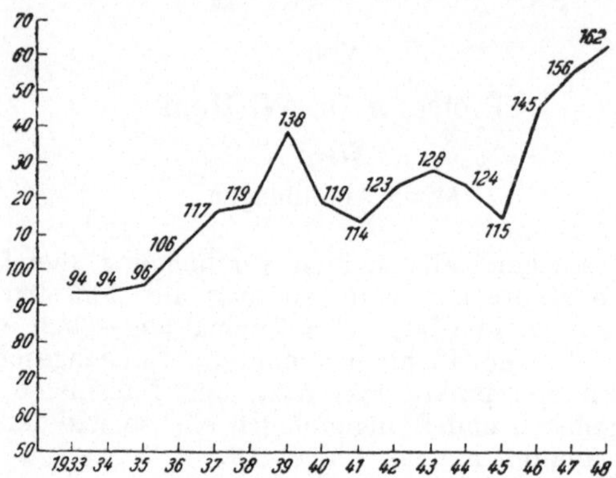

Abb. 1. Wiener Wohnbevölkerung. Todesfälle an Krebs der Atmungsorgane auf 1000 aller an Krebs Gestorbenen

ja der Hauptträger des Bronchuskarzinoms ist, und ganz besonders in den kritischen Fünfzigerjahren, auch harmlos scheinende Symptome immer auf ihre Ursache genau untersucht und an die Möglichkeit des Vorliegens eines Neoplasmas gedacht werden.

Aus allen Staaten der Welt wird über die Zunahme des Lungenkrebses berichtet. Die Frage, ob diese Zunahme eine scheinbare oder echte ist, wurde viel erörtert, aber eindeutig im letzteren Sinne beantwortet. Wenn auch das allgemeine Interesse, welches diesem Leiden in den letzten Jahren zugewendet wird, die verbesserten diagnostischen Methoden mit als Ursache der zunehmenden Zahl der zu beobachtenden Fälle anzusehen ist, so geben doch die Statistiken und die kritischen Betrachtungen der pathologischen Anatomen und die Berichte der Gesundheitsämter vieler Großstädte den Beweis für eine absolute Zunahme.

Die erste Abbildung zeigt diese Zunahme bei der Wohnbevölkerung Wiens. Sie ist einer Statistik des städtischen Gesundheitsamtes entnommen. Mit Ausnahme der Kriegsjahre 1939 bis 1945 steigt die Kurve ständig an und ist seit 1945 in besonders steilem Aufstieg. Da nach 'Angabe der Wiener laryngologischen Klinik (Prof. Wiethe) die Kehlkopfkarzinome keine Zunahme zeigen, betrifft diese also ausschließlich die Lungenkrebse. Auch an der Klinik zeigte sich schon von 1933 an ein allmähliches Ansteigen der

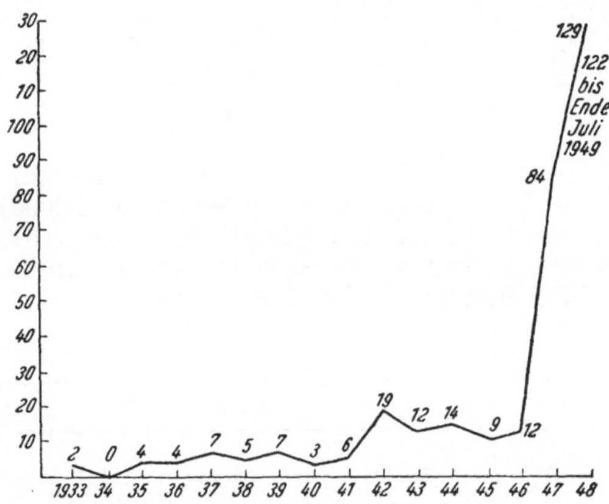

Abb. 2. Anzahl der Bronchuskarzinome an der II. Chirurgischen Klinik von 1933 bis 31. Juli 1949: 439

beobachteten Bronchuskarzinome. Die erste Propaganda seitens der Klinik hinsichtlich der Durchführbarkeit einer Radikaloperation setzte 1938 ein. Der Erfolg war kaum merkbar. Nach dem Krieg bewirkte die verstärkte Propaganda ein rapides Ansteigen der eingewiesenen Kranken. 1946 waren es nur 12 Fälle, 1947 bereits 84, 1948 129 und 1949 bis Ende Juli schon 122.

Da in früheren Jahren die Voraussetzungen für eine radikale Behandlung noch nicht existierte, die modernen diagnostischen und therapeutischen Methoden erst nach dem Krieg zur Anwendung gelangen konnten, sind in den folgenden Tabellen 360 Fälle von Bronchuskarzinomen statistisch bearbeitet.

Was die Krankheitsdauer bis zur Einweisung in die Klinik betrifft, so betrug sie, wie aus der Tab. 1 ersichtlich ist, in vielen Fällen so lange Zeit, daß aus diesen Zah-

len der Hinweis auf die Notwendigkeit, auch bei harmlos
scheinenden Krankheitszeichen den Verdacht auf eine Lungengeschwulst zu schöpfen, wohl berechtigt erscheint.

Tab. 1. Krankheitsdauer

Zeit	Zahl der Fälle
Bis 2 Monate	113
2 bis 6 Monate	117
6 „ 12 „	57
1 „ 2 Jahre	38
Über 2 „	35
	360

Die Alters- und Geschlechtsverteilung ist aus Tab. 2
ersichtlich. Das Hauptkontingent stellen die 50- bis 60jährigen
Männer. Aber auch bei den Frauen ist diese Altersklasse
am häufigsten vertreten. Im eigenen Krankenkreis ist das
Verhältnis der Männer zu den Frauen 10 : 1.

Tabelle 2

Alter	Männer	Frauen
30 bis 40 Jahre	9	4
40 „ 50 „	70	7
50 „ 60 „	130	11
60 „ 70 „	100	8
Über 70 „	20	1
Summe	329	31
Männer-Frauen-Verhältnis .	10 : 1	

Die Hauptsymptome des Bronchuskarzinoms sind
Husten und Auswurf (Tab. 3). 61 der klinischen Fälle
hatten überhaupt keine Lungensymptome (stumme Karzinome). Dies kommt besonders bei den peripheren Neo-
plasmen vor, die in den Frühstadien vollkommen symptom-

Tab. 3. Symptome

Keine 61
Reizhusten und schleimiges Sputum . . 166
Haemoptoe 101
Eitriges Sputum 27
Schmerzen 199
Atemnot 83

los sind, aber auch bei beträchtlicher Größe nicht selten keine auffallenden Krankheitszeichen erkennen lassen, so lange sie nicht durch Uebergreifen auf die Thoraxwand oder Druck auf die benachbarten Nerven neuralgische Schmerzen auslösen. Die Hämoptoe ist durchaus kein häufiges Symptom. Nur 28% der eigenen Fälle hatten Blutbeimengungen zum Sputum oder schwere Hämoptysen. Als Frühsymptom kommt eine Hämoptoe nur in 5% der Fälle vor, in den fortgeschrittenen Stadien der Krankheit sind es 40 bis 50% (Churchill).

Stärkere Schmerzen sind fast immer ein Spätsymptom und durch Druck oder Uebergreifen des Tumors auf die Interkostalnerven oder den Plexus brachialis in der Thoraxkuppe (Pancoasttumoren) bedingt. Stärkere Schmerzen sind daher meist ein Zeichen der Inoperabilität. Die zentralen, hilusnahen Karzinome verursachen gelegentlich einen dumpfen, drückenden Schmerz in der Brust. Auch die sekundären entzündlichen Veränderungen in der Lunge peripher einer tumorbedingten Bronchusstenose können durch Mitbeteiligung der Pleura Schmerzen auslösen.

Die Frage, ob bestimmte Berufsschädlichkeiten ätiologisch für die Karzinogenese verantwortlich sind, beantwortet Tab. 4. Aus ihr ist ersichtlich, daß die überwiegende Zahl der Kranken in Berufen tätig war, welche Gelegen-

Tab. 4. Berufe

Staubberufe	157
Chauffeure	31
Beamte	69
Sonstige	103

heit zum Einatmen von Staub oder gröberen Partikelchen gaben (Eisenbahner, Straßen-, Steinmetz-, Bauarbeiter u. dgl.). Hingegen finden sich nur relativ wenig Kranke, welche in der Autobranche tätig waren (Garagenarbeiter, Chauffeure). Dies steht in Uebereinstimmung mit den amerikanischen Autoren und spricht eindeutig gegen die früher vielfach geäußerte Ansicht, daß die Zunahme der Bronchuskarzinome mit der zunehmenden Motorisierung in Zusammenhang stünde. Das Einatmen der Motorabgase hat, so naheliegend zunächst eine solche Annahme zu sein scheint, keine überragende karzinogene Bedeutung. Daß aber neben einer lokalen Reizwirkung verschiedener Art noch andere Ursachen für die Entstehung des Lungenkrebses vorliegen müssen, was ja allgemein angenommen wird, bestätigt die nicht kleine Anzahl von Kranken, die als Beamte tätig

12*

waren und als solche kaum einer stärkeren Staubinhalation ausgesetzt waren.

R o f f o hat dem Nikotin ätiologisch eine bedeutende Rolle zugemessen. Tab. 5 zeigt, daß mehr als die Hälfte der Kranken starke Raucher waren. Bei der enormen Verbreitung besonders des Zigarettenrauchens läßt sich daraus allerdings kein bindender Schluß ziehen, um so weniger,

Tab. 5. Nikotingenuß

Starke Raucher	166	
Mittelstarke Raucher	78	
Schwache Raucher	32	
Nichtraucher	55	{ Staubberufe 10 { Sonstige 45

als 55 unserer Kranken Nichtraucher waren. Trotzdem halte ich es durchaus für möglich, daß das Inhalieren des Tabakrauches bei der Entstehung des Bronchuskarzinoms eine beachtliche zusätzliche Rolle spielt.

Die überwiegende Mehrzahl der Karzinome (237) hatte in der Hilusregion ihren Sitz (zentrale Karzinome), während nur 73 peripher lokalisiert waren (Tab. 6). Die sogenannte Oesophagusform wurde 13mal beobachtet. Die Kompression oder Dislokation der Speiseröhre, welche durch

Tab. 6. Bronchuskarzinome

Zentrale	237
Periphere	73
Oesophagusform	13
Abszeßform	28
Pancoast	9
	360

mediastinale Drüsen oder den Primärtumor selbst bedingt ist, oder das Uebergreifen des Neoplasmas auf die Wand des Oesophagus, verursacht Schluckstörungen, welche in manchen Fällen das klinische Bild so sehr beherrschen, daß ein primäres Oesophaguskarzinom angenommen werden könnte. Diese Form ist als inoperabel anzusehen. In 28 Fällen lag die Abszeßform des Karzinoms, bedingt durch zentralen Zerfall des Tumors, vor. Die Differentialdiagnose gegenüber postpneumonischen Abszessen kann sehr schwierig sein. Die Dicke der Abszeßwand und die unregelmäßige Begrenzung der Zerfallshöhle spricht für die neoplastische Natur des Prozesses.

Wie in allen Statistiken konnten auch wir ein deutliches Ueberwiegen der rechtsseitigen Erkrankungen feststellen. Tab. 7 gibt eine Uebersicht über die Lokalisation der Tumoren in den verschiedenen Lungenlappen. Dieses Ueberwiegen der rechten Lunge ist auf Erkrankungen des rechten Mittellappens und auf die doppelt so häufige Erkrankung des rechten gegenüber dem linken Unterlappen

Tab. 7. Lokalisation des Bronchuskarzinoms

	Rechts	Links
Oberlappen	107	103
Mittellappen	26	—
Unterlappen	82	42
Summe...............	215	145

zurückzuführen. Das Karzinom sitzt nämlich wesentlich seltener im Hauptbronchus als an der Abgangsstelle eines Lappenbronchus. Weitaus am häufigsten sind die Oberlappenbronchien Sitz des Karzinoms.

Die klinische D i a g n o s e kann sehr leicht, aber auch schwer und in seltenen Fällen unmöglich sein. Es muß an dieser Stelle besonders hervorgehoben werden, daß weder die klinischen noch die Laboratoriums- und Röntgenuntersuchungen allein für die Diagnose ausschlaggebend sein dürfen, sondern daß nur das Ergebnis und die Zusammenfassung aller verschiedenen Untersuchungsmethoden entscheidend ist. So unerläßlich die Röntgenuntersuchung ist, der ohne Zweifel die wichtigste Rolle in der Diagnostik der Lungentumoren zukommt, so kann man ihr keinesfalls eine Monopolstellung in der Diagnostik in dem Sinne zuerkennen, daß etwa ausschließlich das Röntgenbild in positivem oder negativem Sinne entscheidet. Die röntgenologische Beobachtung, ob ein verdächtiger Schatten sich in einigen Wochen vergrößert, birgt zu große Gefahren, und nicht wenige Kranke sind durch derartige „Kontrollen" inoperabel geworden. Manche Karzinomformen, besonders bei Dreißig- oder Vierzigjährigen, zeigen ein außerordentlich rasches Wachstum und große Neigung zu Metastasierung, weshalb in klinisch und röntgenologisch unklaren, aber auf Karzinom verdächtigen Fällen die Probethorakotomie sobald als möglich ausgeführt werden soll. Die Gefahren derselben sind nicht nennenswert größer als jene einer Probelaparotomie, wenn auch, wie ich zugeben muß, die Probethorakotomie ohne histologische Untersuchung der tastbaren Veränderung nicht immer die Diagnose zu sichern imstande ist. Aber es ist sicher das kleinere Uebel, einen nichtkarzinomatösen Herd zu entfernen, als ein Karzinom inoperabel werden zu lassen.

Die physikalischen Untersuchungsmethoden geben in der Regel keine differentialdiagnostischen Aufschlüsse. Wenn das Neoplasma zentral sitzt und noch nicht zu weit vorgeschritten ist, aber auch bei peripherem Sitz des Tumors können physikalisch nachweisbare Symptome vollkommen fehlen oder andere Lungenaffektionen vortäuschen. Daher wird ja so oft in den Frühstadien Grippe, Bronchitis oder Pleuritis diagnostiziert. Die Röntgenuntersuchung allein kann im Frühstadium den Tumor aufdecken. Ueber die diagnostische Bedeutung der Uebersichtsaufnahmen, Tomo- und Bronchographie wurde schon aus der hiesigen Klinik durch Frau Dr. Stangl berichtet, und es kann auf diese und die ausgezeichneten Ausführungen Lebs verwiesen werden.

Trommelschlegelfinger sind differentialdiagnostisch nicht verwertbar. Sie finden sich beim Bronchuskarzinom wohl häufig, aber durchaus nicht immer, und wir haben nicht wenig inoperable Karzinome gesehen, welche diese Veränderungen nicht gezeigt haben. Hingegen ist die Blutkörperchensenkung fast immer mehr minder erhöht. Normale Senkung schließt aber ein Karzinom nicht aus, wie wir uns erst vor kurzem wieder überzeugen konnten.

Eine der wichtigsten Untersuchungsmethoden ist die Bronchoskopie, die in keinem Fall von Tumorverdacht unterlassen werden sollte. Es gibt direkte und indirekte Tumorzeichen. Im ersteren Falle wird die Geschwulst direkt gesehen und ein Stück zur histologischen Untersuchung entnommen. Direkte Zeichen finden sich nur bei zentralem Sitz der Geschwulst. Unter indirektem Zeichen versteht man Verdrängung, Kompression oder Starre eines Tracheal- oder Bronchialabschnittes. Bei Drüsentumoren im Teilungswinkel der Trachea erfährt die Carina eine charakteristische Veränderung. Sie wird plump, verbreitert oder bogenförmig. Von 155 bronchoskopisch untersuchten Lungenkarzinomen boten 67 direkte Zeichen, der Tumor konnte gesehen und eine Probeexzision ausgeführt werden. 61mal fanden sich indirekte Zeichen und 27mal war der Befund negativ (17%). Die Bronchoskopie ergab also in 82% der untersuchten sicheren Karzinome einen diagnostisch verwertbaren Befund und in 43·2% konnte die Probeexzision ausgeführt werden.

Die Angaben im Schrifttum über positive Ergebnisse durch
Biopsie schwanken zwischen 61% (R i e n h o f f) und 75%
(E. G r a h a m). Der Wert der Bronchoskopie wird aber
noch durch eine Mitteilung von B j ö r k aus dem Brompton-
Hospital in London (T j u d o r E d w a r d s) bestärkt: Unter
mehr als 200 Fällen konnte in 6·5% (15 Fälle) die Diagnose Karzinom nur durch die bronchoskopische Untersuchung bei völlig normalem Röntgenbild sicher gestellt
werden.

Eine weitere wichtige diagnostische Methode ist die
Untersuchung des Sputums und Bronchialabstriches auf
K a r z i n o m z e l l e n. Diese Untersuchungen wurden in
dankenswerter Weise im Pathologisch-Anatomischen Institut
Prof. C h i a r i s durch die Herren Dr. K u c s k o und Dr.
P o r t e l e nach den Methoden von D u d g e o n und in letz-
ter Zeit nach P a p a n i c o l a u durchgeführt. Wie die ge-
nannten Autoren bereits mitgeteilt haben, ist eine mehr-

Tab. 8. Zellbefunde

	Zahl der Untersuchten	Positiv	Negativ
Sicheres Bronchuskarzinom......	171	128 75%	43 25%
Sicher kein Bronchuskarzinom ...	65	7	58

malige Untersuchung unbedingt notwendig, um verwertbare
Resultate zu erhalten. Die Tab. 8 gibt eine Uebersicht über
die im eigenen Krankengut mit dieser Methode erhobenen
Befunde. Es wurden bei 236 Patienten mit verschiedenen
Lungenaffektionen das Sputum und teilweise auch Bronchial-
abstriche auf Tumorzellen untersucht. Von 171 histologisch
sichergestellten Karzinomen ergaben 128 (75%) ein posi-
tives und 43 (25%) ein negatives Resultat. Von 65 sicher
karzinomfreien Fällen war der Zellbefund 7mal positiv oder
auf Karzinom verdächtig und 58mal negativ. Die Untersuchungen auf Karzinomzellen sind außerordentlich mühsam und die Unterscheidung von Krebszellen und Zell-
metaplasien ist oft sehr schwierig, so daß sich der Untersucher oft sehr vorsichtig in seiner Befundabgabe äußert.
Es kann daher dieser diagnostischen Methode kein be-
weisender, sondern nur ein relativer Wert zugesprochen
werden. K e i n e s f a l l s s c h l i e ß t e i n n e g a t i v e r
Z e l l b e f u n d a u c h b e i w i e d e r h o l t e r U n t e r-

suchung ein Bronchuskarzinom aus. Die im
Schrifttum mitgeteilten Zahlen sind ähnlich den unseren:
Kucsko und Portele berichten über 87% positive,
5·3% fragliche und 7·4% negative Ergebnisse. McDonald
meldet 80% positive, Gibbon 89% positive Resultate.

An der Klinik wurde von Frau Dr. Dischreit auch
die Abderhaldensche Abbaureaktion auf ihren diagnostischen Wert bei Lungenkarzinomen geprüft. Nach den
bisherigen Beobachtungen scheint diese Methode verläßliche Resultate zu ergeben, wenn sie richtig ausgeführt und
gewertet wird.

Trotz aller diagnostischen Bemühungen sind uns 8 Fehl-
diagnosen unterlaufen. 4mal lautete die klinische Diagnose
Lungenabszeß, während tatsächlich zerfallende Karzinome
vorlagen. Wir sind seither sehr vorsichtig mit der Abszeß-
diagnose. 3mal wurde klinisch ein Karzinom angenommen,
es handelte sich aber je 1mal um eine chronische Pneumonie (Patient wurde nicht operiert, nach einem Jahr war die
verdächtige Verschattung vollkommen verschwunden), einen
Lungenabszeß und eine Tuberkulose im linken Unterlappen.
Die 8. Fehldiagnose betraf einen Kranken mit kleinstem zentralem Bronchuskarzinom und ausgedehnten mediastinalen
Drüsen, welche für ein Lymphosarkom des Mediastinums
gehalten wurden. Die Abderhalden-Reaktion auf Bronchuskarzinom war in diesem Fall positiv. Bevor alle, heute
routinemäßig durchgeführten diagnostischen Methoden angewendet wurden, teils wegen des schlechten Zustandes
der Kranken nicht angewendet werden konnten, wurden
noch 4 Empyeme als postpneumonische diagnostiziert, während die Obduktion als Ursache derselben ein Lungenkarzinom aufdeckte.

Im Falle der sicheren oder wahrscheinlichen Diagnose
ist die Probethorakotomie angezeigt, wenn keine absolute
Kontraindikation besteht. Als solche gelten allgemein ein Alter über 70 Jahre, fortgeschrittene Kachexie,
welche durch eine entsprechende Vorbehandlung nicht mehr
beeinflußbar ist, supraklavikulare oder axillare Drüsen-
oder nachweisbare Organmetastasen, ausgedehnte mediastinale Drüsenmetastasen, ein hämorrhagischer Pleuraerguß,
schweres Emphysem der anderen Lunge, Totalempyem der
kranken Seite, die Oesophagusform des Lungenkarzinoms,
breites Uebergreifen eines peripheren Karzinoms auf die
Thoraxwand sowie die Erkrankungen anderer Organe, welche einen größeren Eingriff überhaupt undurchführbar erscheinen lassen. Die Rekurrens- und Phrenikusparalyse wer-

den von manchen Thoraxchirurgen als Kontraindikation angesehen, von manchen nicht. Die Lähmung dieser Nerven kann durch Infiltration oder Kompression zustande kommen. In seltenen Fällen mag dann eine Radikaloperation noch möglich sein. Nach meinen Erfahrungen sind diese Fälle so gut wie immer inoperabel und die Pneumonektomie hat, wenn sie überhaupt durchführbar ist, nur den Wert einer Palliativoperation.

Die Prognose der Radikaloperation ist abhängig vom Allgemeinzustand, der Art des Eingriffes und der Mitbeteiligung der regionären Drüsen. Der Allgemeinzustand muß durch entsprechende Vorbehandlung soweit als möglich gebessert werden. In dieser Hinsicht verweise ich auf die Arbeit meines Schülers Zängl. Als Methode der Wahl gilt die Pneumonektomie, welche ein viel radikaleres Operieren gestattet als die Lobektomie. In letzter Zeit wird allerdings von manchen Autoren (Adams u. a.) die Lobektomie in geeigneten Fällen als ausreichend bezeichnet. Die Dauererfolge seien bei beiden Methoden gleich gut und die Lobektomie erhält mehr atmungsfähiges Gewebe. Die Mehrzahl der Thoraxchirurgen zieht im Interesse der Radikalität die Pneumonektomie vor. Weitere Erfahrungen werden darüber entscheiden.

Die karzinomatöse Infiltration der peribronchialen Drüsen ergibt keine absolut schlechte Prognose. Von 15 mehr als 5 Jahre die Radikaloperation überlebenden Kranken E. Grahams hatten 6 peribronchiale karzinomatöse Lymphdrüsen, die mitentfernt werden konnten. Mediastinale Drüsenmetastasen geben eine schlechte Prognose, auch wenn sie sich entfernen lassen.

Auch die Lokalisation des Tumors ist prognostisch von Bedeutung. Die Karzinome, welche vom Hauptbronchus ausgehen, sind namentlich dann, wenn peribronchiale neoplastisch infiltrierte Drüsen vorhanden sind, prognostisch sehr ungünstig. Auch die peripheren Karzinome werden von den meisten Autoren ungünstiger beurteilt als die zentralen, die vom Ober-, Mittel- oder Unterlappenbronchus ausgehen. An dieser Stelle muß darauf hingewiesen werden, daß die hilusnahen Karzinome durchaus radikal operabel sind, wenn der Tumor nicht zu weit vorgeschritten ist. Die in Aerztekreisen vielfach verbreitete Ansicht, daß die zentralen Karzinome an und für sich inoperabel seien, ist ein Irrtum. Unter den Dauerheilungen finden sich viel mehr zentrale als periphere Karzinome, da letztere an und für sich seltener sind als die zentralen und anderseits nach

Ansicht der meisten Thoraxchirurgen rascher und häufiger zu Metastasierungen neigen.

Was die Bedeutung der Z e l l a r t des Tumors für die Aussicht auf Dauerheilung anbelangt, so gehen die Ansichten auseinander. A d a m s hält die undifferenzierten und die oat-Zellenkarzinome für besonders maligen und die meisten Kranken gehen nach seiner Meinung innerhalb eines Jahres zugrunde, während die Epidermoidzellenkarzinome die beste Prognose gäben. Andere Autoren wiederum, wie N e u h o f und A u f s e s, vertreten die Ansicht, daß zwischen Zellart und Lebensdauer kein Zusammenhang bestünde. Ich kann zu dieser Frage noch nicht Stellung nehmen, habe allerdings den Eindruck, daß weniger die Zellart wie der Zeitpunkt der Operation und das Alter der Patienten von Bedeutung ist. Bei jüngeren Kranken unter 45 Jahren scheint die Prognose wesentlich schlechter zu sein als bei Patienten in den Fünfziger- und anfangs der Sechzigerjahre.

In Anbetracht der harmlos scheinenden Frühsymptome ist die Mehrzahl der eingewiesenen Kranken bereits inoperabel. Auf sämtliche 439 Fälle von Bronchuskarzinomen berechnet, beträgt die radikale Operabilität 15%. Wenn wir aber berücksichtigen, daß wir erst nach dem Krieg imstande waren, die Bronchuskarzinome nach den modernen Methoden zu untersuchen und zu operieren, so ergibt sich eine radikale Operabilität von 20%. Die im Schrifttum mitgeteilten Operabilitätszahlen sind recht verschieden und schwanken zwischen 7·5 und 45%. Der Durchschnitt beträgt rund 22%. Aus allen Arbeiten geht hervor, daß die Operabilität mit der Zeit immer besser wird, weil erfreulicherweise die Aufmerksamkeit der Aerzte auf dieses so häufige Leiden gelenkt ist und die Frühdiagnose von Jahr zu Jahr häufiger gestellt wird. So konnte in den letzten Wochen mehr als die Hälfte aller an die Klinik eingewiesenen Bronchuskarzinome radikal operiert werden.

An dieser Stelle darf auf das historische Datum des 5. April 1933 hingewiesen werden. An diesem Tage führte E. A. G r a h a m die erste, erfolgreiche einzeitige Pneumonektomie wegen Bronchuskarzinom aus. Der Kranke, ein 48jähriger Arzt, lebte, wie mir G r a h a m persönlich mitteilte, im Frühjahr 1948, also 15 Jahre nach der Operation, in bestem Zustande und übte seine ausgedehnte geburtshilfliche Praxis ohne jede Beschwerde aus.

Um ein Bild von den Resultaten der Lungenoperationen zu geben, soll im folgenden (Tab. 9) ein Ueberblick über das gesamte Material der Klinik gegeben werden. Im ganzen wurden 150 Lungenresektionen aus verschiedener Indikation ausgeführt mit einer postoperativen Mortalität von 20 (13·3%). Von 75 Pneumonektomien sind 16 postoperativ

Tab. 9. Übersicht über Lungenresektion

	Gesamtzahl	Benigne	Maligne	Post-operativ gestorben
Teilresektion	14	12	2	1
Lobektomien	61	57	4	3
Pneumonektomien	75	14	61	16
Summe	150	83	67	20 (13·3%)

gestorben. Diese Todesfälle ereigneten sich ausschließlich nach Pneumonektomien wegen Karzinom, während sämtliche 14 Pneumonektomien wegen nichtkarzinomatöser Erkrankungen geheilt wurden.

Tab. 10 zeigt die Resultate der Resektionen wegen Lungenkarzinom. Aus besonderen Anzeigen wurden früher

Tab. 10. Lungenkarzinome

	Anzahl	Operativ geheilt	Post-operativ gestorben	Später gestorben
Teilresektion	2	1	1	1
Lobektomie	4	1	3	—
Pneumonektomie	61	45	16	12

5 Embolien, 5 Schock,
3 Coronarinsuffizienzen,
1 Grippe, 2 Nachblutungen

noch Teilresektionen und Lobektomien ausgeführt. Derzeit stehen wir auf dem Standpunkt der Pneumonektomie als Methode der Wahl. Von 61 Pneumonektomien wegen Karzinom sind 45 postoperativ geheilt aus der Klinik entlassen worden, 16 im Anschluß an die Operation gestorben. Die meisten dieser Todesfälle ereigneten sich in der ersten Serie der radikal Operierten, bevor wir eine systematische Vor- und Nachbehandlung und besonders die intratracheale Narkose anwenden konnten. 5 Patienten starben an massiver Embolie in die Art. pulmonalis der anderen Lunge,

5 am Operationsschock, 3 an Coronarinsuffizienz, 2 an
Nachblutungen und 1 an einer postoperativ akquirierten
Grippepneumonie. Die Embolie- und Schocktodesfälle können wir jetzt größtenteils durch entsprechende Maßnahmen
verhindern. Zur Schockbekämpfung leistet die Blutbank un-
schätzbare Dienste. Sie ist für die große Thoraxchirurgie
unentbehrlich, ebenso wie die intratracheale Narkose, über
deren Bedeutung Mayrhofer aus der hiesigen Klinik
berichtet hat.

Daß die Operationsresultate ebenfalls mit der Zeit
immer besser werden, geht sowohl aus dem Schrifttum als
auch aus dem eigenen Krankengut hervor. In den letzten
17 Monaten (bis Ende Juli 1949) wurden, wie Tab. 11 zeigt,

Tab. 11. Mortalität in den letzten 17 Monaten

	Nicht karzinomatöse Erkrankungen		Maligne Erkrankungen	
	Anzahl	Postoperativ gestorben	Anzahl	Postoperativ gestorben
Teilresektion	6	—	—	—
Lobektomie	31	—	1	—
Pneumonektomie	14	—	52	8
Summe	51	—	53	8 (15%)

51 Lungenoperationen wegen nichtkarzinomatöser Erkrankungen, darunter 14 Pneumonektomien, ohne Todesfall ausgeführt. Unter diesen Lungenresektionen wegen nichtkarzinomatöser Erkrankungen befanden sich 2 Pneumonektomien
und 3 Lobektomien wegen Tuberkulose der Lunge ohne
postoperativen Todesfall. Von den Karzinomen (52 Pneumonektomien und 1 Lobektomie) sind 8 im Anschluß an die
Operation gestorben (15%). Von den Ueberlebenden sind
bisher 13 später ad exitum gekommen, darunter 2 an inter-
kurrenten Erkrankungen (1 Gallenblasenperforation, 1 Miliartuberkulose) und 1 Empyem 6 Monate postoperativ ohne
Rezidiv.

Die im Schrifttum angegebene unmittelbare Sterblichkeit der Pneumonektomie zeigt ebenfalls eine allmähliche
Abnahme. Sie hängt wesentlich vom Zustand der Kranken
und von der Radikalität und Uebung des Operateurs ab.
Während Semb im Jahre 1940 aus dem Weltschrifttum

noch eine unmittelbare Sterblichkeit von 46·3% errechnete, ist sie in den letzten Jahren auf durchschnittlich 10 bis 15% abgesunken.

Einzelne Operateure sind noch glücklicher. So beträgt die Sterblichkeit bei E. G r a h a m im Jahre 1947 nur 6%, bei C h u r c h i l l sogar nur 3%. Dies sind zweifellos kleine Glücksserien, aber wir dürfen sicher mit einer weiteren Abnahme der durchschnittlichen Mortalität rechnen.

Die Aussichten auf Dauerheilungen sind in Anbetracht der Schwere des Leidens und der Größe des Eingriffes nicht ungünstig. Sie sind bis jetzt annähernd gleich den Dauererfolgen nach der Magenresektion wegen Karzinom. E. G r a h a m berichtet über 28% Heilungen über 5 Jahre. Nach O c h s n e r und d e B a k a y ist über ein Viertel der Resezierten nach 5 Jahren noch am Leben. Wir können auch in dieser Hinsicht mit einer weiteren Verbesserung rechnen, wenn nur die Frühdiagnose häufiger gestellt würde.

Sarkome der Lunge

Primäre L u n g e n s a r k o m e kommen relativ selten zur Beobachtung. Ich habe bisher nur 3 gesehen und operiert. Sie sind außerordentlich maligen und kein Fall konnte dauernd geheilt werden. Die Obduktionen (2 Patienten infolge Rezidiven, 1 postoperativ nach Probethorakotomie gestorben) bewiesen, daß es sich um primäre Sarkome der Lunge gehandelt hatte. Häufiger kommen Sarkome vor, die von der Nachbarschaft in die Lunge einwachsen. So konnte ich vor kurzem ein Sarkom, das vom Perikard ausgegangen war, erfolgreich resezieren. Hierher gehören auch die L y m p h o s a r k o m e der Lunge, von denen H. M a i e r 1948 aus dem Weltschrifttum 196 Fälle gesammelt hatte. Eine kritische Ueberprüfung der Krankengeschichten dieser Fälle durch S u g a r b a k e r und C r a v e r ließ diese Autoren annehmen, daß nur ein einziger ein primäres Lymphosarkom der Lunge war. Ueber einen zweiten derartigen Fall berichtet H. M a i e r. Nach Pneumonektomie zunächst durch 1½ Jahre Heilung. Dann trat ein kleiner, auf Metastase suspekter Herd in der anderen Lunge auf, der nach Röntgenbestrahlung vollkommen verschwand. Der Kranke war 3 Jahre nach der Operation noch vollkommen symptomfrei.

Aehnlich wie bei den Lymphosarkomen, handelt es sich auch bei den L y m p h o g r a n u l o m e n der Lunge, wohl in der Regel um ein sekundäres Einwuchern der Tumormassen in das Lungengewebe und nur ganz selten um primäre Lymphogranulome des Lungenparenchyms selbst.

An der Klinik kam ein derartiger Fall zur Beobachtung
und Operation. Die Diagnose des behandelnden Facharztes
schwankte zwischen Karzinom und Tuberkulose trotz negativem Bazillenbefund. Das Röntgenbild zeigte eine kinds-
faustgroße Verschattung im linken Mittelfeld mit zentralem
Zerfall und dicker Wand (Abb. 3). Die histologische Untersuchung gelegentlich einer Probethorakotomie, welche die

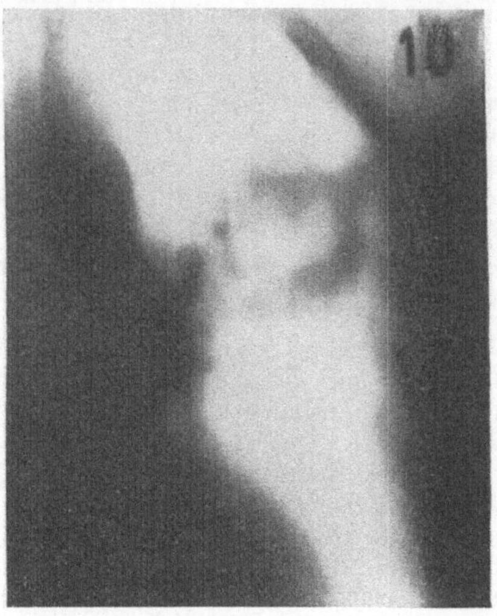

Abb. 3. Zerfallendes Lymphogranulom der linken Lunge, vom Mediastinum ausgehend. Schichtaufnahme in 10 cm Tiefe

Radikaloperation als undurchführbar erkennen ließ, ergab
ein Lymphogranulom, ausgehend von Mediastinaldrüsen.

Die Tuberkulome der Lunge

Die Bezeichnung Tuberkulom ist im deutschen
Schrifttum ungewöhnlich, wird aber in der ausländischen
Literatur allgemein angewendet. Es gibt zwei Arten von
Tuberkulomen der Lunge. Die eine, viel häufiger zu beobachtende Art entspricht dem tuberkulösen Rundherd als
gelegentlichem Endprodukt des Assmannschen Früh-
infiltrates. Diese Art von Tuberkulomen ist kreisrund oder
ovoid, scharf begrenzt, zeigt gelegentlich Kalkeinlagerungen und bleibt wahrscheinlich zeitlebens stationär. Sie sind

zumeist in den apikalen Lungenabschnitten lokalisiert (Abb. 4).

Die zweite Art entspricht dem Konglomerattuberkel, wie sie im Zentralnervensystem und in der Milz vorkommen. Sie ist nicht so scharf begrenzt und zeigt unregelmäßige, buckelige Konturen (Abb. 5). Im Laufe der Jahre zeigen sie

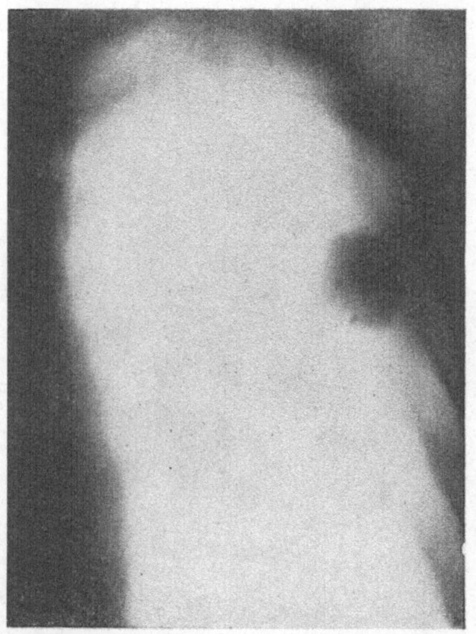

Abb. 4. Tuberkulom der linken Lunge

ein langsames Wachstum, können auch eitrig einschmelzen und das Bild eines Lungenabszesses vortäuschen.

Die praktische Bedeutung der Tuberkulome liegt darin, daß sie von einem Karzinom oder den später zu beschreibenden Mischzelltumoren nur sehr schwer zu unterscheiden sind. Handelt es sich um Jugendliche im zweiten oder dritten Dezennium und finden sich anamnestisch oder klinisch Anhaltspunkte für die tuberkulöse Natur des Prozesses, dann kann die richtige Diagnose mit großer Wahrscheinlichkeit gestellt werden. Im anderen Fall, namentlich bei älteren Männern, kann die Differentialdiagnose unmöglich sein, da die objektiven und subjektiven Symptome keinerlei Anhaltspunkte dafür geben. Sie sind gleich denen eines beginnenden Karzinoms.

Bei jugendlichen Kranken und berechtigter Annahme der tuberkulösen Natur des Leidens ist bei der ersteren Art der Tuberkulome ein operativer Eingriff nicht notwendig. Bei älteren Kranken, bei denen die Differentialdiagnose nicht möglich ist, sowie bei den Konglomerattuberkeln ist die Probethorakotomie nach Ansicht aller Thoraxchirurgen angezeigt. Beim Konglomerattuberkel ist auf jeden Fall die Segmentresektion oder Lobektomie durchzuführen.

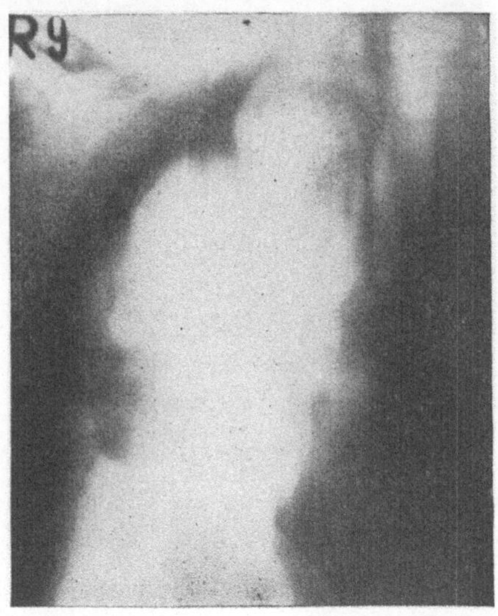

Abb. 5. Konglomerattuberkel der rechten Lunge. Tomographie, Schicht 9 cm

Mischzelltumoren der Lunge

Ein ähnliches klinisches und röntgenologisches Bild, wie die Tuberkulome geben die Mischzelltumoren der Lunge. Auch diese kommen in zwei Arten vor. Die eine gehört zu den sogenannten Bronchialadenomen und wird im nächsten Abschnitt besprochen werden. Die andere entwickelt sich als scharf umschriebener, rundlicher oder ovoider Tumor im Lungenparenchym selbst. Die Abb. 6 zeigt einen derartigen Fall. Es handelte sich um eine junge Frau, welche außer etwas Husten und Druckgefühl keinerlei Beschwerden hatte. Die Lobektomie und histologische Untersuchung ergaben einen zylindromatösen Mischtumor.

Diese Tumoren zeigen wohl im histologischen Präparat alle Zeichen der Benignität, sind aber wahrscheinlich potentiell maligen, ähnlich wie die gleichartigen Tumoren der Speicheldrüsen. Aus diesem Grunde ist die sparsame Radikaloperation (Segmentresektion oder Lobektomie) angezeigt.

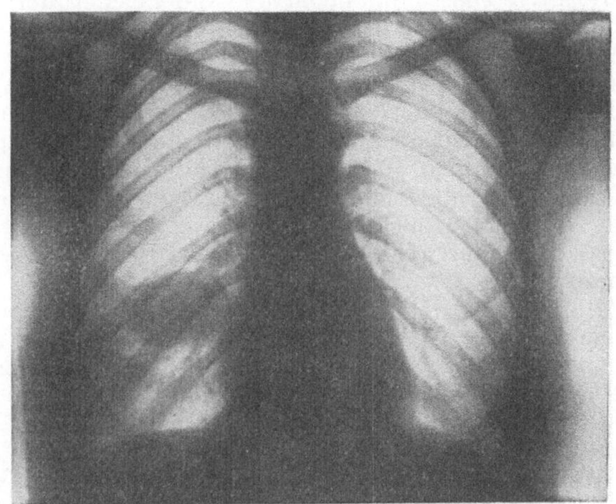

Abb. 6. Mischzelltumor des rechten Unterlappens

Die Bronchialadenome

nehmen ebenfalls eine Mittelstellung zwischen Benignität und Malignität ein (Goldmann). Wessler und Rabin haben 1932 die Bronchusadenome von den Bronchuskarzinomen abgetrennt und seither ist ein reichhaltiges Schrifttum über diese nicht sehr seltene Tumorart erschienen. Holley unterscheidet zwei Typen: das Karzinoid und den Mischzelltumor. Letzterer hat nach Ansicht der Autoren eine größere Neigung zur Malignität als ersterer. Im Weltschrifttum sind nach einer Zusammenstellung von Rabin und Neuhof bis jetzt 368 Fälle von Adenomen mitgeteilt. Sie sitzen zumeist in den größeren Bronchien und wachsen langsam teils in das Lumen hinein, teils durch die Bronchialwand hindurch in das peribronchiale Gewebe hinein. Die

extrabronchialen Geschwulstanteile sind oft beträchtlich ausgedehnter als die intrabronchialen. Durch die zunehmende
Einengung des Bronchiallumens entstehen hinter der Stenose durch die Sekretstauung sekundäre entzündliche Veränderungen, chronische Pneumonien, Bronchiektasien und
die Pneumonitis suppurativa (chronisch abszedierende Pneumonie).

Die klinischen Erscheinungen der Bronchusadenome
sind durch das sogenannte „Adenomsyndrom" charakterisiert: rezidivierende Hämoptoen und die Zeichen der Bronchusstenose. Nicht selten sind jüngere Menschen von diesem Leiden befallen. In späteren Stadien, oft erst nach
jahrelangem Bestehen, treten die Folgeerscheinungen der
Bronchusstenose immer deutlicher in Erscheinung. Im Vordergrund des klinischen Bildes stehen dann Atemnot, starker
Husten mit reichlich blutig-schleimigem eitrigem Auswurf
und Zyanose. Wenn keine maligne Entartung der Adenome
eintritt, kann das Leiden sich über 10 bis 15 Jahre erstrecken. Im anderen Fall wird der Verlauf ein wesentlich
rascherer sein.

Es ist viel darüber diskutiert worden, ob die Bronchialadenome als gutartige Tumoren anzusehen sind oder nicht.
Während die Mehrzahl der pathologischen Anatomen sie
für benigen ansehen, besonders den karzinoiden Typus dieser Geschwulst, stehen die Kliniker, besonders E. G r a h a m
u. a., auf dem Standpunkt, daß die Adenome zwar histologisch benigen, aber potentiell maligen sind, d. h. daß eine
maligne Degeneration jederzeit eintreten kann. Für diese
Annahme spricht die Tatsache, daß hämatogene Metastasen
durchaus nicht allzu selten sind. So berichten R a b i n und
N e u h o f über 5 Fälle von Metastasen unter 64 selbst-
beobachteten Fällen von Bronchialadenomen. Auch A d a m s,
E. G r a h a m, G o r d o n u. a. haben Metastasen in Leber,
Gehirn und Wirbelsäule beobachtet.

An der Klinik kamen bisher 3 Bronchialadenome zur
Beobachtung, davon 2 bei Jugendlichen mit längerer Anamnese und 1 bei einem Erwachsenen. Sämtliche 3 Kranke
wurden durch Lungenresektion (2 Pneumonektomien wegen sekundärer Pneumonitis suppurativa und 1 Lobektomie) geheilt. Eine weitere Beobachtung ließ die Annahme
eines primären Adenoms mit sekundärer maligner Degeneration als sehr wahrscheinlich erscheinen.

Eine 44jährige Frau litt seit 4 Jahren an einem „Adenomsyndrom". In der letzten Zeit beträchtliche Verschlechterung, zunehmende Atemnot, Zyanose. Das Röntgenbild zeigte den für

Adenom charakteristischen konvexen scharfrandigen Verschluß des linken Hauptbronchus. Die Probeexzision ergab ein Karzinom. Pneumonektomie, Heilung.

Die D i a g n o s e der Bronchusadenome ist im allgemeinen nicht schwierig. Die lange Anamnese, das Adenomsyndrom, das Röntgenbild und der bronchoskopische und bioptische Befund geben in der Regel genügend Aufklärung. In manchen Fällen kann erst die mikroskopische Untersuchung des Operationspräparates die Diagnose sichern.

Auch über die Anzeigenstellung und die Art des durchzuführenden Eingriffes wird viel diskutiert. Im Frühstadium kann das Adenom eines Hauptbronchus auf endoskopischem Wege entfernt und definitive Heilung erzielt werden (R a b i n und N e u h o f). Im Schrifttum liegt eine Anzahl derartig erfolgreich behandelter Fälle vor. Es besteht aber immer die Möglichkeit einer unradikalen Entfernung und damit die Wahrscheinlichkeit eines Rezidivs um so mehr, als diese Tumoren die Neigung zur Infiltration der Bronchialwand und zum extrabronchialen Wachstum besitzen (G o l d m a n n). In jüngster Zeit wurde für dieses Frühstadium die Resektion der tumortragenden Bronchialwand und der plastische Verschluß des Defektes empfohlen und dieser Eingriff von E l o e s s e r, C r a f o o r d und P r i c e - T h o m a s mit Erfolg ausgeführt. Die Mehrzahl der Autoren tritt aber für Lobektomie oder Pneumonektomie als sicherstes Verfahren zur Erreichung einer Dauerheilung ein. Dies gilt besonders für jene Fälle, welche bereits die Bronchialwand durchsetzt haben oder dem Mischzelltypus angehören.

F i b r o m e , C h o n d r o m e und H ä m a n g i o m e

Die gutartigen Geschwülste der Lunge sind recht selten, besonders die F i b r o m e , während C h o n d r o m e etwas häufiger vorkommen. Diese sind meist solitär, werden oft als Zufallsbefund entdeckt und zeigen dann Walnuß- bis Kindsfaustgröße. Ein Zusammenhang mit der Bronchialwand ist nicht immer festzustellen. Wir haben an der Klinik bisher einen einzigen Fall von endobronchialem Chondrom gesehen, welches zu peripherer Atelektase geführt hatte. Der erkrankte Oberlappen wurde erfolgreich entfernt. Bei den im Lungenparenchym auftretenden Chondromen werden aberrante Bronchialanlagen als Ausgangspunkt angenommen. Da diese Tumoren sehr langsam wachsen, ist meist ein operativer Eingriff nicht dringlich und die Entfernung des Tumors oder des erkrankten Lappens oder Segmentes nur bei rascherem Wachstum oder stärkeren Beschwerden angezeigt. In den letzten Jahren wurden an der Klinik zwei derartige Fälle beobachtet, von denen einer schon durch Jahre hindurch unverändert geblieben ist (Abb. 7).

Zu den seltenen gutartigen Geschwülsten der Lunge gehören auch die Hämangiome. Bisher wurden im eng-

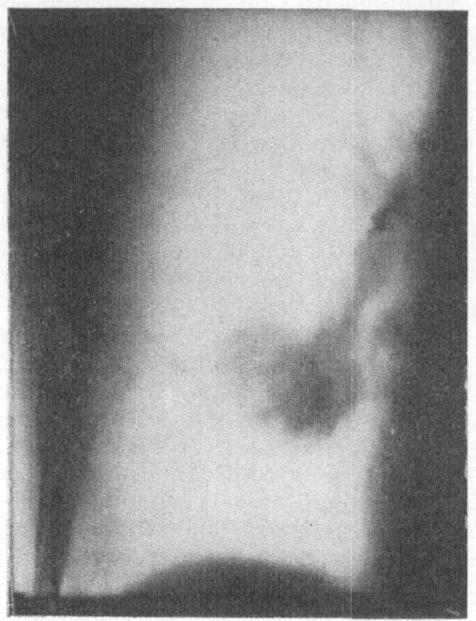

Abb. 7. Chondrom der rechten Lunge (Schichtaufnahme)

lischen Schrifttum 15 derartige Beobachtungen mitgeteilt. Die letzten 2 Fälle wurden von Wodehouse 1948 publiziert. Bei diesen Geschwülsten handelt es sich um eine lokale Manifestation einer kongenitalen, generellen Entwicklungsstörung der Blutgefäße, wofür das gleichzeitige Vorkommen von multiplen Hämangiomen der Haut spricht (Wodehouse).

Die Hämangiome der Lunge stehen in verschieden großer Ausdehnung mit den Pulmonalgefäßen in Verbindung und von der Größe und Ausdehnung dieser Kommunikation hängen die klinischen Symptome weitgehend ab. Sind diese Verbindungen breit, dann sind die allgemeinen Erscheinungen mitunter sehr schwer: Zyanose, Dyspnoe, Trommel-

schlegelfinger, Polyglobulie und gelegentlich Hämoptysen
(W o d e h o u s e). Das Bild erinnert dann sehr an die Krankheitserscheinungen, wie sie bei den arteriovenösen Fisteln
zwischen den Pulmonalgefäßen auftreten. Neigung zu Thrombosen und metastatische Hirnabszesse komplizieren nach
W o d e h o u s e häufig das Krankheitsbild. Bei engen Kom-

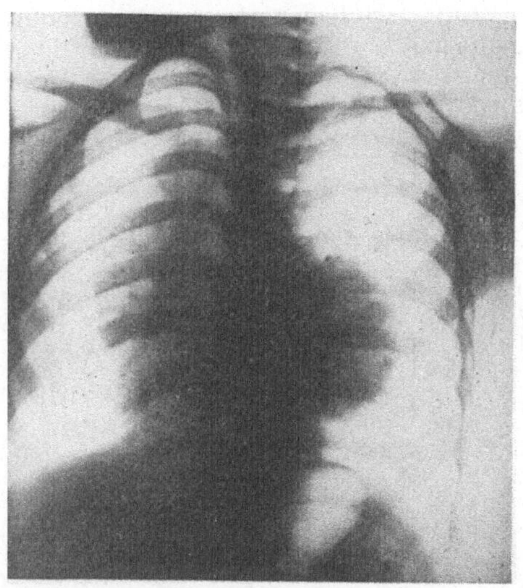

Abb. 8. Hämangiom der linken Lunge durch Exstirpation verifiziert.
Die Verschattung im rechten Lungenfeld noch ungeklärt

munikationen des Hämangioms mit den Pulmonalgefäßen
sind die Erscheinungen wesentlich harmloser. Die Zyanose
kann vollkommen fehlen, die Hauptbeschwerden sind Kurz-
atmigkeit und ein Druckgefühl in der Brust. Vor kurzem
wurde ein einschlägiger Fall an der Klinik beobachtet und
operiert. Der Tumor (Abb. 8), der wegen der bestehenden
Hämangiome der Haut den Verdacht auf einen gleichartigen
Prozeß in der Lunge erweckte, wurde exstirpiert. Wegen
eines vermutlich gleichartigen Tumors in der rechten Lunge
steht das Kind, welches durch den ersten Eingriff die Beschwerden nahezu vollkommen verloren hat, noch in Beobachtung. In manchen derartigen Fällen ist je nach dem
Sitz des Hämangioms die Lobektomie oder Pneumonektomie
notwendig.

Dieser Ueberblick über die Klinik und Therapie der Lungentumoren soll zunächst zeigen, was die Thoraxchirurgie auf diesem Gebiet zu leisten imstande ist. Die Erfolge werden sicher mit der Zeit noch besser werden. Da das Schicksal der Kranken mit Lungentumoren zunächst in der Hand des praktischen Arztes liegt, soll zum Schlusse nochmals darauf hingewiesen werden, wie wichtig es ist, auch bei harmlos erscheinenden Lungensymptomen Röntgenuntersuchungen vornehmen zu lassen, um eine Frühdiagnose stellen zu können. Nur dann wird es möglich sein, die heute noch bedauerlich niedrige Operabilität, besonders des Bronchuskarzinoms, zu verbessern.

Literatur: A b b o t, O.: J. thorac. Surg. (Am.), 18 (1949): 156. — A d a m s, W. E.: J. thorac. Surg. (Am.), 18 (1949): 158. — A d a m s, R.: J. thorac. Surg. (Am.), 17 (1948): 306. — B i o c c a, P.: Arch. Chir. Torace, 2: 57. — B j ö r k, V. O.: Acta chir. scand. (Schwd.), 95 (1947), 123. — C h u r c h i l l, E.: J. amer. med. Assoc., 137 (1948): 455. — C r a f o o r d, C.: J. thorac. Surg. (Am.), 18 (1949): 159. — D a h l, I v e r s e n, E., F l e m m i n g, P. und M ö l l e r: Acta. chir. scand. (Schwd.), 94 (1946): 243. — D e B a k a y, M.: J. thorac. Surg. (Am.), 17 (1948): 316. — D e n k, W.: Wien. klin. Wschr., 1943, 1; 1947, 1. — D e r s e l b e: Zbl. Chir., 1943: 470. — D i s c h r e i t, J.: Wien. med. Wschr., 1949, 99: 403. — E l o e s s e r: Zit. n. Rabin und Neuhof. — G i b b o n, J.: J. thorac. Surg. (Am.), 17 (1948): 321, 419. — G o l d m a n n, A.: J. thorac. Surg. (Am.), 18 (1949): 137. — G o r d o n, J.: J. thorac. Surg. (Am.), 18 (1949): 158. — G r a h a m, E. A.: Ann. Royals Coll. Surg. Engld, 1947: 248. — D e r s e l b e: J. thorac. Surg. (Am.), 17 (1948): 318; 18 (1949): 155. — G r a h a m, E. A. und S i n g e r: J. amer. med. Assoc., 101 (1933): 1371. — H o l l e y: Zit. n. Goldmann. — J a c k s o n, Ch.: 18 (1949): 157. — J o n e s, J. C.: J. amer. med. Assoc., 134/2 (1947): 113. — K u c s k o, L. und P o r t e l l e, K.: Mikroskopie, 1949: 83. — D i e s e l b e n: Krebsarzt, 5 (1949): 183. — M a i e r, H. C.: J. thorac. Surg. (Am.), 17 (1948): 841. — M a y r h o f e r, O.: Intratracheale Narkose. Wien: F. Deuticke, 1949. — D e r s e l b e: Wien. klin. Wschr., 1949, 35/36: 578. — N e u h o f, H. und A u f s e s: J. thorac. Surg. (Am.), 17 (1948): 297. — O c h s n e r, A.: J. thorac. Surg. (Am.), 17 (1948): 573. — O c h s n e r, A. und d e B a k a v, M.: J. amer. med. Assoc., 135 (1947): 321. — P o h l, R.: Z. Krebsforsch., 50 (1940): 407. — D e r s e l b e: Fschr. Röntgenstr., 66 (1942): 51. — D e r s e l b e: Röntgenprax., 15 (1943): 135. — P r i c e, Th.: Zit. n. Crafoord. — R a b i n, C. B. und N e u h o f, H.: J. thorac. Surg. (Am.), 18 (1949): 149. — S a n t y, P. und J a m b e r t d e B e a u j e a u, M.: Mém. Acad. Chir., Par., 74 (1948): 752. — S e m b, C.: Chirurgie der Lunge. In Kirschner-Nordmann, Bd. V, S. 341. — S t a n g l, A.: Radiol. clin., 18 (1949): 206. — T h o m a s, P.: Brux. méd., 48 (1948): 2493. — W e s s l e r und R a b i n : Zit. n. Goldmann. — W o d e h o u s e, G. E.: J. thorac. Surg. (Am.), 17 (1948): 408. — Z ä n g l, A.: Klin. Med., 1949, 4: 408.

Aussprache: Hr. Dr. W. F l u c h : Der Wert der Bronchusstenose als Tumorsymptom. Da wir bei allen tumorverdächtigen Patienten immer eine Bronchographie durchführen, konnten wir an einer großen Anzahl von Bronchographien die Beobachtung machen, daß ein Füllungsstop im Bronchogramm nicht nur bei Tumoren, sondern auch bei Entzündungen und degenerativen Prozessen zu beobachten ist.

Dies ist deshalb von Bedeutung, da bisher der Füllungsstop im Bronchogramm als Tumorsymptom gewertet wurde.

Ich will hier nur ganz kurz den Mechanismus der Kontrastfüllung streifen, um klarzulegen, durch welche Momente der Füllungsstop bedingt sein kann, da bisher in der Literatur noch divergierende Meinungen vertreten sind.

Die zentralen Bronchien füllen sich der Schwere des Kontrastmittels nach auf, beweisend dafür ist die gezielte Bronchographie, bei der verschiedene Lungenabschnitte, je nach Lagerung des Patienten aufgefüllt werden. Die peripheren Bronchien füllen sich jedoch nicht der Schwere nach auf, sondern durch Wirkung des i n s p i r a t o r i s c h e n S o g s. Ist nun ein peripherer Lungenabschnitt durch Tumorinfiltration oder durch ein entzündliches Infiltrat an der Atmung behindert, oder ist auch nur der Luftgehalt der Alveolen vermindert, oder besteht eine verminderte Ausweitungsmöglichkeit derselben, so resultiert unweigerlich ein verminderter inspiratorischer Sog und in weiterer Folge bei der Bronchographie eine verzögerte Kontrastfüllung oder ein Füllungsstop.

Im wesentlichen besteht auch noch eine große Abhängigkeit von der Viskosität des Kontrastmittels. Bisher wurde als Kontrastmittel Lipiodol oder Jodipin verwendet und man war sehr darauf bedacht, diese Kontrastmittel nicht in die Alveolen vordringen zu lassen, da sie, einmal dort angelangt, wochen-, monate- und jahrelang liegenbleiben konnten.

Ich will hier kurz erwähnen, daß wir Jahre hindurch als Kontrastmittel Bariumaufschwemmungen verwendeten, ohne jegliche Schädigung der Patienten. Bariumaufschwemmung als Kontrastmittel hatte den Vorteil, daß es „steuerbar" war, d. h. man konnte durch Zusatz von mehr oder weniger Kochsalzlösung das Kontrastmittel weiter oder weniger weit in die Peripherie vordringen lassen und es konnte dadurch vielfach ein Uebertritt in die Alveolen vermieden werden.

Das neue Kontrastmittel Joduron B hat den ganz großen Vorteil der Resorbierbarkeit, so daß nun zwei Forderungen gestellt werden können, deren Erfüllung zur Sicherstellung einer exakten Diagnose unbedingt notwendig ist.

1. Die Forderung nach kompletter Füllung eines größeren Lungenabschnittes oder einer ganzen Lungenseite und

2. die Forderung nach Prüfung der Konstanz eines erhobenen Befundes.

Die komplette Füllung ist deshalb von Wichtigkeit, da nur dann mit Sicherheit ein Füllungsstop als solcher gewertet werden kann, wenn umgebende Lungenabschnitte eine normale Füllung erkennen lassen.

Die Prüfung der Konstanz eines erhobenen Befundes ist von gleicher Wichtigkeit wie die Prüfung der Konstanz einer Ulkusnische bei der Magenuntersuchung, und es ist durch das Joduron B ohneweiters möglich, eine Bronchographie eventuell schon nach 10 Minuten oder nach einigen Tagen zu wiederholen. Natürlich muß die Technik möglichst einfach sein und vollkommen beherrscht werden.

Ich will hier kurz die von uns angewendete Technik der Bronchographie erwähnen. Vorher Verabfolgung eines SEE.-Präparates, Anästhesie durch Versprayen, Einführen des Schlauches in die Nase, aber nun nicht Einführen des Katheters unter Zuhilfenahme von Kornzange, Larynxspiegel u. dgl., sondern es genügt vollkommen, den Kopf des Patienten etwas nach rückwärts zu neigen, die Zunge herauszuziehen und mit etwas Gefühl und 100%iger Sicherheit kann dann der Katheter in die Trachea weitergeschoben werden. Die Röntgenuntersuchung erfolgt selbstverständlich unter Schirmkontrolle. Röntgenaufnahme in ap., eventuell seitlicher Richtung und in der pathognomischen Stellung durch Serienaufnahmen.

Wann dringt nun das Kontrastmittel in die Peripherie vor? Geschieht dies bei der gesunden Lunge oder bei der kranken Lunge?

Unserer Meinung nach dringt das Kontrastmittel immer bei der gesunden Lunge in die Peripherie vor, vorausgesetzt, daß das Kontrastmittel dünnflüssig genug ist.

Nun will ich einige Bilder zeigen:

1. Als erstes einen Tumor rechts basal. Im Bronchogramm sieht man eine leichte Spreizung der Bronchien und einen Füllungsstop am Rande der Infiltration. Hier handelt es sich aber nicht um die Obduration des Bronchiallumens, sondern um eine inkomplette Füllung, bedingt durch mangelhaften inspiratorischen Sog. Erst im nächsten Bild ist der tatsächliche Verschluß dargestellt und man sieht eine konische Zuschärfung der Füllung. Es ist also unbedingt notwendig, die Prüfung der Konstanz eines Befundes durchzuführen.

2. Hier handelt es sich wieder um eine Rundinfiltration rechts basal, operativ wurde ein Plattenepithelkarzinom festgestellt.

Im Bronchogramm zeigt sich ein durchlaufender Bronchus kontrastgefüllt, die Konturen sind unregelmäßig, der Bronchus scheint eingeengt. Peripherwärts sind die Alveolen aufgefüllt und nur dadurch, daß peripherwärts normal entfaltbare Alveolen sind, erklärt sich die Füllung des durchlaufenden Bronchus. Im Bereich der Tumorinfiltration selbst sind keine Bronchiolen oder Alveolen aufgefüllt.

3. Im rechten Mittelfeld eine Infiltration bei einer 60jährigen

Patientin durch Monate hindurch bestehend. Wegen Tumorverdachtes Zuweisung zur Bronchographie. Füllungsstop bei allen im Bereich der Infiltration liegenden Bronchien. Wie der Verlauf der Erkrankung zeigte, handelte es sich aber nicht um einen Tumor, sondern um ein entzündliches Infiltrat.

4. Ebenfalls bei einer 55jährigen Patientin eine längere Zeit hindurch bestehende Verschattung im rechten Mittelfeld. Wegen Tumorverdacht Bronchographie. Auch hier wiederum ein Füllungsstop und auch hier zeigt der Verlauf der Erkrankung, daß es sich um eine Entzündung handelte.

5. Bei diesem Fall handelte es sich um einen kleinen lobulärpneumonischen Herd im rechten Herz-Zwerchfellwinkel. Die Bronchographie ergab hier einen Füllungsstop.

6. Hier bestehen Bronchiektasien und zahlreiche lobulärpneumonische Herde, und es konnte daher auch nirgends eine Füllung der Peripherie erzielt werden. Daß es sich nicht um eine mangelhafte Füllung handelt, beweist die Füllung der Alveolen in der Lungenspitzenregion.

Zusammenfassend will ich nochmals betonen, daß der Füllungsstop im Bronchogramm kein Tumorsymptom ist, sondern nur ein Zeichen eines verminderten inspiratorischen Sogs, wie er auch bei entzündlichen und degenerativen Prozessen vorhanden ist.

Diese Feststellung ist deshalb wichtig, da die Chirurgie häufiger als früher bei operablen Tumoren operativ eingreift und man würde dem Röntgenologen eine Fehldiagnose zu schwer anlasten, noch dazu, wenn es bei der Operation zu einem Exitus kommen würde.

Hr. F. Volhard (Frankfurt/Main): Mit wenigen Worten möchte ich über die Diagnostik und Beobachtung der Bronchialkarzinome aus der Medizinischen Universitätsklinik Frankfurt/Main aus der Zeit vom 1. Januar 1949 bis 15. August 1949 berichten.

Während dieser Zeit wurde bei 48 (!) Patienten die Diagnose Bronchialkarzinom erhoben. Der jüngste Patient war 37, der älteste 74 Jahre alt. Von den 48 Patienten waren 45 Männer und 3 Frauen! Die meisten Patienten wurden mit der Diagnose: Husten, chronische

Bronchuskarzinome vom 1. Januar 1949 bis 15. August 1949 der Medizinischen Universitätsklinik Frankfurt/Main

	Männl. Pat.	Weibl. Pat.	Ohne Drüsen	Mit mediast. Drüsen	Mit Erguß u. Drüsen	Mit Metastasen
Linker Oberlappen	15	—	2	7	—	2
Linker Unterlappen	11	1	3	2	2	—
Rechter Oberlappen	10	—	4	8	3	3
Rechter Mittel- und Unterlappen	9	2	4	4	2	2
	45	3	13	21	7	7

Bronchitis, Emphysem, atypische Pneumonie eingewiesen. Nur bei 20% der Fälle wurde der Verdacht eines Tumors geäußert. Irgend welche eindeutigen Beschwerden wurden von den Patienten nicht geäußert, lediglich bei einigen über einen geringen Gewichtsverlust.

Die Lokalisation der Karzinome ist aus der Tabelle zu ersehen.

Wir sehen, daß das männliche Geschlecht bei weitem überwiegt, aber man kann nicht nur den Nikotinabusus verantwortlich machen, denn 18 Patienten waren Nichtraucher, bei den Frauen war nur eine leidenschaftliche Raucherin gewesen.

Die Diagnostik der Bronchialkarzinome wurde röntgenologisch durch 1. Tomographie, 2. Veratmungskymogramm und 3. gezielte Bronchographie gesichert.

Neben dem Tomogramm ist das Veratmungskymogramm eine sehr brauchbare Methode, so daß diese beiden Untersuchungsarten die Bronchographie ersetzen können. Denn die Bronchographie bedeutet für den Patienten, auch wenn sie in 15 Minuten inklusive Anästhesie beendet ist, eine unangenehme Belastung. Sehen wir beim Tomogramm bei ausreichenden Schnittiefen die beginnende oder vollständige Obliteration, so gibt uns das Veratmungskymogramm sehr frühzeitige Aufschlüsse über beginnende Atelektasenbildung, die sich noch eher äußert als bei den physikalisch-dynamischen Untersuchungen (Hitzenberger).

Hinsichtlich der Operabilität wäre zu sagen, daß zirka 45% von den beobachteten Fällen vom chirurgischen Standpunkt aus als operabel anzusprechen waren.

Hr. Prof. F r e y (München): Zur Frage der Differentialdiagnose werden zunächst sehr ähnlich aussehende Bilder gezeigt:

1. Ein Lungenechinococcus und ein Lungensarkom.

2. Ein entzündlicher Lungenabszeß und ein karzinomatöser Abszeß.

3. Ein großer Mediastinaltumor und ein großes Lungenkarzinom.

Die Bilder der Präparate erklären jeweils die Befunde. Photographien zeigen die geheilten Patienten.

Die Grenzen der Operabilität werden immer weiter gesteckt: Auch eine Phrenicus- und Rekurrenslähmung wird nicht mehr als absolute Gegenindikation angesehen. Es werden Röntgenbilder, Präparate und Aufnahmen geheilter Patienten vorgeführt, bei denen es sich um weit vorgeschrittene Karzinome handelte, die trotzdem durch Pneumektomie, teilweise mit Resektion des Herzbeutels, des Zwerchfells, der Brustwand, intraperikardiale Unterbindung der großen Gefäße geheilt werden konnten.

Hr. Dr. K. H e y r o w s k y (Salzburg): An den Geschwülsten der Lunge bzw. den durch diese verursachten Schädigungen ist der Geburtshelfer besonders interessiert. Die Seltenheit dieser Komplikation geht daraus hervor, daß ich unter 14.000 Entbindungen der Jahre 1935—1945 meiner seinerzeitigen Berliner Abteilung (Frauenklinik und Entbindungsanstalt „Maria Heimsuchung" in

Berlin-Pankow) lediglich 4 Fälle von Lungentumoren unter der Geburt beobachten konnte. Ein 5. Fall kam im Jahre 1946 in Zell am See in meine Behandlung. In der Frühschwangerschaft hat der Lungentumor keinen Einfluß auf das Allgemeinbefinden, er macht sich jedoch von der zweiten Hälfte der Schwangerschaft an immer unangenehmer bemerkbar. Infolge des Zwerchfellhochstandes und der durch die Gravidität bedingten Querlagerung des Herzens wird die Raumbeengung im Thoraxraum immer mehr fühlbar, je näher der Entbindungstermin rückt. Es kommt zu starken Stauungen im kleinen Kreislauf mit allen ihren unangenehmen Folgen. Bei dem ersten von mir beobachteten Fall wollte ich die Geburt bis zum Ende der Eröffnungsperiode spontan verlaufen lassen und dann der Kreißenden die Austreibung durch Zangenentbindung ersparen. Dieser Plan erwies sich jedoch als Fehlkalkulation, es trat noch vor vollständiger Eröffnung des Muttermundes ein akutes Lungenödem auf. Nur durch rasche Entbindung (Muttermundinzisionen, Scheidendammschnitt, Beckeneingangszange) konnten die Frau und das Kind gerettet werden. Aus dieser Erfahrung heraus habe ich später sowohl die folgenden 3 Berliner Fälle als auch den Zeller Fall primär durch Sectio entbunden und immer einen normalen Verlauf gesehen. Faßt man diese Erfahrungen zusammen, so folgt daraus:

1. Ein Lungentumor macht in der Frühschwangerschaft keine Erscheinungen, Komplikationen sind erst in der zweiten Schwangerschaftshälfte zu erwarten. Auf keinen Fall bildet eine gutartige Lungengeschwulst eine Indikation zur Unterbrechung.

2. In Anbetracht der drohenden Komplikationen muß die Schnittentbindung als Methode der Wahl angesehen werden, die in Lumbalanästhesie durchzuführen ist.

Hr. Doz. Dr. H. Fleischhacker (Wien): In diagnostischer Hinsicht wird auf die guten Ergebnisse der Punktion der Tumoren verwiesen.

Als Therapie kommt bei inoperablen Fällen Nitrogen Mustard in Betracht, das oft einen weitgehenden Rückgang des Tumors und lang dauernde Remissionen hervorruft.

Wegen der besseren Verträglichkeit verwenden wir nunmehr außer den Trockenampullen auch Halbhydrolysate in saurer Lösung (N-Lost der Fa. Ebewe).

Hr. Prim. Dr. R. Pohl (Wien): Aus dem großen Fragenkomplex, der hier zur Diskussion steht, möchte ich einige kleine Details herausgreifen. Besonders interessant erscheint mir das sogenannte okkulte Bronchuskarzinom, ein Tumor, der manchmal bis ans Lebensende ohne pulmonale Erscheinungen abläuft. Wenn man bedenkt, daß die Lunge ein verhältnismäßig empfindliches Organ darstellt, welches meist schon auf geringe Reize reagiert, erscheint dies verwunderlich. Ich verfüge über eine Reihe von Fällen, an denen röntgenologisch als Zufallsbefund ein Bronchuskarzinom nachgewiesen wurde und erst Jahre nachher Erscheinungen von seiten der Lunge aufgetreten sind. Dies gilt besonders für die peripheren Tumoren. Zur Illustration kurz ein Beispiel:

Bei dem derzeit 64 Jahre alten Mann wurde im Jahre 1945 anläßlich einer Reihenuntersuchung rechts im Unterlappen ein pflaumengroßer Rundherd aufgedeckt, ohne daß Husten oder sonstige pulmonale Beschwerden bestanden. Die Senkung betrug 3/7. Da eine latente Lues vorlag, wurde neben einem Gummaknoten an ein Neobronchi gedacht. Eine probatorische Röntgenbestrahlung zeigte keine Veränderungen des Befundes. Bei einer weiteren Kontrolluntersuchung im Sommer 1948 konnte ich feststellen, daß der Rundtumor an Größe deutlich zugenommen hatte. Da mir die Diagnose nun gesichert erschien, habe ich dem Kranken einen operativen Eingriff vorgeschlagen. Der Patient erklärte jedoch, daß er sich einem größeren operativen Eingriff absolut nicht unterziehen wolle, da er sich vollkommen gesund fühle. Wenige Monate später trat jedoch ziemlich plötzlich Fieber, Husten und Auswurf auf, die Beschwerden steigerten sich beträchtlich und im November 1948 hat Herr Prof. D e n k eine Pneumektomie durchgeführt. Histologisch: Polymorphzelliges, stellenweise verhornendes Karzinom.

Der Fall ist dadurch bemerkenswert, daß nach 3 Jahren symptomloser Entwicklung des peripheren Bronchustumors, ohne Husten, ohne erhöhte Blutsenkung erst durch eine zentrale Einschmelzung des Tumors ein akutes, fieberhaftes Stadium aufgetreten ist, welches zur Operation geführt hat. Ich glaube, daß viele Bronchuskarzinome jahrelang erscheinungslos wuchern, besonders wenn sie peripher sitzen. Ich verfüge über einen Fall, den ich in seiner Entwicklung durch 5 Jahre beobachten konnte, der allerdings in den letzten Jahren wesentliche Beschwerden hatte.

Es ist weiterhin nicht ungewöhnlich, daß erst durch Metastasenbildung, sei es im Knochen, im Gehirn usw., ein Bronchuskarzinom aufgedeckt wird. Dazu ein bemerkenswerter Fall, den ich gemeinsam mit Prof. W. N e u m a n n beobachten konnte:

Ein Invalider aus dem ersten Weltkrieg hatte nach einer Schädelverletzung einen größeren Metallsplitter im Gehirn. Durch 15 Jahre keine nennenswerten Beschwerden. Dann plötzlich auftretende Hirndruckerscheinungen mit mäßigem Fieber. Es war natürlich, daß man sofort an einen Spätabszeß im Gehirn gedacht hatte. Bei der Durchuntersuchung des Kranken ergab sich nun links am Hilus ein kleiner umschriebener Prozeß mit radiären Ausläufern ins Oberfeld der Lunge, es war damit der Verdacht auf ein Bronchuskarzinom gegeben. Mit Hilfe der Bronchographie konnte auch eine Stenose im linken Oberlappen festgestellt werden. Die spätere Autopsie hat dann tatsächlich ein Bronchuskarzinom mit Hirnmetastasen ergeben.

Auch an diesem Fall ist wieder bemerkenswert, daß der primäre Tumor klinisch überhaupt nicht in Erscheinung getreten ist.

Abschließend möchte ich feststellen, daß das Bronchuskarzinom gerne und häufig auch frühzeitig zur Metastasenbildung führt. Dabei wird vorwiegend der Lymph- und Blutweg beschritten.

Oftmals sind es gerade die kleinen Tumoren, welche reichlich Metastasen setzen. Was die Symptomatik der Bronchustumoren anlangt, ist sie außerordentlich vielseitig, die Diagnostik wurde in den letzten Jahrzehnten wesentlich verbessert. Wenn noch vor wenigen Jahren behauptet wurde, daß nicht die Hälfte der Bronchuskarzinome in vivo diagnostiziert werden, so besteht dies nicht mehr zu Recht, die diagnostische Erfolgsstatistik muß heute 80—90% betragen.

Hr. Dr. E. Kautzsch (München-Oberföhring): Auf der medizinischen Abteilung habe ich innerhalb der vergangenen 2 Jahre 40 gesicherte Bronchialkarzinome in ihrem Verlauf verfolgen können. Diese Zahl entsprach 1% aller die Abteilung in dem genannten Zeitabschnitt durchlaufenden Fälle. Demgegenüber standen 33 chronische Pneumonien. Es wurde bei den 38 Männern und 2 Frauen die Diagnose 25mal durch Obduktion, 6mal durch histologische Untersuchungen exzidierter Lymphknoten und Hautmetastasen, nur 3mal durch Tumorzellennachweis im Pleurapunktat und 2mal durch Operation bestätigt. Leider ließ die Altersverteilung der Kranken (13 im 6. und 14 im 7. Lebensjahrzehnt, nur 6 darunter) eine durchgreifende Therapie nicht mehr zu. 11mal nur war die Diagnose vor der Einweisung in die Klinik gestellt worden. Im Durchschnitt erfolgte eine etwa 10monatige Vorbehandlung, ohne daß an ein Bronchuskarzinom gedacht worden war. In wenigen Ausnahmen konnte die Anamnese bis zu 3 und 5 Jahren zurückverfolgt werden.

Ausgehend von den Erfahrungen der Hormonbehandlung bei dem Prostatakarzinom wurde der Versuch einer Cyrenbehandlung (alle 4—6 Wochen 25—50 mg als Preßling unter die Bauchhaut eingepflanzt) auch beim Bronchialkarzinom durchgeführt. Dabei stellte sich zunächst ein gewisser Erfolg ein, der sich vor allem in subjektiver Besserung und Gewichtszunahme ausdrückte. Auf die Progredienz des Leidens hatte Cyren keinen Einfluß, es zeigte sich keine Lebensverlängerung. Der vorübergehenden Besserung folgte stets ein sehr rascher und plötzlicher und nicht mehr zu beeinflussender Verfall. Oedeme habe ich nicht beobachten können. Die meist 2 Wochen nach einer Implantation auftretenden Mammaschmerzen waren erträglich. Einmal habe ich bei einem 66jährigen nach der zweiten Implantation Metastasen in beiden Brustwarzen auftreten sehen. Der Kranke stammte nicht aus einer Krebsfamilie. Die Hormonbehandlung ist jedenfalls nicht ganz harmlos.

Perandren zeigte etwa die gleiche Wirkung.

Keinerlei Beeinflussung erfolgte unter Urethan. Die Lostbehandlung wird — nachdem die Erlanger Klinik Günstiges darüber berichtete — derzeit durchgeführt, Ergebnisse liegen noch nicht vor.

Im Rahmen der symptomatischen Behandlung stand oft die Schmerzbekämpfung im Vordergrund, wobei leider die Alkaloide auf die Dauer besonders bei den lästigen Brustschmerzen versagten. Hier erwies sich die Pleuraanästhesie, wie sie von Lange-

Davos wohl erstmals angegeben wurde und der sie besonders bei Lungeninfarkten anwandte, als das Mittel der Wahl. Es werden an der Stelle größter Schmerzempfindung intrapleural 30—50 ccm einer sterilen 1%igen Novocainlösung ohne Suprareninzusatz in den Pleuraspalt infiltriert. Wenn bereits eine Pleuraschwarte besteht, erfolgt die Infiltration in und durch diese. Es wird eine nachhaltige Schmerzausschaltung innerhalb von 15—20 Minuten erreicht, die — und das war zunächst das Unerwartete — für die Dauer anhielt. Einmal war der gleiche Erfolg zu beobachten, als das erkrankte Lungengewebe selbst infiltriert wurde. Es ist wirkungslos, Novocain in einen Pleuraerguß zu injizieren.

Auch bei Schmerzen im Bereich der von Metastasen befallenen subkutanen Lymphknoten stellte sich der gleiche Effekt ein, wenn man die Lymphknoten und deren Umgebung mit Novocainlösung umspritzte.

Diese Beobachtungen scheinen auf Zusammenhänge hinzuweisen, wie sie sich aus der für die Krebsausbreitung vielleicht maßgeblichen segmentalen Innervation ergeben, über die Kalbfleisch kürzlich in Anlehnung an Arbeiten aus der Speransky-Schule auf Grund eigener Beobachtungen am Magenkarzinom berichtete. Mir fiel bei verschiedenen Sektionen von Bronchialkarzinom auf, daß oft kein rechter Grund zu erkennen war, warum der Krebs sich nur in bestimmten Teilen eines Lungenlappens infiltrierend ausdehnte, um dann haltzumachen, während er im übrigen Körper und in den regionären Lymphknoten sich weiter ausbreitete. Erst vor kurzem verstarb ein Kranker, bei dem der Krebs den ganzen linken Unterlappen, dessen viszerale und parietale Pleura, das Zwerchfell und die Rippen unterhalb der 5. Rippe befallen hatte, aber nicht auf die übrige Pleura der linken Lunge und nicht über die Pleura des Oberlappens, soweit diese dem Unterlappen benachbart war, vordrang. Hier reichen die Anschauungen von Infiltration und Metastasierung auf dem Blut- und Lymphweg, wie sie erst Walther in seinem ausgezeichneten Buch darstellt, allein nicht aus. Zweifellos spielt das Nervensystem für die Ausbreitung des Krebses und vielleicht auch für seine Entstehung eine maßgebliche Rolle. Wissen wir schon, ob nicht nervöse Reize auch eine Mutation herbeiführen können? In dieser Richtung der Forschung werden wohl noch wesentliche Erkenntnisse zum Krebsproblem zu erbringen sein.

Hr. Dr. Hammer (Linz): Die ausgezeichneten Erfolge der neueren Thoraxchirurgie fordern nicht nur eine exakte röntgenologische Diagnose pulmonaler Erkrankungen, sondern auch eine genaue Lokalisation des Prozesses. Die Schwierigkeiten, mit denen der Röntgenologe zu kämpfen hat, um den verantwortungsvollen Eingriff einer Thorakotomie dagegen gewissenhaftest zu verantworten, sind sehr groß. Ein Rundschatten kann, aber muß nicht, ein maligner Prozeß sein, kann, aber muß nicht, einen Eingriff erforderlich machen. Die Probethorakotomie soll nach Ansicht der meisten Chirurgen möglichst eingeschränkt werden.

Z. B.: Bei einer 30jährigen Frau ohne subjektive oder klinische Beschwerden fand der Röntgenologe einen Rundschatten in der linken Lunge und deutete diesen als Echinococcus, der Röntgenbefund als gutartiger Tumor. Die Operation und der histologische Befund ergaben Adenokarzinom.

Bei einem 47jährigen Mann war im Tomogramm ein Verschluß des linken Oberlappenbronchus zu sehen. Auch die Durchleuchtung und das Uebersichtsbild waren sehr suspekt auf ein Neoplasma, die übrigen Untersuchungsmethoden ungewiß. Die Operation wurde, da der Verdacht auf ein Neoplasma br. nicht abgelehnt werden konnte, durchgeführt. Ein tastbarer Tumor war nicht nachzuweisen. An der Oberfläche des Oberlappens fand sich ein Strang in einer Ausdehnung von 7 cm.

Für den Röntgenologen sind in der Diagnostik Grenzen gesetzt, und eine Differentialdiagnose, wie sie so wundervoll durchdacht in sämtlichen Lehrbüchern zu finden ist, verliert zum Großteil den praktischen Wert bei der chirurgischen Exploration, und wenn es sich um einen operablen Tumor handelt, d. h. bei Vorhandensein sämtlicher röntgenologischer Symptome ist der Tumor inoperabel. Der Röntgenologe soll eben nur von einem Schattengebilde und dessen Form, Rund- oder Kugelschatten sprechen, während die Klinik versuchen wird, differentialdiagnostisch den röntgenologisch nachweisbaren Veränderungen näherzukommen. Auch der Kliniker, der Chirurg und Anatom stellen Differentialdiagnosen, die manchmal im Widerspruch zum Krankheitsverlauf mit seinem letalen oder nichtletalen Ausgang stehen.

Eine genaue Lokalisation eines Lungenprozesses findet in der mangelhaften deskriptiven Anatomie der Lunge Schwierigkeiten, diese muß allmählich erweitert und ergänzt werden.

Die allgemeine Feldeinteilung: Spitzen-, Ober-, Mittel- und Unterfeld usw. genügt wohl für den Internisten oder Lungenfacharzt, sagt aber dem Chirurgen nichts über die Lage des Prozesses.

Der Röntgenologe muß dem Chirurgen eine Beschreibung liefern, die ihm genau den Weg weist, wo er einzugehen hat, um den Prozeß zu erreichen und welche Art der Operation eventuell vorgenommen werden kann.

Die normale Anatomie beschreibt wohl die einzelnen Lungenlappen, die Trachea, die sich in einen rechten und linken Haupt- oder Stammbronchus teilt und verläßt aus nicht ganz einsehbaren Gründen die entsprechend lappenmäßige Bezeichnung der Br., wenn sie rechts von einem epi- und hypart. Br., links hypart. Br. und dann Br. 1., 2. oder 3. Ordnung schreibt.

Der Röntgenologe und Chirurg können mit dieser Beschreibung nicht auskommen. Auf Vorschlag von Doz. P l e n k wird seit einigen Monaten im Allgemeinen Krankenhaus Linz die bronchopulmonale Segmenteinteilung, wie B r o c k, J a k s o n, H u b e r, K r a m m e r und G l a s s sie beschrieben, geübt und mit gutem Erfolg angewandt.

An Hand von Diapositiven wird das Bronchialsystem mit den dazugehörigen Segmenten beschrieben.

Einige Röntgenbilder zeigen den Wert der besprochenen Lokalisation. Neben den üblichen Aufnahmen im dorso-pektoralischen Durchmesser, der Tomographie und der Bronchographie sind seitliche Aufnahmen des Thorax — die kranke Seite liegt dem Film an — unbedingt erforderlich.

Durch die moderne Thoraxchirurgie ist der Röntgenologe gezwungen, die Diagnose möglichst präzise und ohne histologischen oder bakteriologischen Einfluß zu stellen und den Prozeß exakt zu lokalisieren.

Hr. Prof. A. H i t t m a i r (Innsbruck): Als Behandlung für Operationsverweigerer und inoperable Fälle wird empfohlen Sensibilisierung mit Stickstofflost oder noch besser Urethan, dann Röntgenbestrahlung. Die Bronchuskarzinome schmelzen ein, gehen weitgehend zurück, die Beschwerden der Patienten bessern sich für längere Zeit.

Hr. Dr. S p r e n g e r (Basel, Chirurgische Universitätsklinik): 1. Zur Ausdehnung der Lungenresektion: Es werden die Röntgenbilder eines erfolgreich pneumektomierten 68jährigen Mannes gezeigt. Im Anschluß an die Lungenflügelentfernung trat aber eine lang dauernde Dyspnoe auf. Die Sauerstoffsättigungskurve des arteriellen Blutes zeigt ein lang dauerndes Sauerstoffdefizit. Schlußfolgerungen: bei Patienten in höherem Lebensalter mit Emphysem der Gegenseite und starrem Thorax wird Referent deshalb in Zukunft mehr auf eine Lobektomie tendieren.

2. Zur Technik der Serienbronchographie mit resorbierbarem Kontrastmittel: Es werden Spezialkatheter (nach M é t r a s) zur Sondierung der einzelnen Lappen und Segmentbronchien demonstriert. Damit ist es möglich, neben der Kontrastmittelschwere und dem Alveolensog auch den Injektionsdruck zur Ueberwindung einer Pseudostenose oder eines Pseudostops heranzuziehen.

3. Demonstration der Röntgenbilder eines 53jährigen Patienten mit inoperablem Oat-Zellkarzinom im linken Oberlappen nach 50 mg Nitrogen Mustard, kombiniert mit Oestrushormon: Auf dem Kontrollbild 2 Monate nach Schluß der Behandlung ist ein völliges Verschwinden des ursprünglichen Tumors festzustellen. Nach weiteren 2 Monaten ist aber das Karzinom an gleicher Stelle wieder vorhanden und hat zu Pleurametastasen mit großer Ergußbildung geführt. Die Lostbehandlung hatte nur palliativen Charakter. In Zukunft Kombination mit Röntgenbestrahlung vorgesehen.

Hr. E. D e u t s c h (Wien): Wir hatten an der I. Medizinischen Universitätsklinik in Wien Gelegenheit, zur Behandlung des oft quälenden Hustenreizes und der Schmerzen bei Patienten mit Lungentumoren 2-Dimethylamino-4,4-diphenyl-heptanon-(5) Chlorhydrat anzuwenden, das uns als Polamidon-Höchst und Heptadon-Ebewe zur Verfügung stand. Wir konnten in allen Fällen eine Beseitigung des Hustenreizes und meist auch eine Besserung der heftigen Schmerzen beobachten. Gewöhnungserscheinungen haben

wir bisher nicht gesehen, auch bestand kein merklicher Unterschied zwischen den beiden Präparaten.

Hr. Prim. Dr. Klebelsberg fragt, ob über die erbliche
Belastung beim Bronchuskarzinom etwas bekannt ist und weist
darauf hin, daß in einer Familie der Vater und einer seiner Söhne
an einem Bronchialkarzinom gestorben sind.

Hr. Doz. Ratzenhofer: Mitteilung eines Falles
von posttuberkulöser Lungenfibrose, bei welchem autoptisch
in einem von zahlreichen derben Narbenfeldern ein sehr kleines,
nur mikroskopisch nachweisbares Bronchus-
karzinom (Narbenkarzinom) sich entwickelt hatte (Demonstration). Dieses hatte trotz seiner Kleinheit zu einer massiven
Metastasierung in der Pleura geführt.

Hr. W. Denk (Schlußwort): Die probatorische Röntgenbestrahlung zu diagnostischen Zwecken bei Verdacht auf das Vorliegen eines
Bronchuskarzinoms kann nicht empfohlen werden. Dieses Vorgehen ist, wie Prof. Leb selbst sagt, gefährlich. Wenn der entzündliche Herd in der Umgebung oder peripher eines stenosierenden
Karzinoms durch die probeweise Bestrahlung zurückgeht, so täuscht
dies eine günstige Beeinflussung vor und verleitet zu einer Fehldiagnose. Hingegen lassen wir die inoperablen Karzinome be-
strahlen. Die Resultate sind allerdings wenig ermutigend.

7. September 1949

Zur Technik der Kropfoperation
von Prof. F. Kaspar

Worte zur Vorführung des Filmes

Von

Dr. Eduard Schludermann

Wien

Gestatten Sie, daß ich Ihnen einen Filmstreifen der typischen Strumaoperationstechnik meines hochverehrten Chefs Prof. K a s p a r vorführe, der 1938 im Auftrag eines amerikanischen Gesundheitsamtes angefertigt wurde. Ich darf noch vorausschicken, daß nach dieser Operationstechnik zu seinen Lebzeiten von ihm und seiner Schule an 16.000 Strumektomien durchgeführt wurden. Die von ihm geschaffene Kropfstation im Kaiserin Elisabeth-Spital ist, wie mir Prof. H u b e r mitteilte, wahrscheinlich auch die derzeit größte der Welt. Einzelheiten dieser Technik sind in der Arbeit von Prof. K a s p a r: Zur Technik der Kropfoperation, Deutsche Zeitschrift für Chirurgie, 256. Bd., nachzulesen.

Sie sehen eine Patientin mit Kolloidstruma in typischer Lagerung auf dem Operationstisch. Der Oberkörper 45⁰ eleviert, der Kopf mäßig überstreckt. Das Basis- oder Einleitungsnarkotikum wurde bereits im Bett verabreicht, die Zusatznarkose — in diesem Falle Aether — wird erst am Operationstisch gegeben. Der Hautschnitt wird vor der Abdeckung angezeichnet, da nur so ein symmetrischer Schnitt erfolgen kann (auf die verschiedenen Ausladungen des Kropfes muß dabei Rücksicht genommen werden, um etwaige Verziehungen des Schnittes nach erfolgter Resektion zu vermeiden). Zur Desinfektion wird nur eine alkoholische Lösung verwendet, jede Jodanwendung vermieden. Die Abdeckung erfolgt mit einem eigenen Strumatuch, einer Flügelkompresse aus vierfach gelegtem Tetrastoff, um bei Narkosezwischenfällen die Sterilität des Operationsgebietes nicht zu gefährden. Der Hautschnitt wird klein gehalten und zügig durchgeführt, um eine Stufenbildung, die die Keloidbildung begünstigt, zu vermeiden.

Der Hautlappen wird mit Subcutis und Halsfaszie nach oben präpariert und die kleine Halsmuskulatur weithin freigelegt. Die Venen werden zwischen Klemmen durchtrennt. Die Muskulatur wird nur in der Medianlinie gespalten, bei großen Kröpfen nach den Seiten zu gekerbt. Ich persönlich halte diese Schonung der Muskulatur aus kosmetischen Gründen zur Wiederherstellung einer gleichmäßig runden Halsform für wichtig, es kommt sicher auch dieser Muskulatur eine gewisse Funktion bei der Feineinstellung der Stimme zu.

Sie sehen, wie mühelos die Exploration der einzelnen Strumalappen gelingt, wenn der vortastende Finger in der richtigen Schicht knapp an der Strumakapsel geführt wird (die Exploration ist deswegen sorgfältig vorzunehmen, da sie den Operationsplan bestimmt). Vor allem sucht man sich über die Lage der Trachea zu unterrichten. Es erfolgt nun die Luxation der einzelnen Strumalappen, die dort begonnen wird, wo ein Lappen am leichtesten erreichbar ist. Wir bedienen uns dazu ausschließlich der etwas modifizierten Museuxschen Faßzangen verschiedener Größen, da damit ein sicherer dosierter Zug an der Struma am besten durchführbar ist. Die einzelnen Lappen werden durch Nachgreifen mit den Faßzangen und Assistenz und Gegendruck des Fingers herausgehebelt, gewissermaßen geboren. Diese Manipulation stellt eine wesentliche Phase dieser Technik dar, die mit Vorsicht und dem Fingerspitzengefühl der Erfahrung vorgenommen werden muß, um einerseits keine Gefäße abzureißen, anderseits die Nervi recurrentes zu schonen. Eingehen auf die Trachea, Abklemmen der Isthmusgefäße und Spaltung des Isthmuslappens. Zu dieser Spaltung verwenden wir jetzt längere, leicht gebogene Klemmen. Nach Freilegung der Luftröhre ist die Orientierung im Operationsgebiet absolut gesichert: dies stellt ebenfalls ein wichtiges Moment dieser Operationstechnik dar. Die Struma wird nun im Bereich der medialen Kapsel stumpf weiter von der Luftröhre abgelöst und nach allen Richtungen mobilisiert. Die Resektion beginnt nunmehr an der medialen Kapsel unten. Wir verwenden dazu, wie Sie sehen, nur Klemmen, die vorne etwas zugespitzt sind, um in das Gewebe einstechen zu können. Die Klemmen werden nur zentral angelegt. Sie sehen die Abtragungslinie an der hinteren Kapsel, wobei auf eine Ligatur der Arteria inferior am Stamm verzichtet wird. Nach Abtragung der Struma wird der verbleibende Parenchymrest durch Ausspannen mittels Klemmen und Unterfassung mit den Fingern nach vorne gedrängt und ein etwaiges Zuviel oder verbliebene Adenomknoten nachreseziert. Die Phase kommt in diesem Film leider nicht deutlich zum Ausdruck. Die Ligatur erfolgte damals mit dünner Seide, nach den Erfahrungen gelegentlicher Ligaturfisteln hat sich mir persönlich die ausschließliche Verwendung von Katgut auch zur Ligatur der größeren Gefäße so bewährt, daß ich seither keine Ligaturfisteln mehr erlebt habe. Ich bin ein Anhänger der individuellen Resektion, je nach der Funktion der Struma wird ein verschieden großer Rest belassen. Nach der Operation wird gewissermaßen der Schilddrüsenhormonspiegel eingestellt, bis nach mehreren Monaten wieder eine normale Funktion der Schilddrüse eingetreten ist. Die Grundumsatzbestimmung gibt immerhin wichtige Anhaltspunkte dafür.

Die Größe des verbleibenden Strumarestes entspricht hier einem kleinen Daumenendglied, die Fläche des verbliebenen Kapselrestes der Größe eines Eßlöffels.

Die Kapselnähte werden durchgreifend angelegt, wobei an der Medialseite wegen der Möglichkeit der Rekurrensverletzung nicht zu tief eingegangen wird.

Es wird grundsätzlich beidseitig reseziert. Die Luftröhre wird nun auf der zweiten Seite weiter freigelegt, so daß der ganze vordere Umfang frei liegt. Da mehr Raum vorhanden ist, ist die Luxation der zweiten Seite immer bedeutend leichter durchzuführen. Vor der medialen Kapsel wird bei der Resektion ein etwa 1 cm breiter Saum stehen gelassen, um die Kapselnaht gut durchführen zu können. Die Arteria superior wird durch Abschieben der Muskelreste sichtbar gemacht, durch einen dosierten Zug am Oberhorn angespannt, abgeklemmt und durchtrennt. Damit wird das ganze Oberhorn mobil und kann durch Zug mit dem Museux und Gegendruck des Fingers restlos entfernt werden. Da infolge des kleinen Schnittes immer nur ein Teil des Operationsfeldes zur Ansicht kommen kann, muß das jeweilige Operationsgebiet durch entsprechenden Zug mit dem Haken genau eingestellt werden.

Es folgt die genaue Revision des Wundgebietes. Die Blutstillung wird vervollkommnet und nach etwaigen zurückgebliebenen aberranten Strumaresten durchforscht. Sie sehen als Endresultat die von jedem Druck befreite Luftröhre mit den nach hinten gesunkenen Strumaresten. Der Blutverlust bei der Operation, die $\frac{1}{2}$ bis 1 Stunde an Zeit beansprucht, ist meist gering. Die restierende Wundhöhle wird durch Raffung der Muskulatur verödet, die Naht der Muskulatur in der Medianlinie ist rasch bewerkstelligt. Platysma, Subcutis und Faszie werden ein- bis zweischichtig verschlossen, wobei keine Höhle zurückbleiben soll. Das Drain wird durch eine Lücke der Muskulatur in die Wundhöhle eingeführt, was hier nicht deutlich zur Ansicht kommt. Es wird im Wundwinkel herausgeleitet und verbleibt 24 bis 48 Stunden. Die Hautnaht erfolgt durch Einzelknopfnähte mit feiner Seide, neuerlich hat sich mir der Nylonfaden bestens bewährt. Wenn die Nähte nach 48 Stunden entfernt werden, bleiben die Stichkanäle unsichtbar. Auf feinste Adaptation wird Wert gelegt, da eine Stufenbildung zum Keloid disponiert. Mit der Halsted-Naht haben wir keine sehr guten Erfahrungen gemacht. Der Bindenverband wird nach 24 Stunden entfernt. Patienten stehen am ersten Tag auf, verlassen am dritten bis fünften Tag das Krankenhaus.

Am Präparat erkennen Sie die zusammenhängende Struma mit unversehrtem Ober- und Unterhorn.

Möge Ihnen dieser kurze Filmstreifen die Anregung geben, die Technik der Strumektomie, das Lebenswerk Prof Kaspars, weiter zu vervollkommnen.

Ueber konstante Gefäßveränderungen in Knotenkröpfen

Von

Dozent Dr. **M. Ratzenhofer**

Graz

Bei der histologischen Untersuchung von Knotenkröpfen der steirischen Bevölkerung sind mir seit Jahren regelmäßig charakteristische Befunde im Bindegewebe der Kapsel und in den Randbezirken von A d e n o m k n o t e n aufgefallen: runde bis abgeplattete kompakte Stränge aus längsverlaufender glatter Muskulatur, die zum Teil auf größere Strecken hin verfolgbar waren (Demonstration). Die Vermutung, daß es sich bei diesen Strängen um verödete Blutgefäße, und zwar sowohl um verödete Arterien als auch um verödete Venen handelt, konnte durch den Nachweis von Resten einer Media, von elastischen Membranen und elastischen Fasern innerhalb der Stränge bestätigt werden.

Erst eingehende Serienuntersuchungen und entsprechende Rekonstruktionen konnten den A b l a u f d e r G e -f ä ß v e r ö d u n g u n d d a s w e i t e r e S c h i c k s a l der verödeten Blutgefäße aufklären. Nacheinander lassen sich grob drei, fließend ineinander übergehende Stadien verfolgen:

1. Das S t a d i u m d e r V e r ö d u n g d e r G e f ä ß -l i c h t u n g, im wesentlichen durch Bildung längsverlaufender Muskelmassen, und zwar teils anschließend an das Endothel von der Intima aus, teils aber in den äußeren Schichten der Gefäße, wobei mächtige, das ursprüngliche Gefäßrohr dicht umschließende und von außen her komprimierende Muskelwülste entstehen können (Demonstration).

2. Das S t a d i u m d e s U m b a u e s d e r v e r ö d e -t e n B l u t g e f ä ß e: Schwund der präexistenten Ringmuskulatur der Media und Ersatz durch weiter hinzugebildete Längsmuskulatur und durch Bindegewebe bzw., was

besonders kennzeichnend ist, durch elastisches Gewebe, wobei dichte, förmlich verzopfte Faserstränge und dicke Bänder und Zylinder aus Elastika entstehen. Aber auch die neu gebildete Längsmuskulatur schwindet und wird später zum Teil durch Bindegewebe bzw. wieder vor allem durch E l a s t i k a ersetzt (Demonstration). In diesem Stadium sieht man also nur mehr solide Stränge aus Längsmuskulatur, Elastika und Bindegewebe, die wie „Verstärkungen" der Kapsel imponieren. Ohne Kenntnis der vorausgegangenen Umbildungsprozesse würde man es nicht vermuten, daß es sich um verödete Blutgefäße handelt.

3. Das S t a d i u m d e r R ü c k b i l d u n g d e r v e r ö d e t e n B l u t g e f ä ß e: Die gewöhnlich schon im zweiten Stadium in die Randteile der Knoten durch deren Wachstum aufgenommenen Stränge schwinden infolge Druckatrophie durch das vordrängende Adenomgewebe. Hierbei schwindet in der Regel zuletzt das besonders im zweiten Stadium zum Teil mächtig vermehrte elastische Gewebe (Demonstration).

Die im ersten Stadium der Verödung der Gefäßlichtung gebildeten, zum Teil polsterartigen Muskelmassen haben selbstredend nichts mit den bekannten, von H o r n e, M. B. S c h m i d t, K u x, W a t z k a u. a. beschriebenen physiologischen Sperr- und Drosseleinrichtungen an den Parenchymgefäßen der Schilddrüse zu tun. Es handelt sich vielmehr um s e k u n d ä r e V e r ä n d e r u n g e n an Adenomgefäßen, die ja an sich bereits pathologisch sind und aus Parenchymgefäßen durch Vergrößerung derselben im ganzen und Ausgestaltung ihrer Wände hervorgegangen sind.

Die gezeigten schweren Gefäßveränderungen sind in jedem mittelgroßen und großen Adenom, etwa von Walnußgröße an, zu finden, kommen aber auch schon in viel kleineren vor und sind in der Regel um so häufiger, je größer das Adenom ist. .

Es sei nur kurz betont, daß die demonstrierten konstanten Gefäßveränderungen meines Wissens bisher nicht beschrieben wurden, und zwar weder die Verödungen noch die Rückbildungen. Man hatte lediglich eine mangelhafte Ausbildung der großen Adenomgefäße (T e r r y, W e g e l i n) und an sekundären Veränderungen „hie und da" Intimaverdickungen an den kleinen Kapselarterien (A b e, W e g e l i n) bzw. die Obliteration hyalin entarteter Gefäße im Inneren der Adenome beschrieben (W e g e l i n). Nur H a m p e r l erwähnt neuestens, obliterierende Venenveränderungen in der Kapsel von Schilddrüsenadenomen gelegentlich gesehen zu haben; allerdings vergleicht er sie mit der obliterierenden Endophlebitis am Grund chronischer Magengeschwüre. Schließlich hat man der „Kompression der Kapselvenen durch das Wachstum der Knoten" Bedeutung für die Entstehung von Oedem und Stauung und vor allem für die Entstehung der Blutungen innerhalb der Knoten beigemessen (v. Sinner, Wegelin). Eingehende Untersuchungen der Adenomgefäße standen bisher jedoch aus.

Die konstanten Gefäßveränderungen sind naturgemäß von größter Bedeutung für die Funktion und das Schicksal der Adenomknoten. Bevor ich hierauf eingehe, sei kurz eine andere, besonders nahe liegende Frage diskutiert: Wie erklärt sich die Entstehung der Massen von Längsmuskulatur und elastischem Gewebe bei der Gefäßverödung und beim Gefäßumbau? Hier muß man auf die große Rolle mechanischer Momente bei der Entwicklung sowohl normaler als auch pathologischer Gewebe zurückgreifen: Unter normalen Bedingungen, z. B. bei der Ausgestaltung von Muskulatur und elastischem Gewebe im Skeletsystem, bei der Ausbildung des elastischen Gewebes in der Lunge; unter pathologischen Bedingungen die Bildung von elastischem Gewebe in Verwachsungen zwischen serösen Membranen und in Myokardschwielen entsprechend der Richtung des Zuges (Bunting). Es ist hier nicht der Ort, auf diese interessanten Fragen einzugehen. Es dreht sich hierbei u. a. um die Rolle mechanischer Faktoren bei der Synthese und bei der Festlegung der Molekularstruktur der Faserproteine der glatten Muskulatur und des Elastins. Ich möchte glauben, daß weniger den Druck- als besonders den Zugkräften, welche an der Peripherie der Knoten durch deren Vergrößerung geweckt werden und auf die hier befindlichen Blutgefäße einen Druck, besonders aber einen ständigen Zug ausüben, erhebliche Bedeutung hinsichtlich der Entwicklung der Längsmuskulatur und des elastischen Gewebes beizumessen ist, wodurch dann die Verödung und der weitere Umbau der verödeten Gefäße herbeigeführt wird. Es ist also das proliferierende Adenomgewebe selbst, welches durch sein Wachstum indirekt, nämlich über die Gefäßrückbildung, seinen eigenen Untergang herbeiführt. Damit kommen wir zur Bedeutung der Gefäßveränderungen für die Funktion und das weitere Schicksal der Adenome.

Um es kurz zu sagen: Was lehrt der gelungene Nachweis der konstanten Gefäßverödungen und -rückbildungen bei den größeren Knoten? Er erklärt die Ent-

**s t e h u n g d e r r e g r e s s i v e n V e r ä n d e r u n g e n d e r
A d e n o m e.**

Ueber die Ursache der regressiven Veränderungen der
Schilddrüsenadenome, also über die Verfettung, Nekrose,
Verzystung, hyaline Umwandlung, Blutung usw., liegen bis
heute nur unbefriedigende Erklärungen vor. Man hatte teils
auf die Hypothese der primären Hinfälligkeit der Geschwulst-
zellen zurückgegriffen, teils — was sicher naheliegender
ist — eine mangelhafte Blutversorgung für ihre Entstehung
verantwortlich gemacht, freilich ohne diese Annahme der
Ernährungsstörung entsprechend anatomisch stützen zu können; denn wie oben erwähnt, hatte man systematische
Untersuchungen über die Gefäßversorgung der Adenome
bisher nicht angestellt, was verwunderlich ist, weil regressive Veränderungen nahezu in jedem größeren Adenom
vorkommen und das Gewebsbild oft völlig beherrschen.
Nach Kenntnis der schweren sekundären Veränderungen
der Adenomgefäße erscheint nunmehr aber die Annahme
einer mangelnden Blutversorgung ausreichend begründet.

Auf Grund unserer bisherigen Untersuchungen läßt sich
vorläufig folgendes sagen: Die Gefäßeinengung als Beginn
der Verödung setzt meist schon bei kleinen, etwa nuß-
großen oder noch kleineren Knoten oder erst bei viel größeren ein. Während der Einengung der Gefäßlichtung brauchen die Knoten morphologisch noch nicht stark regressiv
verändert sein. Doch ihre Blutversorgung ist schon mangelhaft! Mit dieser unzureichenden Blutzufuhr steht die alte
sowohl klinisch als auch chemisch und biologisch begründete Erfahrung (vgl. W e g e l i n; P u p p e l, L e B l o n d und
C u r t i s) in Einklang, daß, von den seltenen einwandfreien
toxischen Adenomen abgesehen, d a s A d e n o m g e w e b e im
Vergleich zum Schilddrüsenparenchym f u n k t i o n e l l m i n-
d e r w e r t i g ist. Auch die meisten steirischen Knotenkröpfe
zeigen zwar oft eine geringe, aber gewöhnlich nie so stark
ausgeprägte Hyperthyreose, wie es nach der Gesamtmasse
und der Differenzierung der Adenome zu erwarten wäre.
Man bedenke nur, daß in anderen endokrinen Drüsen, wie
der Hypophyse, in den Epithelkörperchen oder im Ovarium
viel kleinere, gutartige Adenome bereits schwere Störungen verursachen können. Die Erklärung für das Ausbleiben
der erwarteten ausgesprochenen Hyperfunktion bei den noch
nicht ausgemacht regressiv veränderten Knoten liegt eben
zum Teil offenbar in den Gefäßverödungen, welche mitunter schon frühzeitig einsetzen, das Adenomgewebe in
seiner Entwicklung und Lebenstätigkeit hemmen und eine

seiner Gewebsmasse und Differenzierungshöhe entsprechende Inkretbildung und -abgabe an das abströmende Blut nicht zulassen. Kommt es sodann nach Erreichen einer bestimmten Knotengröße bald früher, bald später zur kompletten Verödung der Kapselarterien, so folgt Untergang des Adenomgewebes mit den morphologisch erkennbaren schweren Degenerationen, der Verzystung, Nekrose usw. Diese sind somit im wesentlichen ischämisch bedingt: das Adenomgewebe stirbt ab; aber nicht wie in einem Infarkt plötzlich und in toto, sondern ganz allmählich und bezirksweise, entsprechend dem allmählichen Verschluß der zugehörigen Arterien. Für die hämorrhagische Infarcierung und die so häufigen Blutungen dürfte hingegen vor allem die Verödung der abführenden Blutwege, insbesondere der Kapselvenen bedeutungsvoll sein.

Den beschriebenen Veränderungen der Adenomgefäße der Schilddrüse durchaus vergleichbare Befunde finden sich auch an Blutgefäßen anderer gutartiger Neubildungen, so insbesondere in Myomen des Uterus, in Ovarialzysten und an anderen Orten, was meines Wissens gleichfalls noch nicht beschrieben und gewürdigt ist.

Literatur: Abe, T.: Frankf. Z. Path., 22 (1919): 272. — Bunting, C. H.: Arch. Path. (Am.), 28 (1939): 306. — Hamperl, H.: Uppsala Läk.för. Förh., 1949, 1/2: 99. — Horne, R. M.: Lancet, 1892/II: 1213. — Kux, E.: Virchows Arch., 294 (1935): 358. — Puppel, I. D., Le Blond, C. P. und Curtis, G. M.: Ann. Surg., 125 (1947), 3: 257. — Schmidt, M. B.: Virchows Arch., 137 (1894): 330. — Derselbe: Zbl. Path., 76 (1940): 129. — v. Sinner, M.: Virchows Arch., 219 (1915): 279. — Terry, W. I.: J. amer. med. Assoc., 79 (1922): 1. — Watzka, M.: Z. mikrosk.-anat. Forsch., 50 (1941): 366. — Wegelin, C.: Schilddrüse. In Henke-Lubarsch: Handb. d. spez. path. Anat. u. Hist., Bd. VIII, 1, 1926.

Aussprache: Hr. Prof. Dr. H. Hamperl (Marburg/Lahn): In dem reichen Kropfmaterial, das mir in Salzburg zur Verfügung stand, habe ich seit Jahren unter anderem besonders auf Gefäßveränderungen geachtet.

Am bemerkenswertesten erscheinen wohl die Veränderungen an den Arterien in der Kapsel und Umgebung von Adenomknoten. Die Muskelwand zeigt am Uebergang von mittelgroßen zu kleineren Arterien einen eigentümlichen Umbau, indem sie sich in einzelne einander durchflechtende Muskelbündel aufsplittert, wobei die ursprüngliche Ringslage zugunsten einer inneren, von elastischen Membranen unterteilten Längslage völlig zurücktreten kann. Gleichzeitig verdickt sich die subintimale Schicht zu einer mehrfachen Lage elastischer Membranen. Dort, wo die Arterien in den Kropfknoten selbst einstrahlen, bilden diese manchmal allein die Gefäßwand. Die Zunahme der inneren Muskellagen kann aber auch in den kleineren Kapselarterien zu einem völligen Verschluß der Lichtung führen, so daß das Gefäß sozusagen ein solides Muskelbündel darstellt, in dem die mehr und mehr verschwindenden Reste der ursprünglichen Elastica interna an die Entstehung aus einer Arterie erinnern. In solchen Fällen hat es dann den An-schein, als würden von einer kleineren noch durchgängigen Arterie sich verzweigende Muskelfahnen abgehen.

Auch in den V e n e n der Adenomkapsel kommt es zum Auf-treten einer elastisch-muskulären inneren Längslage, ähnlich wie ich sie seinerzeit (Uppsala Läk.För. Förh., 54 [1949]: 99) in den Venen am Grund von chronischen Magengeschwüren beschrieben habe. Sie kann ebenfalls zu völligem Verschluß der Lichtung führen.

In den K a p i l l a r e n der Adenomknoten kann man oft eine eigentümliche Fetteinlagerung zwischen Endothel und fett-speichernden Adventitiazellen beobachten, die am ehesten mit der von Z o l l i n g e r beschriebenen Kapillarsklerose im Zentralnerven-system zu vergleichen wäre.

Hr. H. H o m m a (Wien): Zur Erklärung der gezeigten Gefäß-veränderungen in Knotenkröpfen möchte ich dem Gedanken Raum geben, daß beide Gestaltsanomalien, nämlich die Schilddrüsen-knoten und die Gefäßveränderungen, auf ein Insuffizientwerden formregelnder Einflüsse zu beziehen wären. Solche Einflüsse sind ja bekanntermaßen für das Keimstadium bei Amphibien nach-gewiesen und in ihrer Natur als chemisch wirksam erkannt worden. Im Erwachsenenalter liegen auch für den Menschen in den gonado-tropen und Sexualhormonen Analoga insofern vor, als diese Stoffe die feingewebliche Gestalt des Eierstockes bzw. der Gebär-mutterkörperschleimhaut regeln. Aber auch für das einfache Er-haltenbleiben gehörigen feingeweblichen Baues in allen Organen mit Zellmauserung müssen derartige gestaltregelnde Einflüsse ge-fordert werden, da es sonst unverständlich wäre, daß die im Rahmen physiologischer Zellmauserung neugebildeten Zellen sich in das typische Gefüge einordnen und nicht der Vorgang der Zell-mauserung an sich schon zu abwegigen Strukturen führen sollte. Solche krankhafte Formen werden erst dann entstehen, wenn die gestaltregelnden Einflüsse ungenügend werden, was begreiflicher-weise in Analogie zu anderen Funktionsinsuffizienzen im vor-geschrittenen Lebensalter besonders häufig vorkommen wird. Auf diese Weise würden nicht bloß die Knotenkröpfe und die sie be-gleitenden Gefäßanomalien, sondern auch z. B. die Mastopathia chronica cystica, die sogenannte Prostatahypertrophie, die Alters-hämangiome der Haut, die Alterswarzen, die Uterusmyome, die glanduläre Hyperplasie, die sogenannte kleinzystische Degeneration des Eierstockes und andere ihre einheitliche Erklärung finden.

Zur Behandlung
der doppelseitigen Rekurrenslähmung

Von

Dr. **B. Kecht**

Linz a. D.

Auf einer Tagung, die als ihr erstes Hauptthema „Erkrankungen der Schilddrüse" gewählt hat, erscheint es zweckmäßig, den heutigen Stand der Therapie der postoperativen Rekurrenslähmungen kurz zu streifen. Seit die ersten Stimmen von derartigen Schäden laut wurden, haben sich Chirurgie und Laryngologie in engster Zusammenarbeit redlich bemüht, 1. Schäden zu verhindern oder auf ein Minimum zu beschränken, und 2. eingetretene Schäden nach Tunlichkeit zu verbessern. Bei der außergewöhnlichen Empfindlichkeit des Rekurrens werden sich Schäden nach Strumektomie niemals vermeiden lassen. Gewiß wird durch einen in der Kropfchirurgie wenig Geübten der Rekurrens mehr gefährdet sein als durch einen Erfahrenen, aber gerade der erfahrene Kropfchirurg muß oft die traurige Feststellung machen, daß rezidivfähiges Strumagewebe leider vielfach dort sitzt, wo man mit Rücksicht auf die Rekurrentes nichts anrühren sollte. Die Radikalität leidet somit häufig aus Rücksicht auf die Rekurrentes bzw. sie geht auf Kosten letzterer. Die Bearbeitung des großen Strumamaterials von Doz. P l e n k in Linz vom laryngologischen Standpunkt wird zeigen, welcher Standpunkt der richtige ist. Dort soll auch ausführlicher auf das Rekurrensproblem bei Struma eingegangen werden. Hier sollen heute nur jene chirurgischen Maßnahmen auszugsweise besprochen werden, die der Erweiterung der Stimmritze nach postoperativen Lähmungen dienen.

Bei einseitiger Posticuslähmung — also Medianstellung eines Stimmbandes — werden sich derartige Operationen höchstens auf wenige Ausnahmefälle beschränken. Es wäre denkbar, daß sich Schwerstarbeiter, die auch durch die einseitige Lähmung vermindert leistungsfähig sind und denen ein Berufswechsel unmöglich ist, sich unter bewußtem Verzicht auf eine klare Sprechstimme zu einer Laterofixation des gelähmten Stimmbandes entschließen könnten. Im übrigen wird sich das große Heer der einseitig Rekurrensgelähmten nur selten präsentieren, die meisten Betroffenen wissen gar nichts von ihren Schäden, die gelegentlich einmal anläßlich einer Durchuntersuchung „entdeckt" werden.

Die Leute mit doppelseitigen Rekurrens- bzw. Posticusparesen treibt ihr bedauernswerter Zustand immer wieder zum Arzt. Die unblutigen Methoden sind leider insuffizient, die Elektrotherapie und die auf rein stimm- und atemtechnischen Prinzipien beruhende Stoßbehandlung von Fröschels haben auf ältere Lähmungen keinen wesentlichen Einfluß, sie können wohl Spontanheilungen, die bis zu einem halben Jahre noch möglich sind, zweifellos unterstützen und vielleicht Ankylosen des Krikoarytaenoidgelenkes verhindern. Wir kommen daher um chirurgische Maßnahmen nicht herum, die bisher fast ausschließlich in der Tracheotomie bestanden. Es muß auch offen ausgesprochen werden, daß die Idealmethode zur Herstellung einer annähernden Restitutio ad integrum bei doppelseitiger Rekurrenslähmung niemals existieren wird. Beiden Forderungen, sowohl der nach einer klaren Sprechstimme als auch nach genügender Atemluft per vias naturales wird niemals entsprochen werden können. Am nächsten kommt dieser Forderung noch die Sprechkanüle nach, was schon M. Hajek öfters betont hat und in jüngster Zeit auch von seinem Schüler Wiethe vertreten worden ist. Der Zustand doppelseitiger Posticuslähmung ohne oder mit Kanüle stellt jedenfalls für die Betroffenen eine schwere Belastung dar. Ohne Kanüle besteht dauernde Hypoxämie, die durch die geringsten körperlichen Leistungen gesteigert wird und die, will man nicht das dauernd überlastete rechte Herz zum frühzeitigen Versagen bringen, nach den allgemeinen Erfahrungen innerhalb von 5 Jahren zur Tracheotomie und damit zum Dauerkanülement zwingt. Namentlich bei katarrhalischen Infekten auch geringsten Ausmaßes treten bedrohliche Zustände von Atemnot auf, die insbesondere nachts beim Flachliegen unheimlich werden und die die Kranken infolge ihrer Schlaflosigkeit stark herunterbringen. Trotz dieser Zustände können sich die meisten Patienten nicht zur Kanüle entschließen, denn sie haben von Kanülenträgern erfahren müssen, daß auch die Trachealdauerkanüle mit allerhand Beschwerden verbunden ist, die sogar so arg werden können, daß irgend etwas unternommen werden muß, um ein dauerndes Dekanülement zu erreichen. Schmerzen beim Kanülentragen, erschwertes Kanülenwechseln, Blutungen beim Wechseln oder beim Husten, Decubitus im Tracheostoma oder in der Trachealschleimhaut, Aufschießen von Granulationen oder papillomartigen Bildungen usw. können Kranke und Aerzte oft zur Verzweiflung bringen.

Wir sind jedoch heute in der glücklichen Lage, über operative Methoden zu verfügen, die geeignet sind, die Beschwerden der Kranken auf ein erträgliches Maß herabzudrücken. Die guten Erfahrungen, über die in den letzten Jahren amerikanische Autoren mit ihren Methoden berichten, werden dazu beitragen, unseren und der Kranken Pessimismus zu überwinden und uns ermutigen, unser Handeln etwas aktiver zu gestalten als bisher.

Seit der Jahrhundertwende ist eine Reihe von Operationsmethoden zur Beseitigung der Paramedianstellung der Stimmbänder bzw. zur Erweiterung der Stimmritze in Vorschlag gebracht und teilweise auch zur Anwendung gekommen. Nur die wichtigsten seien, in bestimmte Gruppen zusammengefaßt, erwähnt:

1. Mechanische Erweiterung des inneren Kehlkopflumens: a) Stimmbandresektion (I w a n o f f, C i t e l l i, M e n z e l, W e i ng ä r t n e r, K i l l i a n), b) Kaustik der Gegend der Stimmbandansätze (K o f l e r), c) Knorpeleinfalzung an der vorderen Kommissur (B a y r).

2. Operationen am Knorpelskelet: Thyreoidektomie (M e u rm a n), Aryknorpelverlagerung (R é t h i W i t t m a a c k), submuköse Aryauslösung (B e r a r d, S a r g n o n und B e s s i è r e), Arytektomie (H. D a v i s, K e l l y, W r i g h t, O r t o n, W o o d m a n).

3. Muskeloperationen: Verbindung des Aryknorpels mit a) Omohyoideus (M a r s c h i k, S t r e i s s l e r), b) Stylohyoideus und Digastricus (A u e r s b a c h), Ablösen der Lateralis (M e u rm a n), Exzision der Interarymuskeln (K r a i n z).

4. Nervenoperationen: Durchtrennung des Laryngeus superior a) ramus ext. (G r a b o w e r, M e r t e n s, K i l l i a n), b) ram. int. sens. (O n o d i, R é t h i), Laryngeus inferior (R u a u l t, K l e es t a d t).

5. Sonstige Operationen: Laterofixation nach B. K i n g, R u d d y.

Alle angeführten Methoden im einzelnen kritisch zu beleuchten, würde zu weit führen, darüber soll an anderer Stelle geschrieben werden. Es sei hier nur in Kürze er wähnt, daß nach meinen Erfahrungen alle jene Methoden mehr oder weniger zum Scheitern verurteilt sind, bei denen das Kehlkopflumen irgendwie oder irgendwo gröblich verletzt und die Kontinuität der Schleimhaut unterbrochen wird. Das gilt insbesondere für die Stimmbandresektionen oder Exzisionen, auch für die Kaustik, die Knorpeleinfalzung, die Interarymuskelexzision usw. Nicht günstig halte ich auch jene Eingriffe, die allzuviel vom Kehlkopfskelet opfern, also eine zu ausgiebige Entfernung von Schildknorpel, da die äußeren Halsweichteile und der äußere Luftdruck dann auf keinen festen Widerstand mehr stoßen und die Weichteile, insbesondere das Taschenband, noch weiter medianwärts gedrängt werden. Ueber den Wert der Nervendurchtrennungen sind die Ansichten geteilt. Bei der Durchtrennung des Ramus externus nervi laryngei superioris hat man gelegentlich ohne Zweifel eine Verbesserung der Atemluft erreicht. Durchtrennung des Stammes des Laryngeus inferior ist zwecklos. Man erreicht damit niemals eine Intermediär- bzw. Kadaverstellung. Der Vorschlag beruht auf der falschen Voraussetzung des sogenannten Semon-Rosenbachschen Gesetzes. Die Einpflanzung des Omohyoideus in den Aryknorpel ist eine theoretisch gut durchdachte, praktisch aber kaum jemals durchführbare Methode, die in den meisten Fällen schon daran scheitert, daß nach zwei- oder dreimaliger Strumektomie kaum jemals ein funktionstüchtiger Muskel mehr zu finden ist. Als brauchbar können nach den eigenen Erfahrungen heute nur zwei Methoden empfohlen werden, nämlich 1. die Laterofixation des Stimmbandes von außen nach B r i e n K i n g und 2. die Arydektomie nach H. J. D a v i s bzw. K e l l y.

B. K i n g s Methode besteht darin, daß ohne oder mit kleiner Fensterbildung im hinteren Anteil einer Schildknorpelplatte der eine Aryknorpel aus seiner gelenkigen und muskulären Verbindung mit Ausnahme des M. vocalis gelöst und durch eine Naht im hinteren Anteil des Stimmbandes knapp vor dem Processus vocalis nach außen rotiert und am Perichondrium externum des Schildknorpels fixiert wird. Man kann durch eine zweite Naht um den Aryknorpel diese Laterofixation verstärken. K i n g hat ursprünglich, ähnlich dem Vorgehen von S t r e i s s l e r und M a r s c h i k, den M. omohyoideus mit dem mobilisierten Aryknorpel vernäht, in der Annahme, damit eine aktive Rotation zu erreichen. In seiner neuesten Publikation hat K i n g allerdings die Nutzlosigkeit eines funktionellen Effektes einer derartigen Muskelverlagerung eingesehen und sieht in ihr heute lediglich eine weitere mechanische Stütze der Laterofixation. Er verzichtet aber noch immer nicht auf diesen recht mühsamen Akt. Eine große Anzahl amerikanischer

Chirurgen haben sich die Methode Kings mit Erfolg zu eigen gemacht und die Zahl der Operierten dürfte schon in die Hunderte gehen.

Kelly geht einen Schritt weiter und entfernt den Aryknorpel mit oder ohne Fenster und mit oder ohne gleichzeitige laterofixierende Naht des Stimmbandes. Seine Methode geht auf den Veterinärchirurgen Hobday zurück, der sie 1911 erstmalig beim Kehlkopfpfeifen der Pferde (linksseitige Rekurrensparese) ausführte. H. Davis hat sie etwas später auch für die Anwendung in der menschlichen Pathologie vorgeschlagen, aber sie scheint doch nie richtig in Mode gekommen zu sein. Kelly gebührt das Verdienst, sie 1943 wieder aufgegriffen und systematisch ausgebaut zu haben. Kelly und die Anhänger seiner Methode sehen in ihr Vorteile gegenüber der Methode von B. King. Kelly begründet die Behauptung mit der Tatsache, daß die Arydektomie zum gewünschten Erfolg geführt hat in Fällen, bei denen dies durch die schon vorher vorgenommene Operation nach King nicht erreicht wurde.

Die eigenen Erfahrungen mit den Methoden von King und Kelly gehen auf 1947 zurück, nachdem in den 10 Jahren vorher verschiedene der höher oben zusammengestellten Methoden mit wenig befriedigendem Dauerresultat versucht worden waren. Ende 1946 und Anfang 1947 wurden auch an 3 Fällen die Thyreoidektomie und Lateralisexzision nach Meurman angewandt, die nur in einem Fall zum Erfolg, d. h. Dekanülement, führte, was in 2 anderen Fällen nicht gelang.

5mal habe ich im Prinzip nach B. King und 3mal nach Kelly operiert, und ich muß feststellen, daß ich in keinem Falle einen Versager erlebt habe und daß in ihren Endresultaten beide Methoden als nahezu gleichwertig zu betrachten sind. Wenn man sich peinlichst genau an die von den genannten Autoren auf Grund ihrer bisherigen Erfahrungen und Mißerfolge ausgearbeiteten Vorschläge hält, dann leisten beide Methoden sicher dasselbe. Einseitigkeit des Vorgehens und Erweiterung der Stimmritze nicht unter, aber auch nicht wesentlich über 4 bis 5 mm gibt ein brauchbares Dauerresultat in bezug auf suffiziente Respiration als auch Phonetik. Beide Methoden können, wenn Einseitigkeit nicht genügend Luft schafft, bedenkenlos auch beidseitig ausgeführt werden, eine gute Sprechstimme ist aber dann nicht mehr möglich, weil ein durch eine Chromkatgutnaht laterofixiertes Stimmband natürlich auch seine passive Schwingungsfähigkeit verliert. Bei einseitiger Operation behält das nichtoperierte Stimmband seine Schwingungsfähigkeit, so daß bei derartig operierten Leuten oft

eine erstaunlich gute Sprechstimme noch besteht, so daß
ihr Gebrechen weitgehend getarnt bleibt. Unter den von
mir nach K i n g operierten Fällen befanden sich 2 Dauerkanülenträger und unter den nach K e l l y operierten eine
Kanülenträgerin. Alle 3 Fälle konnten dauernd dekanüliert
werden. 3 nach K i n g operierte Fälle, darunter eine ehemalige Kanülenträgerin, konnten in der Sitzung der Medizinischen Gesellschaft von Oberösterreich vom 9. April 1949
in Linz vorgestellt werden.

Nur in ihren postoperativen Reaktionen scheinen nach
den eigenen Erfahrungen die Methoden nach K i n g und
K e l l y verschiedenartig zu sein. Die Arydektomie verursacht
wesentlich stärkere Schwellungen der operierten Kehlkopf-
seite, insbesondere im Bereiche des exstirpierten Stell-
knorpels, sowie auch zum Teil recht unangenehme Schluck-
beschwerden, die in einem eigenen operierten Fall eine
Woche lang zur Sondenfütterung zwang. Auch besteht bei
der Arydektomie die größere Gefahr einer Verletzung bzw.
Eröffnung des Sinus piriformis und des Kehlkopfinneren.
Aus diesem Grunde muß man auch in allen Fällen, bei
denen die Arydektomie beabsichtigt ist, die präliminare
Tracheotomie ausführen. Die Amerikaner operieren bei
allen Methoden, sei es nach K i n g oder K e l l y, prinzipiell
nur nach präliminarer Tracheotomie. Ich selbst habe bei
der reinen Laterofixation nach K i n g in allen Fällen bisher darauf verzichten können, nicht aber bei der mit Arydektomie verbundenen (K e l l y). Ich habe es zunächst zwar
ohne Tracheotomie versucht, mußte sie aber in 2 Fällen
am zweiten bzw. dritten Tage nachholen, so daß ich künftig-
hin nicht mehr auf die präliminare Durchführung verzichten werde.

Daß man heute, um Infektionen der diesbezüglich recht
empfindlichen Kehlkorpfknorpel sowie Schwellungszustände
zu verhindern bzw. auf ein Minimum zu beschränken, ante
und post operationem Penicillin und Kalzium verabreicht,
sehe ich als selbstverständlich an. Im übrigen soll im
Rahmen dieses Kurzvortrages auf weitere technische Einzelheiten nicht eingegangen werden, dies soll an anderer Stelle
nachgeholt werden. Es seien nur noch einige Skizzen, die
der letzten Originalarbeit von B. K i n g sowie der von
O r t o n entnommen sind, projiziert, um das Wesen der
Operationen dem Nichtfachmann vor Augen zu führen.

In Europa haben sich in den letzten Jahren eigentlich
nur R ü e d i in Zürich und in allerletzter Zeit auch E. H.
M a j e r in Wien mit den genannten Methoden beschäftigt.

Letzterer konnte im Mai 1949 in der Wiener Otolaryngologischen Gesellschaft zwei nach W o o d m a n erfolgreich operierte Fälle vorstellen.

Zweck dieser Mitteilung auf einer Kropftagung sollte sein, Chirurgen und Allgemeinpraktiker darauf hinzuweisen, daß wir heute an Hand brauchbarer Methoden imstande sind, den bedauernswerten Zustand von Leuten mit doppelseitiger Posticusparese wesentlich zu erleichtern, ihnen eine drohende Kanüle zu ersparen bzw. sie davon zu befreien.

L i t e r a t u r : K i n g, B.: Internat. Coll. Surg., XII (1949): 288. — K e l l y, J. D.: Ann. Ot. etc. (Am.), 52 (1943): 628. — M e u r m a n : Arch. Ohrenhk., 153 (1943): 163. — O r t o n, H. B.: Ann. Ot. etc. (Am.), 53 (1944): 302.

Aussprache: Hr. E. H. M a j e r (Wien): Eine ähnliche Debatte wie heute haben wir vor kurzem anläßlich meiner Demonstration von 2 operierten Fällen bei beidseitiger Rekurrensparese in der Wiener Oto-Laryngologischen Gesellschaft geführt. Bei dieser von mir angewendeten Modifikation nach D'e G r a a f W o o d m a n wird der Hautschnitt längs des vorderen Sternokleidorandes durchgeführt, der Aryknorpel freigelegt, zum Teil reseziert, der Processus vocalis an das untere Schildknorpelhorn fixiert und so eine Lateralposition des Stimmbandes erreicht. Die Entscheidung, ob der Patient mit einer Trachealfistel, bzw. Sprechkanüle einverstanden ist, oder einen plastischen Eingriff im Bereich der Stimmbänder durchführen lassen will, müssen wir wohl in erster Linie dem Patienten überlassen. Ich bin überzeugt, daß die meisten Patienten eine eventuelle Verschlechterung ihrer Stimme nach Durchführung einer Lateralfixation der Stimmbänder eher in Kauf nehmen werden, bevor sie ein ganzes Leben mit einem Tracheostoma sich abfinden müssen.

Nach den Angaben amerikanischer Operateure, die diese Operation in zahlreichen Fällen durchgeführt haben, ist die Stimme auch nach derartigen Operationen meist brauchbar. Außerdem besteht in manchen Fällen und auch in einem von mir operierten Fall trotz enger Glottis und dadurch bedingter Atemnot manchmal noch eine gewisse Adduktionsmöglichkeit des einen Stimmbandes. In diesen Fällen wird auch nach der Operation durch Ueberkreuzung des Stimmbandes gegen die operierte Seite noch immer eine klanghafte Stimme erreicht werden können.

Hr. O. N o v o t n y (Wien): Der Nachteil dieser eben von K e c h t und M a j e r vertretenen Operationsmethode ist der, daß nach ihrer Ausführung die stimmhafte Sprache so gut wie sicher verlorengeht und daß dieser operativ geschaffene Zustand durch eine neuerliche Operation nicht rückgängig gemacht werden kann. Man sollte daher diese Operation nicht primär durchführen, sondern als e r s t e Hilfe eine Kanüle einlegen, z w e i t e n s eine übernarbte Fistel herstellen und erst dann, wenn der Patient mit beiden Eingriffen, die jederzeit rückgängig gemacht werden können, nicht zufrieden ist, eine der das Stimmband lateral fixierenden Operationsmethoden anstellen.

Hr. Dr. K e c h t (Schlußwort): Zur Dauerkanüle kann man die Patienten viel schwerer überreden als zu den angeführten Operationen.

Schon die Aussicht, daß man vor Ausführung der Operation nach K e l l y für einige Tage eine Kanüle einführen müßte, löst bei einer großen Anzahl von Kranken großen Schrecken aus und sie können sich schon aus diesem Grund häufig nur sehr schwer zu diesen genannten Operationen entschließen. Das funktionelle Resultat ist auch nach meinen Erfahrungen bei den genannten Operationen kein so schlechtes wie Herr N o v o t n y das annimmt.

Die Lebensaussichten der malignen Struma

Von

Dr. **H. Steiner**

Wien

Jede Abteilung, die über ein reiches Kropfmaterial verfügt, wird sich in den letzten Jahren nicht ganz des Eindruckes erwehren können, daß die Zahl der Fälle von Struma maligna im Steigen begriffen ist. Es ist daher nicht ganz einzusehen, warum über dieses Thema kaum diskutiert wird. Man könnte fast meinen, daß dies einer therapeutischen Resignation entspricht. Daß diese Resignation nicht berechtigt ist, soll zunächst an zwei Beispielen gezeigt werden:

Wir haben eine jetzt 54jährige Patientin in Beobachtung, die im Jahre 1938, also vor 11 Jahren, wegen einer Struma maligna an der Chirurgischen Abteilung des Kaiserin Elisabeth-Spitals in Wien operiert wurde. Das Blastom hatte die Strumakapsel bereits durchbrochen. Histologisch handelte es sich um eine papillomatöse, schrankenlos wuchernde Neubildung. Die Patientin ist heute völlig gesund und beschwerdefrei und ohne Anzeichen von Rezidiv- und Metastasenbildung.

Eine jetzt 81jährige Patientin wurde 1942 wegen einer malignen Struma an unserer Abteilung operiert. Das histologische Bild zeigte ein sehr unreifes solides polymorphzelliges Karzinom. Auch diese Patientin war bei der letzten Kontrolluntersuchung völlig gesund.

Da der Terminus „maligne Struma" einen Sammelbegriff für die verschiedensten biologischen und histologischen Abarten von bösartigen Schilddrüsenneubildungen darstellt, muß man, um die Lebensaussichten solcher Patienten zu beleuchten, zwei Gesichtspunkte herausstellen:

1. Das histologische Bild,

2. das Verhalten des Neoplasmas in bezug auf das Wachstum und die Metastasenbildung — Faktoren, die nicht immer eine unbedingte Gesetzmäßigkeit in ihrer Beziehung zum histologischen Bild haben.

Es ist bekannt, daß mehrere histologisch genau beschriebene Arten der malignen Strumen, wie die Papillome, die kleinzelligen und großzelligen metastasierenden Adenome zu den weniger bösartigen Formen gehören. In der Skala der Malignität folgt dann die sogenannte wuchernde Struma Langhans, die trotz immer wieder geäußerter gegenteiliger Auffassung ganz eindeutig zu den malignen Tumoren zu rechnen ist. Prognostisch wesentlich ungünstiger sind dann alle Formen der eigentlichen Karzinome und ganz schlechte Aussichten haben die Sarkome sowie das Karzinosarkom.

Wir haben unser Material daraufhin ausgewertet und können diese Tatsachen im allgemeinen bestätigen. Die geheilten Fälle, deren Operation schon über 6 Jahre zurückliegt, waren fast ausschließlich Papillome und metastasierende Adenome großzelliger Natur. Die einzigen beiden Ausnahmen bilden die vorher erwähnte 81jährige Patientin mit dem polymorphzelligen Karzinom aus dem Jahre 1942 und noch 1 Fall eines (allerdings auch papillären) Adenokarzinoms, das im Jahre 1938 operiert wurde und auf das ich später zurückkommen werde. Im Gegensatz dazu sind alle Sarkome, auch die erst in den letzten Monaten zu uns gekommen sind, spätestens innerhalb 13 Monaten nach der Operation, auch wenn diese noch so radikal durchgeführt wurde, verstorben.

Wesentlich interessanter ist jedoch das biologische Verhalten, und damit komme ich zum zweiten Punkt: Die Diagnose einer malignen Struma wird im allgemeinen erst dann gestellt, wenn die Struma nur mehr schlecht beweglich ist, d. h. der Kapseldurchbruch bereits erfolgt ist. Das Ziel der Frühdiagnose ist in unseren Gegenden bei den sehr derben und verkalkten Knotenkröpfen nur sehr schwer zu verwirklichen. Es ist daher anzuraten, jede Struma, die nach dem 40. Lebensjahr rapid wächst, ganz gleich, ob diffus oder knotig, zu operieren. Ein zu wenig beachtetes Symptom, auf das de Quervain aufmerksam gemacht hat, leistet bei der Vermutungsdiagnose gute Dienste: Solche Kropfträger geben an, daß sie die bisher unbeachtete Struma plötzlich irgendwie störe und ein Fremdkörpergefühl da sei. Die Gutartigkeit einer Struma von vornherein als erwiesen anzusehen, ist ein etwas gefährlicher Standpunkt. Sind es doch nicht wenige Fälle, wo erst die histologische Untersuchung die peinliche Ueberraschung einer malignen Struma ergab.

Wie steht es nun mit der Indikationsstellung zur Operation in den Fällen, wo kaum mehr eine Verschieblichkeit der Struma besteht und wo eventuell schon regionäre Lymphdrüsenmetastasen vorhanden sind? Wir haben eine jetzt 26jährige Patientin in Kontrolle, bei der, zirka 1 Jahr bevor sie an unsere Abteilung kam, auswärts durch Probeexzision ein eindeutiges polymorphzelliges Karzinom festgestellt wurde. Da die Struma anscheinend nicht mehr beweglich war, lehnte der dortige Chirurg, der eine ausgezeichnete Vorbildung und mit Recht einen sehr guten Ruf besitzt, die Operation ab und die Patientin wurde röntgenbestrahlt. Trotz der Anamnese und des Lokalbefundes entschlossen wir uns — also 1 Jahr später — noch zur Operation. Die mit der Umgebung innig verbackene Struma ließ sich radikal exstirpieren. Die Patientin ist bis jetzt völlig gesund und rezidivfrei. Und weiter können wir jetzt über einen 47jährigen Patienten berichten, der 1938 von Prof. H u b e r an der Klinik Prof. R a n z i operiert wurde, wobei die schon vorhandenen, bis ins Mediastinum reichenden Drüsenpakete nicht mehr radikal entfernt werden konnten. Es handelte sich um ein papilläres Adenokarzinom. Die intensive Röntgennachbestrahlung hat auch hier die Situation beherrscht und der Patient ist nun seit 11 Jahren gesund und rezidivfrei.

Die Fälle zeigen eindeutig, daß man auch in fortgeschrittenen Stadien mit Kapseldurchbruch und Drüsenmetastasen Dauererfolge erzielen kann, daher die Operationsindikation weit stellen soll.

Es ist allerdings nicht ratsam, den Eingriff zu radikal zu gestalten, sondern man soll lieber im Vertrauen auf die Röntgennachbestrahlung kleine Tumorteile zurücklassen und sich nicht auf Oesophaguswandresektionen und dergleichen einlassen. Unter diesen Voraussetzungen ist das Operationsrisiko kaum nennenswert größer als bei gutartigen Strumen. Wir haben in den letzten 4 Jahren von insgesamt 34 Eingriffen wegen maligner Strumen 2 Patienten nach der Operation verloren. Beide Todesfälle ereigneten sich noch im Jahre 1945, also zu einer Zeit, wo es noch von früher her üblich war, sehr radikal vorzugehen. Seit Ende 1945 ereignete sich in einer lückenlosen Serie von 32 Operationen bei malignen Strumen kein Todesfall mehr.

Es steht natürlich außer Frage, daß die intensive Röntgennachbestrahlung eine ausschlaggebende Rolle in der Lebensverlängerung vieler maligner Strumen darstellt. Wir stehen auch auf dem Standpunkt, daß ungefährlich zu entfernende Metastasen — soweit es sich natürlich nicht um eine generalisierte Metastasierung handelt — exstirpiert und röntgennachbestrahlt werden sollen. In diesem Zusammenhang darf ich noch auf eine seltene, aber therapeutisch dankbare Form des Schilddrüsenkarzinoms aufmerksam machen, und zwar auf die in lateralen Halspartien in aberranten Schilddrüsen entstandenen Karzinome. Dieses Leiden betrifft überwiegend junge Menschen im Alter von 20 bis 30 Jahren. Eine jetzt 30jährige Patientin, bei der wir seit 1946 schon zweimal aberrante Karzinomknoten am Hals entfernt haben, ist bis heute sonst völlig gesund und derzeit ohne Zeichen eines neuerlichen Rezidivs. Die halbseitige Exstirpation des gleichseitigen Schilddrüsenlappens und genaue histologische Untersuchung desselben ist natürlich unerläßlich.

Daß Rezidive primär gutartiger Strumen maligner Natur sein können, ist eine leider zu wenig beachtete Tatsache. Wir haben sie im ganzen 10mal beobachtet. Auch Richard hat in etwa dem gleichen Prozentsatz diese Erfahrung gemacht. Ich möchte deswegen kurz darauf hinweisen.

Tabelle 1

Zeitraum	Zahl der Fälle	Nichtoperiert Palliativop.		Radikaloperiert			
		Gesamtzahl	Gestorben	Gesamtzahl	postop. gestorben	Später gestorben	am Leben
1936—1944	46	9	9	37	9 = 24%	17	11
1945—1948	40	6	5	34	2 = 5 %	13	19
Summe...	86	15	14	71	11 = 15%	30	30

Aus Tab. 1 ist zu ersehen, daß von 1936 bis Dezember 1948 insgesamt 86 Fälle von Struma maligna zur Aufnahme kamen, davon allein vom Mai 1945 bis Dezember 1948 40 Patienten, also immerhin eine bemerkenswerte Zunahme. Von den 86 Patienten waren 15 inoperabel, davon sind 14 verstorben. Eine Patientin lebt, bei der es sich sicherlich um eine Strumitis gehandelt hat, ein Umstand, der bei der Differentialdiagnose der malignen Strumen immer zu be-

rücksichtigen ist. Von den 71 radikal operierten Patienten
sind 11 unmittelbar nach der Operation oder noch während des
gleichen Krankenhausaufenthaltes verstorben, allerdings nur
mehr 2 während der letzten 4 Jahre. Von den restlichen
Patienten sind 30 verstorben, und zwar in Zeiträumen von
1 Monat bis 5½ Jahren vom Tage der Operation an gerechnet, das ergibt eine durchschnittliche Lebensdauer von
13½ Monaten. 30 Patienten leben heute noch, davon ist bei
5 Patienten bereits eine Metastasenbildung zu beobachten.

Tabelle 2

Bei den 30 Ueberlebenden wurde die Operation ausgeführt:

Vor weniger als 1 Jahr	3
Vor 1 bis 3 Jahren	13
Vor 3 bis 5 Jahren	3
Vor 5 bis 10 Jahren	6 } 11 } 14 } 27
Vor mehr als 10 Jahren	5 }
	30

Die Tab. 2 zeigt, daß bei 27 Patienten die Operation
schon 1 bis 3 Jahre, bei 14 Patienten 3 bis 5 Jahre, bei 11 Patienten 5 bis 10 Jahre und bei 5 Patienten schon mehr als
10 Jahre zurückliegt. Aus der schon oben erwähnten neuesten Arbeit von R i c h a r d ist die interessante Tatsache zu
entnehmen, daß seine Erfolgsziffern sich im allgemeinen
mit unseren decken; doch hat er alle Patienten verloren,
bei denen die Operation schon über 4 Jahre zurückliegt,
während bei uns die Spätresultate doch wesentlich günstiger sind.

Ich glaube gezeigt zu haben, daß ein aktives chirurgisches Vorgehen bei dieser heimtückischen Erkrankung doch
einen weit größeren Prozentsatz an Erfolgen zeitigt, als im
allgemeinen angenommen wird.

(Die Abbildungen der Patienten, die den Vortrag ver-
anschaulicht haben, können aus technischen Gründen nicht
abgedruckt werden.)

Aussprache: Hr. Dr. Ed. S c h l u d e r m a n n (Wien): Gestatten Sie,
daß ich zu diesem Thema über einen bemerkenswerten Fall referiere:
Es handelt sich um eine 73jährige Patientin, die seit langem an
einer Struma litt, die ihr kaum Beschwerden machte. Erst im
letzten halben Jahr wuchs die Struma zusehends; in letzter Zeit
von Tag zu Tag. Es traten schwere Atemstörungen und Schluck-
beschwerden auf. Außerdem Hinterhauptsneuralgien und zeitweise
Heiserkeit. Ich hatte Gelegenheit, die Patientin im August 1944
zu sehen, wo sie an der linken Halsseite eine scharf abgegrenzte

zwei- bis dreimannsfaustgroße Geschwulst von harter Konsistenz aufwies. Die Struma reicht vom Kieferwinkel bis 2 Querfinger substernal. Es sind keine Drüsen nachweisbar. Die Struma wurde wegen des enorm raschen Wachsens als maligen diagnostiziert. Die Operation gestaltete sich überraschenderweise sehr einfach, als der Tumor bis auf einen Durchbruch knapp unter die Haut als scharf von der Umgebung abgrenzbar gefunden wurde und ohne große Mühe radikal zu entfernen war. Es wurde ein breiter Hautlappen mitexzidiert. Hinter diesem Tumor ist die normale, ungefähr eigroße Schilddrüse, die von diesem Tumor gut abgrenzbar war, vorhanden, ebenso rechts eine unveränderte Thyreoidea. Links wird nun die Schilddrüse bis auf einen Parenchymrest an der hinteren Kapsel reseziert, rechts keine Resektion vorgenommen. Die Operation ließ sich in 20 Minuten durchführen, der histologische Befund ergab ein Sarkokarzinom der Thyreoidea von sehr bösartigem Charakter. Patientin wurde mit einigen Serien Röntgen nachbestrahlt und ich hatte Gelegenheit, die Patientin vor kurzem als geheilt zu sehen. Es handelt sich somit um eine, was den Tumor anbelangt, radikal, was die Schilddrüse anbelangt, palliativ operierte maligne Struma, mit einer Dauerheilung.

Ich will hier nicht das Wort reden einer Operationsmethode, die die Schilddrüse beim Karzinom nicht radikal entfernt, denn ich habe selbst mehrere maligne Strumen gesehen, die innerhalb weniger Wochen nach der Operation unaufhaltsam am Rezidiv ad exitum kamen. Der Fall ist aber in pathogenetischer Hinsicht bemerkenswert, da das Karzinom nur einen kleinen Teil der Struma betraf. Er zeigt auch den Wert der Frühdiagnose.

Die neuen Methoden der Diagnostik kongenitaler Herzfehler

Von

Dr. **W. Weissel**

Wien

Der Ausbau der Diagnostik der angeborenen Anomalien des Herzens mittels Herzkatheterismus und Angiokardiographie knüpft sich an die operativen Erfolge bei Ductus Botalli apertus, Isthmusstenose und Fallotscher Tetralogie. An der II. Medizinischen Universitätsklinik in Wien (Prof. F e l l i n g e r) kamen in den letzten 10 Monaten zahlreiche angeborene Herzfehler zur Durchuntersuchung. Einzelfälle dieses Materials erscheinen geeignet, die internationale Erfahrung zu bereichern, da es sich um äußerst seltene bzw. nicht beschriebene Kombinationen von Anomalien handelt.

Die Notwendigkeit der Verfeinerung der Differential-diagnose wird an Hand von kreislaufmechanischen und diagnostischen Schematas erläutert. Sowohl diejenigen Anomalien, die mit Blausucht, als auch diejenigen, die ohne Blausucht verlaufen, sind in ihrer Symptomatologie äußerst vieldeutig und, wie im Falle des Ductus Botalli apertus, auch schwer von erworbenen Herzfehlerkombinationen abzutrennen. Es ergibt sich daraus die Indikation der neuen diagnostischen Eingriffe, die immer dann durchgeführt werden sollen, wenn eine operable angeborene Anomalie im Bereich der Möglichkeiten liegt.

Aus dem eigenen Material werden folgende Fälle demonstriert:

Fall 1: Ein 29jähriger Mann mit schwerer Zyanose, dessen klinische Untersuchung, bestätigt durch Röntgen und Ekg., das Vorliegen einer Dextrokardie ergibt. Da diese bei getrennten Kreisläufen die Zyanose nicht erklären würde, werden die neuen Methoden angewendet. Der Herzkatheter weicht aus dem links-

gelegenen venösen Vorhof in das Lungenparenchym ab. Die Gasanalyse bestätigt diese röntgenologische Feststellung. Es ist somit
die Einmündung einer Lungenvene in den venösen Vorhof und
damit eine Fehlleitung des arterialisierten Blutes nachgewiesen. Die
Angiokardiographie dieses Falles ergibt kein verwertbares Resultat,
da durch den stark erhöhten Vorhofs- und Venendruck das Kontrastmittel in zu starker Verdünnung in die Herzhöhlen gelangt.

Fall 2: 15jähriger Knabe mit schwerer Zyanose seit Geburt.
Klinische und röntgenologische Befunde sind verdächtig auf Fallotsche Tetralogie. Zur Sicherstellung der Diagnose Durchführung
von Angiokardiographie und Herzkatheterismus.

Die Angiokardiographie zeigt eine Dextroposition der Aorta,
hingegen eher erweiterte Pulmonalarterie mit guter Füllung auch
der peripheren Verzweigungen. Das Angiokardiogramm gleicht dem
bei Eisenmengerscher Anomalie beschriebenen Bild.

Der Herzkatheterismus erklärt das Vorliegen der hochgradigen Zyanose: die Sauerstoffspannung in der Pulmonalarterie ist
h ö h e r als diejenige im arteriellen Schenkel des großen Kreis-
laufs. Dieses Verhalten kann nur durch extreme Dextroposition der
Aorta bei über dem Septumdefekt reitender Pulmonalarterie erklärt werden.

Dieser Fall gleicht somit den von T a u s s i g 1948 beschriebenen Sonderformen von Eisenmengerscher Anomalie mit schwerer
Zyanose. Es ist der erste Fall, bei dem eine Angiokardiographie
durchgeführt wurde.

Fall 3: $3^{1}/_{2}$jähriges Mädchen mit Erstickungsanfällen und
höchstgradiger Zyanose. Zuweisung von der II. Chirurgischen
Klinik zur Klärung der Diagnose. Klinisch und röntgenologisch das
Bild der Fallotschen Tetralogie.

Beim Herzkatheterismus fällt eine abwegige Passage durch
das obere Mediastinum auf: der Katheter gleitet an der linken
Seite des Mediastinums in den rechten Vorhof. Die Angiokardiographie erklärt diesen abnormen Verlauf: es handelt sich um eine
Fallotsche Tetralogie mit Persistenz der linken Vena cava superior.

Sinn und Zweck der neuen Untersuchung ist es, eine
möglichst exakte Diagnosestellung präoperativ zu ermöglichen und so zu einer genauen Indikationsstellung zu
gelangen. Zusätzlich können Anomalien, die für Operationsmethode und Operationsverlauf bedeutungsvoll werden können (Fall 3), nachgewiesen werden.

Aussprache: Hr. Prof. Dr. W. D e n k (Wien) bemerkt, daß
die Vorarbeiten zur Durchführung der Blalockschen Operation an
seiner Klinik so weit abgeschlossen sind, daß der Eingriff nunmehr
durchgeführt werden kann und die Kinder mit angeborener Pulmo-
nalisstenose nicht mehr zur Operation in das Ausland geschickt
werden müssen. Weiter sind die Vorarbeiten zur operativen Behandlung der erworbenen Mitralstenose im Gange.

15 a*

Hr. Prof. Dr. K. Kundratitz (Wien): Ich habe vor 2 Jahren an dieser Stelle in meinem Vortrag über die Eindrücke und Erfahrungen berichtet, die ich beim internationalen Kongreß für Kinderheilkunde 1947 in New York sammeln konnte, über die uns vorgeführten modernen, aber sehr schwierigen und komplizierten Untersuchungen, wie z. B. die Angiokardiographie mittels der Herzkatheterisation und der angeschlossenen Füllung des Herzens mit Thorotrast und röntgenologischen Darstellung sowie der Gasanalyse des Blutes aus den verschiedenen Herzkammern, die zur Vorbereitung des chirurgischen Eingriffes bei kongenitalen Herzfehlern notwendig sind. Die bisherigen üblichen klinischen Untersuchungen ermöglichen nicht in allen Fällen eine exakte Diagnose und genaue Differenzierung der einzelnen Herzfehler, wie sie zum Zwecke einer Operation nötig sind. Wir müssen deshalb der Klinik D e n k und Klinik F e l l i n g e r ganz besonders dankbar sein, daß es nun auch in Oesterreich möglich sein wird, Operationen bei kongenitalem Vitium durchführen zu lassen.

Ueber neue Gesichtspunkte in der Diagnostik und Therapie des Myokardinfarktes

Von

Dr. E. F. Hueber

Wien

Mit 2 Abbildungen

Die genaue topische Diagnose auch kleinster Herzmuskelinfarkte ist erst durch die Anwendung der Brustwandableitungen des Elektrokardiogramms möglich geworden[1]. Bayley, ein Schüler Wilsons, hat experimentell eindeutig bewiesen, daß bei Einengung eines Astes einer Koronararterie zuerst die T-Zacke über dem Versorgungsgebiet negativ wird, bei längerem Andauern der Verengung eine Deformierung des Q-R-S-Komplexes, also ein höherer Abgang des S-T-Segmentes eintritt. Entfernt man die verengende Schlinge von der Koronararterie, so treten beim Hund innerhalb kurzer Zeit wieder normale Verhältnisse auf. Wird jedoch der Blutstrom einer Koronararterie völlig unterbrochen, so wird die R-Zacke über dem Versorgungsgebiet kleiner und kleiner und fehlt schließlich ganz, sofern die Nekrose alle Muskelschichten durchsetzt hat. Der letztgenannte Vorgang ist nicht reversibel, d. h. es braucht beim Hunde Monate, beim Menschen eventuell Jahre, bis wieder über dem Infarktgebiet eine R-Zacke abgeleitet werden kann. Über entsprechend großen Infarktgebieten wird beim Menschen im Innern des Infarktbezirkes die R-Zacke immer fehlen[1].

Die genauere Lokalisation von Infarkten und die Übereinstimmung mit pathologisch-anatomischen Befunden wurde eingehend in den l. c. Artikeln beschrieben. Dort ist auch die einschlägige Literatur angeführt. Ich möchte Ihnen heute lediglich einen interessanten Befund eines Patienten zeigen, bei dem der anatomische Befund am lebenden Patienten genau mit dem elektrokardiographischen übereinstimmt.

Der Patient erhielt in einem Raufhandel einen Stich in die Herzgegend, kollabierte, wurde in die II. Unfallstation gebracht und von Dr. S a l e m operiert. Bei der Operation wurde ein „$^1/_2$ cm langer perforierender Herzstich am linken äußeren und oberen Herzrand unterhalb des Conus pulmonalis" sichtbar. Der Patient erholte sich gut. Das Elektrokardiogramm ergab damals entsprechend dem Operationsbefund das klassische Bild eines nicht mehr ganz frischen anterolateralen Vorderwandinfarktes (Abb. 1). Es ist ein deutliches Q in I und negatives T I vorhanden, AVL

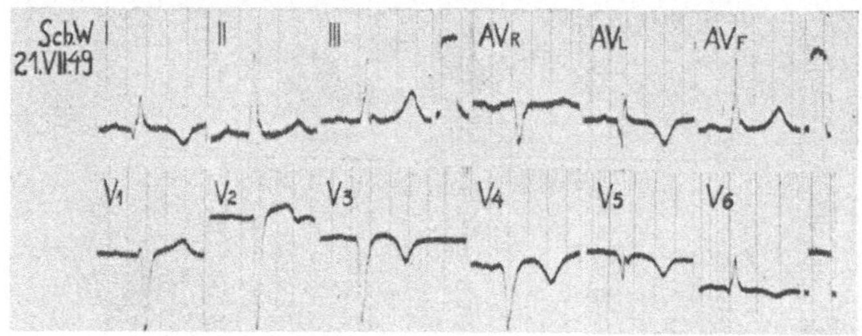

Abb. 1. Extremitäten- und Brustwandelektrokardiogramm eines Herzstichverletzten

hat ein tiefes Q und spitz negatives T und über der Brustwand trägt V_1 nur eine kleine R-Zacke, die in V_2 noch kleiner wird, V_3, V_4, V_5 haben keine R-Zacken und V_6 trägt ein Q. Die T-Zacke ist in V_2 diphasisch und in V_3, V_4, V_5 tief und spitz negativ und in V_6 flach negativ. Die S—T-Strecken gehen in V_2, V_3, V_4 angedeutet hoch ab.

Es ist dies ein Befund, der sehr kennzeichnend für einen anterolateralen Vorderwandinfarkt spricht. Es muß somit in und um die Stichverletzung in der lateralen und oberen Herzwand wie nach einem spontanen Koronarverschluß durch die Verletzung eines Koronararterienastes zu einer transmuralen Nekrose gekommen sein.

Bezüglich der Therapie des Myokardinfarktes wird auf die lehrbuchmäßige Darstellung verwiesen (E. L a u d a, Lehrbuch d. inn. Medizin, Springer 1949). In diesem Zusammenhang soll lediglich zu den neuesten Behandlungsmethoden eigener Erfahrung Stellung genommen und dabei zwei Probleme besonders erörtert werden:

1. Die Kollapsbehandlung beim akuten Myokardinfarkt,
2. die Therapie mit Antikoagulantien.

1. Bekanntlich stellt Schock oder Kollaps eine sehr gefährliche Komplikation beim Herzmuskelinfarkt vor. Wenn auch Dietrich und Schimert[3] einen Abschnitt des Schocks beim Herzmuskelinfarkt als entlastenden Schutzreflex ansehen, so muß man doch K. Polzer[4] beipflichten, daß der Blutdruckabfall in der zweiten Phase des Schocks bekämpft werden muß. Meiner Meinung nach hängt es vom Ausmaß des Blutdruckabfalles ab, ob eingegriffen werden muß oder nicht, gleichgültig, in welcher Phase man sich befindet. Corday et al.[5] haben erst kürzlich Hunden radioaktive Erythrozyten intravenös injiziert, eine Koronararterie unterbunden und darnach die Hunde entblutet. Die Durchblutung des Herzens wurde mit dem Geiger-Zähler bestimmt. Die Autoren fanden, daß durch die Herabsetzung des Blutdruckes der Blutverlust in den nicht verschlossenen Koronargefäßen und in den interkoronaren Anastomosen deutlich herabgesetzt war; es kommt außerdem zu deutlicher Herabsetzung der Kontraktilität des aus der Versorgung ausfallenden Muskelanteiles mit ballonartiger Auftreibung desselben während der Systole. Im Elektrokardiogramm wurden für Myokardischämie kennzeichnende Veränderungen registriert. Refundierte man nun in diesem Zeitpunkt Tieren das mit Heparin versetzte Blut, so wurde trotz fortbestehendem Arterienverschluß der interkoronare Blutfluß normalisiert, die ballonartige Auftreibung verschwand und die ischämischen Elektrokardiogrammveränderungen bildeten sich zurück. Wir haben daher in den letzten Monaten Patienten mit Koronarthrombose und Herzmuskelinfarkt bei schweren oder länger andauerndem Schock mit starkem Blutdruckabfall sofort Tropfinfusionen, Plasma- oder Blutkonserven sowie vorsichtig pressorische Mittel, wie Sympatol, Veritol oder Paredrine gegeben, um den Blutdruck auf etwa 80 bis 85% der ursprünglichen Höhe zu halten. Wir haben damit ausgezeichnete Erfolge erzielt.

2. Die Therapie des Herzmuskelinfarktes erfuhr aber eine noch entscheidendere Wendung durch die Einführung der Antikoagulantien. Wir haben im Verein mit D. Roller und E. Deutsch 1942 einzelne Fälle von Herzmuskelinfarkt mit Dicumarol behandelt. Die Untersuchungen wurden jedoch aus äußeren Gründen nicht fortgesetzt, so daß wir zu keinem Ergebnis kamen. 1946 berichteten Peters, Guyter und Brambel[6] aus einem größeren Material über günstige

Erfahrungen mit der Heparin-Dicumarol-Therapie bei frischen Fällen von Herzmuskelinfarkt. Die Antwort auf die schwebende Fragestellung wurde aber erst gegeben, als der Bericht über eine sehr genaue statistische Analyse von über 800 Fällen von frischem Myokardinfarkt einlangte[6]. In dieser Arbeit wird bewiesen, daß die Letalität und thromboembolische Komplikationen beim Herzmuskelinfarkt im Vergleich zu den mit den bisher üblichen Mitteln behandelten Methoden bei weitem geringer sind, wenn die Behandlung mit Antikoagulantien möglichst frühzeitig einsetzt. Seit dem Erscheinen dieses Artikels haben wir unsere mit E. D e u t s c h begonnenen Studien fortgesetzt und insgesamt 14 Fälle von frischem Herzmuskelinfarkt mit Dicumarol bzw. Tromexan, einem etwas schneller wirksamen und weniger toxischem Derivat des Dicumarols behandelt. Die Anzahl der Fälle ist zu gering, um ein abschließendes Urteil abzugeben. Wir glauben jedoch, die Angaben der amerikanischen Forschungsgemeinschaft bestätigen zu können: Unter der Behandlung mit Antikoagulantien erholen sich Patienten mit frischem Myokardinfarkt schneller und es treten weniger Komplikationen, wie Lungeninfarkte oder periphere Embolien von Herzwandthromben ausgehend, auf. Es scheint, daß man durch diese Behandlung auch die Zeit der absoluten Bettruhe des Patienten abkürzen kann. Die frühere Mobilisation wirkt ihrerseits dem Auftreten von thromboembolischen Komplikationen entgegen.

Wenngleich nach dem Gesagten die Therapie mit Antikoagulantien beim Myokardinfarkt als Therapie der Wahl erscheint, so muß darauf hingewiesen werden, daß diese Behandlung bei einem ähnlichen Krankheitsbild noch viel wichtiger erscheint: beim drohenden Herzmuskelinfarkt. Wir haben in diesem Jahre eine Reihe derartiger Patienten mit Dicumarol behandelt und glauben, bei diesen den Eintritt der Koronarthrombose verhindert bzw. hinausgeschoben zu haben. Sobald eine einwandfreie Diagnose gestellt ist, wird mit der Verabreichung von Dicumarol begonnen. Anfangs werden tägliche, später jeden zweiten Tag Prothrombinbestimmungen vorgenommen. Die Dosierung wird dabei so gehalten, daß mit einer Anfangsdosis von 3×150 mg in 24 Stunden eine Senkung des Prothrombinspiegels auf Werte zwischen 15 und 20% der Norm erzielt wird und dann die Erhaltungsdosis bestimmt wird, welche geeignet ist, den Prothrombinspiegel auf 20% zu erhalten (etwa 100 mg jeden zweiten Tag). Geht man derart vor, so besteht keine Gefahr unerwünschter toxischer Nebenwirkungen. An einem Beispiel will ich die Frage diskutieren, wie lange eine Therapie mit Antikoagulantien bei Fällen von drohendem Herzmuskelinfarkt fortzuführen sei:

Der 63jährige A. M. wurde am 15. Dezember 1948 an die I. Medizinische Universitätsklinik in Wien aufgenommen. Der Patient litt seit Jahren an Anfällen von Angina pectoris ambulatoria. Seit einigen Wochen häuften sich nun die Anfälle, sie waren jetzt auch in der Ruhe aufgetreten, hatten länger als gewöhnlich gedauert und nicht mehr oder nicht mehr so prompt auf Nitroglyzerin angesprochen. Es wurde ein drohender Infarkt angenom-

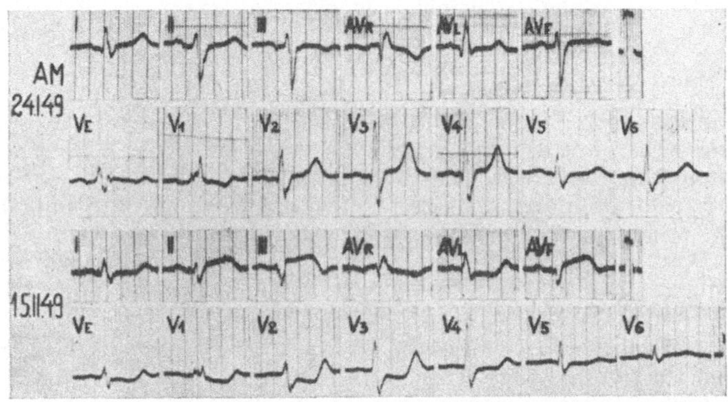

Abb. 2. 24. Januar 1949 Elektrokardiogramm nach der Tromexanbehandlung. 15. Februar 1949 Elektrokardiogramm 14 Tage nach Aussetzen der Behandlung: Frischer Hinterwandinfarkt

men und sogleich eine Dicumarolbehandlung eingesetzt. Der Prothrombinspiegel des Patienten wurde durch 7 Wochen ununterbrochen zwischen 15—20% des Normalen gehalten. Die Anfälle hatten wenige Tage nach Einsetzen der Behandlung aufgehört. Der Patient stand auf, ging herum und fühlte sich wohl. Am 24. Januar 1949 wurde das in der Abb. 2 wiedergegebene Elektrokardiogramm verzeichnet: Weder im Extremitätenelektrokardiogramm noch in den Brustwandableitungen sind sichere Kennzeichen für einen frischen Herzmuskelinfarkt vorhanden. Es ist allerdings ein Q in AVL vorhanden und eine genauere Anamnese berichtet von einem stärkeren Anfall vor 4 Jahren. Es wäre möglich, daß sich damals ein Vorderwandinfarkt abgespielt hat und die Q Zacke in AVL davon herrührt. Da der Patient vollkommen beschwerdefrei war, wurde die Dicumarolbehandlung am 1. Februar 1949 abgesetzt und seine Entlassung vorgenommen. Eine ambulante Kontrolle am 7. Februar 1949 ergab keinerlei Beschwerden oder Schmerzen. Am 15. Februar 1949 wurde der Patient in sterbendem Zustand an die Klinik gebracht. Ein Elektrokardiogramm ergab einen frischen Hinterwandinfarkt und der Patient starb wenige Stunden nach der Einlieferung. Das Elektrokardiogramm ist in der 2. Reihe der Abb. 2 wiedergegeben (15. Februar 1949): Es besteht nun ein tiefes Q III mit hohem Abgang von S—T III und diphasischem T III. Auch in AVF ist ein tiefes Q und negatives T. Befunde, die mit Sicherheit für frischen Hinterwandinfarkt sprechen. Wie bereits in den früheren Arbeiten[1] hervorgehoben wurde, sieht man beim Hinterwandinfarkt in den Ableitungen über der Vorderwand spiegelbildliche Veränderungen, also tiefen Abgang von S—T und hohe T-Zacken (V_1—V_4). Sieht man sich die Brustwandkurve genauer an, so ergibt sich außerdem, wie so häufig beim Hinterwandinfarkt, eine Leitungsstörung, ein inkompletter Block des rechten Schenkels (früher Wilson-Block genannt).

Man hätte demnach die Behandlung mit Antikoagulantien noch länger fortsetzen sollen. Amerikanische Kliniker haben mir auf die Frage, wie lange eine solche Behandlung fortgesetzt werden soll, berichtet, daß sie bei Patienten mit Mitralfehlern und großem linken Vorhof, die Emboli zu streuen beginnen, sehr gute Erfolge erzielten, wenn Dicumarol über Monate und sogar Jahre verabreicht wurde. Eine genaue Kontrolle des Prothrombinspiegels ist dabei natürlich Voraussetzung.

Z u s a m m e n f a s s u n g : Ich habe hier in Kürze nur einige kleine Abschnitte aus der modernen Auffassung über diagnostische Feinheiten und therapeutische Probleme beim Myokardinfarkt bringen können. Es wurde darauf hingewiesen, wieviel Entwicklungsarbeit in den letzten 10 bis 15 Jahren geleistet wurde. Wir verdanken insbesondere Frank Wilson und seinen Schülern diese Erkenntnisse, die uns berechtigte Hoffnung geben, die Diagnose noch weiter zu verbessern, um das Krankheitsbild möglichst frühzeitig und schnell zu erkennen und der neuen aussichtsreichen Therapie zuzuführen. Früher kamen 50% der Fälle von Herzmuskelinfarkt unerkannt oder unter falscher Diagnose zur Sektion; aber auch wenn die Diagnose gesichert war, blieb doch die Prognose ziemlich infaust. Heute besteht begründete Hoffnung, mit den neuen Methoden, vor allem das Krankheitsbild des drohenden Infarktes zu differenzieren und möglichst früh zu erfassen und einer erfolgreichen Therapie über lange Zeit zuzuführen. Aber auch beim frischen Myokardinfarkt hat sich die Prognose durch die Einführung der Behandlung mit Antikoagulantien entscheidend gebessert.

Literatur: [1] D o b r e v a, T. und H u e b e r, E. F.: Wien. Z. inn. Med., 30 (1949): 324. — D i e s e l b e n: Z. klin. Med., 12 (1949): 457. — [2] B a y l e y, R.: Proc. Soc. exper. Biol. a. Med. (Am.), 42 (1939): 699. — [3] D i e t r i c h und S c h i m e r t: Verh. dtsch. Ges. Kreisl.forsch., 13 (1941): 131. — [4] P o l z e r, K.: Cardiologia, XIII, Fasc. 1/2, 1948. — [5] C o r d a y, E., B e r g m a n n, H. C., S c h w a r t z, L. L., S p r i t z l e r, R. J. und P r i n c e m e t a l, M.: Amer. Heart J., 37 (1949): 560. — [6] P e t e r s, R. H., G u y t e r, R. S. und B r a m b e l, C. E.: J. amer. med. Assoc., 130 (1946): 398. — [7] W r i g h t, I. S., M a r p l e, C. D. und F a h s - B e c k, D. F.: Amer. Heart J., 36 (1948): 801.

Aussprache: Hr. W. P i l g e r s t o r f e r (Linz): Es hat sich gezeigt, daß auch bei Verwendung der üblichen Thorax-ableitungspunkte nach W i l s o n speziell kleine marginale Infarkte der Beobachtung entgehen können. B r e u hat daher die zirkuläre Thoraxableitung angegeben, und zwar nicht nur in der bei der Wilson-Ableitung üblichen Höhe der Linie V, sondern auch in den Linien X, Y und Z, die je einen Interkostalraum höher liegen. Dazu kommt noch die Ableitung im epigastrischen Winkel und in besonderen Fällen die Oesophagusableitung. Diese Ableitungspunkte zusammengenommen ergeben ungefähr 70 Ableitungsstellen. Es liegt auf der Hand, daß der praktischen Durchführung einer solchen komplizierten Methode bei der üblichen Schreibweise fast unüberwindliche Hindernisse entgegenstehen, anderseits ist ihre Durchführung in Fällen von Infarktverdacht, bei denen die üblichen Thorax-ableitungen keinen positiven Befund ergeben, notwendig. Ich habe mich zur praktischen Durchführbarkeit dieser Methode als technischen Hilfsmittels des Kathodenstrahlelektrokardiographen bedient, der von K a r a j a n konstruiert und von H u e b e r 1939 in die Elektrokardiographie eingeführt wurde, da es mit diesem Apparat möglich ist, die betreffenden zahlreichen Ableitungspunkte optisch zu beurteilen und nur die pathologische Verhältnisse ergebenden Ableitungspunkte graphisch festzuhalten.

Darüber hinaus ist es mit Hilfe dieses Apparates auch möglich, nach Aufsuchen des Zentrums des Infarktes und Verschieben der Elektrode von der Peripherie des Infarktes zum Zentrum desselben durch Beobachtung des Beginnes des Auftretens der Q-Zacke und des Erscheinens, beziehungsweise der Höhe der R-Zacke, genauere Anhaltspunkte über die dreidimensiona'e Ausdehnung des Infarktes zu gewinnen. Die auf diese Weise erhaltenen Projektionsfelder stimmen zwar nicht mit den anatomischen Nekrose-feldern überein, sondern sind größer und weisen Verzerrungen auf, doch wird es wahrscheinlich durch Vergleich der damit erhaltenen Bilder mit dem anatomischen Befund möglich sein, klinisch verwertbare Projektionsfelder zu gewinnen, die die Ausdehnung des Infarktes in den drei Dimensionen, wenn auch vergrößert, zur Darstellung bringen. Ich habe diese Methode **elektrokardioskopische I n f a r k t o r t u n g** genannt.

Zur Vereinfachung der technischen Durchführung habe ich eine Brustwandelektrode angegeben, die gegenüber den bisher

üblichen beträchtliche Vorteile aufweist. Die bisher üblichen Brust-
wandelektroden waren entweder mit Sandsäcken beschwert, was
einen genauen Ansatz der Elektrode praktisch unmöglich macht,
oder sie waren mit einem Gummiband festgehalten, was bei raschem
Wechsel der Ableitungspunkte ebenfalls eine umständliche und
zeitraubende Methode darstellt, oder es wurde eine Saugelektrode
verwendet; diese noch am besten geeignete Elektrode hat aber
den Nachteil, daß sich der Saugkanal durch Ansaugen der Elektrodenpaste häufig verstopft und die Saugwirkung dann verschlechtert oder aufgehoben ist. Die von mir angegebene und von
Ing. K a r a j a n erzeugte Brustwandelektrode besteht aus einem
kreisrunden Plättchen, in dem in senkrechter Richtung ein mit
Hartgummi isolierter kleiner Handgriff angebracht ist; ein leicht
flexibles Kabel, das mit der Anschlußbuxe versehen ist, ist senk-
recht zur Richtung des Handgriffes angesetzt. Unter Verwendung
einer mit einem Klebestoff versetzten Elektrodenpaste (von der Firma
Ing. Karajan, Dornbirn, unter dem Namen „Visocarol" erzeugt) haftet
diese Elektrode unter gleichzeitiger Sicherstellung der Leitfähig-
keit in ausreichender Weise an jedem Punkt des Thorax, wobei es
sich als Vorteil erweist, daß in bestimmten Fällen (z. B. bei
starker Behaarung) mittels des isolierten Handgriffes ein leichter
Druck ausgeübt werden kann, ohne daß Verzerrungen auftreten.
Diese einfache Technik ermöglicht es, beliebig zahlreiche Ableitungspunkte schnell hintereinander zu wählen und bei Benützung
des erwähnten Kathodenstrahlelektrokardiographen nach K a r a j a n
die dabei entstehenden Kurven direkt abzulesen.

Zur Haut-Homotransplantation*

Von

Professor Dr. **Felix Mandl**

Wien

Mit 3 Abbildungen

Es ist nicht allgemein bekannt, daß man Hautteile von einem menschlichen Individuum auf das andere nicht mit Erfolg transplantieren kann. 1925 konnte L e x e r noch behaupten, daß die Diskussion über die freie Homotransplantation von Haut noch im Flusse sei, obwohl für dieses Verfahren „keine besondere klinische Anwendungsmöglichkeit" vorliege. Seither wurden vielfach Versuche unternommen, das Verfahren zu ermöglichen, die anhaltenden Mißerfolge zu erklären, weil hier nicht nur ein interessantes biologisches Problem zur Diskussion steht, sondern weil de facto ein großes Bedürfnis besteht, bei ausgedehnten traumatischen Defekten oder bei Verbrennungen die Defekte der Haut mit dem Gewebe g e s u n d e r Personen zu decken.

Trotzdem sehen wir in den letzten Jahrzehnten lange Versuchsreihen vieler Autoren ohne Ergebnis enden.[1—21] Experimentell gab es wohl die verschiedensten Versuchsanordnungen und ideenreiche Vorgänge, um ein Haftenbleiben des Homotransplantates zu erzielen, ohne zu positiven Ergebnissen zu kommen.

Die wichtigste Feststellung des Experimentes scheint mir die von S c h o e n e 1912 zu sein,[10] daß nämlich das Homotransplantat von Haut nur bei eineiigen Zwillingen angeht. Diese Tatsache wurde von einigen Autoren nachgeprüft und bestätigt.[22, 23, 24, 25] Versuche von M a n d l und R a b i n o v i c i mit der Tendenz, eine besonders gute Ernährung des Transplantates durch Cuto-Omentopexie zu

---

* Haut-Homotransplantation = H. H.

erzielen,[26] zeigten keinen Erfolg, ebensowenig Experimente, welche Rabinovici anstellte und welche das Ziel hatten, durch Thiourazil den Stoffwechsel herabzusetzen oder durch starke Röntgenbestrahlung eine Leukopenie zu erzielen.[27]

Inzwischen erscheinen immer wieder Publikationen von Autoren, welche irrtümlich vermerken, daß Homotransplantate von Haut „angegangen" sind. Hierher gehört zunächst eine Arbeit von H. I. Harris.[28]

Abgesehen davon, daß hier eine ganz individuelle Nomenklatur für die verwendeten Transplantate Anwendung findet, ist das Arbeitsergebnis irrtümlich ausgelegt und es wird der Anschein erweckt, daß hier die sogenannte Sanosche Fixationsmethode ermöglichen könnte, eine Homoplastik wirksam zum Angehen zu bringen, was de facto nicht zutrifft.

Binhold[29] hat bei 157 sich freiwillig zur Verfügung gestellten Kranken einen kleinen Davislappen (hier oft als Reverdinlappen bezeichnet) in einen künstlich gesetzten Hautdefekt eingepflanzt und meint, daß es in 51 Fällen zur Anheilung des Transplantates kam. Dieser Schluß ist unrichtig und wird unbewußt von dem Autor selbst zugegeben, wenn er erklärt, daß die mikroskopische Untersuchung das Fehlen von elastischen Fasern ergibt. Das Vorhandensein derselben ist aber in unklaren Fällen meines Erachtens nach das einzig sichere Kriterium der gelungenen Transplantation (s. sp.).

Wir selbst haben nur in einem einzigen Fall unserer Beobachtungen und in keinem weiteren Falle der Weltliteratur das Angehen eines frei transplantierten Davislappen klinisch und mikroskopisch nachweisen können. Dieser Fall wurde 1946 publizert[30] und ist so unikal, daß ich einen Auszug aus der Krankengeschichte und seine Bilder aus dem Journ. des Int. Coll. of Surg. reproduzieren möchte:

Nach einer Explosion eines Gaszylinders wurde ein 29 Jahre alter Patient mit zerschmettertem Knie und Unterschenkel an die Station eingeliefert und wurde nach Vorbereitung mit Blut- und Plasmainfusion en guillotine amputiert. Nach Abklingen des Fiebers wurde eine Extension angelegt und am Stumpf resultierte eine 8 : 5 cm große gut granulierende Wunde. Dieser Defekt wurde mit 11 autotransplantierten und 6 zentral gelegenen homotransplantierten Davis-Lappen (Reverdin-Lappen) gedeckt. Die H. H. stammten von einem 41 Jahre alten Mann, welcher zufällig dieselbe Blutgruppe hatte. Die Fixation der Lappen am Wundbett wurde mit Plasma-Thromboplastin erzielt.

Jeden 2. Tag wurde die Wunde inspiziert. Auto- und Homotransplantate hielten sich alle in guter Farbe und waren angeheilt.

Am 50. Tag wurden die Homotransplantate zwecks mikroskopischer Untersuchung exzidiert (s. sp.). Anläßlich der Exzision
wurden neuerlich von demselben freiwilligen Spender Hauttrans-
plantate entnommen und in die neuen Defekte implantiert. Es ist
charakteristisch, daß diese zweiten Implantate schon am 4. Tag
Degenerationserscheinungen zeigten und bald abfielen. Das Ent-

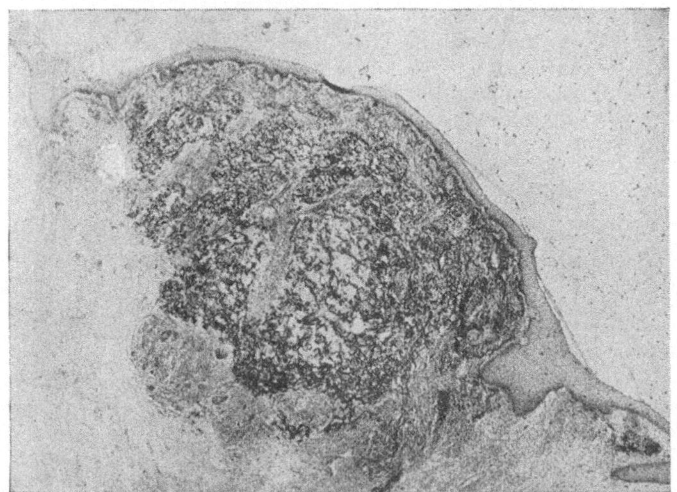

Abb. 1. Fließender Uebergang der Epidermis vom Hautlappen in
das Wundbett. Normaler Aufbau der elastischen Fasern innerhalb
des transplantierten Läppchens. Aus M a n d l und R a b i n o v i c i:
J. int. Coll. Surg., 9 (1946): 439

scheidenste der mikroskopischen Untersuchung war, daß sich nach
Spezialfärbung für elastische Fasern diese reichlich entwickelt,
von normaler Struktur und in der üblichen architektonischen Dis-
position darstellen ließen.

Nach U n n a, J o r e s, K a t s u r a d a und H a s s[31—34]
und W i t t m o s e r[51] ist das Vorhandensein der elastischen
Fasern im normalen Aufbau der beste Beweis des An-
gehens des Transplantates, da sich elastische Fasern in Granulationen, Narben und Keloiden niemals nachweisen lassen.

Leider konnten wir keinen Grund finden, warum in
diesem Falle eine Homotransplantation gelungen war. Die
identischen Blutgruppen bei Spender und Empfänger waren

tür den Erfolg ebenso belanglos, wie die Tatsache, daß wir hier die Plasma-Thromboplastinmethode angewendet hatten, weil in zahlreichen anderen Fällen unter gleichbleibenden diesbezüglichen Voraussetzungen ein Angehen des Transplantates nicht zu erzielen war*.

Der Unmöglichkeit der Homotransplantation sind zahlreiche Theorien gewidmet. L o e b s Theorie[35] des „differenten Organismus" wird in letzter Zeit eine auf ausgedehnten Experimenten beruhende Theorie von M e d a - w a r[36, 37, 38]) gegenübergestellt, in welcher der Nachweis geführt wird, daß es sich bei der Homoplastik um eine allergische Reaktion handelt, bei welcher Antigene- und Antikörper aktiv sind. In mikroskopischen Serienreihen transplantierter Hautläppchen konnte gezeigt werden, daß die Zellteilung sich bei neuerlichen Implantationen immer mehr verringert und rein klinisch waren G i b s o n und M e d a - w a r[39] die ersten, welche nachweisen konnten, daß beim Menschen die erste Serie von transplantierten Hautläppchen sich ungefähr die doppelte Zeit zu erhalten pflegt, als die 2. Serie homotransplantierter Hautläppchen.

Auch in unserem oben beschriebenen Fall kam dieselbe Erscheinung zum Vorschein.

Im übrigen ist es nicht möglich, auf Einzelheiten der Versuche M e d a w a r s einzugehen, welche im Original gelesen werden müßten.

Nach alldem ist es klar, daß die Ansicht der Autoren, welche von positiven Ergebnissen der H. H. schreiben, irrtümlich ist. Hierzu kommt noch die Unterlassung der mikroskopischen Untersuchung, welche diesen Irrtum geklärt hätte.

Ein Tierversuch hat gezeigt, wie naheliegend so eine irrtümliche Auffassung, die zwischen „Angehen des Transplantates" und „Wundheilung" nicht unterscheidet, von Fall zu Fall sein kann.

Bei einer weißen Ratte wurde ein kleiner Hautdefekt gesetzt und mit homologer Haut eines anderen Tieres gedeckt. Als sich am 9. Tage der Homolappen allmählich zu lösen begann, wurde Lappen und Unterlage exzidiert und mikroskopisch untersucht. Hier zeigte sich in einem Bilde in trefflicher Weise, wie unter dem Lappen, welcher Degenerationserscheinungen aufwies, gesundes Epithel vor-

---

* Anmerkung bei der Korrektur: Bei einer jüngst angegangenen Hauthomoplastik konnte wegen Weigerung der Kranken eine histologische Untersuchung nicht vorgenommen werden.

schießt und die Wunde, zur gleichen Zeit, in der
der Lappen abfällt, zu decken beginnt. (Abb. 2). Hätte
man in diesem Falle und bei kleinem Defekt nicht nachträglich die Wunde beobachtet, wäre der Defekt gedeckt
gewesen und man hätte nicht von „Wundheilung", sondern
vielleicht von einem gelungenen Transplantat gesprochen.

Dieser Versuch, den ich mit R a b i n o v i c i ausführte
und der noch nicht veröffentlicht wurde, gab mir die An-

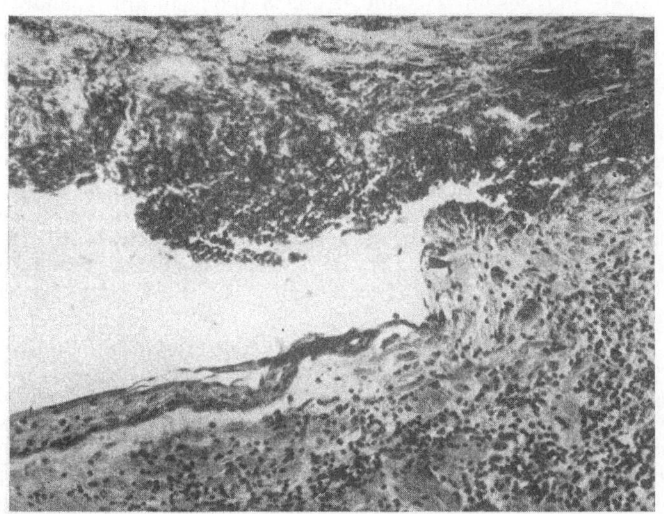

Abb. 2. Im oberen Bildteil sieht man den in Nekrose sich abheben-
den transplantierten Homolappen. Währenddessen schreitet im unteren Bildteil die Epithelisierung vorwärts und deckt den Wund-
defekt, welcher nach Abfall des Transplantates gesetzt wird

regung, in Hinkunft genau zu beobachten, was im Falle
einer H. H. von Haut mit dem Lappen und mit dem Wundbett vor sich geht. Solche Untersuchungen wurden bisher
noch nicht angestellt und die verschiedenen Autoren, welche
nur Negatives über die H. H. berichtet haben, begnügen
sich gewöhnlich mit der Angabe, daß diese mißlungen sei
(P a d g e t t[40, 2, 16]). L e x e r hat zwar verschiedene Nekrose-
formen des Homotransplantates beschrieben, aber die rein
zeitliche Lebensfähigkeit desselben zu starr fixiert. Das
geänderte Verhalten des Wundbettes hat L e x e r übergangen.

An ungefähr 30 bis 40 Fällen, an welchen ich H. H. vornahm, konnte ich zunächst folgende Veränderungen des transplantierten Hautlappens feststellen:

1. Der Lappen schmilzt innerhalb weniger Tage ein wie Schnee in der Sonne, wird zu einem krümeligen, weichen, nekrotischen Gebilde, das abfällt.

2. Der Hautlappen verkrustet. Er wird zu einer faltenreichen, krümeligen, harten, dunklen, gefalteten Masse, welche in diesem Zustand 2 bis 3 Wochen am Wundbett liegenbleiben kann. Er hat Aehnlichkeiten mit einer trockenen Gangrän. In manchen Fällen bleibt diese Kruste auch 4 bis 5 Wochen haften.

3. Die Epidermis der transplantierten Haut schilfert innerhalb weniger Tage nekrotisch ab. Die Cutis bleibt aber haften. Sie wird blasser als normal, auch etwas weicher, aber sitzt zunächst für 2 bis 3 Wochen an der Unterlage fest. Erst dann hebt sie sich von derselben zunächst an den Rändern und später auch zentral ab. Der Vorgang gleicht ungefähr dem einer feuchten Gangrän. Die Cutis kann unter Umständen 5 bis 6 Wochen haften bleiben.

Mit dem Wundbett gehen zugleich folgende Veränderungen vor sich. Falls der Lappen entsprechend 1. abschmilzt, ist das Wundbett unverändert. Im Falle 2 und 3 aber zeigen sich immer deutliche Veränderungen. Zunächst sieht man noch bei liegendem Lappen eine Epithelisierung der Wunde, wie sie v o r der Transplantation nie zu sehen war. Fällt der Lappen ab, dann zeigen sich vorher schmutzige Granulationen ganz rein und leicht blutend und außerdem kann man ,durch Messungen leicht feststellen, daß die Wunde geschrumpft ist, d. h. das Wundgebiet wurde kleiner, selbst wenn wir von der Epithelisierung absehen.

Es ist möglich, daß die drei erwähnten verschiedenartigen Folgeerscheinungen einer H. H. verschiedenartige Reaktionen allergischer Art darstellen. Kein Zweifel kann aber darüber bestehen, daß die H. H. zu Veränderungen innerhalb des Wundgebietes geführt hat, und zwar zu solchen im Sinne der Anregung einer Wundheilung, wie sie vor der Transplantation ausgeblieben war. Die H. H. ist also kein sinnloser Vorgang, sondern hat zu einem therapeutischen Ergebnis geführt.

Der zu H. H. verwendete Lappen muß fein präpariert werden. Das Unterhautzellgewebe und Fett müssen vollständig entfernt worden sein, falls man einen Lappen

„voller Dicke" verwendet. Aber ebenso ist die Transplantation von Tiersch-Homolappen und Davis-Homolappen möglich.

Es ist heute noch schwer zu sagen, welcher Art der geschilderte Heilungsvorgang ist. Es ist möglich, daß Hormone eine Rolle spielen.

Diese Wundhormontheorie geht bis auf V i r c h o w 1858 zurück. Dieser nahm an, daß die Wundheilung durch das Trauma veranlaßt würde, welches die Zellen direkt zur Vermehrung anrege. Nach einer längeren Pause von Jahrzehnten haben dann 1891 und 1892 W e l c h und W i e s n e r[42, 43] angenommen, daß die verletzten Zellen Substanzen freimachen, welche ihrerseits die normalen Zellen zur Proliferation bringen. 1922 und 1924 hat dann N a s w i t i s[44] diese wachstumsanregenden Substanzen wieder erwähnt, welche in der Folgezeit von L o r i n - E p p s t e i n[45] als „Nekrohormone", von C a r r e l[46] „Trephone" bezeichnet wurden. 1944 hat dann N u t i n i[47] versucht, auch die chemische Struktur dieser Nekrohormone klarzulegen und fand, daß die „Heilungssubstanzen" Adenine, Guanin, Pentose, Phosphor und Vitamin C enthalten. Es ist bekannt, daß mit diesem Konzept auch in der letzten Zeit in der russischen Literatur gearbeitet wird. K r a u s e und F i l a t o v dürften als erste in den Vierzigerjahren diesbezügliche Veröffentlichungen geschrieben haben. Hier wird „totes Gewebe", welches später mit einem Chlorpräparat versetzt wurde, zur Heilung von Wunden und Geschwüren herangezogen. Auch Gewebe von Leichen und von Tiermaterial wurde — ähnlich eigenen Versuchen mit Huhn- und Schafherzen aus dem Jahre 1942 — verwendet. Hunderte von Transplantationen in nicht heilenden Wunden, Geschwüren, Fisteln, Brandwunden, Erfrierungen wurden im Saratow-Spital (Philipchuk) erfolgreich durchgeführt. Nach sorgfältiger Präparation von Unterhautfettgewebe wird der Gewebsteil mit einem Chlorpräparat behandelt und dann mit Nähten auf dem Wundbett fixiert.

Die letzte russische Mitteilung entnehme ich den Excerpta Medica 1948. C h a v k i n[49] berichtet hier, daß die Resorption von geschädigten Zellen den Regenerationsprozeß im ganzen Körper beeinflußt. Die Beobachtungen der Russen sind aber noch weitreichender. Abgesehen davon, daß sie berichten, daß ein Defekt, welcher für die Transplantation bestimmt war, schon durch die Behandlung des Wundgebietes durch nekrotische Lappen zur Heilung gebracht werden kann — also das, was wir vielfach beobachten konnten —, zeigen sie, daß die subkutane Implantation eines Tiersch-Lappens in der Nähe einer Wunde ihren Verschluß herbeiführen kann.

Ich lasse nun zwei Auszüge aus Krankenberichten folgen, welche ich in den letzten zwei Jahren an meiner Station beobachten konnte und die typisch für mehrere ähnliche Beobachtungen sind.

Ein 63 Jahre alter Mann hat ein gangränisierendes Erysipel des rechten Unterschenkels, welches sich später zu einem Ulkus entwickelt, welches eine Ausdehnung von 15 : 12 cm hat. Durch Wochen versagt jede Art der usuellen Therapie. Am 29. September 1948 wird ein Kranker wegen einer peripheren Sklerose und Gangrän der Oberschenkel in Eisanästhesie amputiert und die Haut des proximalen Extremitätsteils nach genauer Abpräparierung vom Unterhautzellgewebe zur Deckung des Ulkus verwendet. Die Lappen werden in drei Teilen über das Ulkus gelegt. Die Epidermis schilfert bald ab, aber die Cutis bleibt zirka 45 Tage weich haften. Schon um diese Zeit sieht man starke Epithelisierung an den Randpartien und nach der Abnahme der Lappen liegt eine verkleinerte, rein granulierende Wunde vor, welche nun mit einigen Davis-Lappen autoplastisch gedeckt wird. Rasche und dauernde Heilung (Nachuntersuchung im Juni 1949).

2. Traumatischer Defekt am Fußrücken mit Verlust der 2.—5. Zehe. Kein Infekt. Zwecks Beschleunigung der Heilung wird ein Homolappen implantiert. Er zeigt Verhärtungs- und Schrumpfungstendenz und bleibt 3 Wochen liegen. Unter ihm rapide Verkleinerung der Wunde und nach Abfall des Lappens ist Heilung eingetreten. Bei täglicher Beobachtung ist es unklar, ob ein Angehen des Transplantates eingetreten ist oder ob es sich nur um eine „rapide Wundheilung“ handelt. Selbst die mikroskopische Untersuchung verschafft in diesem Fall keine absolute Klarheit, da sich einige elastische Fasern bei einer Exzision finden, die aber strukturell nicht dem gewöhnlichen Bild entsprechen. Wir nehmen daher an, daß es sich nicht um ein „Angehen“ der H. H. gehandelt hat. Jedenfalls war der rasche Heilungsverlauf ungewöhnlich.

Es wäre zwecklos, noch weitere ähnliche Krankenberichte anzuführen.

Nach unseren Erfahrungen können wir nur sagen, daß es kaum zu erwarten ist, daß in nächster Zeit das Problem der H. H. im Sinne der Einheilungsmöglichkeit gelöst wird. Von rein praktischen Gesichtspunkten aber sei festgestellt, daß die klinische Anwendung von H. H. die Wundheilung in jeder Beziehung fördert. Sie ist ungefährlich und ich habe noch keinen Fall gesehen, bei welchem es zu einer klinisch wahrnehmbaren allergischen Reaktion gekommen wäre. Auch das Auftreten einer Infektion habe ich niemals beobachten können. Die H. H. ist praktisch dort von Bedeutung, wo wir — wie z. B. bei großen traumatischen Defekten oder bei ausgedehnten Verbrennungen — dem Kranken selbst nicht zumuten können, nochmals großes Territorium von körpereigener Haut zu verlieren. Es ist z. B. bei ausgedehnten Verbrennungen wahrscheinlich, daß auch homoplastische Haut für einige Wochen als „biologischer Verband" ihren Zweck erfüllt. Wir können daher auch Wittmoser[50] nicht zustimmen, wenn er vor der H. H. warnt.

Zusätzliche Sicherungen der Haut-Homotransplantation

1. Penicillin: Es ist eine rein empirisch gefundene Tatsache, daß meines Erachtens nach sowohl autoplastische als auch Homohautlappen besser angehen, falls man Penicillin verwendet. Ebenso habe ich den Eindruck, daß auch Homolappen länger haftenbleiben, falls man mit Penicillin vor- und nachbehandelt. Da es sich bei nichtheilenden Wunden und Ulcera, welche meistens zur Behandlung kommen, um infizierte Gebiete handelt, ist es möglich, daß 200.000 bis 300.000 E. Penicillin rein bakterizid oder bakteriostatisch wirken und so die Ergebnisse der H. H. verbessern.

2. Plasma-Thromboplastin und Thrombin: 1943 beschrieb Sano[51] eine ziemlich komplizierte Methode zur Herstellung einer Koagulum-Kontaktflüssigkeit, welche aus Zellextrakt und Plasma gewonnen wurde. Diese hatte angeblich die Eigenschaft, den transplantierten Hautlappen rascher zu vaskularisieren, und half auch rein mechanisch der Transplantation nach, indem der Extrakt ein festes Haftenbleiben des Transplantates gewährleistete. Diese Methode wurde später modifiziert[52, 53, 54] und eine ganze Reihe von Autoren verwendeten sie mit Erfolg bei der Hauttransplantation. Ich selbst arbeitete durch Jahre mit einem Plasma-Thromboplastin, welches aus menschlicher Plazenta nach der Methode von B. Zondek und Finkelstein[55] gewonnen wurde, und hatte immer die Vorteile des Verfahrens gesehen. Die Klebfähigkeit dieser Präparation war so stark, daß ich auch an kosmetisch gelegenen Körperstellen Operationswunden mit dieser Flüssigkeit zum Verschluß bringen konnte und habe über den Nahtersatz durch Plasma-Thromboplastin berichtet.[56] (Mandl 1946). In den letzten Jahren habe ich hier das Thrombin der

Firma Hoffmann - La Roche angewendet und fand, daß
dieses dem Plasma-Thromboplastin nicht nachsteht. Ueber
die klinischen Erfahrungen mit dieser Substanz wird aus
meiner Station noch berichtet werden.

Das Thrombin scheint die freie Hauttransplantation —
gleichgültig, ob es sich um Auto- oder Homolappen handelt
— zu fördern, indem es die Haftfähigkeit erhöht und wahrscheinlich auch biologisch im Prozeß der Wundheilung
eine Rolle spielt.

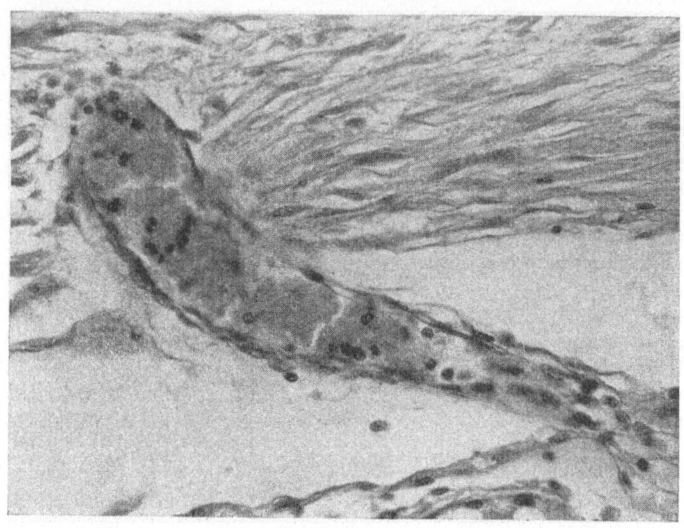

Abb. 3. Einwachsen einer Kapillare aus dem Netz in einen frei
transplantierten Hautlappen (Homolappen). Cuto-Omentopexie. Aus
Mandl und Rabinovici: J. int. Coll. Surg., 9 (1946): 525

3. Gekühlte Hautlappen: Schon unsere Tierversuche, welche zeigen sollten, ob eine besonders gute
und rasche Vaskularisation zwischen Lappen und Wundboden, einen Homolappen eher zur Anheilung bringen kann
und bei denen zu diesem Zwecke eine Cuot-Omentopexie
ausgeführt worden war,[57] brachten ein negatives Ergebnis
(Abb. 3). Sie stehen im Gegensatz zu der Meinung von
Fasiani u. a.,[58] welcher eine gute Vaskularisierung für
das Haftenbleiben eines Transplantates bedingungslos
voraussetzt. Hingegen konnte Morpurgo schon 1925

zeigen,[59] daß Inanition, Avitaminosen und Kälte beim Versuchstier das Angehen von Hauttransplantationen fördert.

Das erste Mal durfte am Menschen von B r o w n und Mc D o w e l l 1942[60] ein gekühlter Hautlappen in Form der Autoplastik nach 48stündiger Refrigeration mit Erfolg transplantiert worden sein. Später haben dann W e b s t e r, M a t t h e w s und zuletzt F l a t t 1948[61, 62, 63] refrigerierte Hautlappen zur Anwendung empfohlen. Ursprünglich sah ich den Zweck dieser Methode bei der Autoplastik nicht ein, da ja der Kranke selbst immer zur Verfügung steht. Erst als von den letzterwähnten Autoren gezeigt wurde, daß auf unreinen Wundflächen die Vitalität von gekühlten Lappen, welche von 3 bis 68 Tagen in der Hautbank verwahrt wurden, größer sei als von frisch gewonnenen, hatte das Verfahren neuen Sinn bekommen. Ich bin daher darangegangen, in der „Hautbank" Homolappen zu verwahren und sie bei Gelegenheit zu verwenden. Ich habe bisher mit einigen Fällen gute Erfahrungen gehabt und den Eindruck gewonnen, daß gekühlte Homolappen länger haftenbleiben und so ihren Zweck erfüllen. Rein statistisch kann ich aber diesbezüglich noch nichts aussagen, weil mein Material zu klein ist.

Es ist jedenfalls ein Novum, daß gekühlte Lappen mehr Vitalität besitzen als frisch entnommene, und diese Tatsache steht im Einklang mit der Allergietheorie, die anfangs erwähnt wurde, und ich erkläre mir das bessere Haftenbleiben von gekühlten Homolappen durch das Abdämpfen der allergischen Reaktion, welche bei frisch entnommenen Lappen stärker zum Ausdruck kommt.

Zusammenfassung

Das Problem der H. H. ist von biologischer und großer praktischer Bedeutung.

Es wird ein unikaler Fall beschrieben, in welchem aus unbekannten Gründen ein homotransplantierter Hautlappen „anging", was klinisch und mikroskopisch bewiesen werden konnte. Es wird versucht, die vielen irrtümlichen Angaben über gelungene H. H. zu erklären. Es wird weiter ein Versuch unternommen, die Veränderungen der homotransplantierten Lappen und ihres Einflusses auf das Wundbett zu beschreiben. Die H. H. ist gefahrlos und praktisch wichtig. Ihre therapeutischen Möglichkeiten werden beschrieben. Die Heilungsbeschleunigung durch H. H. ist in den meisten Fällen eindeutig.

Die zusätzliche Behandlung mit Penicillin, Thrombin und die neue Behandlung mit gekühlten Hautlappen, welche der Hautbank entnommen werden, wird erwähnt.

Literatur: [1] Lexer, E.: Die freien Transplantationen. Stuttgart: F. Enke, 1919. — Derselbe: Arch. klin. Chir., 138 (1925): 258. — [2] Brown, I. B. und McDewell: Ann. Surg., 115 (1942): 1166. — [3] Medawar, P. B.: Lancet, 1943: 552. — Derselbe: Bull. War. Med., 4 (1943): 1. — [4] Holmann: Surg. etc., 38 (1924): 100. — [5] Perthes, G.: Zbl. Chir., 44 (1917): 426. — [6] Eden: Dtsch. med. Wschr., 1922, 3. — [7] Takahashi-Miyata: Arch. klin. Chir., 120, 1922. — [8] McWilliams: J. amer. med. Assoc., 83 (1934): 183. — [9] Gatch, W. D.: Bull. Hopkins Hosp., Baltim., 22 (1911): 84. — [10] Schoene, G.: Münch. med. Wschr., 1912, 59: 457. — [11] Blair, V. P. und Brown, J. B.: Surg. etc., 49 (1929): 82. — [12] May: Zit. n. Medawar. — [13] Mauclaire: Zit. n. Medawar. [14] Padgett, E. C.: Skin Grafting. London: Baillière, Tindall & Co., 1942. — [15] Trusler, H. M. und Cogswell, H. D.: J. amer. med. Assoc., 104 (1935): 2076. — [16] Brown, J. B.: Surg. etc., 72 (1941): 848. — [17] Graham, E.: Yb. Surg., 1935: 50. — [18] Coller, F. A.: Surg. etc., 44 (1925): 221. — [19] Greeley, P. W.: Illinois med. J., 75 (1939): 436. — [20] Bettmann, A. G.: Amer. J. Surg., 39 (1938): 156. — [21] Lehmann, W. und Tamann: Arch. klin. Chir., 138 (1925): 17. — [22] Bauer, K. H.: Beitr. klin. Chir., 141 (1927): 142. — [23] Padgett, E. C.: Sth. med. J. Nashville, 25 (1932): 895. — [24] Brown, J. B.: Surgery (Am.), 1 (1937): 559. — [25] Schattner, A.: Arch. Otolaryng. (Am.), 39 (1944): 521. — [26] Mandl, F. und Rabinovici: J. int. Coll. Surg., 9 (1946): 524. — [27] Rabinovici: Im Druck. — [28] Harris, H. I.: Amer. J. Surg., 65 (1944): 315. — [29] Binhold: Dtsch. Z. Chir., 252 (1939): 183. — [30] Mandl, F. und Rabinovici: J. int. Coll. Surg., 9 (1946): 439. — [31–34] Nach Hass, G. M.: Arch. Path. (Am.), 27 (1939): 334, 583. — [35] Loeb, L.: Physiol. Rev. (Am.), 10 (1930): 547. — [36] Medawar, P. B.: Brit. med. Bull., 3 (1945): 79. — [37] Derselbe: Brit. J. exper. Path., 27 (1946): 9. — [38] Derselbe: Brit. J. exper. Path., 27 (1946): 15. — [39] Gibson und Medawar, P. B.: J. Anat. (Brit.), 77 (1943): 299. — [40] Padgett, E. C.: Surg. etc., 69 (1939): 779. — [41] Virchow, R.: Virchows Arch., 14 (1858): 1. — [42] Welch, W. H.: Tr. Cong. amer. Phys., 1891. — [43] Wiesner, J.: Die Elementarstruktur und das Wachstum der lebenden Substanz. Wien: Hölder-Verlag, 1892. — [44] Naswitis, K.: Dtsch. med. Wschr., 1924, 50: 1248. — [45] Lorin-Epstein: Arch. klin. Chir., 144 (1927): 632. — [46] Carrel, A.: J. exper. Med. (Am.), 15 (1912): 303. — [47] Nuttini, L. G.: Med. Phys. Chicago, 1944: 1581. — [48] Philipchuk: Zit. Science, 97 (1943): 162. — [49] Chavkin: Zit. Excerp. med. Surg., II (1948): 1700. — [50] Wittmoser: Die Reverdin-Plastik. Wien: W. Maudrich, 1946. — [51] Sano, M. E.: Surg. etc., 77 (1943): 51. — [52] Tirrick und Warner: Surgery (Am.), 15 (1944): 90. — [53] Young, F.:

Ann. Surg., 120 (1944): 450. — [54] Young und Favata: Surgery (Am.), 15 (1944): 378. — [55] Zondek und Finkelstein: Proc. Soc. exper. Biol. a. Med. (Am.), 60 (1945): 374. — [56] Mandl, Finkelstein und Rabinovici: Acta med. Orient., 5 (1946): 75. — [57] Mandl und Rabinovici: J. int. Coll. Surg., 1946. — [58] Fasiani: Riforma med., 39, 1923. — [59] Morpurgo: Arch. ital. Chir., 12, 1925. — [60] Brown und McDewell: Ann. Surg., 115 (1942): 1166. — [61] Webster: Ann. Surg., 121 (1945): 860. — [62] Matthews: Lancet, 775, 1945. — [63] Flatt: Lancet, 2 (1948): 241.

Ueber die Umorganisation des Körperschemas nach plastisch-chirurgischen Eingriffen

Von

Dozent Dr. **Hans Brücke**

Graz

Mit 2 Abbildungen

> „*Nur das schlechthin Allgemeine ist die Quelle der Ideen, und Ideen sind das Lebendige der Wissenschaft. Wer sein besonderes Lehrfach kennt und nicht fähig ist, weder das Allgemeine in ihm zu erkennen noch den Ausdruck einer universalwissenschaftlichen Bildung in ihm niederzulegen, ist unwürdig, Lehrer und Bewahrer der Wissenschaft zu sein.*"
>
> *(Schelling)*

In einem kürzlich in Brüssel gehaltenen Vortrag hat L e r i c h e die Chirurgie als die Lehre vom Menschen schlechthin bezeichnet. Wenn man bedenkt, wie zahlreich anläßlich chirurgischer Eingriffe die Möglichkeiten sind, neue Erkenntnisse zu gewinnen, und wie fruchtbar sich auf der anderen Seite eine solche Erweiterung unserer Einsicht auswirkt, so wird uns vielleicht der Ausspruch L e r i c h e s nicht mehr ohneweiters als eine plumpe Anmaßung erscheinen können. Ist ja beispielsweise auch A. B i e r aus der Beschäftigung mit der praktischen Chirurgie immer mehr zur Erforschung allgemeinbiologischer Zusammenhänge hingeleitet worden, so besonders in seinem Buch „Von der Seele".

Der Begriff des „Körperschemas" stammt ursprünglich von dem englischen Neurologen H e a d. H e a d bezeichnete als Schemata „organisierte Modelle unseres Selbst". Die

Lehre vom Körperschema als dem organisierten Modell der von unserer Körperoberfläche, von den Gelenken, Muskeln und Sehnen vermittelten Sinnesempfindungen wurde in besonderem Maße bereichert durch die Untersuchungen von S c h i l d e r. Dem Körperschema wurde durch neuere Untersuchungen von A u e r s p e r g gegenübergestellt das sogenannte Aktionsschema als organisiertes Modell der uns gegebenen Bewegungsmöglichkeiten.

Unsere eigenen Untersuchungen zur Frage des Körperschemas gingen aus von dem Problem, ob einer bestimmten Hautstelle, einem bestimmten Nervenendorgan, einer bestimmten Nervenfaser stets ein und dasselbe „Lokalzeichen" zukomme. Wir verstehen dabei unter „Lokalzeichen" diejenige besondere Empfindungsqualität, die es uns ermöglicht, sensible Eindrücke einer bestimmten Stelle der Körperoberfläche oder auch des Körperinneren zuzuordnen. Obwohl a priori die Vorstellung naheliegend gewesen wäre, daß das Lokalzeichen eine spezifische Eigentümlichkeit einer sensiblen Nervenfaser und der von ihr bedienten Endorgane darstelle, ebenso wie etwa ein telephonischer Leitungsdraht einer bestimmten Teilnehmerstelle zugeordnet ist, also ihr „Lokalzeichen" besitzt. Im Gegensatz zu dieser rein mechanistischen Auffassung konnte jedoch bereits durch experimentelle Untersuchungen F. B r ü c k e s während des letzten Krieges festgestellt werden, daß ein und dieselbe Nervenfaser wahrscheinlich unter verschiedenen Bedingungen ein verschiedenes Lokalzeichen besitzen kann. So konnte F. B r ü c k e beispielsweise feststellen, daß nach Durchtrennung eines kleinen Hautnerven ein Druck auf den zentralen Stumpf des durchtrennten Nerven eine Parästhesie in dem Hautausbreitungsgebiet des betreffenden Nerven verursachte. Wenn jedoch bei einem solchen Versuch in der Nähe des Hautbezirkes des durchtrennten Nerven durch Auflegen von Senfpflaster eine umschriebene Hautentzündung erzeugt wurde, so ergab sich, daß die durch Druck auf den durchtrennten Nerven hervorgerufene parästhetische Empfindung sich in der Richtung auf die entzündete Hautstelle zu verlagerte. Anderseits konnte F. B r ü c k e nachweisen, daß durch Fingerdruck in dem hypästhetischen Hautfeld die parästhetische Sensation verdrängt und abgelenkt werden konnte. Das heißt also: Eine gegebene Nervenfaser besitzt nicht, wie man zunächst annehmen könnte, ein bestimmtes und ein für allemal festgelegtes „Lokalzeichen", sondern dieses Lokalzeichen ist abhängig von dem sensiblen Mosaik der Umgebung.

Unsere Untersuchungen gingen nun aus von der Frage, wie sich das „Lokalzeichen" der Hautsensibilität in gestielt verpflanzten Hautlappen verhalten würde. Nach den Befunden F. B r ü c k e s schien es zunächst naheliegend, zu erwarten, daß die Sensibilität eines mit Erhaltung seiner Nervenversorgung verpflanzten Hautlappens sich in das sensible Mosaik seiner Umgebung einfügen würde. Untersuchungen in dieser Richtung wurden während des vergangenen Krieges an einer Reihe von Patienten angestellt, bei denen die Haut eines Fingers unter Erhaltung ihrer Nerven- und Gefäßversorgung zur Deckung von Hautdefekten in der Hohlhand oder am Handrücken verwendet worden war. Diese Untersuchungen lieferten durchwegs ein negatives Ergebnis. Das heißt, auch nach monatelanger Beobachtung wurden jeder Stich und jede Berührung der verpflanzten Fingerhaut in einen Phantomfinger, also an die Stelle verlegt, wo der Finger ursprünglich gewesen war. In keinem Falle trat eine Aenderung des „Lokalzeichens" in dem zunächst erwarteten Sinn einer Einfügung in das sensible Mosaik der Umgebung auf.

Ganz im Gegensatz zu den angeführten Beobachtungen war uns nun in letzter Zeit an mehreren Fällen Gelegenheit gegeben, festzustellen, daß es unter bestimmten Umständen tatsächlich zu einer Umorganisation des Körperschemas in dem Sinn kommen kann, daß sich das „Lokalzeichen" einer intakt gebliebenen Nervenfaser vollkommen ändert. Es sei hier gleich vorausgenommen, daß eine solche Aenderung in der Hautprojektion anscheinend geknüpft ist an Aenderungen des Muskelgefühls und des Bewegungssinnes. Wir sehen in dieser Beobachtung eine Analogie zu der von B i e l s c h o w s k y beschriebenen „Anomalie der Korrespondenz" an der Netzhaut eines Schielauges.

F a l l 1: 18jähriges Mädchen: Verlust des rechten Daumens durch Kreissägeunfall. Mehrere Monate später wurde der verlorene Daumen aus dem Zeigefinger durch Fingeraustausch nach L u k s c h unter Erhaltung der sensiblen Nervenversorgung ersetzt, 48 Stunden nach dieser Operation fiel der Patientin plötzlich auf, daß sich der verpflanzte Zeigefinger gefühlsmäßig in einen Daumen verwandelt hatte, d. h. daß sich jede Berührung des mit seinen Nerven verpflanzten Zeigefingers an die entsprechende Stelle des verlorengegangenen Daumens projizierte. Bei nachträglichem Befragen meinte die Patientin, die Aenderung der Empfindung sei in dem Augenblick aufgetreten, wo sie bemerkte, daß der verpflanzte Zeigefinger die dem Daumen eigene Oppositionsbewegung machen konnte. (Der Fall wurde anderweitig bereits ausführlich veröffentlicht.)

F a l l 2 : Ein 21jähriger Schlosser verlor seine rechte Hand durch eine Sprengkörperexplosion. An der Klinik wurde die völlig zertrümmerte Hand knapp oberhalb des Handgelenkes amputiert. Der Verletzte hatte daraufhin durch mehrere Monate, bis zur zweiten Operation, ein sehr lebhaftes und sogar gut bewegliches Handphantom. Zur Verbesserung der Gebrauchsfähigkeit des Stumpfes wurde bei dem Patienten eine Greifzange nach K r u k e n - b e r g durch Spalten des Vorderarmes in zwei große Finger her- gestellt. Der größte Teil der Haut des Vorderarmes wurde dabei in typischer Weise zur Bekleidung des radialen Fingers verwendet, während am ulnaren Finger nur ein etwa 4 cm breiter Hautstreifen über der dorsalen Ulnakante erhalten blieb und im übrigen der

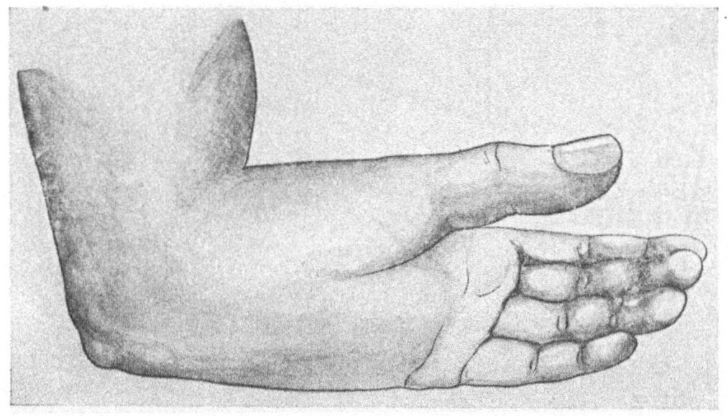

Abb. 1.   Karikaturähnliche Darstellung des Körperschemas der Hand nach Verwandlung eines Vorderarmstumpfes in ein Greif- organ nach K r u k e n b e r g

große Hautdefekt durch einen gestielten Lappen aus der Bauch- haut gedeckt wurde. Ende der Operation um 12 Uhr mittags. 12 Stunden später wurde wegen einer Nachblutung ein Verband- wechsel notwendig, und dem Patienten fiel dabei spontan auf, daß beim Entfernen des Verbandes in dem radialen Finger Daumen- parästhesien auftraten. Am nächsten Tag gab der Patient an, er habe nun das Empfinden, als ob sich das Handphantom in den Vorderarm verlagert habe. Es sei ihm so, als ob der radiale Finger der K r u k e n b e r g-Hand einem riesengroßen Daumen entspräche, während die vier Finger in den ulnaren Finger ver- legt seien. Nach den Angaben des Patienten wurde versucht, sein neues Körperschema als Karikatur festzuhalten (Abb. 1). Diese Zeichnung wurde dem Patienten vorgewiesen und er meinte, sie entspräche sehr gut der Art, wie er selbst sein neugeschaffenes Greifwerkzeug wahrnehme. Außerordentlich bemerkenswert war das Ergebnis einer eingehenden Sensibilitätsprüfung, die am 2. Tag nach der Operation und von da an fortlaufend täglich vorgenommen wurde (Abb. 2). Es zeigte sich nämlich, daß Berührung oder Stich mit einer Nadel an der Kuppe des neugeschaffenen radialen Fingers in das Daumenendglied projiziert wurde. Der Patient konnte Punkt für Punkt genau angeben, an welcher Stelle des Daumens er die Nadelstiche lokalisierte (Nagelfalz, Fingerkuppe, Fingerbeere, radiale und ulnare Kante des Endgliedes). Proximalwärts schloß sich daran an ein Hautfeld, das das „Lokalzeichen" „Daumengrundgelenk" in ebenso fein differenzierter Weise angenommen hatte. Weiter proximal projizierte sich der Daumenballen, und bei Berührung der Grenze zwischen oberem und mitt-

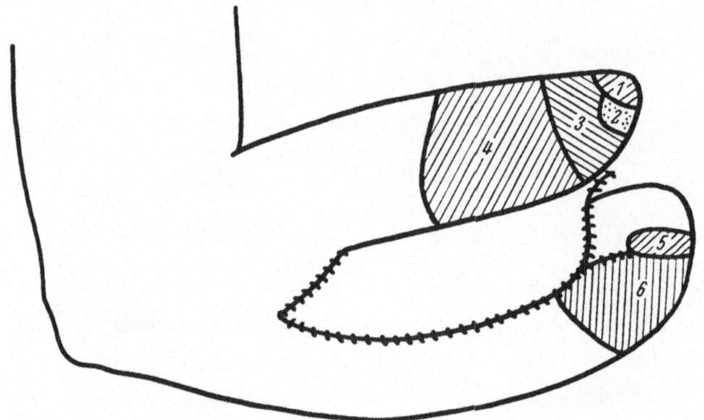

Abb. 2. Umorganisation des Körperschemas nach Krukenberg-Plastik. Felder mit Fingersensibilität in der Haut des Vorderarmes Endglied; 2 Mittelglied; 3 Daumenballen; 4 Handgelenk; 5 kleiner Finger 1; 6 Handgelenk

lerem Vorderarmdrittel verlegte der Patient die Empfindung in das Handgelenk. Erst Berührungen im proximalen Drittel des Unterarmes wurden von dem Patienten als „natürlich" empfunden, d. h. sie wurden dahin verlegt, wo sie wirklich geschehen waren.

Der Zeigefinger war bei unserem Patienten nur vorübergehend für einige Tage in einem kleinen Hautfeld des radialen Fingers als Lokalzeichen nachweisbar, um dann endgültig zu verschwinden. Analoge Verhältnisse ergaben sich bei der Untersuchung des schmalen Hautstreifens über dem ulnaren Finger. Nahe der neugeschaffenen Fingerkuppe fand sich ein kleines Hautfeld, dessen Berührung in den fünften Finger lokalisiert wurde, ohne allerdings dieselbe feine Differenzierung aufzuweisen wie der Daumen. Daneben war auch der 4. Finger durch mehrere Tage in einem kleinen Hautfeld vertreten.

Die weitere Beobachtung durch mehrere Monate zeigte, daß die Umorganisation des Körperschemas Bestand hatte, soweit der

Daumen betroffen war. Der radiale Finger wurde beständig als ein unnatürlich großer Daumen empfunden, während die 4 Finger sowohl als Phantomempfindung als auch in der Hautprojektion vollkommen verschwanden.

F a l l 3. Vollkommen analoge Sensibilitätsverhältnisse konnte ich kürzlich an einem Kriegsversehrten feststellen, an dem 1943 durch Herrn Prof. Dr. K r e u z eine beiderseitige Krukenberg-Plastik durchgeführt worden war. Auch bei diesem Mann wurden die beiden radialen Finger als Daumen empfunden und Hautberührungen entsprechend lokalisiert. Der Patient meinte auch, daß diese Umstellung der Sensibilität ihm zwar bisher nicht als etwas Besonderes aufgefallen sei, daß sie aber zweifellos an der vorzüglichen Funktion seiner Krukenberg-Hände einen wesentlichen Anteil habe.

In Anlehnung an diese Beobachtungen hat nun Kollege M o s e r das Verhalten der Hautsensibilität und des Körper- und Aktionsschemas an einem von ihm mit einer kineplastischen S a u e r b r u c h - Hand versorgten Einhänder eingehend untersucht. In vollkommener Analogie zu unseren vorstehend beschriebenen Beobachtungen konnte M o s e r bei seinem Patienten das Vorhandensein kleiner Hautfelder mit aufgepfropfter Fingersensibilität bzw. Daumensensibilität an den Ein- und Ausgängen der Kraftkanäle in den Vorderarmbeugern und -streckern nachweisen. Hand in Hand mit dieser Umorganisation des Körperschemas ging eine hervorragend gute Gebrauchsfähigkeit der Prothese, die der Patient wie ein Sinnesorgan benützen konnte. Daß auch das Empfinden einer Phantomhand nach Anfertigung einer Sauerbruch-Prothese verschwindet, war M o s e r unabhängig davon schon früher aufgefallen.

Wollen wir nun versuchen, das Gemeinsame der von M o s e r und mir gemachten Beobachtungen herauszugreifen, so kommen wir zu folgenden Schlüssen:

1. Nach Verlust funktionell wichtiger Gliedabschnitte wird das durch Verlust seines anatomischen Substrats heimatlos gewordene Lokalzeichen als Phantomglied empfunden.

2. Wird durch entsprechende plastisch-chirurgische Eingriffe den funktionslos gewordenen Muskeln die Möglichkeit zu einer Funktion geboten, die der verlorengegangenen in gewisser Weise ähnelt, so kann es unter der Führung des geänderten bzw. wiederhergestellten Aktionsschemas zu einer Umorganisation des Körperschemas und einer damit verbundenen Aenderung der Hautsensibilität in dem Stumpf kommen. Man kann sich diese Umorganisation so vorstellen: als ob das vorher nutzlos vorhandene Phantomglied sich

in den Stumpf hinein verlagere, das heimatlos gewordene Lokalzeichen sich an entsprechender Stelle festsetze.

3. Die Umorganisation des Körperschemas und die geänderte Hautsensibilität spielen eine bedeutungsvolle und bisher anscheinend völlig übersehene Rolle für die Funktion.

4. Die Umlagerung geschieht in allen Fällen so, daß ein funktionell besonders wichtiger und im Körperschema lebhaft vertretener Gliedabschnitt an Stellen ursprünglich geringerer funktioneller Wertigkeit verlagert wird.

5. Nach den schönen Beobachtungen, die kürzlich von dal Bianco und früher auch schon von Kauders und anderen Autoren veröffentlicht wurden, darf man wohl mit Sicherheit annehmen, daß die beschriebene Umorganisation des Körperschemas eine Ganzheitsreaktion der sensiblen Großhirnrinde bzw. des kortiko-thalamischen Systems darstellt.

Literatur: Auersperg, Prinz A.: Dtsch. Z. Nervenhk., 156 (1944): 212. — dal Bianco, P.: Dtsch. Nervenhk., 156 (1944): 184. — Derselbe: Mschr. Neur., 1948. — Brücke, H.: Wien. klin. Wschr., 1949, 24: 376. — Luksch: Verh. dtsch. Ges. Chir., 1903: 221. — Moser, H.: Vortrag auf der Dritten Oester-reichischen Aerztetagung, Salzburg, Sept. 1949. Wien. klin. Wschr., 1950, 8. — Derselbe: Aerztl. Monatsh. berufl. Fortbildg. (Schweiz), 1948, 11: 977.

Auflichtuntersuchungen an der Portio vaginalis uteri

Von

Dr. **V. Grünberger**

Wien

Das häufigste Karzinom des weiblichen Genitaltraktes ist das Collumkarzinom. Die Heilungsmöglichkeit ist vor allem vom Stadium des Karzinoms abhängig. Im Stadium I können rund 75% der Fälle geheilt werden. Aus diesem Grunde ist die Frühdiagnose des Collumkarzinoms von besonderer Wichtigkeit. Diese wird weniger mit dem untersuchenden Finger als vor allem mit dem Auge gestellt. Möglichkeiten der Untersuchung mit dem Auge: 1. Spiegeluntersuchung, 2. die Schillersche Jodprobe, 3. Colposkop nach H i n s e l m a n n (zehnfache Vergrößerung), 4. Sekretuntersuchung nach P a p a n i k o l a o u, 5. Auflichtuntersuchung mit dem Colpomikroskop (140fache Vergrößerung), 6. histologische Untersuchung.

Angeregt durch einen Vortrag V o n w i l l e r s in der Gesellschaft der Aerzte in Wien, wurden an der I. Universitäts-Frauenklinik in Wien die von P i c k an anderer Stelle im Jahre 1937 begonnenen, jedoch nicht fortgesetzten Auflichtuntersuchungen wieder aufgegriffen. Zunächst wurden Voruntersuchungen an Operationspräparaten mit Hilfe eines Auflichtmikroskopes der Fa. Reichert, Wien, vorgenommen. Es wurde die Portio 3 Minuten mit Hämatoxylin gefärbt und dann untersucht. Zum Vergleich mit den später angefertigten histologischen Schnitten wurden Mikrophotographien der Auflichtbilder gemacht.

Demonstration von Bildern des normalen Epithels, parakeratotischer Veränderungen, Erosionen und des Karzinoms. Später wurde von der Fa. Reichert nach unseren Angaben ein Tubus mit abschließender Glasplatte konstruiert, welcher in die Scheide eingeführt werden kann, wodurch die

Untersuchung an der lebenden Frau ermöglicht wird. Etwas später wurde ein zweites Modell eines solchen „Colpomikroskopes" angefertigt, bei welchem der Tubus, getrennt vom übrigen Apparat, zunächst eingeführt werden kann. Dadurch wird die Grobeinstellung der zu untersuchenden Stelle mit dem freien Auge ermöglicht. Anschließend Demonstration einiger Farbaufnahmen vom normalen Gewebe und eines Karzinoms, welche bereits bei der lebenden Frau aufgenommen wurden. Es wird der Hoffnung Ausdruck gegeben, daß das Colpomikroskop ein neues Mittel zur Stellung der Frühdiagnose des Collumkarzinoms bilden wird. Den Vorteil dieser Methode bildet der Umstand, daß die Untersuchung direkt an der lebenden Patientin vorgenommen werden kann, wobei die ganze Portio zu untersuchen ermöglicht wird. Es wird jetzt begonnen, Reihenuntersuchungen bei sämtlichen neu aufgenommenen Fällen anzustellen, welche den Wert der Methode bestätigen sollen. Bei günstigen Resultaten hoffen wir, daß die Methode Eingang in die gesamte Gynäkologie finden wird.

Aussprache: Hr. Prof. Dr. T. A n t o i n e (Wien): Wir sind froh, daß wir nun endlich doch ein Instrument konstruiert haben, mit dem man auch wirklich die Portio in situ betrachten und auch photographieren kann. Der Weg bis dahin war recht mühsam. Es bleiben aber immer noch eine Menge Probleme, die noch ihrer Lösung harren, so vor allem das eine der Beweglichkeit der Portio während der Untersuchung, um wirklich ein großes Areal an ihr absuchen zu können. Wir hoffen aber auch dieses in absehbarer Zeit lösen zu können.

Neue Versuche zur peroralen Insulintherapie

Von

Prim. Dr. **Fritz Lasch**

Villach

Mit 4 Abbildungen

Jeder Versuch einer peroralen Insulintherapie muß vorerst von der grundlegenden Frage ausgehen, ob Insulin von der Magen-Darmschleimhaut aus überhaupt aufgenommen werden kann. Dies wurde nun in zahlreichen Arbeiten (W a l t o n und B a s s e t, M u r l i n, B o l l m a n n und M a n n, L a s c h und S c h ö n b r u n n e r[1]) mit der Methode der fermentfreien, isolierten Darmschlinge beim Tier eindeutig festgestellt, allerdings nur bei Verwendung sehr großer Dosen. Der beträchtliche Verlust an Wirksamkeit ist im sehr großen Molekül des Insulins, das ja eine proteinartige Struktur aufweist, zu suchen. L a s c h[2] konnte erstmalig durch Ultrafiltrationsversuche nachweisen, daß in Lösungen von Handelsinsulin verschiedener Herkunft der weitaus größere Teil (zirka 80 bis 90%) nicht durch eiweißdichte Ultrafilter hindurchgeht und nur ein kleinerer Teil (zirka 10 bis 20%) der blutzuckersenkenden Substanz im Ultrafiltrat erscheint. Durch Einengen desselben im Vakuum bei 40° auf ein Fünftel bis ein Zehntel des Volumens konnte die biologische Wirkung der Ausgangslösung wieder erreicht werden. Die wirksamen Ultrafiltrate erfahren eine sehr wesentliche Stickstoffverminderung, sie ergeben keine Albumosen- und Peptonreaktion mehr, die Menge der freien Aminosäuren ändert sich nicht wesentlich, nur der Schwefelgehalt erfährt eine beträchtliche Verminderung.

Durch diese Ultrafiltrationsversuche war grundsätzlich die Möglichkeit der enteralen Resorption, wenigstens eines Teiles des Insulins, das also keine einheitliche Zusammen-

17a*

setzung besitzt, auch ohne Beigabe resorptionsfördernder Substanzen experimentell nachgewiesen worden, da auch die intakte Darmwand beim Erwachsenen eine eiweißdichte Membran darstellt. Dies erscheint von großer Bedeutung, da alle sonstigen Versuche, die Darmwand durch Veränderungen ihrer Permeabilität mit den verschiedensten Stoffen (Alkohol [W i n t e r], Gallensäuren [S t e f a n], Saponin [L a s c h und B r ü g e l], Pinacol [M a j o r R a l p h[3]], Hexylresorzin [Y o u n g P h i l i p p und M u r l i n[4]], Chinin [C u t t i n g und R o b s o n[5]], organische Fettsäuren [Brahn[6]]) keine therapeutisch brauchbaren Ergebnisse zeitigten.

Die unerwünschten Nebenerscheinungen (Erbrechen und Durchfälle), die gleichzeitig mit der chemischen Veränderung (Auflockerung) in Form einer entzündlichen Reizung der Magen-Darmschleimhautstruktur auftraten, verhinderten eine längere Verabreichung derartiger Stoffe, ganz abgesehen von der Gefahr einer möglichen Intoxikation.

Ein weiteres Hindernis für die perorale Verabreichung des Insulins ist in seiner proteolytischen Zerstörung durch die Fermente des Magen-Dünndarmes (Pepsin und Trypsin) vorhanden, die in kürzester Zeit eintritt. Nur wenn es gelingt, das Insulin (also auch in seinem ultrafiltrierbaren Anteil) vor dieser Zerstörung zu schützen, kann eine perorale Verabreichung mit Aussicht auf Erfolg versucht werden. Alle früheren diesbezüglichen Versuche mit antifermentativen Substanzen (Alkohol [W a l t o n und B a s s e t], Saponin Merck [L a s c h und B r ü g e l], Antiproteasen aus Askaris [E. G a i s], Chinin [C u t t i n g und R o b s o n]) brachten keinen Erfolg. Erst L a s c h und S c h ö n b r u n n e r gelang es, durch Beigabe gewisser organischer saurer (im Kataphoreseversuch zur Anode wandernde) Farbstoffe, wie z. B. Kongorot, Trypanrot u. a., Insulin völlig gegen Pepsin und durch organische basische (im Kataphoreseversuch zur Kathode wandernde) Farbstoffe, z. B. Malachitgrün und Rhodamin, völlig gegen Trypsin zu schützen. Die beiden Farbstoffe Trypanrot und Malachitgrün erwiesen sich bei der toxischen Prüfung in den angewandten Dosen als weitgehend ungiftig und fanden, z. B. als 1%ige Trypanrotlösung beim Menschen für die Blutmengenbestimmung intravenös injiziert, schon früher Anwendung.

Es erschien daher aussichtsreich, nach Erfüllung der beiden Vorbedingungen, nämlich: 1. ein Insulin herzustellen, das durch eiweißdichte Membranen hindurchtritt, und das 2. gegen die fermentative Zerstörung im Magen-Darmtrakt durch Beigabe organischer Farbstoffe geschützt werden kann, neuerlich die Frage der Resorption des Insulins vom Magen-Darmtrakt aus experimentell zu prüfen. Ich habe diese Untersuchungen im Jahre 1939 auf der Medizinischen Universitätsklinik Würzburg (damaliger Direktor Prof. E. G r a f e) begonnen, sie jetzt in Villach (1948/49) fortgesetzt und möchte nachfolgend kurz zusammenfassend darüber berichten.

V e r s u c h s a n o r d n u n g :

Es wurden vorerst aus den üblichen Handelsinsulinen (Squibb und Novo mit 40 E. in 1 ccm) Ultrafiltrate hergestellt und auf ihre erhaltene blutzuckersenkende Wirkung biologisch durch Auswertung am Kaninchen quantitativ im Vergleiche mit dem Ausgangsinsulin geprüft. Diese wirksamen Ultrafiltrate wurden dann peroral beim Kaninchen mit Schlundsondenfütterung oder beim Menschen durch einfaches Trinken verabreicht und der Blutzucker nüchtern und mehrere Stunden hindurch nachher bestimmt. Durch Beigabe der antifermentativen Farbstoffe Trypanrot und Malachitgrün (in Dosen von je 50 bis 100 mg) zu den Ultrafiltraten wurde eine Zerstörung derselben durch Trypsin und Pepsin verhindert. In einzelnen Versuchsreihen wurde diese perorale Verabreichung durch Trinken mit der intraduodenalen (mit der Duodenalsonde gegeben) hinsichtlich Zeit und Stärke der Blutzuckersenkung verglichen. Die Ultrafiltrate wurden zum kleineren Teil durch Saugultrafiltration, zum weitaus größeren Teil durch Druckultrafiltration (Preßluft) mit den Thyssen-Geräten aus Jenaglas (Hersteller Göttinger Membran-Filter-Gesellschaft) bei 3·0 AT vorgenommen, wobei eiweißdichte (auf Kongorotundurchlässigkeit geprüfte) Ultrafeinstfilter zur Verwendung kamen. Alle Ultrafiltrate wurden chemisch auf ihren Gesamt-N-Gehalt (M i k r o k j e l d a h l), Albumosen und Peptone (qualitativ) und in einzelnen Fällen auch auf Aminosäuren (S ö r e n s e n), laufend untersucht, Schwefelbestimmungen konnten leider aus äußeren Gründen nur einmal vorgenommen werden.

Insgesamt wurden 30 verschiedene Ultrafiltrate auf diese Weise untersucht. Bei allen Versuchen konnte einwandfrei eine Aufnahme des ultrafiltrierbaren Anteiles des Insulins unter Beigabe der antifermentativen organischen Farbstoffe aus dem Magen-Darmtrakt nachgewiesen werden, wenn auch quantitative Unterschiede in einzelnen Fällen vorhanden waren. Es konnte somit erstmalig gezeigt werden, daß hierbei die Zugabe von resorptionsfördernden, an der

Magen-Darmschleimhaut angreifenden Substanzen nicht erforderlich ist, da der durch die eiweißdichten Membranen hindurchgetretene Insulinanteil auch die intakte Darmwand passieren konnte. Nachstehend sei ein Versuchsbeispiel wiedergegeben:

Versuch 8: 30 ccm Ausgangsinsulin (Altinsulin Squibb 40 E. in 1 ccm) ergaben nach 48 Stunden Ultra-

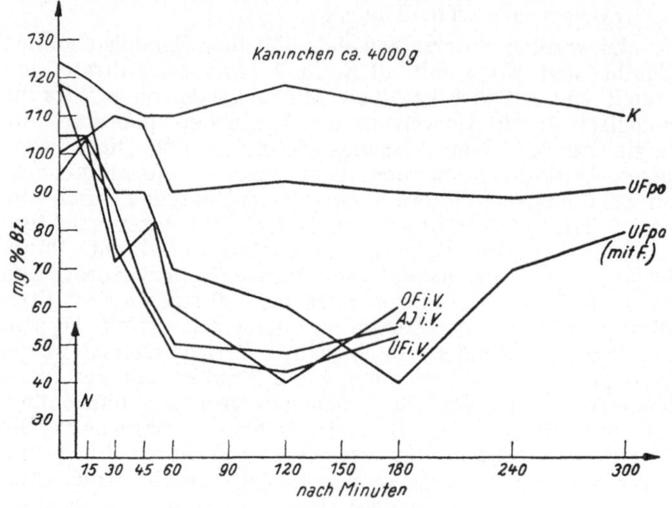

Abb. 1

K = Kontrollversuch (H₂O) peroral
AJ = 0·5 ccm (20 E.) Altinsulin i. v.
UF = 5·0 ccm Ultrafiltrat i. v.
OF = 0·2 ccm Oberflüssigkeit i. v.
UF po = 10 ccm Ultrafiltrat peroral
UF po (mit F.) = 10 ccm Ultrafiltrat peroral (mit Farbstoffen)

filtration bei einer Temperatur von 20⁰ C unter Preßluftdruck von 3 AT 25 ccm Ultrafiltrat und 5 ccm Oberflüssigkeit. Gesamt-N des Ausgangsinsulins 36 mg%, Albumosen und Peptone positiv; Gesamt-N des Ultrafiltrates liegt unter 1 mg%, Albumosen und Peptone negativ; Gesamt-N der Oberflüssigkeit 116 mg%, Albumosen und Peptone stark positiv. Die Kurve 1 zeigt vergleichend quantitativ die biologische Wirkung dieser 3 Lösungen bei intravenöser Verabreichung und die perorale Wirksamkeit des Ultrafiltrates (siehe Kurve 1).

Die Kurven zeigen also, daß, übereinstimmend mit
den oben erwähnten, an 10%igen Eisessigkolodiumfiltern
vorgenommenen Ultrafiltrationsversuchen von F. L a s c h,
auch bei Verwendung von eiweißdichten Ultra-Feinst-Filtern
im Thyssen-Apparat der Anteil des ultrafiltrierbaren Insulins
im Insulinmolekül zirka 10% beträgt und daß bei der peroralen Verabreichung des Ultrafiltrates die 20fache Menge

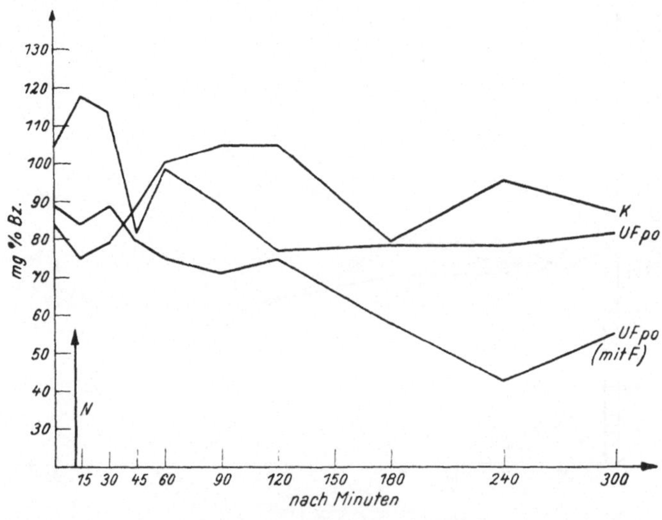

Abb. 2

K = Kontrollversuch (H₂O peroral)
UF po (mit F.) = Ultrafiltrat peroral mit Farbstoffen (20 ccm)
UF po = Ultrafiltrat peroral, 20 ccm

des Ausgangsinsulins annähernd den gleichen biologischen
Wirkungsgrad besitzt. Diese Verhältniszahlen von 100 (Ausgangsinsulin), 10 (Ultrafiltrat intravenös) und 5 (Ultrafiltrat
peroral verabreicht) fanden sich ungefähr annähernd bei
allen Versuchen. Die Blutzuckersenkung nach peroraler Verabreichung des Ultrafiltrates trat im allgemeinen etwas
später ein (meist erst nach 3 bis 4 Stunden) und verlief
flacher, nicht so stoßartig wie bei der intravenösen Injektion.

Die folgenden in Kürze wiedergegebenen Versuche zeigen, daß auch beim Menschen durchaus gleiche Ergebnisse
erhalten wurden:

Versuch 13: Biologische Prüfung des Ausgangsinsulins am Kaninchen ergibt bei 0·5 ccm (20 E. Altinsulin Squibb) Blutzuckerabfall um maximal 78 mg%. Ultrafiltrat 5 ccm intravenös ergibt maximalen Blutzuckerabfall von 84 mg%. Gesamt-N des Ausgangsinsulins 30 mg%, Albumosen und Peptone positiv; Gesamt-N des Ultrafiltrates 3 mg%, Albumosen und Peptone negativ; Gesamt-N der

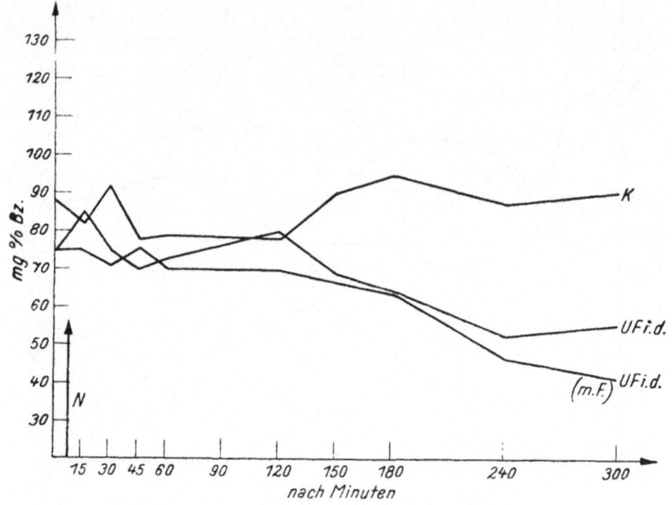

Abb. 3. 52jähriger Mann, 54 kg, Ischias
K = Kontrollversuch (H₂O intraduodenal)
UF i. d. (m. F.) = 10 ccm Ultrafiltrat intraduodenal mit Farbstoffen
UF i. d. = 10 ccm Ultrafiltrat intraduodenal

Oberflüssigkeit 175 mg%, Albumosen und Peptone stark positiv.

30jährige Frau, 53 kg, vegetative Neurose, 12 Stunden nüchtern, Bettruhe. Kurve 2 zeigt in einem Kontrollversuch die physiologischen Blutzuckerschwankungen nach Verabreichung von Wasser, den fehlenden Blutzuckerabfall nach Verabreichung von Ultrafiltrat peroral allein und die deutliche Blutzuckersenkung nach Verabreichung von Ultrafiltrat unter Beigabe organischer Farbstoffe (siehe Kurve 2).

Und endlich zeigt die Kurve 3, in der mehrere gleichartige Versuche zusammengefaßt sind, daß bei intraduodenaler Verabreichung der Ultrafiltrate die blutzuckersenkende

Wirkung etwas rascher eintritt und auch länger anhält, und — was besonders wichtig erscheint — auch ohne Farbstoffbeigabe erfolgen kann. Der Grund hierfür dürfte darin zu suchen sein, daß die sehr rasch resorbierende Duodenalschleimhaut (als Hinweis darauf findet sich z. B. nach intraduodenaler Traubenzuckerabgabe der Hyperglykämiebeginn schon nach 3 Minuten!), das an sie herangebrachte Ultrafiltrat eben so schnell aufnimmt, daß es vorher noch nicht fermentativ zerstört werden kann.

Durch diese hier in Kürze mitgeteilten Versuchsergebnisse konnte also einwandfrei die Möglichkeit der Insulinresorption vom Magen-Darmtrakt aus, auch ohne Beigabe resorptionsfördernder Stoffe nachgewiesen werden. Für die praktische therapeutische Anwendung besteht vor allem das große Hindernis der Unwirtschaftlichkeit, aus den vorher hochgereinigten Insulinen nur zirka 10 bis höchstens 20%, entsprechend dem ultrafiltrierbaren Anteil für die perorale Verabreichung verwenden zu können. Wir haben daher orientierende Versuche vorgenommen, aus selbst hergestellten, ungereinigten Insulinpräparaten größere Mengen wirksamer Ultrafiltrate zu gewinnen. Dies gelang auch in Anlehnung an die Methode von Banti[7] durch wiederholte Extraktion der frischen, körperwarm entnommenen, gemahlenen Rinderbauchspeicheldrüsen, mit salzsäurehaltigem Alkohol bei $+2^0$ bis $+4^0$ im Elektrokühlschrank und Ausfällen der wirksamen Substanz aus den vereinigten, im Vakuum bei 38^0 bis 40^0 eingeengten Alkoholextrakte mit Azeton. Es wurde so nach Trocknung bei 37^0 ein feines amorphes, hellgelbes Pulver erhalten, mit 27·50% C, 6·30% H, 8·40% N sowie 0·964% Gesamt-S (nach Carius). Es löste sich leicht in n/100 HCl und zeigte beträchtliche Blutzuckersenkung nach intramuskulärer Injektion beim Kaninchen. Aus diesen Lösungen mit Druckultrafiltration bei 3 AT hergestellte Ultrafiltrate ergaben eine in hohem Maße (über 50%) erhaltene Insulinwirkung, die auch bei peroraler Verabreichung nachweisbar war.

Versuch 30 zeigt in Kurve 4 vergleichend die Blutzuckerveränderungen nach intramuskulärer Injektion von 400 mg Rohinsulin, Ultrafiltrat entsprechend 400 mg Rohinsulin und Ultrafiltrat entsprechend 400 mg Rohinsulin, peroral verabreicht. Ferner die Blutzuckerveränderungen, nach 20 E. Altinsulin Squibb intramuskulär gegeben, und einen Kontrollversuch, aus dem die physiologischen Blutzuckerschwankungen während der 5stündigen Versuchsdauer hervorgehen. Alle Kaninchen hatten das gleiche Gewicht (4000 bis 4150 g) und waren 24 Stunden vor dem Versuch nüchtern. Der N-Gehalt einer 1%igen Lösung des Rohinsulins betrug 130 mg%, Albumosen und Peptone waren stark positiv, der N-Gehalt des Ultrafiltrates dieser 1%igen Lösung betrug 12 mg%, Albumosen und Peptone waren noch in minimalsten Spuren nachweisbar (siehe Kurve 4).

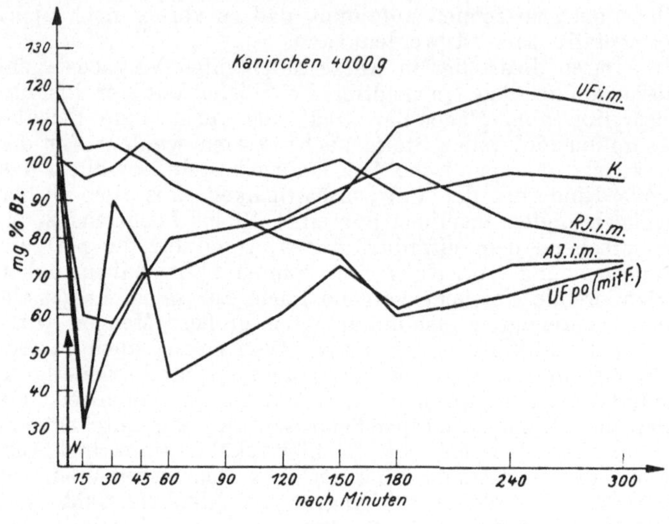

Abb. 4

K = Kontrollversuch (H₂O) i. m.
UF i. m. = Ultrafiltrat, entsprechend 400 mg Rohinsulin i. m.
RJ i. m. = 400 mg Rohinsulin i. m.
AJ = 0·5 ccm (20 E.) Altinsulin i. m.
UF po (mit F.) = Ultrafiltrat, entsprechend 400 mg Rohinsulin, peroral, mit Farbstoffen

Es scheint also die Möglichkeit zu bestehen, auf diesem Wege peroral wirksame Ultrafiltrate in größerer Menge zu gewinnen und hiermit therapeutische Versuche vorzunehmen. Solche Untersuchungen wurden auch bereits begonnen.

Zusammenfassung

1. Es konnte erstmalig gezeigt werden, daß der ultrafiltrierbare, durch eiweißdichte Membranen hindurchtretende Anteil des Handelsinsulins, der zirka 10 bis 20% beträgt, auch bei peroraler Verabreichung, ohne Beigabe resorptions-

fördernder Substanzen beim Tier und Menschen durch die Darmwand hindurchtritt und blutzuckersenkend wirkt.

2. Intraduodenal gegeben, werden die Ultrafiltrate auch ohne Anwesenheit antifermentativer Stoffe rasch resorbiert. Sonst müssen die Ultrafiltrate bei peroraler Verabreichung durch Beigabe antifermentativer Substanzen, z. B. der organischen Farbstoffe Trypanrot und Malachitgrün, vor der Inaktivierung durch Pepsin und Trypsin geschützt werden.

3. Durch Ultrafiltration selbst hergestellter ungereinigter Rohinsulinpräparate konnte die Menge des blutzuckerwirksamen Ultrafiltratanteiles im Insulin wesentlich erhöht werden, so daß auf diesem Wege die Vornahme therapeutischer Versuche aussichtsreich erscheint.

Literatur: [1] Lasch und Schönbrunner: Klin. Wschr., 1938: 34; daselbst auch ausführliches Schrifttum über perorales Insulin vor 1938. — [2] Lasch, F.: Biochem. Z., 297 (1938): 244. — [3] Major, R.: Proc. Soc. exper. Biol. a. Med. (Am.), 38, 1938. — [4] Young, Philipp und Murlin: Amer. J. Physiol., 128 (1939): 81. — [5] Cutting und Robson: Endocrinologie, 28 (1941): 375. — [6] Brahn: Lancet, I (1940): 829. — [7] Banti: Arch. Farmacol. sper., 38 (1924): 176.

Die operative Behandlung des Ménière

Von

Professor Dr. **E. Schlander**

Wien

Der klassische Ménière stellt eine Form einer nicht-entzündlichen, progressiven Läsion des Innenohres dar, die sich klinisch in plötzlichen, heftigen Schwindelanfällen, begleitet von Nystagmus, charakteristischen Gleichgewichtsstörungen, Erbrechen und Schweißausbrüchen manifestiert. Dieses vestibuläre Symptomenbild ist immer von mehr oder weniger heftigem Ohrensausen, hochgradiger Schwerhörigkeit bzw. Taubheit begleitet. Beim typischen Ménière sind immer beide Teile des Innenohres betroffen, sowohl der statische als auch der akustische. Wohl zu unterscheiden ist dieses typische Krankheitsbild von jenem, welches ebenfalls durch paroxysmales Auftreten von Schwindel und dessen Begleiterscheinungen gekennzeichnet ist, bei welchen jedoch jegliche Beteiligung des cochlearen Teiles des Innenohres fehlt. Frankl-Hochwart bezeichnet letztere Fälle als Pseudoménière, nach Leidler und Brunner und Lindsay u. a. sind Schwindelanfälle ohne Cochlearissymptome stets zentralen Ursprunges, charakteristisch für eine Affektion des Nervenstammes bzw. des Kerngebietes.

Als anatomische Grundlage des klassischen Ménière nimmt man gegenwärtig einen Hydrops des Labyrinths als feststehend an. Auf Grund histologischer Befunde von Hallpike und Cairns, Altmann und Fowler, Portmann, Wittmaack u. a. bringt man die hydropischen Veränderungen im Labyrinth mit dem Ménière in Zusammenhang. Der Hydrops des Innenohres betrifft immer nur das von der Endolymphe ausgefüllte häutige Labyrinth. Der Endolymphhydrops führt infolge erhöhten Flüssigkeitsdruckes zur Dilatation des häutigen Labyrinths, und zwar einzelner Teile desselben oder des Gesamtsystems. Für das Zustandekommen des Labyrinthhydrops können nur Störungen im Sekretionsmechanismus der Endolymphe in Frage kommen. Diese Störung besteht entweder in einer Ueberproduktion der Endolymphe oder in einer Behinderung der physiologischen Resorption derselben; meist dürften wohl beide Momente beim Zustandekommen des Hydrops mitwirken.

Die durch den Hydrops bedingte Hypertension der Endolymphe, und zwar nur die plötzlich eintretende Drucksteigerung, führt zur Reizung der außerordentlich empfindlichen Endapparate beider Teile des Hörnerven, die sich klinisch im Ménière-Anfall manifestiert. Bei ständig gleichbleibend erhöhtem Druck ohne plötzliche Schwankung fehlen die Schwindelattacken und meist auch die Cochlearissymptome. P o r t m a n n und W i t t m a a c k bringen diesen Zustand in Parallele mit dem Glaukom und sprechen auch von einem labyrinthären Glaukom.

Die Pathogenese dieses Zustandes ist uns nicht ganz klar. Klinische Erfahrung und das Tierexperiment lehren, daß vasomotorische Labilität, erhöhte kapillare Permeabilität auf allergischer Basis, endokrine Störungen, vor allem Störungen der Keimdrüsenfunktion, Vitaminmangel als ätiologische Faktoren für das Zustandekommen des Hydrops in Frage kommen. Im allgemeinen kann man sagen, daß jede Noxe, die das Nervensystem verändert, als Ursache für den Ménière in Betracht kommen kann (N e u m a n n).

Die Therapie, vor allem die medikamentöse Therapie, richtet sich gegen das Grundleiden und gegen den Schwindel und führt in vielen Fällen zum Erfolg. In ungefähr einem Viertel der Fälle erweist sich die konservative Therapie jedoch als erfolglos. Man hat daher frühzeitig schon versucht, den Schwindel als das hervorstechendste und quälendste Symptom des Ménière durch operative Maßnahmen zu bekämpfen. Als erster hat N e u m a n n im Jahre 1913 vorgeschlagen, bei konservativ nicht zu beeinflussenden Schwindelattacken das Labyrinth operativ zu zerstören und so dem Schwindel ein Ende zu setzen. Diesen Vorschlag gründete er auf seine Erfahrungen, die er mit der von ihm angegebenen Labyrinthoperation bei eitrigen Prozessen gemacht hat, wo die einmal gesetzte Schädigung eine bleibende ist und der Schwindel dann durch zentrale Regulierung und Ausbalancierung rasch vorübergeht und nicht wiederkehrt.

Von C r o w e und D a n d y wurde ein Vorgehen angegeben, bei welchem der Nervus vestibularis vor seinem
Eintritt in den inneren Gehörgang durchtrennt wird. Bei
diesem Eingriff wird am Labyrinth nichts geändert, der
endolabyrinthäre Druck bleibt unbeeinflußt; die Ursache
des Schwindels, der Schwerhörigkeit und des Ohren-
sausens besteht demnach weiter, es kann nur zu keinem
Schwindelanfall mehr kommen, weil ja der Nerv durchtrennt ist. Dieses Verfahren stellt jedoch einen tiefgreifen-
den endokraniellen Eingriff dar und ist nicht ganz ungefährlich. Mit dieser Methode wird wohl ein Aufhören des
Schwindels erreicht, das quälende Ohrensausen und die
Schädigung des Hörvermögens bestehen jedoch weiter.

Unter Zugrundelegung einer hydropischen Stauung und
dadurch bedingter Hypertension der Endolymphe als Ursache
des Ménièreschen Schwindels baute P o r t m a n n eine Methode aus, die im Wesen darin besteht, daß der Saccus
endolymphaticus an der Hinterwand der Pyramide freigelegt und an der Stelle, wo der Ductus endolymphaticus
sich zum Saccus erweitert, punktiert und gespalten wird.
Das Ziel dieser Methode ist eine Entlastung des unter
Stauung der Endolymphe stehenden häutigen Labyrinths.
Bei genügender Druckentlastung hört der Schwindel bei
nicht zu weit fortgeschrittenen Fällen sofort auf und auch
das Hörvermögen bessert sich sehr rasch. Eine Schwierigkeit besteht lediglich darin, die Durainzisionsstelle, die ja
an sich nicht groß sein kann, offen zu halten. Die durch
Inzision gesetzte Oeffnung schließt sich sehr leicht wieder, dann wiederholen sich natürlich auch wieder die Anfälle. Der Vorteil dieser Methode liegt darin, daß die Funktion des Labyrinths nicht verlorengeht.

M o l l i s o n zerstört das Labyrinth nach Eröffnung
der knöchernen Labyrinthkapsel an der Prominenz des horizontalen Bogenganges auf die Weise, daß er durch die
geschaffene Knochenfistel zwei bis drei Tropfen absoluten
Alkohols in das Labyrinthcavum einbringt. Diese Methode
ist meiner Ansicht nach nicht ganz ungefährlich. Der ein-
gebrachte Alkohol breitet sich entlang der offenen perivaskulären und perineuralen und der Wasserleitungskanäle,
die aus dem Labyrinth führen, aus und gefährdet vor allem
den Facialis; auch für das Endokranium ist die Alkohol-
injektion eine große Gefahr. A r s l a n berichtet allerdings,
daß er in 38 nach dieser Methode behandelten Fällen keine
wie immer geartete Komplikation gesehen habe.

Ueber ein neues Verfahren berichtet D a y aus Pittsburg. Seine Methode besteht darin, daß nach Anlegung der Knochenfistel im horizontalen Bogengang das häutige Labyrinth durch elektrischen Strom verödet wird. Day führt durch die Knochenfistel eine feine Metallnadel in das Vestibulum und läßt zwei- bis dreimal kurz den Koagulationsstrom durchlaufen. Day berichtet über außerordentlich befriedigende Erfolge seiner Methode, die er in 21 Fällen erzielen konnte. Bei keinem hat sich der Schwindelanfall wiederholt. Ich kann die Angaben Days vollauf bestätigen.

Eine im Prinzip ähnliche Methode ist die von Cawthorne angewandte; dieser legt ebenfalls eine lange Fistel am knöchernen Bogengang an und entfernt mit einer Pinzette den freigelegten Teil des häutigen horizontalen Bogenganges. Auch seine Resultate sind durchaus befriedigend und decken sich mit unserer Erfahrung, die wir mit diesem Verfahren gemacht haben. Bei den Methoden von Mollison, Day und Cawthorne ist zu bemerken, daß mit dem Verschwinden des Schwindels auch das Hörvermögen verlorengeht. Das Ideal wäre natürlich, den Schwindel zum Verschwinden zu bringen und das Gehör zu erhalten. Allerdings ist das nicht gut möglich. Ich konnte im Tierversuch zeigen, daß bei nach Day operierten Tieren nicht so sehr die Elektrokoagulation zur Verödung des Labyrinths und dadurch zum Verlust der Labyrinthfunktion führt, als vielmehr die posttraumatische hämorrhagische Labyrinthitis, die letzten Endes die Nervenendigungen beider Teile des Innenohres zerstört. Im histologischen Bild finden sich neben Schrumpfung des häutigen Labyrinths ausgedehnte Blutungen in allen Teilen des Labyrinthcavums.

Alle operativen Methoden, die zur Behandlung des Ménièreschen Schwindels angegeben wurden, sind — mit Ausnahme der von Portmann angegebenen — rein palliative Maßnahmen. Sie sind zerstörende Eingriffe, die das ätiologische Moment der Anfälle, den Hydrops des Labyrinths, unberücksichtigt lassen und diesen auch nicht behandeln. Die Methode von Portmann ist die einzige, die die Ursache der Anfälle, den Hydrops, berücksichtigt und ihn durch Entlastung der Endolymphräume beeinflußt.

Die operative Behandlung des Ménière ist auf einen relativ kleinen Prozentsatz der Fälle beschränkt. Für die Operation kommen in strenger Auswahl nur Fälle in Frage von einseitigen Erkrankungen, und auch nur dann, wenn die medikamentöse Therapie nicht zum Ziele geführt hat. Die operative Zerstörung des Labyrinths bei der Ménièreschen Erkrankung ist das ultimum refugium, um dem quälenden Zustand, in welchem der Patient sich befindet, ein Ende zu setzen.

Aussprache: Hr. Dr. E. V y s l o n z i l (Wien): Beim Studium der Beeinflussung des tierischen Gleichgewichtsorganes durch Ultraschall konnten wir feststellen, daß durch hohe Dosen Reizerscheinungen hervorgerufen werden, die uns interessante Einsichten in den Zusammenhang des Vestibularapparates mit anderen Systemen gestatten, bei Anwendung kleinster und häufiger Dosen dagegen eine faßbare Dämpfung der Erregbarkeit des Gleichgewichtsorganes möglich ist.

Diese Erkenntnis war für uns die Voraussetzung, bei Erkrankungen des Gleichgewichtsorganes, die zu dem Bild des Ménière führen, diese Energie zu versuchen.

Wir haben nun diese Methode ausgebaut und an ungefähr 40 Patienten versucht. Dabei erreichten wir in $^2/_3$ der Fälle eine subjektive völlige Besserung, in 4 Fällen blieb der Zustand unverändert, in den restlichen Fällen trat eine meist wesentliche Besserung ein. Diese Patienten haben zwar angegeben, gelegentliche Mahnungen ihres alten Zustandes zu empfinden, jedoch waren diese wesentlich seltener, kürzer und leichter als die alten Anfälle. Wesentlich scheint uns bei dieser Therapie, daß wir das Gehör auch bei einer Kontrollzeit von 1 Jahr erhalten konnten und in einer großen Zahl der Fälle die meist sehr unangenehmen subjektiven Ohrgeräusche zum Verschwinden bringen oder auf ein erträglicheres Maß senken konnten.

Der Mechanismus, den wir uns dabei vorstellen, ergibt sich aus den tierexperimentell gefundenen beschallten Labyrinthen. Hier zeigt sich normal eine hochgradige und dabei dauernde Durchblutungssteigerung, wodurch wohl die beim Ménière auftretenden Druckschwankungen günstig beeinflußt werden dürften. Die Möglichkeit der dosierbaren Dämpfung bei den vestibulären Untersuchungsmethoden glauben wir durch eine Läsion der feinsten nervösen Endbestandteile des Vestibulärapparates zu erzielen, eines Vorganges, den wir durch die Dauer und Intensität der Beschallung lenken können.

Es liegt nahe, darnach zu fragen, wieso wir wohl eine Dämpfung des Vestibulums und keine des kochleären Labyrinthbestandteiles erreichen. Neben einer exakten Anzielung des Vestibulärapparates glauben wir durch die anatomischen Gegebenheiten des menschlichen Innenohres die Kochlea vor Ultraschall geschützt, während der fast völlig von Knochen ummauerte vestibuläre Anteil wesentlich besser durch Ultraschall angreifbar ist.

Es ist von sehr bedeutender otologischer Seite die Befürchtung ausgesprochen worden, daß beim Arbeiten mit Ultraschall am Labyrinth die Gefahr einer Kochlearisschädigung besteht. Untermauert wird diese Befürchtung durch Tierversuche, bei denen ein Labyrinth zuerst beschallt und dann durch Messen der Potentialdifferenzen (W e v e r - B r a y) eine Läsion des Gehörnerven fest-

gestellt wurde. Wir haben daraufhin alle unsere Patienten neuerlich audiometrisch untersucht und neben dem geschilderten Fort-
bestand der Besserung der Schwindelbeschwerden keine audiometrisch faßbare Verschlechterung des Gehörvorganges gefunden. Da
wir nun bei unserer Behandlung mit den schwächsten exakt erfaßbaren Dosen der derzeitigen Schallgeber arbeiten (0·2—0·3 Watt
pro Quadratzentimeter), müßten die im Tierexperiment faßbaren
Energiemengen $^1/_{50}$—$^1/_{100}$ dieser Dosen betragen, Energiemengen,
die durch die derzeit herstellbaren und im Handel befindlichen
Apparate in keiner Weise geliefert werden können.

Wir glauben somit, daß zumindest zum Teil durch zu hohe
Energiemengen diese deutlich faßbaren Kochlearisschäden hervorgerufen werden. Für ein Gelingen der Ultraschalltherapie ist hier,
wie bei jeder anderen Therapie, eben auf die richtige Dosierung
großer Wert zu legen.

Neue Gesichtspunkte der hochdosierten Vitamin D-Behandlung

Von

Dr. **Hans Jesserer**

Wien

Mit 5 Abbildungen

Die zunehmende Verbreitung der Medikation von Vitamin D in hohen Dosen, wie sie heute bei verschiedenartigsten Zuständen angewendet wird, gibt mir Veranlassung, über die vorläufigen Ergebnisse von Untersuchungen zu berichten, die in den letzten Jahren an der I. Medizinischen Universitätsklinik in Wien ausgeführt wurden. Wegen der Kürze der zur Verfügung stehenden Zeit muß dabei allerdings auf jede Erörterung von an sich interessanten Details verzichtet und die Form einer punkteweisen Aufzählung der Versuchsresultate und der sich daraus ergebenden praktischen Folgerungen gewählt werden.

Vitamin D in hochkonzentrierter Form steht heute bei uns in drei grundsätzlichen Präparationen zur Verfügung:

a) in öliger Lösung zur peroralen Verabreichung;

b) in öliger Lösung zur intramuskulären Applikation und

c) in alkoholischer Lösung zur oralen Einnahme.

Alle im Handel befindlichen hochkonzentrierten Vitamin D-Präparate sind synthetisches Vitamin D_2. Diese Feststellung ist von Bedeutung, da das natürliche Vitamin D_3 in manchen Eigenschaften vom Vitamin D_2 abweicht.

Entgegen der allgemein herrschenden Ansicht ist es nach unseren Erfahrungen nicht gleichgültig, welches Prä-

parat und welche Applikationsform man im jeweiligen Bedarfsfalle wählt; der Behandlungserfolg und die Gefahr
allfälliger Komplikationen werden vielmehr wesentlich von
diesen Faktoren beeinflußt. Es ist deshalb von größter
praktischer Wichtigkeit, die verschiedenen Indikationsprinzipien zu kennen und deren Bereiche entsprechend gegeneinander abzugrenzen. Unsere unter besonderer Berücksichtigung dieses Gesichtspunktes ausgeführten Untersuchungen
haben uns bisher folgendes gezeigt:

1. Reines Vitamin D besitzt außer seiner antirachitischen Wirksamkeit noch zwei weitere wichtige Eigenschaften: es steigert die Kalkresorption aus dem Darmkanal
und es fördert die Phosphatausscheidung durch die Niere.
Während jedoch die antirachitische Aktivität schon in
γ-Quantitäten ausgeübt wird, ist zum Zustandekommen der
beiden anderen Wirkungen in experimentell erfaßbaren Ausmaßen die Gabe von Milligrammdosen erforderlich.

Vitamin D besitzt somit drei Angriffspunkte, und zwar

a) das Knochensystem,

b) den Darmkanal und

c) die Niere,

an denen es zugleich eine biologische Wirkung entfalten
kann. Da jedoch je nach der zugeführten Vitamindosis
und den gleichzeitig bestehenden Kalzium- und Phosphatbilanzverhältnissen in der Nahrung die Wirkung an dem
einen Angriffspunkt entschieden gegenüber der an einem
anderen hervortreten kann und das vermittelnde Glied zwischen den verschiedenen Wirkungsorten das B l u t ist, können unter verschiedenen Bedingungen sehr verschiedene
Effekte einer Vitamin D-Medikation in Erscheinung treten.
So führt z. B. die Zufuhr mäßiger Vitamin D-Dosen bei
normaler Ernährung zu einer vermehrten Bildung von verkalktem Knochengewebe und damit allmählich zu einer
Verdichtung des Skelets, die Zufuhr hoher Dosen bei kalkarmer Nahrung durch längere Zeit jedoch primär zu einer
Hyperphosphaturie und konsekutiv zu einer kompensatorisch
vermehrten Mineralmobilisation aus dem Knochensystem,
d. h. im Extremfall zu einer Demineralisation des Skelets.
Wenngleich diese Verhältnisse nur unter experimentellen
Bedingungen deutlicher in Erscheinung treten, so ist aus
ihnen doch als erster wichtiger Punkt für die Praxis zu
folgern: V i t a m i n D k a n n a l s s p e z i f i s c h e r b i o
l o g i s c h e r W i r k s t o f f s c h o n i n s e h r k l e i n e n
D o s e n e i n e c h a r a k t e r i s t i s c h e W i r k u n g ent-

284   H. Jesserer:

falten, es kann aber auch in höheren Quantitäten als aktives Pharmakon ganz anderer Potenz in Funktion treten. Dies ist der Grund,

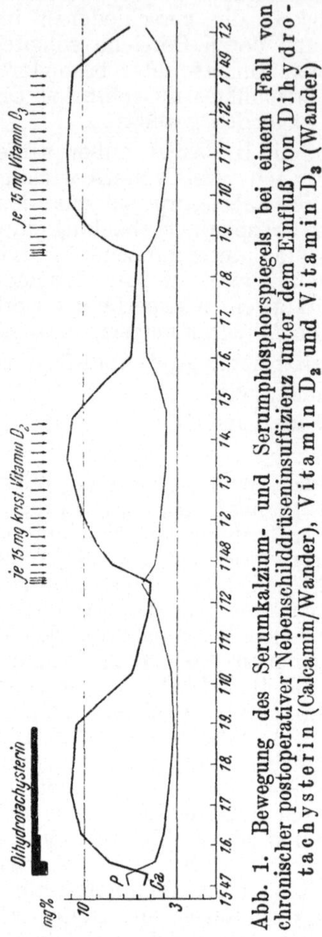

Abb. 1. Bewegung des Serumkalzium- und Serumphosphorspiegels bei einem Fall von chronischer postoperativer Nebenschilddrüseninsuffizienz unter dem Einfluß von Dihydrotachysterin (Calcamin/Wander), Vitamin D_2 und Vitamin D_3 (Wander)

warum Vitamin D nicht nur zur Beseitigung oder Verhütung spezifischer Mangelzustände, wie Rachitis oder Osteomalacie, sondern auch zur Behandlung von Krankheitserscheinungen herangezogen werden kann, die mit einer Avitaminose nichts zu tun haben. Da jedoch hier nicht die spezifische Vitaminwirkung, sondern offenbar die allgemeinen pharmakodynamischen Eigenschaften der Substanz „Vitamin D" von Bedeutung sind, muß theoretisch daran gedacht werden, daß entsprechende Derivate ähnlicher chemischer Struktur unter Umständen eine noch stärkere therapeutische Kraft bei diesen Krankheitsbildern entfalten könnten.

2. Daß Vitamin D in hohen Dosen andere Wirkungen als in physiologischen Quantitäten entfaltet, ist seit langem bekannt. Allein die seinerzeit von H o l t z inaugurierte These, daß nur gewisse Nebenprodukte der Ergosterinbestrahlung, wie z. B. Tachysterin, nicht jedoch reines Vitamin D blutkalksteigernd und damit t o x i s c h wirken, ist falsch. Es gelingt vielmehr, durch entsprechende Gaben von kristallreinem Vitamin D_2 genau so wie durch die Zufuhr des sogenannten „Kalzinosefaktors" Dihydrotachysterin eine hypoparathyreotische Mineralstoffwechselstörung im Blut vollständig zu beseitigen. Die gleiche Wirkung entfaltet auch Vitamin D_3 (Abb. 1).

Einen toxischen „Kalzinosefaktor" als Gegensatz zu einem atoxischen Vitamin D im Sinne von H o l t z gibt es somit nicht; es gibt nur antirachitisch wirksame (nämlich die D-Vitamine) und antirachitisch unwirksame (Tachysterin, Dihydrotachysterin, Toxisterin usw.) „Kalzinosefaktoren". Da alle bei der Ergosterinbestrahlung entstehenden Produkte den Blutkalkgehalt zu steigern vermögen, nur das Vitamin D jedoch antirachitisch wirksam ist, kann die „Toxizität" eines entsprechenden Handelsproduktes nicht nach seiner antirachitischen Wirksamkeit, sondern nur nach seiner G e w i c h t s k o n z e n t r a t i o n beurteilt werden, es sei denn, daß es sich um ein Präparat aus kristallisiertem Vitamin D_2 handelt.

3. Wie Sie aus Abb. 1 sahen, bewirken gleiche Dosen von Dihydrotachysterin, Vitamin D_2 und Vitamin D_3 bei parathyreogener Hypokalzämie eine gleiche Steigerung des Blutkalkspiegels. Dies ist auch beinahe zu erwarten, wenn man sich vor Augen hält, daß die blutkalksteigernde Aktivität eine allgemeine Eigenschaft einer Gruppe von chemischen Verwandten darstellt und gleichzeitig die außerordentliche strukturchemische Aehnlichkeit dieser drei Substanzen in Betracht zieht (Abb. 2). Und doch besteht hier eine merkwürdige Wirkungsdifferenz: Dihydrotachysterin, Vitamin D_2 und Vitamin D_3 vermögen eine parathyreogene (oder enterogene) Hypokalzämie prompt zu beseitigen, wenn sie in entsprechenden Mengen o r a l verabfolgt werden; Vitamin D_2

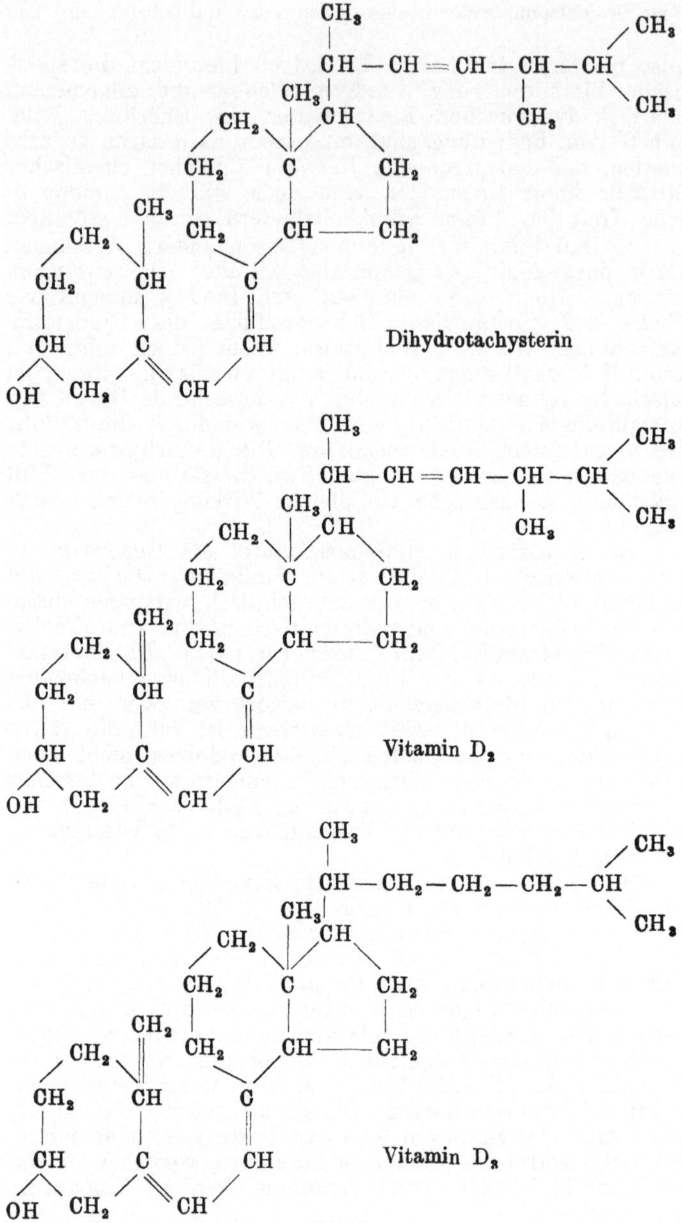

Dihydrotachysterin

Vitamin D_2

Vitamin D_3

Abb. 2

und Dihydrotachysterin erweisen sich jedoch in dieser Hinsicht als völlig wirkungslos, wenn man sie i n t r a m u s k u -

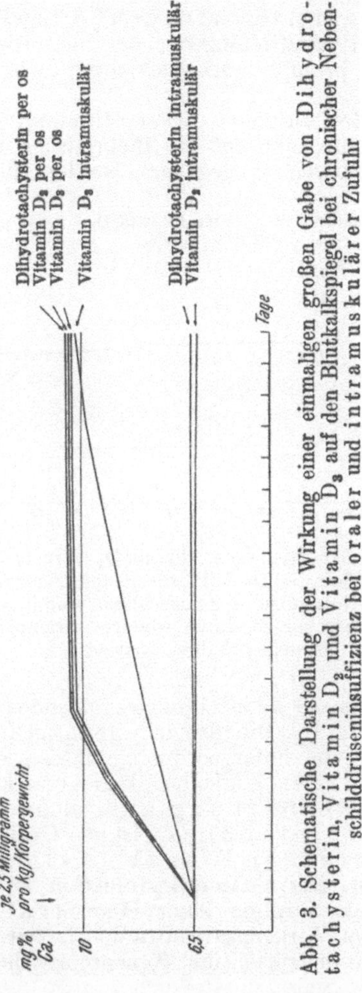

Abb. 3. Schematische Darstellung der Wirkung einer einmaligen großen Gabe von D i h y d r o - t a c h y s t e r i n, V i t a m i n D₂ und V i t a m i n D₃ auf den Blutkalkspiegel bei chronischer Nebenschilddrüseninsuffizienz bei o r a l e r und i n t r a m u s k u l ä r e r Zufuhr

l ä r appliziert. Vitamin D₃ ist hingegen auch unter solchen Umständen — wenn auch etwas langsamer — wirksam (Abb. 3). Wurde eine Normalisierung des Blutkalkgehaltes durch orale Gaben von Dihydrotachysterin, Vitamin D_2 oder Vitamin D_3 erreicht, dann kann dieser zumeist auch durch eine weitere intramuskuläre Zufuhr von Vitamin D_2 normal erhalten werden (Abb. 4). Intravenös zugeführtes Vitamin D_2 wirkt bei parathyreogener oder enterogener Hypokalzämie ebenso prompt blutkalksteigernd wie oral verabfolgtes.

Es würde den Rahmen dieser Mitteilung bei weitem überschreiten, sollte hier auf die theoretische Seite dieses eigenartigen Phänomens eingegangen werden; für die Praxis

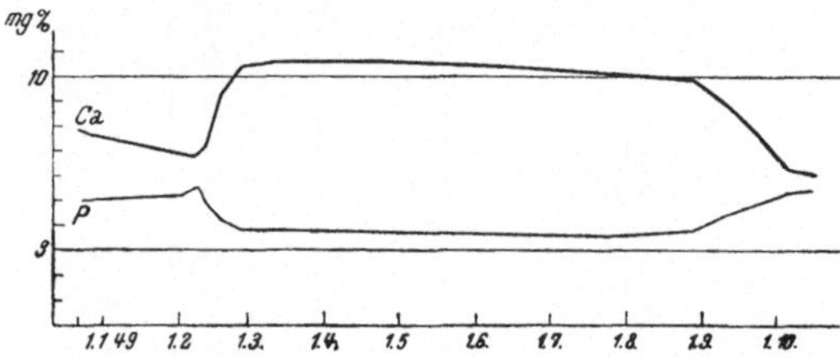

Abb. 4. Intramuskulär injiziertes Vitamin D_2 vermag den Blutkalkspiegel bei chronischer Nebenschilddrüseninsuffizienz nicht zu normalisieren; nach Normalisierung desselben durch perorale Verabfolgung kann dieser jedoch durch weitere intramuskuläre Gaben normal erhalten werden

muß jedoch aus diesen Beobachtungen folgendes geschlossen werden: Vitamin D_2 (Dihydrotachysterin ist in diesem Zusammenhang nur von untergeordnetem Interesse) übt bei intramuskulärer Zufuhr keine akut blutkalksteigernde Wirkung aus; und: eine einmalige große intramuskuläre Gabe kommt einer fortlaufenden Einnahme kleiner oraler Dosen gleich. Die Vitamin D_2-Injektion ist somit hinsichtlich der Kalkresorption einer Depotgabe gleichzusetzen und in ihrer Wirkungsart etwa den modernen Kristallemulsionen der Keimdrüsen- und Nebennierenrindenhormonpräparate an die Seite zu stellen.

4. Unter diesen Umständen mußte besonders das entsprechende Verhalten bei einer Mineralstoffwechselstörung auf der Basis eines echten Vitamin D-Mangelzustandes in-

teressieren, wie sie bei der **r a c h i t o g e n e n T e t a n i e**
vorliegt. Unsere bisherigen Beobachtungen führten bei diesem Krankheitsbild zu folgendem Ergebnis:

Durch eine einmalige **o r a l e** Gabe von 15 mg Vitamin D_2 oder D_3 wird die der rachitogenen Tetanie zugrunde liegende Mineralstoffwechselstörung prompt beseitigt und alle Zeichen der gesteigerten neuro-muskulären Uebererregbarkeit verschwinden innerhalb weniger Tage. Die gleiche Dosis Vitamin D_2, **i n t r a m u s k u l ä r** verabfolgt, vermag die Hypokalzämie innerhalb dieser Frist nicht zu beeinflussen, und eines der von uns beobachteten Kinder verstarb am 7. Tag post inject. in einem tetanischem Krampfanfall. Es ist jedoch möglich, durch eine einmalige intramuskuläre Gabe von 15 mg Vitamin D_2 im Verlaufe mehrerer Wochen eine Heilung der Tetanie und der Rachitis zu erzielen (Tab. 1). Intramuskulär injiziertes Vitamin D_3 wirkt bei der rachitogenen Tetanie langsamer als oral verabfolgtes Vitamin D_2, jedoch erheblich rascher als intramuskulär verabfolgtes Vitamin D_2.

Tab. 1. **B e w e g u n g d e s B l u t k a l z i u m - u n d B l u t p h o s p h o r - s p i e g e l s n a c h e i n e r e i n m a l i g e n o r a l e n b z w. i n t r a - m u s k u l ä r e n G a b e v o n 15 m g V i t a m i n D_2 b e i j e e i n e m F a l l v o n r a c h i t o g e n e r T e t a n i e**

Fall a)

Datum	mg % Ca	mg % P	Anmerkung
24. März 1949	6·2	2·7	
25. März 1949	15 mg D_2 per os		
29. März 1949	10·8	5·3	4. Tag

Fall b)

Datum	mg % Ca	mg % P	Anmerkung
20. Jänner 1949	6·8	3·4	
21. Jänner 1949	15 mg D_2 i. m.		
25. Jänner 1949	6·8	2·8	4. Tag
5. Februar 1949	9·0	3·2	
11. Februar 1949	10·2	3·3	21. Tag

Aus diesen Beobachtungen muß gefolgert werden:

Da die rachitogene Tetanie ein ernstes, im Prinzip immer lebensgefährliches Krankheitsbild darstellt, muß eine

Beseitigung der ihr zugrunde liegenden Mineralstoffwechselstörung auf raschestem Wege angestrebt werden; dies ist
nach allen gegenwärtig vorliegenden Erfahrungen am wirk-
samsten durch eine einmalige große orale Gabe
von Vitamin D_3 oder D_2 zu erreichen. Demgegenüber
bedeutet eine intramuskuläre Zufuhr von Vitamin D_2
eine erhebliche Verlängerung der Gefahrenzeit
und ist deshalb zu widerraten. Wenn eine parenterale Zufuhr des Medikamentes aus besonderen Gründen erwünscht
erscheint, dann soll Vitamin D_3 verabfolgt werden, doch
soll auch dies nur bei wirklich zwingender Notwendigkeit
geschehen. Denn auch Vitamin D_3 wirkt, intramuskulär verabfolgt, langsamer als oral zugeführtes Vitamin D_2 und
kann zudem infolge seiner bei dieser Applikationsart primär am Knochensystem ansetzenden Wirksamkeit die teta-
nigene Stoffwechselstörung unter Umständen vorübergehend
noch verstärken. Aus diesem Grunde raten wir von der
intramuskulären Stoßtherapie auch bei der noch nicht durch
Tetanie komplizierten Rachitis ab. Hingegen empfehlen wir
die intramuskuläre Gabe von 15 mg Vitamin D_2 als die
Methode der Wahl bei der Rachitisprophylaxe gesunder Kinder. Hier hat diese Medikationsform gegenüber der täglichen Eingabe kleiner Dosen per os den Vorzug der Unabhängigkeit von der Verläßlichkeit der Mutter
und vermeidet gleichzeitig die in der letzten Zeit vielfach
diskutierte Gefahr einer allfälligen hyperkalzämi-
schen Schädigung, wie sie nach oralen Vitamin D-
Stoßgaben gelegentlich beobachtet wurde.

5. Dieser Umstand gibt Veranlassung, hier kurz auf
die Toxikologie der D-Vitamine und des Dihydro-
tachysterins einzugehen, der ja angesichts der bei manchen Behandlungsschemen üblichen Dosen heute mehr Bedeutung denn je zukommt.

Vitamin D_2, D_3 und Dihydrotachysterin (A. T. 10, Calc-
amin) bewirken bei oraler Gabe in größeren Dosen und
gleichzeitigem entsprechendem Kalkangebot in der Nahrung
eine beträchtliche Steigerung der Kalkresorption aus dem
Darmkanal. Der vermehrt resorbierte Kalk wird zunächst
im Knochen gebunden, allerdings anscheinend je nach der
verabfolgten Substanz in einem verschiedenen Ausmaß. Am
stärksten scheint Vitamin D_3 in dieser Hinsicht wirksam
zu sein, am wenigsten Dihydrotachysterin. Diese Unterschiede in der Beeinflussung der Kalkbindung im Knochen
sind offenbar sowohl die Ursache für die vielfach beobachtete bessere Wirksamkeit von Vitamin D_3 in der Ra-

chitisbehandlung als auch für die stärker „toxische" — d. h. rascher blutkalksteigernde — Wirkung des „Kalzinosefaktors" Dihydrotachysterin gegenüber den D-Vitaminen.

Nachdem der Knochen eine gewisse Quantität Kalk aufgenommen hat, wird der weiter vermehrt resorbierte Kalk durch die N i e r e ausgeschieden. Es wird hierzu vermehrt Flüssigkeit aufgenommen (weshalb D u r s t das erste klinische Zeichen einer Vitamin D- bzw. Dihydrotachysterinüberdosierung darstellt) oder allenfalls aus dem K ö r p e r abgegeben und es kommt zur P o l y u r i e und H y p e r - k a l z u r i e. Ist die Niere intakt, dann können auf diese Weise recht erhebliche Kalkmengen eliminiert werden und der Blutkalkspiegel bleibt normal.

Der nächste Grad der Vitamin D- bzw. Dihydrotachysterinüberdosierung ist gekennzeichnet einerseits durch das Auftreten von D u r c h f ä l l e n (ebenfalls als kompensatorischer Eliminationsvorgang) und anderseits durch das Erscheinen von K a l k z y l i n d e r n im Harnsediment als Zeichen einer Uebersättigung des Harnes an Kalksalzen. In diesem Stadium bilden sich wahrscheinlich die bekannten Kalkausgüsse der Nierenkanälchen, die ein obligates Zeichen der experimentellen Vitamin D- und Dihydrotachysterinvergiftung darstellen. Sie sind wahrscheinlich noch reversibel. Hand in Hand damit dürften sich aber auch die charakteristischen Mediaverkalkungen der Gefäße und die Kalkablagerungen in anderen weichen Geweben entwickeln, wobei sicherlich das mit dem Kalzium vermehrt resorbierte Phosphat die Ausfällung begünstigt. Diese Veränderungen sind anscheinend nicht mehr rückbildungsfähig — wenigstens sprechen die Angaben der Literatur und der Obduktionsbefund eines von uns beobachteten Falles in diesem Sinne.

Wird durch eine weiter gesteigerte Kalkresorption die Eliminationsfähigkeit der Niere überschritten bzw. die Niere infolge der fortschreitenden Nephrokalzinose insuffizient, dann kommt es einerseits zur H y p e r k a l z ä m i e und den mit ihr verbundenen klinischen Allgemeinerscheinungen (Uebelkeit, Erbrechen, Fieber usw.), anderseits zur O l i g o - bzw. A n u r i e, Exsikkose, Reststickstoffsteigerung und schließlich zum Tod an U r ä m i e.

Eine schematische Darstellung dieser Verhältnisse zeigt die Abb. 5. Es ist unter diesen Umständen begreiflich, daß folgende Bedingungen das Auftreten von Vitamin D-Intoxikationserscheinungen fördern müssen:

a) Zufuhr des Vitamins per os;

b) hohes Kalkangebot in der Nahrung;

c) verminderte Ausscheidungsfähigkeit der Niere.

Aus all diesen Beobachtungen ergeben sich derzeit folgende a l l g e m e i n e   R i c h t l i n i e n   d e r   h o c h - d o s i e r t e n   V i t a m i n D - T h e r a p i e :

a) Bei allen Indikationen, bei denen die Förderung der Kalkresorption einen wesentlichen Teil des erwünschten Behandlungseffektes darstellt (rachitogene Tetanie, Rachitis,

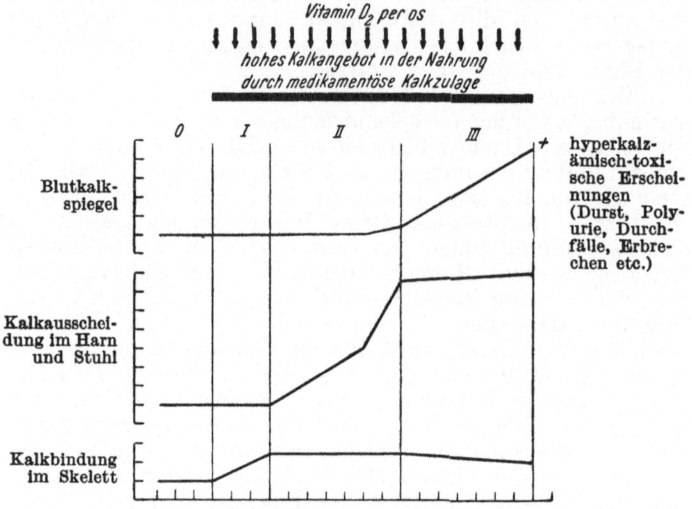

Abb. 5. Schematische Darstellung der verschiedenen Phasen der Wirkung hoher Dosen von Vitamin D bei oraler Verabreichung

Osteomalacie, enterogene Tetanie, Nebenschilddrüseninsuffizienz und parathyreogene Tetanie, Rekonvaleszenz des Morbus Recklinghausen usw.), soll Vitamin D₂ p e r o s verabfolgt werden, nur Vitamin D₃ hat auch bei intramuskulärer Zufuhr eine gleichartige Wirkung.

b) Bei allen Indikationen, die eine länger dauernde Vitamin D-Zufuhr in hohen Dosen erfordern, bei denen aber ein blutkalksteigernder Effekt nach Möglichkeit vermieden werden soll (Lupus, Psoriasis, Sklerodermie, chronischer Gelenkrheumatismus, verschiedene extrapulmonale Tuberkuloseformen usw., sowie Rachitisprophylaxe gesunder Kinder), soll Vitamin D_2 **i n t r a m u s k u l ä r i n j i z i e r t** werden.

c) Wenn bei gewissen Zuständen einer peroralen Vitamin D-Medikation eine Darmresorptionsstörung im Wege steht (Sprue, enterogene Tetanie, Säuglingsdyspepsie, chronische Nebenschilddrüseninsuffizienz bei gleichzeitiger schlechter Fettverträglichkeit), dann soll Vitamin D in **a l k o h o l i s c h e r L ö s u n g** zugeführt werden. Auf diese Weise gelingt es praktisch immer, eine ausreichende Resorption des Medikamentes zu erzielen; darüber hinaus besitzt jedoch die alkoholische Vitamin D-Lösung (Vi-Dé Wander Sol. alcohol. superconc.) auch bei unkomplizierten Fällen den Vorzug einer guten Mischbarkeit mit verschiedenen Nahrungsflüssigkeiten und eines ausgezeichneten Geschmackes.

d) Bei zusätzlicher Gabe von Kalk zu einer hochdosierten Vitamin D-Medikation soll die täglich zugeführte Kalkmenge ein gewisses Maß (etwa 10 g) nicht überschreiten. Bei vermuteter oder erwiesener Nierenschädigung soll eine Verabfolgung hoher Vitamin D-Dosen entweder überhaupt unterlassen oder nur unter strenger klinischer und blutchemischer Kontrolle durchgeführt werden. Das gleiche gilt für Fälle fortgeschrittener Arteriosklerose.

e) Bei Auftreten von Ueberdosierungserscheinungen subjektiver (Appetitlosigkeit, Durst, Uebelkeit) oder objektiver Art (Polyurie, Hyperkalzurie, Durchfälle, Fieber, Erbrechen, Austrocknungserscheinungen, Reststickstoffsteigerung usw.) ist der Blutkalkgehalt zu kontrollieren und bei abnormen Werten die Vitamin D-Medikation allenfalls vorübergehend oder ganz einzustellen.

Die Zufuhr reichlicher Flüssigkeitsmengen beseitigt nicht zu schwere hyperkalzämische Erscheinungen in der Regel sehr rasch, so daß nach unseren Erfahrungen wirkliche Gefahren einer hochdosierten Vitamin D-Behandlung nur bei Unkenntnis der pharmakologischen Gesetzmäßigkeiten oder Unachtsamkeit drohen. Einer Anwendung dieser modernen Therapieform auch unter den Bedingungen einer ärztlichen Allgemeinpraxis steht somit bei entsprechender Vorsicht meines Erachtens nichts im Wege.

Aussprache: Hr. Prim. Dr. F. L a s c h (Villach): Kurzer Hinweis auf die vom Diskussionsredner im Jahre 1928 festgestellten Befunde einer beträchtlichen Kalziumsteigerung im Blutserum nach hohen Vigantoldosen beim gesunden Erwachsenen und bei Kranken mit Osteomalacie und anderen Knochenerkrankungen (Klin. Wschr., 1928, II).

Hr. H. Jesserer (Schlußwort): Daß durch entsprechende Gaben von Ergosterinbestrahlungsprodukten der Blutkalkgehalt bei Mensch und Tier gesteigert werden kann, war schon Windaus bekannt: darauf beruht letzten Endes das ganze vielbearbeitete Problem der Vitamin D-Toxizität. Bis jetzt herrscht jedoch unter dem Eindruck der These von Holtz allgemein die Auffassung, daß für diese hyperkalzämierende Wirkung nur bestimmte Nebenprodukte der Ergosterinbestrahlung (der sogenannte „Kalzinosefaktor"), nicht jedoch das Vitamin an sich verantwortlich zu machen seien. Die Bemerkung von Herrn Lasch übersieht daher das Wesentliche: nicht, daß durch Ergosterinbestrahlung gewonnene Vitamin D-Präparate blutkalksteigernd wirken, ist bemerkenswert, sondern vielmehr die Tatsache, daß auch kristallisiertes Vitamin D dieses Wirkung ausübt.

Fortschritte in der Therapie der Verbrennungen

Von

Dr. Hans Zehetner

Wien

Seit der Gründung der Wasserbettstation durch Ferdinand v. H e b r a wird an der Klinik für Haut- und Geschlechtskrankheiten der Behandlung von Verbrennungen größte Bedeutung beigelegt; die Einführung der Bluttransfusion durch R i e h l sen. im Jahre 1925 muß hierbei besonders hervorgehoben werden.

In den letzten Jahren haben wir nun die neuen in Amerika während des Krieges entwickelten Methoden, soweit sie sich vorteilhaft erwiesen, in unsere bisherige Therapie nach Möglichkeit eingebaut. Dadurch trat in vielem geradezu eine umwälzende Wandlung, jedoch gleichzeitig eine wesentliche Verbesserung ein.

Die Behandlung von Verbrennungen wird daher derzeit mit zahlreichen neuen Hilfsmitteln nach folgenden Grundzügen durchgeführt:

1. Bei allen Verbrennungen muß eine, dem G r a d e der Verbrennung Rechnung tragende L o k a l t h e r a p i e durchgeführt werden.

2. Bei allen ausgedehnten Verbrennungen steht neben einer zweckmäßigen Lokaltherapie eine A l l g e m e i n b e h a n d l u n g im V o r d e r g r u n d ; sie soll zuerst den lebensbedrohenden Kreislaufkollaps verhindern und weiter einen guten Allgemeinzustand des Patienten sichern.

Die Lokaltherapie der zweitgradigen Verbrennungen stellt ebenso wie die der erstgradigen Verbrennungen kein wesentliches Problem dar. Die üblichen Methoden, wie die Behandlung mit Salben, mit Tanninpräparaten, wie z. B.

Tebege oder neuerdings die Behandlung mit dem sterilen Verband mit oder ohne lokale Anwendung von Sulfonamidpuder oder Sulfonamidsalbe erweisen sich hier als fast gleichwertig. Der sterile Verband kann ruhig 14 Tage und länger liegenbleiben, hat daher den Vorzug, dem Patienten den häufigen schmerzhaften Verbandwechsel zu ersparen, weshalb wir ihn vor allem bei ausgedehnten Verbrennungen anwenden.

Im Gegensatz dazu bereitet die Lokaltherapie der drittgradigen Verbrennung beträchtliche Schwierigkeit. Ihr Ziel ist es, das verbrannte Gewebe als Ausgangspunkt für Intoxikation und Infektion möglichst frühzeitig zu entfernen und später die Wunde eventuell durch Hauttransplantation zu decken. Die Hauttransplantation ist insbesondere bei ausgedehnten Verbrennungen durchzuführen; aber auch bei umschriebenen Verbrennungen erscheint sie dann angezeigt, wenn infolge der Lokalisation eine narbige Abheilung zu einer Bewegungseinschränkung oder einem besonders störenden schlechten kosmetischen Resultat führen würde.

Die Entfernung der Nekrose geschieht 1. durch primäre oder möglichst frühzeitige chirurgische Exzision, 2. durch die Brenztraubensäure- oder Phosphorsäuremethode.

Die chirurgische Exzision liefert ausgezeichnete Resultate dann, wenn sie wirklich primär, also in den ersten Stunden nach dem Unfall mit sofort anschließender Deckung, am besten mit Dermatomlappen, durchgeführt wird; sie ist praktisch nur bei umschriebenen Verbrennungen möglich. Die Tiefe der Verbrennung bei der Exzision richtig zu beurteilen, ist sehr schwierig; hier hilft nur die Erfahrung.

Kann man die Exzision erst später durchführen, so wird die Gefahr der Infektion immer größer. Es gelingt wohl, durch frühzeitiges Anlegen eines sterilen Verbandes sowie durch reichliche lokale und parenterale Verabfolgung von Antibioticis das Wachstum empfindlicher Bakterien zu hemmen, jedoch nicht, eine drittgradige Verbrennung dauernd frei von pathogenen Keimen zu halten. Somit erscheint eine sofort anschließende plastische Deckung in diesen Fällen zumindest gewagt.

Bei Anwendung von Brenztrauben- oder Phosphorsäure in Form eines Kleisters stößt sich die Nekrose im Laufe von 3 bis 5 Tagen ab, ohne daß durch die Einwirkung der Säure eventuell vorhandene Epithelinseln zerstört, benachbarte zweitgradige Verbrennungen ungünstig beeinflußt oder die angrenzende gesunde Haut geschädigt werden. Dies sind Tatsachen, die einen ganz gewaltigen Fortschritt bedeuten; wir kennen sie nicht nur aus amerikanischen Arbeiten, sondern können sie auch auf Grund unserer eigenen Erfahrung bestätigen. Diese Methode ist nicht nur viel schonender, weil sie weitgehend unblutig ist und keine Narkose erfordert, sondern sie erspart vor allem auch in vielen Fällen eine plastische Deckung. Denn bei o b e r f l ä c h l i c h e n drittgradigen Verbrennungen kann von erhalten gebliebenen Resten des Stratum germinativum ausgehend, eine verhältnismäßig rasche Epithelisierung erfolgen.

Bei tiefen Verbrennungen ist natürlich auch die Plastik frühzeitig angezeigt, doch erscheint es empfehlenswert, genau so wie nach verzögert durchgeführter Exzision durch einige Tage eine lokale und parenterale Penicillin- und Sulfonamidbehandlung durchzuführen. Sie ermöglicht es, einen für die Aufnahme des Transplantats günstigen, weitgehend bakterienfreien Wundboden zu schaffen. Eine weitere wichtige Voraussetzung für den Erfolg ist ein guter Allgemeinzustand des Patienten. Es soll weder eine Anämie noch ein bedeutendes Defizit im Eiweißspiegel bestehen; hierfür hat eine entsprechende A l l g e m e i n t h e r a p i e, wie wir eingangs erwähnt haben, zu sorgen.

Bei allen a u s g e d e h n t e n Verbrennungen zweiten wie dritten Grades kommt es infolge einer Permeabilitätsänderung zu einem Eiweiß- und Flüssigkeitsverlust aus der Blutbahn ins Gewebe, wodurch eine Bluteindickung und in der Folge ein schwerer, ja tödlicher Kreislaufkollaps entstehen kann.

Bei ausgedehnten d r i t t gradigen Verbrennungen entwickelt sich außerdem in zunehmendem Maße eine Anämie. Diese folgenschweren Erscheinungen erfordern Allgemeinmaßnahmen.

Amerikanische Forscher haben in den letzten Jahren mit Hilfe neuer Untersuchungsmethoden — ich nenne nur die radioaktiven Isotope — wohl nicht die Ursache, jedoch weitgehend den Ablauf dieser Vorgänge klären können. Die Ergebnisse ermöglichen es uns jetzt, einen genau indizierten und qualitativ wie quantitativ exakt dosierten Flüssigkeitsersatz durchzuführen. Sein Ziel ist es, beiden zu fürchtenden Folgen, der Bluteindickung und Anämie, durch Infusionen und Transfusionen vorzubeugen, bzw. sie zu kompensieren. Die Hoffnung, den Flüssigkeitsverlust durch Anlegen eines sterilen K o m p r e s s i o n s v e r b a n d e s, also durch eine lokale Maßnahme oder mit anderen Mitteln erfolgreich einzudämmen, hat sich nicht erfüllt. Der einzige Weg ist also derzeit die möglichst frühzeitig einsetzende Zufuhr von Plasma, Vollblut, physiologischer Kochsalz- und Dextroselösung, am besten als Dauertropfinfusion intravenös, je nach Bedarf, welcher durch eine ständige regelmäßige Kontrolle des Hämatokrits, des Blutdrucks, des Hämoglobingehaltes, der Erythrozytenzahl, des Eiweißspiegels, sowie insbesondere auch der Harnausscheidung bestimmt wird.

Wir müssen aber auch vor einer Ueberdosierung der Flüssigkeitszufuhr warnen, denn nach 48 Stunden, meistens schon früher, erfolgt in der Regel keine weitere Eindickung mehr; ja im Gegenteil: es beginnt eine Rückresorption von Flüssigkeit aus dem Gewebe in die Blutbahn, so daß gerade in diesem Zeitpunkt die große Gefahr der Ueberfüllung des Kreislaufes und in der Folge des tödlichen Lungenödems besteht.

Weitere wichtige Allgemeinmaßnahmen sind: entsprechende Herz- und Kreislaufstützung sowie die oft bewährte Injektion von Nebennierenrindenpräparaten und außerdem sorgfältigste Pflege und Ernährung; ebenso muß an die Gefahr einer Tetanusinfektion gedacht werden.

Zweifellos spielt die Bluteindickung mit ihren Folgen ätiologisch für den Frühverbrennungstod, die Anämie und Hypoproteinämie mit ihren Folgen für den Spätverbrennungstod eine große Rolle.

Diese Gefahren ,können wir heute durch das Zusammenwirken von richtiger Allgemeinbehandlung und richtiger Lokaltherapie in sehr vielen Fällen wirkungsvoll bekämpfen; darin liegt unserer Meinung nach der bedeutungsvollste Fortschritt.

Nicht unerwähnt darf bleiben, daß bei besonders tiefen Verbrennungen ein dem „crush-syndrom" entsprechendes Erscheinungsbild den Tod durch Urämie als Folge einer schweren Nierenschädigung herbeiführen kann. Die einzige therapeutische Möglichkeit ist die reichliche Zufuhr von Natrium bicarbonicum neben richtiger Infusionsbehandlung.

Eine wesentliche Voraussetzung für den Erfolg dieser neuen Behandlungsmethoden ist, wie wir gesehen haben, ein kurzes zeitliches Intervall zwischen Unfall und Behandlungsbeginn.

Es sind daher alle ausgedehnteren und alle drittgradigen Verbrennungen auf schnellstem Wege an eine Fachabteilung einzuweisen.

Die Wunden sind lediglich vor Infektion zu schützen. Dies geschieht am besten durch Anlegen eines sterilen Verbandes oder bei ausgedehnten Verbrennungen durch Einwickeln in zumindest frisch gewaschene Leintücher.

Brandblasen sind nicht zu eröffnen, Fett, Oel oder Tannin soll nicht auf die Wunde appliziert werden.

Nur dann kann der Arzt, der die endgültige Versorgung übernimmt, selbst die Verbrennung beurteilen und die in jedem einzelnen Falle günstigste Behandlung durchführen.

Zusammenfassend können wir wohl feststellen, daß mit Hilfe der neuen in Amerika ausgearbeiteten Methoden wesentliche Fortschritte zu erzielen sind, vor allem dann, wenn alle nicht g a n z klaren Verbrennungen möglichst frühzeitig ins Krankenhaus eingeliefert werden; ja es wird sogar gelingen, nach alter Ansicht verlorene Fälle zu retten.

Streptomycin in der Kinderheilkunde

Von

Dr. **Otto Ruziczka**

Wien

Die erste geringe Streptomycin(Str.)menge erhielt die Universitäts-Kinderklinik in Wien im Februar 1947, vor etwa 2½ Jahren, größere Str.-Mengen im Herbst 1947, also vor etwa 2 Jahren.

Durch Erlässe des Bundesministeriums für soziale Verwaltung wurde die Str.-Behandlung auf bestimmte Krankheiten beschränkt. So kommt es, daß unsere Erfahrungen bei der Behandlung anderer Erkrankungen wesentlich geringer sind.

Von den nichttuberkulösen Erkrankungen seien zunächst die Säuglingsenteritis und Toxikose erwähnt. 33 Kinder wurden behandelt, 4 Enteritisfälle und 29 Prätoxikosen und Toxikosen. Von diesen sind 5 Kinder gestorben. Die Dosierung betrug ¼ bis ½ bis 1 g Str. pro die. Von dieser in 5 ccm physiologischer Kochsalzlösung gelösten Menge wurde ¼ Stunde vor der Nahrungsaufnahme je 1 ccm 5mal im Tage verabreicht. Das Erbrechen hörte schon nach wenigen Tagen auf, die Stühle wurden rasch besser, desgleichen besserte sich der Appetit. Diese Erfolge waren nur bei scheinbar rein alimentären Formen zu verzeichnen. Wenn gleichzeitig eine Otitis, eine Pneumonie oder Furunkulose bestanden, trat kaum eine Beeinflussung durch Str. ein.

Bei 2 Kindern, die an schwerem Typhus erkrankt waren, haben wir keinen sicheren Erfolg durch die intramuskuläre Str.-Behandlung gesehen. Bei 4 Kindern, die an einer Pertussispneumonie erkrankt waren und die ebenfalls mit Str. intramuskulär behandelt wurden, hatten wir den Eindruck einer rascheren Heilung. Auffallend war der Erfolg bei einem Kinde, das wegen perforierter Appendix an einer

Peritonitis erkrankt war und gleichzeitig mit Penicillin und Str. intramuskulär behandelt wurde.

Die bisherigen Veröffentlichungen der Kinderklinik über die Behandlung tuberkulöser Erkrankungen mit Str. können als bekannt vorausgesetzt werden[1-5]. Es sollen hier nur die Veränderungen seit der letzten Publikation vor 8 Monaten wiedergegeben und dann auf zwei neu sich ergebende Fragen näher eingegangen werden.

Die Zahl der Kinder, die wegen miliarer Lungentuberkulose mit Str. behandelt wurden, ist auf 18 gestiegen. Davon ist 1 Kind, das in kachektischem Zustand mit generalisierter Streuung in die Viszeralorgane zur Behandlung gekommen war, in der 5. Behandlungswoche gestorben. Bei einem ist nach einer 3monatigen Str.-Kur 2 Wochen nach der Entlassung eine tuberkulöse Hirnhautentzündung aufgetreten. Alle anderen Kindern haben auf die Behandlung sehr gut angesprochen.

Wegen tuberkulöser Hirnhautentzündung wurden bisher 88 Kinder behandelt. Davon sind 43 nach verschieden langer Behandlungszeit gestorben, 26 wurden klinisch geheilt entlassen, der älteste Patient vor 14 Monaten, er ist seit 18 Monaten ohne Str. Von diesen 26 Kindern mußten 4 wegen eines Rezidivs wieder aufgenommen werden und sind an dem Rezidiv gestorben. Sie wurden bei den 43 Todesfällen mitgezählt. 23 Kinder stehen noch in Behandlung. Bei 8 dieser Kinder ist die Str.-Behandlung schon abgeschlossen, sie stehen kurz vor ihrer Entlassung.

6 Patienten mit Kavernen wurden wegen gleichzeitiger miliarer Lungentuberkulose ebenfalls mit Str. behandelt. Die Streuung bildete sich zurück, die gleichzeitige Pneumothoraxbehandlung wurde von 4 Kindern gut vertragen. Bei 2 Kindern mußte wegen ausgedehnter Adhäsionen eine Pneumolyse durchgeführt werden, die unter Str.-Schutz ebenfalls gut vertragen wurde.

4 Kinder mit Peritonitis tuberculosa sprachen auf die Str.-Behandlung rasch an, sie entfieberten, der Bauchumfang nahm ohne Punktion schnell ab und das Allgemeinbefinden besserte sich in wenigen Tagen.

11 Säuglinge mit Lungentuberkulose zeigten nach Str.-Behandlung nur eine langsame Besserung der klinischen und röntgenologischen Befunde. 2 Säuglinge sind gestorben.

Von besonderen neueren Fragen seien hier nur die Rezidive und die Str.-Resistenz erwähnt. Völlig zwanglos läßt sich zeigen, daß von 4 Kindern, die 6 Wochen bis

4 Monate nach ihrer Entlassung wegen eines Rezidivs ihrer tuberkulösen Hirnhautentzündung neuerlich zur Str.-Behandlung an die Klinik gebracht wurden, bei 3 scheinbar ein auslösendes Moment dem Rückfall kurz vorangegangen ist. Bei dem einen Kinde war es eine Fraktur der Tibia, bei dem anderen eine Angina und beim dritten eine lang dauernde Sonnenbestrahlung, die einen epileptiformen Anfall auslöste. Obwohl die Kinder genau so behandelt wurden wie bei der ersten Erkrankung, haben wir sie alle nach längerem Krankheitsverlauf verloren.

Dies führt zur interessanten Frage der Str.-Resistenz der Tuberkelbazillen. Die Bestimmungen wurden am Pathologisch-Anatomischen Institut (Vorstand Prof. Dr. H. Chiari) durchgeführt. Für diese Untersuchungen bin ich zu besonderem Dank verpflichtet.

Bei 3 Rezidiven wuchsen die Tuberkelbazillen aus dem Liquor zu Beginn des Rückfalles bei 1 γ Str./ccm, während bei 2 von ihnen zu Beginn der Ersterkrankung noch bei 10 γ ein Wachstum festgestellt werden konnte. Beim 3. Kind wurde während der Ersterkrankung keine Str.-Empfindlichkeitsprüfung durchgeführt. Bei dem 4. Kind mit Rezidiv wuchsen die Tuberkelbazillen noch bei 10 γ Str./ccm, auch bei diesem Patienten war bei der Ersterkrankung keine Bestimmung durchgeführt worden.

2 weitere Kinder wiesen schon vor Beginn der Str.-Behandlung eine Resistenz der Tuberkelbazillen von 1 bzw. 10 γ Str./ccm auf. Beide haben auf die Behandlung gut angesprochen, sind vor 4 Monaten nach Hause entlassen worden und bisher beschwerdefrei. Diese letzte Beobachtung zeigt uns, daß die Str.-Resistenz der Tuberkelbazillen vielleicht doch nicht eine so große klinische Bedeutung hat, als man theoretisch annehmen könnte.

Sulfone und PAS unterstützen die Str.-Wirkung, doch hat die p-Aminosalicylsäure, in der Tablettenform peroral verabreicht, bei den Kindern unangenehme Nebenwirkungen. Als Dragées oder als Granulat soll PAS besser vertragen werden.

Die Nachteile des Str. bestehen in der neurotoxischen Nebenwirkung und in dem Auftreten von Str.-resistenten Tuberkelbazillenstämmen, wenn dies bei den hämatogenen Streuungen auch keine überragende Rolle spielt. So suchte man bald nach neuen antibiotischen Mitteln.

Das Dihydrostreptomycin[6-11] ist weniger toxisch, doch entstehen auch resistente Tuberkelbazillen und es ist bei Str.-resistenten Bazillen unwirksam. Seit Monaten steht der

Klinik Dihydrostreptomycin zur Verfügung, doch wäre es verfrüht, schon abschließend urteilen zu wollen.

Inzwischen haben W a k s m a n und Mitarbeiter[12] einen neuen Stoff aus Aktinomyces fradii (Streptomyces fradiae), isoliert, den sie Neomycin nennen. Dieses Antibiotikum ist in vitro und im Tierversuch bei Str.-resistenten und Str.-empfindlichen Bakterien wirksam und bei manchen Tuberkelbazillenstämmen wirksamer als das Str. Außerdem ist Neomycin nur wenig toxisch, und es wurde bisher das Auftreten einer Resistenz nicht oder nur in geringem Ausmaß beobachtet. Da jedoch vorläufig nur geringe Mengen dieses Mittels zur Verfügung stehen, ist es noch schwer, den wirklichen Wert festzustellen.

Das von D o m a g k und Mitarbeitern entwickelte TBl ist bei einigen Tuberkuloseformen wirksam. Nach den bisherigen Erfahrungen scheint es bei miliarer Lungentuberkulose wirksamer zu sein als bei Meningitis tuberculosa.

Während man früher bei Meningitis tuberculosa völlig machtlos war, sind jetzt, besonders bei größeren Kindern und bei rechtzeitigem Behandlungsbeginn, klinische Heilungen möglich. Eine Verbesserung der bisherigen Erfolge ist durch Kombination mit anderen Medikamenten oder durch neue Antibiotika wahrscheinlich. Das Str. war das erste Antibiotikum mit eindeutiger Wirkung bei einigen tuberkulösen Erkrankungen.. Es ist nicht anzunehmen, daß dieses erste Mittel gleich das beste ist. Das Neomycin scheint diesen Erwägungen recht zu geben.

L i t e r a t u r : [1] A s p e r g e r , H.: Wien. med. Wschr., 1948, 45/46: 501. — [2] D e r s e l b e : Wien. klin. Wschr., 1948, 52: 845. — [3] R u z i c z k a , O.: Wien. med. Wschr., 1948, 27/28: 294. — [4] D e r s e l b e : Wien. klin. Wschr., 1948, 52: 840. — [5] D e r s e l b e : Streptomycin und die Behandlung hämatogener Tuberkuloseformen. Wien: Springer-Verlag, 1949. — [6] R a k e , C., P a n s y , F. E., J a m b o r , W. P. und D o n o v i c k , R.: Amer. Rev. Tbc., 58 (1948): 479. — [7] E d i s o n , A. O., F r o s t , B. M., G r a e s s l e , O. E., H a w k i n s , J. E. jun., K u n a , S., M u s h e t t , C. W., S i l b e r , R. H. und S o l o t o r o v s k y , M.: Amer. Rev. Tbc., 58 (1948): 487. — [8] F e l d m a n , W. H., K a r l s o n , A. G. und H i n s h a w , H. C.: Amer. Rev. Tbc., 58 (1948): 494. — [9] H o b s o n , L. B., T o m p s e t t , R., M u s c h e n h e i m , C. und M c D e r m o t t , W.: Amer. Rev. Tbc., 58 (1948): 501. — [10] H i n s h a w , H. C., F e l d m a n , W. H., C a r r , D. T. und B r o w n , H. A.: Amer. Rev. Tbc., 58 (1948): 525. — [11] L e v i n , L., C a r r , D. T. und H e i l m a n , F. R.: Amer. Rev. Tbc., 58 (1948): 531. — [12] W a k s m a n , S. A. und L e c h e v a l i e r , H. A.: Science, 109 (1949): 305.

Aussprache: Hr. Prof. Dr. E. Lorenz (Graz): Unsere Erfahrungen mit Streptomycin beim Keuchhusten lassen den von Ruziczka und zahlreichen anderen Autoren geäußerten Optimismus derzeit nicht gerechtfertigt erscheinen. Gerade die schwersten Pertussisfälle im Säuglings- und Kleinkindesalter, besonders mit Encephalopathien, ließen eine günstige Beeinflussung auch bei Anwendung höherer Dosen vermissen. Für die Streptomycintherapie bei der tuberkulösen Meningitis scheint uns eine längere Behandlungsdauer (bis 6 Monate) von Vorteil. Sulfon- und PAS.-Verabreichung brachten bisher keine eindeutige Verbesserung der Behandlungserfolge.

Hr. Prof. Dr. K. Kundratitz (Wien): Da bisher nur sehr wenige Anstalten mit der Streptomycinbehandlung der Miliartuberkulose und der tuberkulösen Meningitis im Kindesalter betraut werden konnten, besteht für diese Anstalten die Aufgabe besonders exakter Beobachtung des klinischen Verlaufes dieser behandelten, früher tödlich verlaufenden Tuberkuloseformen, der Erprobung der optimalen Dosierung, der Abschätzung des Zeitpunktes für die Beendigung der Behandlung sowie der kritischen Beurteilung der Erfolge bzw. Mißerfolge mit dem Streptomycin. Ueber die Einzeldosierung des Streptomycins herrscht nun ziemliche Einheitlichkeit, die Art der Durchführung aber und die Dauer der Behandlung müssen bei den einzelnen Fällen entsprechend dem klinischen Krankheitsverlaufe individuell beurteilt werden, wie ja schon Ruziczka seinerzeit eine sogenannte elastische Behandlung vorgeschlagen hat.

Wir sehen glänzende, ans Wunderbare grenzende Erfolge, dann aber auch Versager, bei denen nach kurzer, manchmal aber auch wochenlanger Behandlung der Tod eintritt, Fälle, bei denen während der sichtbar günstigen Beeinflussung der miliaren Tuberkulose eine Meningitis dazukommt oder bei denen bei fast geheilter Meningitis der Tod infolge einer frischen miliaren Aussaat erfolgt; dann wiederum einzelne Fälle, bei denen sich ein schweres postmeningitisch-encephalitisches Krankheitsbild mit stark ausgeprägtem Hydrocephalus und dauernder Bewußtlosigkeit ausbildet, so daß der Tod eine Erlösung bedeutet.

Ein Teil dieser Versager dürfte wohl auf streptomycinresistente Tuberkelbazillenstämme zurückzuführen sein, bei einem Teil auf eine schlechte Abwehrlage und auch auf zu späten Behandlungsbeginn. Wir sehen aber auch bei einigen Fällen trotz eines schon schwerst ausgebildeten Krankheitsbildes mit Bewußtlosigkeit Heilung, bei anderen mit noch geringen Symptomen trotz Streptomycinbehandlung fortschreitende Verschlechterung. Das Kleinkindesalter hat bei Kombination von miliarer Tuberkulose mit Meningitis die verhältnismäßig schlechteste Prognose. Bei einem Fall sah ich ein Rezidiv einer Meningitis noch nach 1 Jahr; aber er sprach doch wieder gut auf Streptomycin an.

Von nichttuberkulösen Erkrankungen sah ich sehr gute Erfolge bei schweren Säuglingsdyspepsien und Toxikosen, wie auch bei Pertussis und Pertussispneumonien im frühen Säuglingsalter und bei Pneumonien von Frühgeburten.

Hr. Prim. Dr. F. L a s c h (Villach): Uebereinstimmend mit dem Vortragenden Bestätigung der Notwendigkeit, Kinder mit Meningitis tuberculosa, die in Streptomycinbehandlung stehen, sehr lange Zeit in klinischer Behandlung zu belassen, da dann die Erfolge günstiger werden. Kurzer Bericht über ein 3jähriges Kind, das $1^1/_2$ Jahre nach Abschluß der Penicillinbehandlung noch immer zeitweise in klinischer Beobachtung steht und symptomfrei bei normalem Liquorbefund ist. Völlig normale geistige und körperliche Entwicklung, keine Streptomycinschädigung.

Außerdem kurzer Hinweis auf die günstige Wirkung von Streptomycin hinsichtlich der entgiftenden Wirkung bei schweren Fällen von Typhus abdominalis bei Kindern und Erwachsenen.

Streptomycineinwirkung
auf das Gehörorgan
und auf den Gleichgewichtsapparat

Von

Prim. Dr. **E. H. Majer**

Wien

Bereits in den ersten Arbeiten, in denen H i n s h a w und F e l d m a n n über die Erfahrungen der Streptomycintherapie bei verschiedenen Tuberkuloseformen berichteten, wurde auf das Vorkommen von Cochlear- und Vestibularisschäden, vor allem bei hoher Dosierung, hingewiesen. Im Rahmen einer Vortragsreihe über Streptomycinbehandlung miliarer Tuberkulose konnten wir am 5. November 1948 in der Gesellschaft der Aerzte in Wien über die ersten Ergebnisse unserer Cochlear- und Vestibularprüfungen nach Streptomycin (Str.) berichten. Diese Untersuchungen wurden weiter fortgesetzt. Bisher haben wir in mehr als $1\frac{1}{2}$ Jahren 75 Patienten, zum Großteil Kinder, genau otologisch durchuntersucht, von denen 47 an Meningitistuberkulose, 28 an anderen Tuberkuloseformen litten. Die Str.-Dosis betrug bei diesen meist jugendlichen Patienten gewöhnlich 40 bis 50 mg pro Kilogramm (R u z i c z k a), also zirka $\frac{1}{2}$ bis 2 g täglich. Bei Vorliegen einer Meningitis wurde zusätzlich Str. intralumbal gegeben. Die Behandlung wurde in allen Fällen mehrere Monate lang durchgeführt; manchmal mußte wegen des Auftretens von Rezidiven neuerlich mit dieser Therapie begonnen werden. Seit dem letzten Bericht über unsere Untersuchungen hatten wir die Möglichkeit, 34 weitere Str.-Fälle auf eventuelle Cochlear- und Vestibularschäden zu untersuchen. Außerdem haben wir eine Reihe von bereits entlassenen Patienten zur Nachuntersuchung einberufen, um die derzeitige

Innenohrfunktion zu kontrollieren und festzustellen, ob die früher nachgewiesenen Schädigungen zu Dauerstörungen bei den Patienten geführt haben, bzw. ob sich diese Störungen nach Ablauf von Monaten wieder zurückbilden können. Soweit als möglich, haben wir bereits vor Beginn der Streptomycinbehandlung, bzw. in den ersten Tagen der Behandlung eine genaue Cochlear- und Vestibularprüfung durchgeführt. Da es sich meist um schwerkranke, bettlägerige Patienten handelte, konnte in den meisten Fällen eine Audiometerprüfung nicht vorgenommen werden. Wir haben daher in diesen Fällen genaue Stimmgabelprüfungen durchgeführt, mit besonderer Berücksichtigung der oberen Tongrenze. Bei Kindern ist ja überhaupt die Verwertbarkeit von Hörprüfungsresultaten viel schwieriger. Bei unseren Fällen handelt es sich vielfach noch dazu um zum Teil benommene Kinder mit Tbc.-Meningitis. Um auch bei Kleinkindern eventuell Audiometeruntersuchungen vornehmen zu können, wurde von Hallpike das Peep - S h o w - Audiometer (Guckkastenaudiometer) angegeben, mit dem auch bei Kindern bis zu 3 Jahren verwertbare Audiometerprüfungen durchgeführt werden können.

Da vor allem zu Beginn der Str.-Therapie Dosen von 3 g und mehr, außerdem noch intralumbal Streptomycin verabreicht wurde, kam es relativ häufig zum Auftreten von höhergradiger Schwerhörigkeit, in manchen Fällen auch zur Ertaubung. Es handelte sich in diesen Fällen meist um Patienten mit Meningitis-Tbc., bei denen gleichzeitig hohe Dosen von Str. auch intralumbal gegeben werden mußten. Unter 130 von F o w - l e r untersuchten Patienten mit Vestibularstörungen fanden sich nur 3 Fälle mit Schwerhörigkeit nach Str., bei denen gleichzeitig nicht auch eine Tbc.-Meningitis bestand.

Als Anzeichen für eine beginnende Hörstörung wird von manchen Patienten über heftiges Ohrensausen geklagt. Bei unseren Fällen, fast durchwegs Kinder unter 14 Jahren, konnten wir keine derartigen Angaben erhalten. Bei 4 Fällen fanden wir eine geringe Herabsetzung der oberen Tongrenze. In einem einzigen Falle, bei einem 20jährigen Mädchen mit Tbc.-Meningitis und Lungen-Tbc., kam es während der Str.-Behandlung (insgesamt 92 g) zu einer kompletten Taubheit beiderseits gleichzeitig mit vestibulärer Unerregbarkeit. Dabei muß aber bedacht werden, daß bei verschiedenen Meningitisformen, so bei der Meningitis-Tbc. auch ohne Str. eine beiderseitige komplette Taubheit sich entwickeln kann. Bei allen unseren übrigen Patienten, die in der beschriebe-

nen Weise mit Str. auch intralumbal behandelt wurden,
konnten wir so hochgradige Störungen nie feststellen. Beim
Auftreten von höhergradiger Schwerhörigkeit während einer
Str.-Behandlung wird eventuell das Absetzen dieser Behandlungsmethode, wenn der Zustand nicht zu schwer ist,
in Erwägung gezogen werden müssen, da sonst die Gefahr
einer Dauerschädigung besteht. Nach rechtzeitigem Absetzen
des Str. ist ein Rückgang dieser Cochlearisstörungen ohneweiters möglich. Maßgebend für eine solche Therapieände-
rung wird natürlich der Allgemeinzustand des Patienten
sein, da bei einer schweren Meningitis im Notfalle auch
eine derartige Cochlearisschädigung durch Str. in Kauf
genommen werden muß. Jedenfalls ist eine genaue Über-
wachung und bei höheren Dosierungen auch regelmäßige
Kontrolluntersuchung des Cochlearapparates notwendig, um
derartige Schäden rechtzeitig erkennen zu können.

Viel häufiger kommt es jedoch während der Str.-
Behandlung zum Auftreten von Schwindel- und Gleichgewichtsstörungen. Auch bei den von uns untersuchten Patienten, natürlich auch bei den Kindern, traten nach mehreren
Wochen Str.-Behandlung Schwindel und Gleichgewichtsstörungen auf, bei den viel geringeren Str.-Mengen und bei
der vorsichtigen Dosierung an der Wiener Universitäts-
Kinderklinik jedoch später als sonst. Seltener klagen die
Patienten über einen typischen Drehschwindel. Besonders
bei Kopfbewegungen, bzw. beim Aufsetzen haben die Patienten den Eindruck des Verschwimmens der Umgebung,
als ob ein Schleier vor den Augen wäre. Beim Ruhigliegen
werden selten Beschwerden angegeben, so daß manche
Meningitis-Patienten auch bei hochgradigen klinisch nachgewiesenen Funktionsstörungen des Vestibularis über keinerlei Schwindel klagen. Manchmal besteht beim Umdrehen
im Bett auch das Gefühl, als ob der Patient die Drehung
fortsetzen würde. Schon beim Aufsetzen im Bett besteht
manchmal ein stärkeres Schwanken. Dieses Schwanken tritt
natürlich verstärkt auf, wenn der Patient versucht, einige
Schritte zu gehen. Dabei besteht eine große Unsicherheit,
so daß die Patienten ohne Hilfe nicht gehen können,
manchmal das Gefühl haben, nach vorne zu fallen. Die
Prüfung des Romberg-Versuches zeigt meist keine gerichtete
Falltendenz, häufig ein stärkeres Hin- und Herschwanken.
Diese Angaben über Schwindel und Gleichgewichtsstörungen
sind bei den einzelnen Patienten jedoch sehr verschieden;
manchmal besteht hochgradiges Schwindelgefühl, Brechreiz
und Erbrechen. Bei unseren Kleinkindern konnten wir das

von G r a f als Ausdruck einer akuten Vestibularisschädigung durch Str. beschriebene Umherbaumeln des Kopfes, das durch den Ausfall der tonischen Reflexe des Labyrinthes auf die Halsmuskulatur erklärt wird, nicht feststellen. Nach Tagen, bzw. Wochen gehen diese Schwindel- und Gleichgewichtsstörungen bei entsprechender Ruhe wieder zurück. Bei Erwachsenen tritt der Schwindel gewöhnlich nach der dritten Behandlungswoche auf. Manchmal werden auch Störungen der Intentionsbewegungen angegeben. Der Patient greift, wenn er ein Glas Wasser fassen will, zu weit.

Vielfach wird während der Str.-Behandlung das Auftreten eines Spontannystagmus, eines Blickrichtungsnystagmus beobachtet. Bei 10 unserer Kinder bestand ein Spontannystagmus horizontal, meist bei Blick nach beiden Seiten. Alle diese Fälle haben wegen einer gleichzeitig bestehenden Meningitis auch intralumbal Str. erhalten. In 2 Fällen bestand ein zweitgradiger rotatorischer, bzw. schräg nach unten gerichteter Spontannystagmus. Bei der Prüfung des Vestibularapparates, die einen Einblick in die bestehenden Funktionsstörungen, bzw. eine laufende Kontrolle der Vestibularisschäden ermöglichen soll, wird an den verschiedenen Kliniken verschieden vorgegangen. Eine Drehprüfung kann ja bei den meist schwerkranken Patienten erst in einem späteren Zeitpunkt, bzw. bei der Kontrolluntersuchung durchgeführt werden. Bei der B a r a n y schen Untersuchungsmethode, wie sie gewöhnlich durchgeführt wird, entsteht durch die rasche Drehgeschwindigkeit ein zu starker Cupulareiz bzw. eine Cupulaschädigung; außerdem kommt es durch die nach Abstoppen des Drehstuhles noch nicht vollständig abgeklungene Anfangserregung der Cupula zu Interferenzerscheinungen. Es wird daher für genaue Drehprüfungen das langsame Andrehen des Drehstuhles, bzw. die Untersuchung am elektrischen Drehstuhl empfohlen, um nur die Enderregung beim Stoppen des Drehstuhls als einzigen Reiz zu messen. Bei der von V a n E g m o n d (Utrecht) angegebenen Cupulometrie werden die Werte des Drehnachnystagmus und die Drehnachempfindung bei verschiedenen Drehgeschwindigkeiten gemessen, jedoch nie eine Drehgeschwindigkeit wie bei B a r a n y von 180 Grad in der Sekunde erreicht; die Maximalgeschwindigkeit bei der Cupulometrie beträgt 50 bis 60 Grad in der Sekunde. Mit Hilfe der Cupulometriekurven läßt sich nun die zunehmende Vestibularstörung nach Str. auch graphisch darstellen. Während die Drehnachempfindungsdauer bei Str.-Therapie (1·2 g täglich) immer weiter zurückgeht und schließlich fast ganz aufgehoben ist, so ist anfangs in manchen Fällen nach der Drehprüfung eine Nystagmusbereitschaft feststellbar, die auch kalorisch nachgewiesen werden konnte; später kommt es zum Auftreten eines kleinen, sehr frequenten Nystagmus. Ebenso wie bei der Drehprüfung wird sich auch bei der Durchführung der kalorischen Vestibularprüfung ein einheitliches Vorgehen nach gleicher Methode empfehlen, um vergleichbare Werte zu erhalten. Viel angewandt wird derzeit die Methode nach F i t z g e r a l d, C a w t h o r n e und H a l l p i k e, bei der mit Hilfe eines Irrigators in 40 Sekunden mit 30- bzw. 44grädigem Wasser gespült wird. Wenn bei 30 Grad Wasser keine Reaktion auftritt, wird 20grädiges Wasser verwendet. Die Latenzzeit bzw. Nystagmusdauer wird unter der Frenzelbrille gemessen. Bei den viel geringeren Str.-Dosen, wie sie bei unseren Patienten verwendet wurden, konnten wir manchmal erst nach 2 bis 3 Monaten eine Beeinflussung der Vestibularerregbarkeit feststellen. In den ersten Wochen der Str.-Behandlung bei einer Gesamtdosis bis zu 20 g fanden wir bei den von uns bis jetzt untersuchten Patienten nur 2 Fälle mit einer deutlich nachweisbaren kalorischen Untererregbarkeit des Vestibularapparates.

Bei 27 Patienten, die im Verlaufe von mehreren Monaten insgesamt bis 50 g Str. erhalten hatten, konnten wir zwölfmal eine herabgesetzte kalorische, in einigen dieser Fälle auch eine herabgesetzte Dreherregbarkeit feststellen. Bei 2 Fällen, die mit Dehydro-Str. behandelt wurden, konnten wir bei dieser Dosierung keine Schäden oder Beschwerden beobachten.

Bei 36 Patienten, die zwischen 50 und 187 g Str. in der Zeit bis zu 6 Monaten erhalten hatten, fand sich in 20 Fällen eine deutliche kalorische Untererregbarkeit, in 5 Fällen eine vollständige Unerregbarkeit. Während bei meinem ersten Bericht bei 26 mit hohen Str.-Dosen behandelten Kindern in zirka 80% eine klinisch deutlich nachweisbare Vestibularisschädigung festgestellt werden konnte, ist eine derartige Schädigung jetzt bei den neu hinzugekommenen Fällen seltener (zirka 70%) festzustellen gewesen. Der Grund hierfür liegt wohl in der breiteren Anwendung des Str. auch bei anderen Tbc.-Formen, nicht nur wie früher hauptsächlich bei der Meningitis-Tbc., da die Vestibularisschäden vor allem bei den auch intralumbal mit Str. behandelten Meningitisfällen auftreten. Wichtig für das Zustandekommen dieser Schäden ist weniger die Gesamtmenge des Str. als die täglich verabreichte Dosis und die dadurch bedingte höhere Blutkonzentration. Es konnte nachgewiesen werden, daß das Auftreten der relativ häufigen Vestibularisschäden, aber auch der Cochlearisstörungen, in einem gewissen Zusammenhang mit der täglich zugeführten Str.-Menge steht. Bei einer relativ niederen Dosierung, die nach den neueren Erfahrungen in den meisten Fällen genügt, wird bei normaler Nierenfunktion das Auftreten einer höheren Str.-Konzentration im Blut und damit auch die Gefahr toxischer Schäden vermieden werden können. Nur eine geringe Anzahl der Patienten, die 1 g Str. oder weniger pro Tag bekommen, zeigen Vestibularisstörungen.

Wenn bei Str.-Fällen mit einer Vestibularschädigung Gangprüfungen durchgeführt werden, findet sich meist ein breitspuriger und unsicherer Gang, der bei geschlossenen Augen hochgradig erschwert ist. Diese Gangstörungen gehen ebenso wie der Schwindel nach einigen Wochen, bei jüngeren Patienten früher als bei älteren, wieder zurück. Es kommt zum Auftreten einer sogenannten Kompensation, so daß diese Patienten im weiteren Leben kaum wesentlich behindert sein werden. Bereits einige Wochen bzw. Monate nach Beginn der Vestibularstörungen kann dieser Patient wieder normal gehen und sich frei bewegen. Einige unserer Patienten gaben an, daß sie nur abends in der Dämmerung sich unsicher fühlten. Leichte Gangstörungen lassen sich auf ebenem Boden nicht feststellen. Auf unebenem Boden, eventuell leicht geneigten Flächen besteht jedoch noch für längere Zeit eine gewisse Unsicherheit. Die von uns durchgeführten Kippreaktionen zeigten bei Patienten mit untererregbarem Vestibularapparat keine wesentliche Störung. Bei erloschener Vestibularfunktion lassen sich auch bei der Kippreaktion höhergradige Störungen nachweisen. Diese Str.-Schädigungen lassen sich auch im Tierversuch gut demonstrieren. Während der Drehprüfung nach rechts wird beim normalen Tier der Kopf nach links gewendet, während das Str.-Tier den Kopf gerade hält. In Kopfhängelage wird das Normaltier den Kopf dorsal heben, die Vorderbeine nach vorne strecken, ein Reflex, der als Sprungbereitschaft bezeichnet wird. Beim Str.-Tier hängt der Kopf durch Tonusverminderung der Halsmuskulatur schlaff nach unten.

Derartige Gleichgewichtsstörungen nach Str.-Therapie werden meist im täglichen Leben keine besondere Bedeutung haben, außer bei gewissen Berufen, bei Arbeiten auf

Gerüsten, Flugzeugführern usw., bei denen vor Wiederaufnahme der Arbeit eine ganz genaue Untersuchung des Vestibularapparates und der Körperreaktionen durchgeführt werden muß. Die Nachuntersuchung unserer Patienten, bei denen die Str.-Behandlung z. T. $1\frac{1}{4}$ Jahr zurückliegt, ergab in 7 Fällen eine kalorische Untererregbarkeit des Vestibularapparates, ebenso wie zur Zeit der Str.-Behandlung. In 4 Fällen jedoch konnten bei Patienten mit früher deutlich nachgewiesener vestibulärer Untererregbarkeit jetzt normale Werte bei der Vestibularprüfung festgestellt werden. Es besteht also die Möglichkeit, daß auch nach Vestibularschädigungen einige Zeit nach Aussetzen der Str.-Behandlung ebenso wie bei nicht zu weit fortgeschrittener Cochlearschädigung eine Regeneration eintritt. Bei einigen unserer Patienten bestand bei der Nachuntersuchung noch ein gewisser breitspuriger, schwankender Gang, auch beim Romberg Schwanken. Ein Kind gab an, daß es vor allem abends höhergradig unsicher sei. Die Zunahme der Gleichgewichtsstörungen in der Dämmerung bzw. im Dunkeln, hängt wohl mit dem Wegfall bzw. der Herabsetzung der optischen Eindrücke zusammen. Bei der jetzt üblichen niederen Str.-Dosierung besteht nur eine geringe Gefahr einer Cochlearschädigung. Wie die Nachuntersuchungen zeigen, werden aber auch eventuelle Vestibularschäden, vor allem bei jüngeren Leuten keine Rolle spielen. Nur bei gewissen Berufen und im höheren Alter wird es sich empfehlen, bei der Indikationsstellung zur Str.-Therapie vorsichtig zu sein.

Durch eine weitere Herabsetzung der Str.-Dosen und durch die Verwendung des viel weniger toxischen Dehydro-Str. werden sich derartige Schäden auch im Bereich des Vestibularapparates sicher weiterhin einschränken bzw. vermeiden lassen.

Die von uns in einer Reihe von Fällen nachgewiesene beiderseitige kalorische Unter- bzw. Unerregbarkeit bei meist normalem Gehör spricht wohl mehr für eine zentrale Lokalisation der Störung, da bei peripheren Schädigungen meist auch die akustischen Funktionen leiden. Durch tierexperimentelle Untersuchungen konnte R ü e d i im Bereich des Nucleus Deiters und triangularis histologische Veränderungen in Form von deutlicher Volumsabnahme des Kerngebietes, Verkleinerung der einzelnen Ganglienzellen, Kernpyknosen und das Auftreten von einzelnen Gliaknötchen nachweisen. Durch zytochemische Untersuchungen konnte H a m b e r g e r schwere Schäden der Nukleo-Protein-Produktion sowohl in den peripheren wie auch in den zentralen

Ganglienzellen des Vestibularis feststellen. Neuere Untersuchungen der Amsterdamer Klinik sind in diesem Zusammenhang von Bedeutung. Wenn beide Labyrinthe gleichzeitig zerstört werden, fehlt das Auftreten eines Nystagmus. Wird z. B. im Tierversuch durch Einwirkung von Methylamin ein Labyrinth ausgeschaltet, so tritt ein Nystagmus zur Gegenseite einige Tage hindurch auf. Wenn im Anschluß daran nun einige Tage später auch das zweite Labyrinth zerstört wird, entsteht neuerlich ein typischer vestibulärer Nystagmus mit der schnellen Komponente zum zuerst ausgeschalteten Ohr, der gewöhnlich als Bechterew-Nystagmus beschrieben wird. Durch intravenöse Str.-Einspritzung konnte nun bei derartigen Kaninchen mit Bechterew-Nystagmus dieser Nystagmus durch längere Zeit vollkommen ausgelöscht werden, was wohl auch für eine zentrale Str.-Schädigung zu sprechen scheint.

Auch in der Therapie kann die Vestibularschädigung durch Str. bei Ménière-Fällen angewendet werden. Bei Patienten mit hochgradigen Schwindelanfällen bei nur geringen Hörstörungen läßt sich durch Str. eine Dämpfung des Vestibularisapparates und damit ein Rückgang der Beschwerden erzielen, eine Behandlung, wie sie von F o w l e r und S k o o g in einer Reihe von Fällen mit Erfolg durchgeführt wurde. Es empfiehlt sich, bei dieser Behandlung nur soviel Str. zu geben, um eine deutliche Herabsetzung der vestibulären Erregbarkeit zu erreichen, da bei höherer Dosierung natürlich auch die Gefahr einer eventuellen Cochlearschädigung besteht. Bei einseitiger höhergradiger Schwerhörigkeit und schweren Ménière-Anfällen wird jedoch die Operation nach C a w t h o r n e oder die endolabyrinthäre Kaustik nach D a y, über die Prof. S c h l a n d e r berichten wird, zu empfehlen sein.

Koagulationstherapie
hartnäckiger Portioerosionen*

Von

Dr. H. Tischer

Wien

Die Häufigkeit des Bestehens einer Erosion und die oft vorhandenen Schwierigkeiten ihrer Behandlung rücken immer wieder dieses Thema in den Vordergrund des gynäkologischen Interesses. Zahlreiche Arbeiten und Abhandlungen sind als Ausdruck dieses Interesses an einem wichtigen Therapiegebiet erschienen, ohne es vollständig und erschöpfend zu klären. Auch die Durchsicht der mir jetzt wieder zugänglichen einschlägigen anglo-amerikanischen Literatur bringt mit Arbeiten von Bedrin, Vermelin, Wallace, Cashmann, Miller und Todd u. a. nichts wesentlich Neues. Es ist somit bezüglich der Erosionsentstehung die alte Theorie Robert Meyers von der Pseudoerosion und der Erosionsdrüsen und die ergänzende Frankelsche Auffassung der drei Heilungsstadien noch immer in Geltung und nicht zu widerlegen. Beide seien hier in kurzen Worten wieder in Erinnerung gebracht:

Der Erosionsablauf ist ein Gemisch alter und neuer Entzündungsstufen, Zerstörung des Plattenepithels durch entzündlichen zervikalen Fluor, Besiedelung mit Schleimepithel von der Cervixoberfläche oder von heterotop die Oberfläche unterminierenden Drüsen als erstem Heilungsstadium, der Pseudoerosion. Neubildung von sogenannten Erosionsdrüsen, später Nachlassen der Entzündung und damit Vordringen des Plattenepithels unter das Zervikalepithel auf der Portiooberfläche und teilweise in die Drüsen als zweites Heilungsstadium. Abschnürung der Erosionsdrüsen

---

* Erscheint ausführlich in der Zeitschrift „Geburtshilfe und Frauenheilkunde" mit 7 Abbildungen.

zu Zysten, Wiederaufbruch derselben durch neue Entzündung und Wiederbesiedelung der vom Plattenepithel erneut erodierten Oberfläche mit Schleimepithel aus den Erosionsdrüsen bis zur neuerlichen Unterwachsung und Auskleidung der Krypten mit Plattenepithel als drittes Heilungsstadium.

Aus diesen histologisch verifizierten Tatsachen leuchtet es ein, daß das Plattenepithel immer nur ein Oberflächenwachstum zeigt, ohne diese tieferliegenden Erosionsdrüsen endgültig zu zerstören; solange aber diese muttermundnahen, tiefen Cervixdrüsen nicht beseitigt werden, gibt es keine endgültige Erosionsheilung. Daher ist nur eine Therapie brauchbar, die diese Erosionsdrüsen entscheidend trifft, also entsprechend tiefer wirkt und nicht nur den jeweiligen Oberflächenbelag beseitigt. Jede Behandlung, die diese grundlegende Forderung nicht erfüllt, ist von Haus aus zum Mißerfolg verurteilt und daher sinnlos. Deshalb ist jede Aetzbehandlung und Aehnliches von vornherein insuffizient, da sich in kürzester Zeit unter dem oberflächlichen Aetzschorf ein Abwehrwall aus Leukozyten bildet, der die Erosionsdrüsen geradezu beschützt. Zahlreiche derartig behandelte Erosionsfälle gehen von einem Arzt zum anderen oder werden in gynäkologischen Ambulanzen monatelang, endlos und erfolglos behandelt.

Aus diesen Ueberlegungen ergeben sich nach unserer heutigen Auffassung als kausale Erosionstherapie nur drei Methoden zur endgültigen Beseitigung der Erosionsdrüsen:

1. Die Portioamputation oder Portioplastik.
2. Die Paquelinisierung.
3. Die Elektrokoagulation.

Portioamputation und Portioplastik sind als radikalste Eingriffe zu werten, da sie ausgesprochen verstümmelnd wirken, den Uterus nach Stoeckel seiner natürlichen Stütze berauben und oft, wie Fuchs meint, den Konzeptions- und Gebärwert stark herabsetzen. Sie sollen also nur bei hypertrophischer Portio, übergroßem Ektropium und breit klaffenden Lazerationen sowie zahlreichen Ovula Nabothi zur Anwendung kommen.

Eine Paquelinbehandlung erscheint heutzutage ausgesprochen überholt, ihre Nachteile sind die große Hitzeentwicklung im Vaginalrohr und die damit verbundene Verbrennungsgefahr der Scheidenwände, die früher sogar zur Anwendung wassergekühlter Scheidenspecula Anlaß gab. Eine ambulante Behandlung war dabei praktisch unmöglich.

Bleibt als dritte und unserer Meinung nach weitaus beste Methode die Elektrokoagulationsbehandlung mit ihrer einfachen, ambulanten und sauberen Anwendungsmöglichkeit.

Wir haben an der II. Universitäts-Frauenklinik Wien weit über 500 Fälle hartnäckiger Portioerosionen einer von uns vereinfachten und verbesserten Methode der Elektrokoagulation zugeführt. Alle Patienten wurden genauestens persönlich durch lange Zeit beobachtet, so daß wir uns mit dieser an sich nicht neuen Therapieform ausreichend auseinandersetzen konnten, und glauben, daß uns mit 97% Erfolgen eine wesentliche Verbesserung gelungen ist.

Früher war es meist nötig, diese Patientinnen stationär zu behandeln, die Kauterisation wurde wie eine kleinere gynäkologische Operation unter sterilen Kautelen, oft sogar in Kurznarkose durchgeführt, es mußten wegen der insuffizienten Elektrodenisolierung und damit verbundener Verbrennungsgefahr die Vaginalwände durch unhandliche Specula aus Birkenholz geschützt werden. Weiter waren die gesetzten Nekrosestellen durch allzulange Stromeinwirkung oft viel zu tiefgreifend und bedurften nach Abstoßung der tiefen Nekrosen meist langer Heilungsdauer, die ganze Methodik war viel zu umständlich und zeitraubend.

All diese Maßnahmen sind heute völlig unnötig. Die Koagulationsvornahme ist so vereinfacht, daß sie in jeder fachärztlichen Ordination mit Diathermieapparat ohne besondere Vorbereitung in kürzester Zeit durchgeführt werden kann. Im klinischen Ambulanzbetrieb ist es nunmehr möglich, binnen einer Stunde mühelos 12 und mehr Fälle zu erledigen, ohne daß durch die Schnelligkeit die Exaktheit der Ausführung leidet.

Da bekanntermaßen eine über 4 Wochen therapieresistente Erosion nach Mikulicz-Radecki und Tomaschewitsch als zumindest karzinomverdächtig angesehen werden muß, machen wir von Schiller scher Jodprobe, Chrobak schem Sondenversuch, Papanikolaou-Test und vor allem von der ausgezeichneten Hinselmann schen Kolposkopie reichlichst Gebrauch und führen in entsprechenden Verdachtsfällen vorerst eine Probeexzision durch.

Zur Elektrokoagulation wird die Patientin auf den gynäkologischen Untersuchungstisch gelagert, die Erosion ohne jedes Herabziehen oder gar Einhaken mit Kugelzange mit den allgemein gebräuchlichen Metallspateln eingestellt und trocken getupft*. Anschließend wird die bis zum Kugelende isolierte, aktive und unipolar wirksame Elektrode des von uns verwendeten Diathermieapparates Ondatherm durch Knopfdruck unter Strom gesetzt und die Erosion vom Rande her mit punktförmigen einander dachziegelartig übergreifenden Koagulationsstellen bedeckt. Der Strom wird dabei so reguliert, daß die Erosionsfläche in wenigen Sekunden eine gelbe Verfärbung und brüchige Konsistenz annimmt. Zum Abschluß der Koagulation soll zur Ausschaltung des kausalen zervikalen Fluors mit der zuerst stromlosen Knopfelektrode einmal in den Zervikalkanal eingegangen und bei langsamem Vorziehen auch der zugängliche Cervixanteil kurz verschorft werden („Durchhuschen" nach K a h r und L e m b e r g e r). Eine Verbrennungs- oder Elektrisierungsgefahr der empfindlichen Vaginalschleimhaut ist trotz Verwendung von Metallspateln bei der vollisolierten 'Elektrode unmöglich, außerdem ist die Prozedur praktisch schmerzlos und der ambulante Eingriff derart kurz dauernd, daß er von den Patienten in keiner Weise als unangenehm empfunden wird.

Die Patientinnen werden belehrt, daß Kohabitationen und Spülungen in der nächsten Zeit zu vermeiden seien. 24 Stunden nach der Behandlung stellt sich eine starke, seröse, 10 bis 12 Tage dauernde Sekretion ein, die dem üblichen Wundsekret entspricht und belanglos ist. 6 bis 8 Tage später bietet sich bei der ersten Kontrolluntersuchung fast regelmäßig folgendes Bild: Die ehemalige Erosionsfläche ist bis zu einem rötlichen Randsaum mit einem schmutziggrüngelb verfärbten Wundschorf bedeckt, der durch reichliche Absonderung wasserklaren Sekretes stark spiegelt. Ab 10. bis 12. Tag stoßen sich die nekrotischen Gewebspartien — durch das Sekret mazeriert — stückweise ab und meist am 15. Tag präsentiert sich dem Beschauer eine scharfrandige, etwas vertiefte Fläche mit graurötlichem Grund in völlig gereinigtem Zustand.

Eine Nachbehandlung ist eigentlich nicht notwendig, jedoch glauben wir, durch insgesamt 4 bis 5 Tuschierungen mit 5%iger Lapislösung und Pellidol- oder Metuvit-Lebertrantampons die Granulation und Epithelisierung unterstützen zu können. Damit gelingt es, ein zungenförmiges Vorschieben des Plattenepithels zirkulär vom Wundrand her zu erzielen, bis die Gesamtfläche der ehemaligen Koagu-

---

* Die entsprechenden, im Vortrag demonstrierten farbigen Abbildungen können in der Originalarbeit oder beim Verfasser eingesehen werden.

lationswunde fest überhäutet und damit durch Randepithelisierung abgeheilt erscheint. Die Regeneration ist längstens am 35. bis 40. Tag beendet und man sieht dann — auch Jahre später — innerhalb eines blaßrötlichen Randes eine gegenüber der normalen Portiofarbe etwas hellere, niveaugleiche und schwach spiegelnde Fläche, in der mehrere rote punktförmige Stellen sichtbar sind.

Nachuntersuchungen, die wir in letzter Zeit, auch Jahre nach der Koagulationsbehandlung, durchgeführt haben, zeigten in der hohen Erfolgszahl von rund 97% ein durchaus normales Portiobild als Ausdruck völliger Abheilung und Rezidivfreiheit der Patienten, bei denen auch der zervikale Fluor praktisch nicht mehr aufgetreten war. Die etwa 3% beobachteten Rezidive betreffen vorwiegend Fälle, wo es während der Behandlung zur Gravidität kam, so daß die Heilung durch Gewebsauflockerung ganz oder teilweise verhindert wurde. Eine Nachkoagulation mehrere Monate nach Schwangerschaftsende brachte auch diesen Frauen endgültige Heilung.

Kontraindikationen sind neben den bereits früher angeführten lediglich Gravidität, fieberhafte Genitalerkrankungen und Verdacht auf Extrauteringravidität.

An unserem Material durchgeführte histologische Studien zeigen die thermischen Vorgänge einer typischen elektrischen Verbrennung: an der Oberfläche eine die Erosionsdrüsen miterfassende Nekroseschicht, darunter geschrumpfte, büschelförmige Bindegewebsfasern mit pyknotischen Kernen und Plasmavakuolen, die Muskelzellen regressiv metamorphotisch verändert. Unterhalb davon ein dichter Saum kleinzelliger Infiltration als Grenze zum unbeschädigten Portiogewebe. Im Heilungsverlauf Abstoßung des koagulierten Gewebes bis zum Randsaum und Gewebsregeneration einerseits vom Wundgrund, anderseits vom Wundrand her durch Vorschieben einer mehrreihigen Plattenepithelschicht bis zur Abheilung..

Zusammenfassend kann auf Grund unserer außerordentlich günstigen Ergebnisse festgestellt werden, daß die von uns verbesserte und vereinfachte Elektrokoagulation hartnäckiger Portioerosionen mit der Diathermieelektrode durch die restlose Vernichtung der für den Krankheitsprozeß ursächlichen Erosionsdrüsen derzeit d i e T h e r a p i e d e r W a h l darstellt. Die Methode ist eine wertvolle Bereicherung der gynäkologischen Therapie, da sie in ihren Dauerresultaten bei einfacher Durchführungsmöglichkeit den anderen Formen der Erosionsbehandlung weit überlegen ist.

Ueber Oesophagusplastik

Von

Professor Dr. **F. Spath**

Graz

Unter den Fortschritten, welche die Chirurgie in den letzten zehn Jahren auf verschiedenen Teilgebieten erreichen konnte, ist einer der bedeutendsten: das transthorakale Vorgehen bei Läsionen des Oesophagus und der Cardia. Der direkte Angriffsweg durch den Pleuraraum und die Verwendung des Magens (Jejunums) durch ihre Verlagerung in die Brusthöhle bis in den Apex der Pleurahöhle sind die zwei wichtigsten Faktoren im Rahmen der Gesamtentwicklung der Thoraxchirurgie, welche es ermöglichten, daß die mehrzeitigen, oft lange Zeit in Anspruch nehmenden antethorakalen Methoden der Oesophagusplastik durch das einzeitige Verfahren der Oesophagusresektion und der nachfolgenden Oesophago-Gastroanastomose in den verschiedenen Höhen des Pleuraraumes ersetzt werden konnten. Wenn es die Situation verlangt, wird der ganze thorakale Oesophagus von der Cardia bis ins Jugulum reseziert und die Anastomose zwischen proximalem Oesophagusende im Bereiche des Halses und dem entsprechend mobilisierten Magen ausgeführt (S w e e t, S h e f t s und F i s c h e r).

Verschiedene Indikationen sind für die Ausführung solcher Operationen gegeben:

1. Die häufigste Ursache einer Obstruktion der Speiseröhre ist, wenigstens beim Mann, das Karzinom; gutartige Tumoren, die auch sekundär maligen degenerieren können (Leiomyosarkom) oder primäre Sarkome sind selten.

2. Impermeable ausgedehnte Strukturen oder die völlige Obliteration des Oesophagus nach Verätzungen.

3. Die angeborene Atresie des Oesophagus.

Mit S w e e t können wir heute für das Karzinom der Speiseröhre folgende Operationsmethoden in Betracht ziehen:

1. Für das Halssegment der Speiseröhre kommt eine besondere Technik der Wiederherstellung des Ernährungsweges mittels Hautplastik in Frage.

2. Bei Sitz des Karzinoms im oberen Viertel des thorakalen Oesophagus Resektion mit intrazervikaler Oesophagus-Gastrostomie.

3. Für das mittlere thorakale Speiseröhrensegment:

a) Resektion und Oesophago-Gastroanastomose oberhalb des Aortenbogens oder

b) unterhalb des Aortenbogens.

4. Für das untere Viertel: Resektion und tiefe Oesophago-Gastroanastomose.

Chirurgisch, vom operativen Standpunkt gesehen, bildet der untere Oesophagus mit der Cardia und eventuell mit dem proximalen Magenabschnitt eine Einheit, welche nach dem gleichen Verfahren zu behandeln ist, gleichgültig, ob das Karzinom vom unteren Oesophagus gegen die Cardia, abwärts oder ein Cardia-Magenkarzinom, was häufiger geschieht, intramural in den Oesophagus aufwärts wuchert. Technisch gesehen, wird der zur Anastomose verwendbare Magenstumpf um so kleiner ausfallen, je ausgedehnter das Magenkarzinom den Magenkörper bereits befallen hat. Im extremen Fall wird die totale Magenentfernung zur Notwendigkeit und die Anastomose in diesem Fall zwischen unterer Speiseröhre und einer oberen, genügend langen Jejunumschlinge auszuführen sein. In angewandter Weise kann diese Operationsmethodik auch für die anderen Indikationen zur Ausführung kommen.

Die häufigste Indikation bildet das K a r z i n o m des Oesophagus, das beim Mann keine geringe Frequenz aufweist, steht es doch an vierter Stelle unter den Gesamtkarzinomen. Es ist häufiger als das Karzinom der Lippe, der Mundschleimhaut, der Zunge, des Kehlkopfes, der Niere und häufiger auch als Knochentumoren.

Aus dem Krankengut der Chirurgischen Klinik Graz und der II. Chirurgischen Abteilung konnten wir in den letzten fünf Jahren 77 Oesophaguskarzinome feststellen:

Männer		Frauen		Gesamtzahl	
Hals	8	Hals	2	Hals	10
mittl. Brust A.	29	Mitte	4	Bifur	33
unteres Drittel	13	unteres Drittel	1	unteres Drittel	14
Cardia-Oesoph.	19	Cardia-Oesoph.	1	Cardia-Oesoph.	20
	69		8		77

Daraus ergibt sich, daß die Zahl der in Höhe der Bifurkation entstandenen Karzinome in dieser Periode um 66% höher war als die der Cardia-Oesophaguskarzinome.

Dem Lebensalter nach war der jüngste Patient bei den Männern 39, bei den Frauen 36, der älteste Fall bei den Männern 89, bei den Frauen 90, die größte Häufigkeit im Lebensalter zwischen 55 bis 60 Jahren festzustellen.

Daraus folgt, daß ungefähr 50% der Oesophaguskarzinome kein so hohes Alter aufweisen, das von sich aus den Versuch einer Radikaloperation nicht indiziert erscheinen ließe.

Untersucht man die Dauer der Symptome und berechnet die Zeit vom Auftreten der ersten Erscheinungen, die selten entsprechend gewertet werden (Dyspepsie, brennender Schmerz, Spasmen, Druckgefühl, Dysphagie), bis zum Zeitpunkt der ersten klinischen Untersuchung, die meist erst erfolgt, wenn der Schluckakt infolge weitgehender Stenosierung bereits erschwert und die Gewichtsabnahme beträchtlich geworden ist, so finden wir eine ganz verschieden lange Anamnese.

Dauer der Beschwerden

	Weniger als ein halbes Jahr			Ein halbes Jahr und darüber					
	Monate			Monate					
	2	3	4	6	8	9	12	18	24
Zahl der Patienten.....	16	10	5	15	6	8	14	2	1

31 Fälle = 40% 46 Fälle = 60%

Man wird daher die Zahl der operablen Fälle nicht zu hoch erwarten dürfen, wenn man das Alter des Patienten, die lange Dauer der Erkrankung und die damit erfolgte Ausbreitung des Tumors, sowohl lokal durch Einwachsen in benachbarte Organe und Strikturen, als auch durch seine Metastasierung berücksichtigt. Unter unseren beobachteten Fällen finden sich mehrere Patienten, welche in einem so fatalen Zustand bei Einlieferung in die Klinik sich befanden, daß sie die ausgeführte Gastrostomie nur Stunden oder Tage überlebten. In anderen Fällen von Oesophaguskarzinom, besonders in höheren Abschnitten, zeigt sich, daß die Stenosierung des Lumens langsamer fortschreitet als das penetrierende Wachstum des Tumors in die Nachbarschaft, und daß der Tumor nicht durch Lymph- oder Fernmetastasierung, sondern durch seine Adhärenz am Lungenhilus oder an der Aorta inoperabel wird. Die Größe des Tumors spielt dabei keine ausschlaggebende Rolle. Man kann daher das Oesophaguskarzinom als ausgesprochen maligen bezeichnen.

Für die Operabilität eines Oesophagustumors ist weiterhin von Bedeutung, daß solche Patienten sich oft durch eine sehr lange Zeit ganz unzureichend ernähren konnten, daß der Stoffwechsel deswegen und auch infolge der Tumorwirkung defekt ist, daß der Wasser-, Salz-, Eiweiß-, Vitaminhaushalt gestört ist und eine beträchtliche sekundäre Anämie bestehen kann. Mit dem Alter des Patienten können sich krankhafte Störungen anderer wichtiger Organsysteme (Herz, Kreislauf, Respirationssystem, Leber, Nieren) einstellen, welche berücksichtigt werden müssen und deren tragbare Verbesserung oder Beseitigung die Voraussetzung für die Operabilität bedingen. Man darf vielleicht auch annehmen, daß die Inanition und der Grad der durch den Krebs erzeugten Kachexie bei unseren Patienten sich schlimmer auszuwirken vermögen, da sie sich an eine jahrelange kriegsbedingte Mangelernährung anschließen, als bei den Patienten, mit denen es die Chirurgen Amerikas zu tun haben. Wenn wir außerdem berücksichtigen, daß der wesentliche operative Akt, die Anastomose zwischen Magen und der Speiseröhre als einem seinem Aufbau absolut nicht gleichwertigen Organ durchgeführt werden muß, so liegt neben einer Reihe anderer Faktoren auch darin ein wesentlicher Unterschied z. B. gegenüber dem Bronchuskarzinom. Im Vergleich zu diesem sind die Gefahrensmöglichkeiten, die den postoperativen Verlauf komplizieren oder sogar fatal gestalten können, bei der Resektion des Oesophaguskarzinoms meines Erachtens bedeutend größer.

Wenn wir die Frage stellen: Wie sehen die Ergebnisse nach diesen Operationen aus?, so finden wir in einer im Mai 1949 von Thompson veröffentlichten Arbeit eine Tabelle der vergleichenden Mortalität, wie sie amerikanische Chirurgen im Laufe der Entwicklung dieser Operationen zu verzeichnen hatten:

Jahr	Operateur	Fälle	Mortalität
1871—1907	Alle Chirurgen	alle	100 %
1933	Oshawa...............	43	53·4 %
1940	Garlock	19	36·8 %
1940	Ochsner u. De Bakey..	4	75·0 %
1942	Churchill u. Sweet.....	13	23·0 %
1943	Phemister............	10	40·0 %
1948	De Amesti u. Otalza...	14	57·0 %
1948	Thompson	16	37·5 %
1948	Payne u. Clagett......	33	13·0 %
1948	Sweet	189	0·0—23·6 %

Die Tabelle zeigt, daß mit zunehmender Erfahrung, verbesserter Technik und durch die Fortschritte in der Vor- und Nachbehandlung der Fälle mit einer Zunahme der Erfolge gerechnet werden kann.

Operierte Fälle: Oesophagusresektion und Oesophago-Gastro-Anastomose bei Karzinom und benigner Stenose

Lokalisation des Karzinoms	Gesamtzahl	Postoperative Lebensdauer								als geheilt
		Tage				Wochen		Monate		
		2	5	6	8	4	6	2	3	
I. (Magen-Cardia-Oesophagus	7	2		1		1		1	1	1
II. Unterer Oesophagus	2						1			1
III. Bifurkation	3 (1)		1		Prob. 1 inop.			Prob. 1 inop.		
IV. Obliteration d. Oesophagus in Bifurkation	2									1 / 1?
	14	2	1	1	1	1	1	2	1	4

Postoperative Komplikationen (beim Karzinom):

Operativer Schock...... —

Nahtdehiszenz.......... 2 (2 Tage postop.)

Spätabszeß, sekundäre
Perforation .... 2 (1 bzw. 2 Monate postop. → rechtes Pleuraempyem)

Pleura-Infektion........ 1 (erst linkes, 3 Monate später rechtes
Pleuraempyem bei intakter Anastomose)

Ventilpneumothorax 1

Intestinale Störungen ... 3 (hämorrhagische bis nekrotisierende Ent-
zündung des Dünndarms [Jejunum,
Ileum] und Coecums, Durchwanderungs-
Peritonitis).

Operationsmortalität (Karzinom allein):	Gesamtmortalität:
12 Karzinomfälle (davon 2 Probe-thorakotomien)	12 Fälle (Karzinom und benigne Stenosen)
10 Fälle: Mortalität (— 4 Wochen postop.) = 5 (50 %)	4 Patienten am Leben = = 33 %

Als weitere Indikation bleiben noch die angeborene
A t r e s i e und die impermeable hochgradige S t r i k t u r
bzw. O b l i t e r a t i o n des Oesophagus nach Verätzung zu
besprechen.

Wenn wir im Falle der kongenitalen Atresie auch
keine eigenen Erfahrungen besitzen, so interessiert vielleicht,
daß die End-zu-End-Anastomose des Oesophagus in der Methode nach S w e e t für die Korrektur der Atresie als Verfahren der Wahl gilt in Fällen, bei denen die zu über-
brückende Distanz nicht zu groß ist. Erfahrungsberichte liegen von H o l t und Mitarbeitern, H a i g h t, L a d d, S w e n -
s o n, S w e e t, G r o s s und neuerdings auch von S a n d -
b l o m (Stockholm) vor.

Die Mortalität der mit direkter Oesophagusnaht operierten Fälle ist von 100% auf 36% durch S w e n s o n
gesenkt worden und dürfte seit 1947 noch niedriger
liegen.

Von S w e n s o n und C l a t w o r t h y, ebenso von P a r -
k e r und B r o c k i n g t o n ist der vor etwa 10 Jahren noch
als völlig aussichtslos gehaltene Versuch der direkten Oesophagusnaht neuerlich im Experiment überprüft und auch
am Menschen, selbst bei Karzinomen des Oesophagus (als
eine Palliativmaßnahme in 2 Fällen), erfolgreich ausgeführt
worden. P a r k e r konnte zeigen, daß die Mortalität im
Tierexperiment (Hund), wenn zirka 33% der unteren Hälfte
des Oesophagus reseziert wurden, nach der End-zu-End-
Anastomose ungefähr 33% beträgt. S w e n s o n und C l a t -
w o r t h y resumieren, daß bei ihren Hunden kein Todesfall auftrat, wenn weniger als 50% des intrathorakalen Oeso-

phagus reseziert wurden. Eine Distanz der Oesophagusenden von 3 bis 4 cm wurde bisher als eine gefährliche Grenze angesehen, bei der die Spannung der Naht zu einem Fehlschlag führen kann.

In 2 Fällen von völliger Obliteration des Oesophagus nach Laugenverätzung in Höhe der Bifurkation, die sich über zirka 3 bis 4 cm erstreckte, haben wir bisher die Resektion des Oesophagus von der Cardia bis über den Aortenbogen hinaus und die nachfolgende hohe, supraaortische Anastomose zwischen Magen und dem kurzen, aus dem oberen Mediastinum in die Pleurahöhle geleiteten proximalen Oesophagusstumpf durchgeführt.

Fall 1: 17jähriger Patient, 1942 Laugensteinverätzung. Unzureichende und nicht konsequent weitergeführte primäre Behandlung während des Krieges. Seit 1942 ausschließliche Ernährung durch Gastrostomie. Operation 10. Juli 1948 in Aether-O_2-Ueberdrucknarkose. Resektion und hohe supra-aortische Magen-Oesophagus-Anastomose. Heilung. Einwandfreie Funktion.

Nach diesem erfolgreich verlaufenen Fall stellten wir die Indikation zur Operation in einem ganz ähnlichen zweiten Fall wesentlich leichter.

Fall 2: 20jähriger Patient. Mit 7 Jahren Laugensteinverätzung (1936). Bougiebehandlung durch mehrere Monate. 1937 Gastrostomie, durch die er sich seither (über 12 Jahre) ausschließlich ernährte, zuletzt durch einen großkalibrigen Schlauch. Aufnahme am 8. März 1949 mit dem Wunsch nach der Operation, um wieder normal essen zu können. Die Röntgenuntersuchung ergab eine komplette Stenose in Höhe der Bifurkation, ösophagoskopisch 25 cm von der Zahnreihe. Die Begrenzung der Stenose ist glattrandig und abgerundet. Ein Durchgang von Barium ist nicht festzustellen. 1. April 1949 Operation in Penthotal-Curare-O_2-Narkose. Kombiniertes Vorgehen: zuerst Laparotomie und Verschluß der Gastrostomie, dann Interkostalschnitt (links VI. Interkostalraum), Resektion des Oesophagus und supraaortische Anastomose mit dem mobilisierten und pleural verlagerten Magen. Dauer: $3^1/_2$ Stunden. Guter Allgemeinzustand.

8 Tage nach der Operation nach einem unauffälligen Verlauf plötzlich Temperaturanstieg und Schmerzen in der linken Pleura. Erguß, der am 12. Tag bis knapp unter die Clavicula ansteigt (Punktion: B. coli und Proteus). Streptomycin. Prontosilprobe ergibt Uebertritt ins Exsudat. Spülbehandlung des Empyems. 15. April 1949 zweite Operation: Resektion der 1.—5. Rippe, Pleurolyse zur Extrapleuralisierung der 2-cm-Magendehiszenz im Bereich der Magenkuppe, Großkurvaturseite bei intakter Anastomose. Naht der Dehiszenz. 4 Tage später Bülau-Drainage der linken Pleura. Unter fortgesetzter Penicillin-Streptomycintherapie, mit reichlich Bluttransfusionen und Dauersaugbehandlung gelingt es, den Patienten

über kritische Wochen, in denen auch eine rechtsseitige Broncho-
pneumonie überwunden wird, hinwegzubringen. 6. Mai 1949 dritte
Operation: Revision der linken Pleurahöhle: die Dehiszenz klafft
in einer Länge von 8—10 cm, es besteht eine breite Lippenfistel
des Magens, die jetzt bis in die Anastomose an der großen Kurvatur-
seite reicht. Weitere Mobilisierung der Pleura nach Resektion der
7. und 8. Rippe, um die linke Pleurahöhle weiter um Magen und
die Anastomose zu verkleinern. Durch einen Miller-Abbot-Drain
wird versucht, den Magensaft abzusaugen. Nach einer recht kritischen Weiterentwicklung wird am 4. August 1949 (vierte Operation) eine neuerliche Revision durchgeführt und jetzt die Lippenfistel des Magens zweischichtig geschlossen. Die Deckung gelingt
unter Schwierigkeiten am Uebergang in die Magen-Oesophagus-
anastomose, so daß an dieser Stelle mit dem Wiederauftreten einer
kleinen Fistel gerechnet werden muß, die 12 Tage nach diesem
Eingriff durch die Prontosilprobe nachgewiesen werden kann. In
rechter Seitenlage bei erhöhtem Oberkörper kann der Patient aber
jetzt oral ernährt werden, ohne daß Speisen durch die Fistel ent-
leert werden.

Der Verlauf an diesem Kranken zeigt:

1. daß die supraaortische Anastomose, die an sich
ein immerhin größeres Risiko darstellt als die tiefe endo-
pleurale Anastomose, glatt heilen kann, daß aber die Gegend
der Magenkuppe durch eine unzureichende Blutversorgung
durchgedaut werden kann und dies ein gleich großes Ge-
fahrenmoment darstellt;

2. daß die daraus sich ergebenden Komplikationen
nicht unbedingt zum unmittelbaren letalen Ausgang führen
müssen, wenn es gelingt, die Infektion zu beherrschen und
die Fistel extrapleural zu lagern, wie dies in der geschilderten Weise an unserem Patienten geschehen ist;

3. zeigt dieser Fall, daß zwar der große Vorteil der
einzeitigen Operation bei diesem transpleuralen Vorgehen
verlorengehen kann, daß aber beim Auftreten einer so ge-
fährlichen Komplikation, wie sie durch die Nekrose der
Magenfunduswand gegeben ist, auch diese endopleuralen
Komplikationen schrittweise beseitigt und das Leben des
Kranken erhalten werden kann.

Wenn wir heute von diesen Fortschritten in der Oeso-
phaguschirurgie sprechen können, so dürfen wir die grundlegenden Vorarbeiten, vor allem von S a u e r b r u c h und
K i r s c h n e r, nicht vergessen, und ich darf auch daran
erinnern, daß von D e n k das colloabdominale Verfahren
der Exstirpation des Oesophagus in die Therapie eingeführt wurde, das einen wesentlichen Fortschritt und einen
neuen Weg in der Bekämpfung des Speiseröhrenkrebses be-

deutete. Die Vervollkommnung der Anästhesieverfahren, die Prophylaxe des Operationsschoks, die Anwendung der Antibiotika, der Ausbau einer organgerechten Operationstechnik, eine sorgsame und genaue Vor- und Nachbehandlung, besonders der Karzinomkranken, sind die Grundlagen für die im letzten Jahrzehnt erzielten Erfolge geworden.

Mit einer zunehmend genauen Erfüllung dieser Forderungen möchten wir hoffen, daß die bisherigen Ergebnisse in einer weiteren Serie zunehmend verbessert werden können.

Literatur: Denk, W.: Zbl. Chir., 27 (1913): 1065. — Derselbe: Krebsarzt, 1, 1 (1946): 5. — Haight, C.: Ann. Surg., 120 (1944): 623. — Holt und Mitarbeiter: Zit. n. Gross. — Gross, R. E.: Surgery (Am.), 23 (1948): 735. — Ladd, W. E.: New Engld Med. J., 230 (1944): 625. — Parker, E. F. und Brockington, W. S.: Ann. Surg., 129, 5 (1949): 588. — Sandblom, Ph.: Acta chir. scand. (Schwd.), 97 (1948): 25, 35. — Shefts, L. M. und Fischer, A.: Surgery (Am.), 25, 6 (1949): 849. — Sweet, R. H.: Surgery (Am.), 23 (1948): 952. — Derselbe: Surg. etc., 83 (1946): 417. — Swenson, O. und Clatworthy, H. W.: Surgery (Am.), 25 (1949): 839. — Swenson, O.: Surgery (Am.), 22 (1947): 324. — Thompson, H. L.: Arch. Surg. (Am.), 58, 5 (Mai 1949): 662.

Aussprache: Hr. W. Denk (Wien): Wir haben an der Klinik bisher 39 Fälle von Oesophagus- oder Cardiakarzinomen radikal operiert. Die ausführliche Publikation wird demnächst erfolgen. Bei den ausgedehnten Strikturen der Speiseröhre ziehe ich derzeit noch die antethorakale Oesophagusplastik wegen ihrer geringeren Gefahren der intrathorakalen Operation vor. Wir haben bisher bei 6 Kranken wegen impermeablen Strikturen die antethorakale Jejuno-Dermatoplastik ohne Todesfall ausgeführt. Die intrathorakale Operation hat immerhin noch eine Mortalität, die bei einem, im wesentlichen gutartigen Leiden, zu hoch ist.

Weitere Erfahrungen mit der mehrzeitigen Sphinkterdurchtrennung bei der Behandlung von Mastdarmfisteln

Von

H. Kunz

Wien

Die zahlreichen und zum Teil recht komplizierten Operationen, die zur Behandlung der außerhalb des Sphinkters gelegenen, ischiorektalen, kompletten Mastdarmfistel empfohlen wurden, sind wohl Beweis genug, daß keine dieser Methoden mit Sicherheit zur Heilung führt und bei allen Methoden Rezidive häufig beobachtet werden.

Diese Unsicherheit des Heilungsergebnisses und die Gefahren des Eingriffes haben dazu geführt, daß erfahrene Mastdarmchirurgen bei der Behandlung der extrasphinktären, kompletten Mastdarmfistel zu einer nihilistischen Einstellung kamen. So schreibt z. B. R e i c h l e in der zweiten Auflage des Handbuches der Chirurgie von K i r s c h n e r - N o r d m a n n: „daß die hoch hinaufreichende Mastdarmfistel große chirurgische Eingriffe erfordert, die in ihrem Enderfolg durchaus nicht sicher sind, und daß auch erfahrene Kenner immer wieder darauf hinweisen, daß es Fisteln gibt, die man am besten nicht anrührt". Wenn wir aber bedenken, daß eine Mastdarmfistel mit ihrer anhaltenden Eiterung, den zeitweisen Retentionserscheinungen, besonders wenn überdies gelegentlich auch noch Stuhl und Winde durch die Fistel abgehen, für den Kranken eine recht unangenehme Angelegenheit bedeutet, dann ist mit einer solchen nihilistischen Einstellung recht wenig getan, und es lohnt sich, der Behandlung dieses Leidens Zeit und Mühe zu opfern.

Ich habe mich nun seit Jahren mit diesem Problem beschäftigt und geglaubt, auch bei hoch hinaufreichenden, kompletten Fisteln mit der Methode von Moszkowicz-Kleinschmidt die Heilung erzwingen zu müssen. Leider aber habe ich auch bei Anwendung dieses sinnvoll erdachten Verfahrens immer wieder Rezidive erlebt, wie ich es in besonders unangenehmer Weise bei einem Fall in meiner engsten Verwandtschaft erleben mußte.

Als ich daher im Jahre 1945 durch meinen Assistenten Dr. Breschar auf das Verfahren der mehrzeitigen Sphinkterdurchtrennung mittels Seidenligaturen aufmerksam gemacht wurde, das dieser während seiner Militärdienstzeit bei Prof. Demmer gesehen hatte, habe ich, in der Erkenntnis, daß alle übrigen Verfahren nicht befriedigen, sofort das Ligaturverfahren aufgegriffen und seither alle Fälle nach dieser Methode operiert.

Wie schon Dr. Breschar im Mai 1947 in der Gesellschaft der Chirurgen Wiens und im April 1949 in der Wiener klinischen Wochenschrift berichtete, haben wir mit dieser Methode die besten Erfolge erzielt.

Die schon aus den Hippokratischen Schriften bekannte Methode, die wir auch in der arabischen Medizin finden, ist später durch die Wundärzte des Mittelalters wieder zur Blüte gelangt, auch in späteren Jahrhunderten immer wieder angewendet und dann wieder vergessen worden. So berichtet Ambroise Paré im 16. und Foubert im 18. Jahrhundert über das Verfahren. Im 19. Jahrhundert wurde das Verfahren von Desault und Allingham wieder aufgegriffen.

Im Jahre 1925 hat dann Pennington die Methode in einer Modifikation neuerlich empfohlen. Das Verfahren konnte aber auch damals keine Verbreitung finden.

So schrieb 1930 Gross in einer Monographie über die Mastdarmfistel, daß die Ligaturmethode heute nur auf jene Fälle beschränkt bleiben muß, bei denen einschneidende Operationen verweigert werden oder Blutverlust und Bettruhe vermieden werden sollen.

Es ist das Verdienst von Demmer, die Methode in den letzten Jahren neuerlich der Vergessenheit entrissen und weiter ausgebaut zu haben.

Das Wesen des Verfahrens besteht in folgendem: Von der Annahme ausgehend, daß die extrasphinktären, kompletten Fisteln genau so wie die submukösen am sichersten dann ausheilen, wenn man die Fistel ihrer ganzen Länge nach in den Darm hinein spaltet, die einzeitige Spaltung mit Durchschneidung des Sphinkters aber wegen der

Gefahr der Inkontinenz nicht durchführbar ist, wird der Schließmuskel schrittweise in Etappen durchtrennt. Wird nun im ersten Akt der Sphinkter mit einem Seidenfaden ligiert, dann wird innerhalb von wenigen Tagen durch Drucknekrose nur ein Teil der Muskelfasern langsam durchtrennt. Die durchtrennten Fasern bleiben mit dem übrigen Muskel und den sich um die Drucknekrose bildenden entzündlich-narbigen Veränderungen im Zusammenhang und können sich daher nicht retrahieren. Hat die erste Ligatur die Drucknekrose bewirkt, was meist nach 6 bis 7 Tagen der Fall ist, dann wird eine zweite und einige Tage später noch eine dritte, eventuell noch eine vierte Ligatur angelegt und durch dieselbe in Etappen die weiteren Sphinkterfasern langsam durch Drucknekrose durchschnitten. In der Regel ist durch die dritte Ligatur der ganze Sphinkter durchtrennt und die nun breit eröffnete Fistelrinne heilt in kurzer Zeit, von innen heraus granulierend, restlos aus.

Da der so allmählich durchtrennte Schließmuskel sich infolge Fixation der Muskelfasern an den sich bildenden entzündlich-narbigen Veränderungen nicht retrahiert, bleibt die Funktion des Schließmuskels ungestört und die Gefahr der Inkontinenz fällt völlig weg.

Während wir früher bei Fisteloperationen bei allen Fällen, bei denen sich die Perforation in das Rektum bei der Sondierung nicht sofort nachweisen ließ, in unberechtigt optimistischer Auffassung immer annahmen, daß es sich nur um eine inkomplette äußere Fistel handelt, müssen wir jetzt, wo wir die Perforationsstelle im Rektum suchen, feststellen, daß es sich bei den extrasphinktären Fisteln so gut wie ausnahmslos um komplette Fisteln handelt. Wir glauben mit R a p p e r t, daß es inkomplette äußere Fisteln gar nicht gibt, sondern daß diese nur durch zeitweisen, sehr vorübergehenden Verschluß der inneren Fistelöffnung vorgetäuscht werden. In dieser Weise sind wohl auch die Angaben des Schrifttums über das angeblich so seltene Vorkommen der kompletten extrasphinktären Fisteln zu erklären. Da die Behandlung dieser Fisteln so schwierig, unsicher und gefahrvoll war, wollte man den Befund der kompletten Fistel nicht gern erheben und hat die Augen vor der Oeffnung im Rektum zugemacht. Jetzt, wo wir die Ligaturmethode kennen, finden wir die Fistel im Rektum fast immer und in den seltenen Fällen, in denen uns dieser Nachweis bei der Sondierung nicht gelingt, stoßen wir die Sonde, sobald sie die Schleimhaut erreicht, bedenkenlos durch die Schleimhaut und machen die Ligatur.

Die Durchführung des Eingriffes gestaltet sich außerordentlich einfach. In Rauschnarkose wird die Fistel vorsichtig, eventuell mit feinsten Sonden, sondiert. Ist die innere Oeffnung gefunden, dann wird nach leichter Sphinkterdehnung eine Hohlsonde eingeführt und die Spitze derselben durch den Anus nach außen gebracht und Haut und Subcutis von der äußeren Fistelöffnung bis zur Schleimhautgrenze ohne Schädigung des Sphinkters nach innen gespalten. Entlang der Sonde wird nun ein stärkerer Seidenfaden durch den Fistelkanal eingeführt und mit demselben der Sphinkter unter leichtem Zug ligiert. Hierauf zieht man noch zwei bis drei weitere Seidenfäden für die nächsten Ligaturen ein und befestigt dieselben mit Heftpflaster an der Haut des Gefäßes. Zum Schluß wird die Inzisionswunde mit einem Salbenstreifen ausgelegt. Nach Tunlichkeit trachte man, durch 3 Tage Stuhlgang zu vermeiden. Ist nach 6 bis 7 Tagen die erste Ligatur infolge der Drucknekrose gelockert, dann wird die erste Ligatur entfernt und der nächste Seidenfaden geknotet. Dieses Vorgehen wird so lange wiederholt, bis der ganze Schließmuskel durchtrennt und so der Fistelgang in eine breite offene Mulde umgewandelt ist, die unter Bäder- und Salbenbehandlung in relativ kurzer Zeit zur Ausheilung kommt.

Wir haben bisher 49 **Fälle** nach diesem Verfahren operiert. Von diesen handelte es sich 13mal um tuberkulöse Fisteln bei Kranken unserer Tuberkuloseabteilung. Alle Fälle wurden ohne jede Inkontinenz geheilt entlassen. Bei 8 Fällen handelte es sich um Rezidive nach vorangegangenen, zum Teil mehrmaligen Fisteloperationen. Einen dieser Patienten habe ich selbst vorher 3mal nach der Methode von **Moszkowicz-Kleinschmidt** erfolglos operiert.

Da sich dieses so überaus einfache und völlig ungefährliche Verfahren, mit dem auch recht komplizierte Fälle in kurzer Zeit zur Heilung gebracht werden können, infolge der uns eingefleischten Scheu vor der Durchtrennung des Schließmuskels, trotz über zweitausendjähriger Bewährung noch immer nicht durchsetzen kann, habe ich mir erlaubt, über unsere Erfahrungen zu berichten und die Methode neuerlich zu empfehlen. Wir können damit die Kranken auf einfache Art von einem recht lästigen Leiden befreien.

Die Sauerbruchhand als Sinneswerkzeug

Von

Dr. **Herbert Moser**

Graz

Die Hand und ihre Bewegungen sind individuell so charakteristisch, daß wir daran allein oft schon jemanden zu erkennen vermögen. Wenn jemand den Arm und die Hand einbüßt, geht ihm damit auch ein wichtiger Teil seines individuellen Ausdruckes verloren. Die Beobachtung, daß Amputierte mit dem Gliedmaßenverlust auch eine seelische Veränderung erfahren können, findet zu einem wesentlichen Teil ihre Erklärung in dem gleichzeitigen Verlust der typischen Haltung und individuellen Bewegung. Der Armamputierte hat mit seiner Hand außerdem nicht nur ein überaus kunstvolles Greifwerkzeug, sondern auch ein Sinneswerkzeug verloren. Die Feinheit dieses Sinneswerkzeuges und die Bedeutung seines Verlustes wird besonders klar, wenn wir bedenken, daß die Fingerspitzen als die „Augen der Hand" bezeichnet zu werden verdienen.

Die prothetische Versorgung soll also zum Ziele haben, einesteils den Gliedmaßenverlust so zu ersetzen, daß der Versehrte wieder am Arbeitsleben teilnehmen kann, und andernteils die psychische Einbuße insofern auszugleichen, als die Art des Kunstgliedes erlauben soll, daß es zu einem vertrauten Teil des Körpers wird. In Anwendung auf die Versorgung von Armamputierten heißt das, daß einesteils die Hand als Greifwerkzeug möglichst gut ersetzt werden muß, und daß andernteils die künstliche Hand gewissermaßen auch als Sinneswerkzeug empfunden werden sollte.

Im allgemeinen war das Bestreben vorwiegend auf den ersten Teil der Aufgabe gerichtet, und eine große Zahl von Modellen wird ihr weitgehend gerecht. Eine gewisse Berücksichtigung der psychischen Komponente des Verlustes ist wohl darin zu sehen, daß zum Greifwerkzeugersatz vielfach die Form der menschlichen Hand nachgebildet wurde. Abgesehen von hier verwendeten Modellen, wie z. B. der Port-Hand oder dem bekannten Arbeitsa r m mit Haken und Ring, seien folgende besonders erwähnt:

Die S i m p s o n - H a n d wird durch Schulterzug betätigt. Ketten oder Kabelzüge beugen oder strecken die Finger. Handgelenk und Daumen können in drei Positionen eingestellt und fixiert werden.

Die H o b b s - H a n d wird in Verbindung mit dem O t t e r m a n n - A r m gebraucht. Durch Schulterbewegung rotiert der Arm. Die Rotationen werden auf Zug umgesetzt zum Oeffnen und Schließen der Hand. C r a f t hat an Stelle der Hand eine Reihe von direkt anschließbaren Instrumenten konstruiert: Schraubenzieher, Messer, Gabel, Zahnbürste, Nagelbürste, Seifenhalter, Telephonhalter u. a. m.

Der N o r t h r o p - A r m, der im Film „Die besten Jahre unseres Lebens" gezeigt wurde, wird durch Schulterzug von der anderen Seite bzw. durch Schulterheben und -senken betätigt und verfügt über einen sogenannten Kraftmultiplikator.

Der e l e k t r i s c h e A r m (Internat. Buss. Machines Corp. Endicott, N. Y.) hat einen „permanent magnet motor" und ist mit einem Schulter- und Hüftgürtel abgestützt. Durch Bewegungen der Schulter, des Amputationsstumpfes und der Bauchmuskeln werden kleine Schalter betätigt, welche den Motor anstarten und getrennte Elektromagnete „innervieren". Die verschiedensten Bewegungen können in den Armgelenken und mit der voll artikulierten Hand ausgeführt werden.

Der h y d r a u l i s c h e Arm hat als Prinzip eine hydraulische Bewegungstransmission vom sogenannten Fußaktivator aus. Am Unterschenkel des Armamputierten befindet sich ein länglicher Aluminiumzylinder, gefüllt mit einer Mischung von Aethylalkohol und Rizinusöl, welche die geringste Reibung ergibt. Bewegungen des Fußes im Sprunggelenk werden mittels einer Fersenklammer oder neuerdings einer Sohlenplatte übertragen und treiben die Flüssigkeit durch ein System von Ventilen und biegsamen, dünnen Röhren zum Erfolgsorgan und bewirken so auf hydraulischem Wege Bewegungen des Armes und der künstlichen Hand, welche den Titel „Miracle-hand" erhielt.

Aus den nur auszugsweise hier aufgezählten Beispielen geht hervor, daß weder Mühe noch Kosten gescheut wurden, um einen möglichst guten mechanischen Handersatz zu schaffen. Man kann sich jedoch des Eindruckes nicht erwehren, daß, je umständlicher und kostspieliger die Konstruktion ist, sie sich desto weiter vom physiologisch funktionellen Gedanken entfernt.

Dem physiologisch funktionellen Gedanken trägt von allen Prothesen am meisten die S a u e r b r u c h - H a n d Rechnung. Unter der Bezeichnung „Sauerbruch-Hand" soll in erster Linie das Prinzip verstanden sein, nämlich durch die Zugkraft der willkürlich kontrahierten Muskeln des Amputationsstumpfes die künstliche Hand zu betätigen; dabei spielt es keine Rolle, ob das verwendete Modell z. B. eine H ü f n e r - H a n d oder eine andere ist. Im allgemeinen werden die Beuger dazu benützt, um durch die Uebertragung ihrer Kontraktionsbewegung die Kunsthand zu schließen, und die Strecker, um sie zu öffnen. Am Unterarmstumpf entspricht dies der normalen Funktion, die Muskeln haben mit der Sauerbruch-Hand wieder ein sinngemäßes Erfolgsorgan bekommen. Bei Verwendung des Bizeps und Trizeps als Kraftquelle oder des Pectoralis übernehmen diese Muskeln die Betätigung eines ihnen sonst nicht direkt zugehörigen Erfolgsorgans, stellen sich jedoch rasch darauf ein. Aehnlich verhält es sich bei der kalifornischen S i e r r a - H a n d, bei welcher z. B. der eine Muskelkanal zur Beugung der Finger und derjenige im Antagonisten zur Bewegung des Daumens dient.

Bei Verwendung des kineplastischen Verfahrens, des Sauerbruch-Prinzips, wird es möglich, auch die zweite der genannten Aufgaben zu erfüllen, nämlich einen gewissen Ersatz der Hand auch als Sinneswerkzeug zu erreichen. Wir gehen bei der Verfolgung dieses Zieles von der Ueberlegung aus, daß wir ja ein „Funktionsschema" besitzen (siehe hierzu vor allem W e i z ä c k e r s „Der Gestaltkreis"), welches sich vielfach mit dem „Körperschema" deckt und diesem, wie wir bei der Sauerbruch-Hand sehen werden, die Grundlage bieten kann; und zweitens davon, daß der Sinn der Hand, den wir zu ersetzen versuchen, im wesentlichen aus drei Quellen stammt, nämlich dem Berührungssinn, dem Positionsgefühl und dem Muskelsinn. Wir möchten also diejenigen Eigenschaften, welche wir zu einer gewissen „Sensibilisierung" der künstlichen Hand benützen bzw. gewinnen wollen, folgendermaßen bezeichnen: 1. Sensus contagionis, 2. Sensus positionis und 3. Sensus functionis.

Der B e r ü h r u n g s s i n n besteht in der Hauptsache aus der Oberflächensensibilität, die in der Hand bis zum feinsten Tastsinn entwickelt ist. Diese letzte Vollendung können wir zwar nicht ersetzen, aber wir können die künstliche Hand doch zu einem S e n s u s c o n t a g i o n i s solcher Art bringen, wie wir ihn in ein chirurgisches Instrument, z. B. in eine Sonde, projizieren. Denken wir an eine Fremdkörpersuche mit der Sonde. Wir vermögen sogar zu unterscheiden, wo die Sonde in Kontakt gerät, vorne, hinten, an der Spitze oder weiter proximal, und worauf sie auftrifft, auf Muskel, Knochen oder einen Metallsplitter. Uebung, Phantasie und Gedächtnis leisten uns dabei wesentliche Hilfe. Sie steuern schon ihre Hilfe der normalen Hand zur Betätigung des reinen Tastsinnes bei. Des weiteren wirkt beim Anfassen eines Gegenstandes auch der Muskelsinn als eine Teilquelle des Tastsinnes mit. Es steht also eine Reihe von Momenten zur Verfügung, welche — sich gegenseitig ergänzend und fördernd — der Sauerbruch-Hand einen gewissen Sensus contagionis gewähren können. Eine zunehmende Verfeinerung desselben kann durch Uebung und entsprechende Schulung des Versehrten erreicht werden.

Der Sensus positionis ergibt sich aus dem Sensus functionis und wird bei der Sauerbruch-Hand wieder so normal, daß er das eventuell abwegige Positionsgefühl einer persistierenden Phantomhand völlig zu korrigieren vermag.

Der Sensus functionis ist die Hauptquelle zur Sensibilisierung der Sauerbruch-Hand. Die Stumpfmuskulatur wird bereits vor der Operation trainiert, um eine ausgiebige Exkursion zu gewährleisten. Wir bedienen uns dabei der aktiven „Phantomgymnastik". Beide Hände bzw. Arme, das fehlende und das vollständige Glied werden gleichzeitig langsam, zum Teil auch gegen Widerstand, aktiv gebeugt und gestreckt, um die Muskeln am Amputationsstumpf, die ihre Zweckfunktion sonst entbehren, wieder zu willkürlicher Leistung zu trainieren. Die gleichzeitige Mitbeteiligung der gesunden Extremität an der Phantomgymnastik ist wesentlich, weil dadurch ein stärkerer Innervationsimpuls und besserer Uebungseffekt für die Stumpfmuskeln erreicht wird. Bei der kineplastischen Operation, deren Erfolg von einer ganzen Reihe von Sorgfältigkeiten abhängt, muß berücksichtigt werden, daß die effektive Zugwirkung in einer direkten Proportion zur Exkursion des Muskeltunnels, zu seiner Position im Muskel und zur Stumpflänge steht. Nach der Operation wird die Phantomgymnastik fortgesetzt. Dann werden die Muskeln zu abgestufter, dosierter Leistung systematisch trainiert. An den Elfenbeinstift im Muskeltunnel werden mittels eines Bügels verschiedene Gewichte befestigt, die der Patient durch die Muskelkontraktion zu heben hat. Dadurch erlernt er, die jeweils erforderliche Arbeitsleistung zu beurteilen, er bekommt sie „ins Gefühl". Dies ist notwendig, denn der Ungeschulte wendet zur Betätigung der künstlichen Hand stets die maximale Kraft an, ob es sich um das Ergreifen einer Zigarette oder eines Koffers handelt, er ermüdet rasch und wird der Prothese überdrüssig. Das Training der dosierten Kraftleistung wird dann mit der sorgfältig angepaßten Sauerbruch-Prothese fortgesetzt, da nun der Kraftschwund durch den Uebertragungsmechanismus der Prothese miteinbezogen werden muß. Die Schulung des Muskels für die Dosierung der Kraftanwendung bedeutet eine Empfindungsschulung überhaupt.

Zum endgültigen Erfolg aber bei unseren Bestrebungen zur Sensibilisierung der Sauerbruch-Hand verhilft uns das „Funktionsschema" mit seiner Beziehung zum „Körperschema". Nachdem B r ü c k e an unserer Klinik nach einer Krukenberg-Operation bemerkt hatte, daß der Patient den radialen Scherenanteil als Daumen und den ulnaren als 4-Finger-Einheit empfand, und daß dies sich auch in der Hautsensibilität so darbot, prüfte ich die Hautempfindung am Sauerbruch-Armstumpf; denn ich hatte schon früher, während des Krieges, bei meinen Fällen feststellen können, daß bei gut gebrauchter Sauerbruch-Prothese das Phantomglied völlig verschwindet und konnte bereits vor Jahresfrist in den Aerztlichen Monatsheften in der Schweiz im Zusammenhang mit der Frage des Phantomgefühles und -schmerzes auf diese Erfahrung hinweisen. Die Erscheinung des Phantomgliedes hat an der oberen Extremität die Tendenz, sich immer weiter zu verkürzen und schließlich sich bis ins Stumpfende zurückzuziehen. Beim kineplastisch Operierten mit gut trainiertem tunneliertem Muskel lokalisiert sich die Phantomhand in den Bereich des Tunnels. Sie ist ganz klein, wird als leicht geschlossen empfunden und läßt sich genau an der Oberfläche abgrenzen. Handgelenk, Daumen, 2., 3. und 4. Finger, der Kleinfinger, die Fingerspitzen sind genau an der Hautempfindung über dem Tunnelbereich nachzuweisen. Die Volarseite dieser kleinen Hand ist im Bereich des Flexortunnels an der Hautempfindung darzustellen und ihre Dorsalseite im Bereiche des Extensortunnels. Wenn aber nur der Flexortunnel und kein Extensortunnel angelegt wurde, findet sich wohl die nachweisbare Empfindung der Volarseite der Hand im Bereich des Flexortunnels, ihre Dorsalseite aber bleibt weiter distal im Stumpfende (an der Extensorenseite) lokalisiert. Beziehungen zwischen Funktionsschema und Körperschema werden hier auch in ihrer Art offenkundig. Bei Kontraktion

des tunnelierten Muskels entsteht die Empfindung, daß die
kleine Hand im Tunnelbereich fest geschlossen bzw. geöffnet wird. Wenn der Amputierte nun die Sauerbruch-
Prothese anlegt und an den Muskelmotor anschließt, verschwindet die Phantomhand aus dem Bereich des Kraft-
kanals und wird nun in normaler Größe in der Prothesen-
hand empfunden, mit der sie sich völlig deckt. Bei Betätigung der künstlichen Hand durch den Zug der tunnelierten Muskeln hat nun der Amputierte den Eindruck
einer natürlichen Funktion, er empfindet die Prothesen-
hand gewissermaßen als seine eigene, sie gehört zum Körper und ist ihm völlig vertraut. Mag sein, daß der visuelle
Eindruck auch mitspielt, in der Hauptsache aber ist es wohl
der Muskelsinn und seine Inanspruchnahme, der Sensus
functionis, den wir hier wirksam sehen. Durch ihn kommt
es zur Einbeziehung der Sauerbruch-Hand in das Körperschema auf der Grundlage des Funktionsschemas.

Die hier mitgeteilte Schulungsmethode wurde bisher
an 42 eigenen Fällen erprobt. Zur Illustration sei ein Fall
aus der jüngsten Zeit kurz hervorgehoben: Ein Jungbauer
aus Oberösterreich geriet in die Futterschneidemaschine
mit dem rechten Vorderarm, der ihm im unteren Drittel
abgetrennt wurde. Er wurde mit einer Sauerbruch-Prothese
versorgt und vorher und nachher entsprechend geschult —
mit dem Effekt, daß ihm die künstliche Hand nun so vertraut ist, daß er z. B. beim Erwachen sich mit beiden
Händen die Augen reibt. Er tastet sich mit der Sauerbruch-
Hand im finsteren Raum zum Lichtschalter, da er gewohnt
war, dies rechts zu tun. Er führt und leitet das Pferd am
Zügel, und zwar, wie er sagt, mit vollem und feinem Empfinden. Er steuert nicht nur den Traktor, sondern auch
einen Personenwagen, den er weich und mit Gefühl zu
schalten vermag. Dies erregte die besondere Aufmerksamkeit bei der kürzlich abgelegten Autofahrprüfung. Er gibt an,
das Gefühl zu haben, die Hand gehöre zu seinem Körper,
als ob es die eigene wäre.

So kann es also — bei voller Auswertung aller gegebenen Möglichkeiten und bei entsprechender Schulung des
Versehrten, der natürlich zur Schulung geeignet sein und
in dieser Hinsicht sorgfältig ausgewählt werden muß — gelingen, die verlorene Hand nicht nur als Greifwerkzeug,
sondern auch als Sinneswerkzeug mit der Sauerbruch-Hand
zu ersetzen und damit dem körperlich Verstümmelten und
zugleich seelisch Getroffenen wirklich zu helfen. (Demonstration von Lichtbildern.)

„Frühaufstehen"
nach Bauchoperationen

Von

Professor Dr. **Viktor Orator**

Mürzzuschlag

Gewisse Sparmaßnahmen in Kriegs- und Nachkriegszeit haben sowohl in Amerika als auch in Europa an verschiedenen Stellen das seit gerade 50 Jahren umstrittene
Problem des „Frühaufstehens auch nach Bauchoperationen"
wieder aufleben lassen. Denn man muß Burch-Fisher
recht geben, daß das Frühaufstehen ebenso alt
sei wie die Bauchchirurgie überhaupt. Ries,
ein Gynäkologe aus Chikago, ist gerade vor 50 Jahren
nach vierjähriger Erfahrung für das Frühaufstehen nach
Laparotomien als erster eingetreten. Einzelne unfolgsame
Patienten haben immer wieder den günstigen Einfluß des
Frühaufstehens demonstriert.

Die österreichische Chirurgie ist mit der Entwicklung
der Methode des Frühaufstehens durch zwei Vorkämpfer
eng verknüpft. Seit 1912 hat der spätere Ordinarius von
Gießen, Prof. Jaschke, der aus der Wiener Schule kommt,
sich mit dem Frühaufstehen sowohl der Wöchnerinnen als
auch der gynäkologisch Operierten befaßt, und er war der
erste, der 1937 einen überzeugenden statistischen Beleg erbringen konnte, daß durch das Frühaufstehen die postoperative Thromboembolie und tödliche Lungenembolie vermindert werden können (Aerztl. Forsch., 3; 41, 1949).

In dieser ersten Periode des Kampfes sind von nam-
haften Chirurgen, wie Körte 1913, Krecke 1930 und
vor allem am Internationalen Chirurgenkongreß 1929 von
Forgue und Donati, strikte Ablehnungen erfolgt. Wir
kommen darauf zurück.

Die zweite Phase des Streites um das Frühaufstehen
knüpft an die Aufstellung des Begriffes „postoperative

Krankheit" durch L é r i c h e an, 1933. L a m b r e t, Larget-
L a m a r e, T z o v a r u und T h e o d o r e s c o in Bukarest
(1941) haben dieses Syndrom nach allen Richtungen hin
durchforscht, und es waren neben L é r i c h e vor allem
C h a l i e r, H a v l i c e k und P a c h o u d, die in der Anwendung des Frühaufstehens einen wesentlichen Heilfaktor
gegenüber der postoperativen Krankheit erblickten.

C a m p e a n u, der sich als Schüler von Hofrat H a c k e r
bekennt, hat durch sein bekanntes, in Hermannstadt 1941
erschienenes Buch mit dem seltsamen Titel: „Die postoperative Erkrankung. Eine Reform der chirurgischen Behandlung" anscheinend wegen der zu aufdringlichen An-
preisung dieser Methode eher geschadet. Kritische Leser
können sowohl an den Bildern als auch am Text und vor
allem an seiner Statistik Anstoß nehmen.

Die Gründe, die mich veranlaßten, seit Uebernahme
der Chirurgischen Abteilung des Landeskrankenhauses in
Mürzzuschlag anfangs zögernd, dann aber langsam von den
Vorteilen der Methode überzeugter Gebrauch zu machen,
waren folgende:

1. Während eines Sonderauftrages als Beratender
Chirurg sah ich im Oktober 1944 in den unter den dortigen
Beratenden Geheimrat S c h i n d l e r und Prof. L a n g e für
die Ausführung von Friedensoperationen zugelassenen zwei
Reservelazaretten in München und Aichach in Aichach die
üblichen alten Methoden mit den gewöhnlichen postoperativen Liegezeiten, während in dem Münchener Lazarett
z. B. die Magenresezierten in der Regel schon am Abend
des Operationstages das erste Mal außer Bett waren. Von
irgend einem Nachteil des Frühaufstehens war nichts bemerkt worden, im Gegenteil.

2. 1947 lernte ich die ausführliche Arbeit von B a c k e r-
G r ö n d a h l in Bergen (Acta Chir. Scand. 101) und die Mitteilung von F r i t s c h e in Glarus (Therapeutische Umschau,
1947) kennen. Die letztere ist deshalb so eindringlich, weil
sie aus einem ausgesprochenen Föhngebiet stammt, mit
besonderer Gefährdung an postoperativer Embolie.

3. Schon von meinen Lehrern E i s e l s b e r g und
H a b e r e r war es mir geläufig, a l t e P n e u m o n i e -
g e f ä h r d e t e schon früh außer Bett zu bringen. W e n n
e s g e r a d e b e i s o g e f ä h r d e t e n a l t e n L e u t e n
v o n V o r t e i l w a r, w a r u m s o l l t e e s n i c h t a u c h
b e i J ü n g e r e n a n g e w e n d e t w e r d e n? Diese Ueberlegungen führten auch S c h a f e r und D r a g s t e d t in
Chikago von Erfahrungen an alten, pneumoniegefährdeten

Karzinomoperierten zur allgemeinen Anwendung des Frühaufstehens, worüber sie 1945 berichtet haben.

4. Mitwirkend war ein gewisser Bettenmangel, der dazu drängte, die 120 Betten der Abteilung durch frühere Entlassung der Operierten für ein größeres operatives Krankengut auszunutzen.

5. Anregen mußte auch die Tatsache, daß ich seit etwa 1935 fast ausnahmslos alle Gallen- und Magenoperationen mit dem hohen Rippenrandschnitt von Pribram ausführe, der eine besondere Sicherheit für die Wundheilung bietet.

6. Endlich schienen mir aber auch in dem Buch von Campeanu zwei Hinweise beachtenswert: einmal die Analogisierung zu dem systematischen Vorgehen von Böhler in der Unfallheilkunde, der die unbedingte Ruhigstellung des einzelnen gebrochenen Knochens mit einer systematischen Uebungsbehandlung sämtlicher anderer Gelenke des ganzen Körpers verbunden wissen will. Welchen Fortschritt diese Forderung Böhlers gebracht hat, ist jedem Unfallchirurgen geläufig.

7. Der zweite Hinweis Campeanus zielt auf die Tierheilkunde. Die Tatsache, daß Tiere auch nach operativen Baucheingriffen keine völlige Ruhe pflegen, ist uns allen bekannt. Veterinäre haben das als Begründung dafür angeführt, warum auch nach Bauchoperationen in der Tierheilkunde viele Komplikationen unbekannt sind. Newburger hat 1943 an Ratten und Kimbarovski 1940 an magenoperierten Hunden in gleicher Weise festgestellt, daß durch eine erzwungene Ruhelage der operierten Tiere eine verzögerte Wundheilung eintritt mit Verzögerung der Fibrinaufsaugung und venöser Stauung.

Die Nachteile der langen Bettruhe sind seit Lériche von vielen Seiten aufgezeigt worden; zuletzt hat sie Asher im Brit. med. Journal, 1947, zusammenfassend dargestellt: die Neigung zu Lungenhypostasen, Thromboembolien, Darniederliegen des Kreislaufes, Schäden an Muskeln und Gelenken, Knochenatrophie, Harnverhaltung und Neigung zu Steinbildung; am Verdauungstrakt Appetitlosigkeit und Obstipation; Störungen im psychischen Verhalten, Neigung zu Depressionen und Schlaflosigkeit.

Die Widerstände, die sich dem Frühaufstehen entgegensetzen, sind traditionelle, seelische und wissenschaftliche. Daß ein Kranker ins Bett gehört, ist für den domestizierten Menschen eine Selbstverständlichkeit. Das primäre Ruhebedürfnis des Operierten fügt sich dem völlig ein. Es bedarf eines beträchtlichen Maßes von Vertrauen und des Beispieles des Abteilungsmilieus, um dem Patienten verständlich werden zu lassen, daß ein operierter Mensch nicht krank sei.

Die wissenschaftlichen Gründe, wie sie vor allem von Rehn, Merten, Körte, Krecke u. a. vorgebracht wurden, gehen von der Tatsache aus, daß das Aufrechtstehen im Verhältnis zur Rückenlage auch für den Gesunden eine gewisse Belastung bedeutet (orthostatischer Kollaps), die mit einer Erhöhung des Stoffwechsels und mit einer Vermehrung des Sauerstoffbedarfes und damit des Kreislaufes einhergeht. Und diese Autoren meinen, man sollte das dem Operierten nicht zumuten. Die Frage ist nur, ob diese zusätzliche Belastung tatsächlich eine so hohe ist, daß dieser Nachteil die vielen Vorteile des Frühaufstehens überwiegt. Es ist mit Recht hervorgehoben worden, daß die modernen Fortschritte in der „Operationsauswahl, Operationsvor- und -nachbehandlung“ den Patienten in anderer Verfassung die Operation überstehen lassen, als dies in früheren Jahrzehnten der Fall war.

Bei den von Rehn angeführten Fällen schwankt die Aenderung der zirkulierenden Blutmenge, wie sie durch das Aufstehen bedingt wurde, zwischen — 37% und + 40%. Da dabei auch beim Gesunden Schwankungen in beiden Richtungen vorkommen, scheinen die bei Operierten gefundenen Werte keinen besonderen Grund zur Besorgnis darzustellen. Wir haben bei einigen Laparotomierten den Grundumsatz nach der Readschen Formel in den ersten Tagen nach der Operation festgestellt und dann wieder nach dem Frühaufstehen gemessen und konnten in diesen Fällen keine nennenswerte Steigerung feststellen.

Nach der energetischen Stoffwechselerrechnung, wie sie Eichholz aufstellt, wird für 24 Stunden gegenüber dem Grundumsatz von 1680 cal für leichtere Arbeit ein Stoffwechselerfordernis von 3000 cal festgestellt. Für den ruhenden Patienten ergibt sich in analoger Weise ein Stoffwechsel von 2000 cal und der Zusatz für Bewegungen würde auf etwa 200 cal anzusetzen sein. Demnach würde als der Mehrbedarf, der durch ein vorsichtiges Aufstehen und Herumgehen im Zimmer zustande käme, ein Mehr von etwa 10% bedeuten. Diese Belastung scheint durchaus tragbar bei den vielen Vorteilen, die durch das Frühaufstehen erreicht werden.

Von den vielen Einzelheiten, die hier nun anzuführen wären, will ich nur erwähnen, daß Backer-Gröndahl bei den operierten Magenkarzinomen die tödlichen Lungenembolien von 7·5 auf 1·8%, Fritsche bei einem Gesamtmaterial von 14.000 Operierten die tödliche Embolie von 3·25 auf 0·19⁰/₀₀ herabsetzen konnte. Daß trotz Frühaufstehen einzelne Fälle von Pulmonalembolie vorkommen, habe ich, ebenso wie Cotte, an einem Fall einer 40jährigen Frau erleben müssen.

Die Hauptvorteile des Frühaufstehens werden neben dem Herabdrücken der Lungen- und Kreislaufkomplikationen auf die Verbesserung der Atmung und des Kreislaufes bessere Durchblutung, einer beschleunigten Rekonvaleszenz und vor allem in dem verbesserten Tonus der Muskulatur zu erblicken sein, welche Momente zusammen zu einer von allen Beobachtern festgestellten Verkürzung der Heildauer und Rekonvaleszenz führen.

Natürlich müssen die Kontraindikationen des Verfahrens eingehalten werden. Von seiten der Operation her sind als Gegenanzeigen anzuführen: stärkere Sekretion bei Drainage bei Gallen- und Nierenoperation, Peritonitis, Blutungsgefahr und Wundinfektion. Vom Gesichtspunkt des Allgemeinzustandes aus: schwere Anämie, inkompensierte Herzleiden, hohes Fieber, große Schwäche, Lähmungen.

Im eigenen Krankengut konnten von den Magenresezierten 30% am 1. und 2. Tag, 30% am 3. und 4. Tag, 20% am 5. und 6. Tag und bloß 20% später auf die Beine gestellt werden.

Von den Gallenoperierten wurden 30% primär geschlossen und davon konnten je 40% am 2. und 3. Tag bzw. 4. und 5. Tag auf die Beine gestellt werden.

Von den Blinddarmoperationen konnten ein Drittel in den ersten 4 Tagen herumgehen. Insgesamt konnten in den letzten 2 Jahren von etwa 1500 Baucheingriffen knapp 800 zum Frühaufstehen gebracht werden, so daß ihr Krankenhausaufenthalt um 25 bis 30% verkürzt werden konnte.

Bezüglich aller Einzelheiten muß ich auf eine ausführliche Publikation verweisen.

Am Schluß glaube ich am besten die Sätze anzuführen, die vor genau 50 Jahren der Gynäkologe Ries gebraucht hat, als in einer lebhaften Diskussion das Für und Wider seines damaligen revolutionären Vorschlages erörtert worden war. Er wandte sich an das Auditorium und sagte: „Sie sagen, es kann gemacht werden, besteht aber ein Grund, warum es geschehen soll? Ja," fuhr er fort, „wenn

Sie einem Patienten 3 oder 4 Wochen Krankenhausaufenthalt vermeiden können, sollten Sie es nicht tun? Wenn Sie dem Patienten Geld und vieles Unbehagen ersparen können, ist das nicht der Mühe wert? Was immer wir tun können zur Besserung der Leiden unserer Patienten, ist es nicht unsere Pflicht, es zu tun? Wir müssen es so bald als möglich tun. Es ist unsere Pflicht, deshalb sind wir Aerzte."

Ich möchte hinzufügen: Das Frühaufstehen auch der Laparotomierten ist eine Mühe für den Chirurgen mehr. Aber es scheint mir der Mühe wert.

Aussprache: Hr. Dr. L. H a l t r i c h (Ried i. I.): Ich hatte Gelegenheit, den von Herrn O r a t o r erwähnten bekannten rumänischen Chirurgen C â m p e a n u — wohl heute der fanatischeste Verfechter des Frühaufstehens nach chirurgischen Eingriffen — an der Stätte seiner Wirksamkeit kennenzulernen und mich vom Für und Wider der Methode zu überzeugen. Die Erfahrungen, die C â m p e a n u an einem großen chirurgischen Krankengut sammeln konnte, hat er in einem umfangreichen Werk niedergelegt, das auch in die deutsche Sprache übersetzt wurde. Als Kuriosum möchte ich nur erwähnen, daß C â m p e a n u s Patienten, nachdem sie ohne Hilfe vom Operationstisch herunterstiegen, an einer Leiter hinauf- und herunterklettern mußten, was die anwesenden Laien, denen C â m p e a n u „seine" Methode immer wieder vorführte, sehr beeindruckte. Daraufhin mußten die Patienten ihr im Stock oder selbst in einem andern Trakt gelegenes Bett zu Fuß aufsuchen.

Unter dem Eindruck von C â m p e a n u s Mitteilungen entschloß ich mich zu einer Ueberprüfung der Methode und ließ meine Bauchoperierten 3 Monate hindurch am Operationstag oder am 1. Tag post operationem aufstehen. Auch Magenresezierte, aber nur bei kompletter Bauchdeckennaht, machten keine Ausnahme. Zwei Hämatome und eine Nahtdehiszenz, die ich — post hoc propter hoc — dem Frühaufstehen anlastete, veranlaßten mich, den extremen Standpunkt aufzugeben und gewissermaßen eine Methode der mittleren Linie zu befolgen, indem ich nach kleineren Bauchoperationen, wie Appendektomien und Herniotomien, am 1.—2. Tag, nach größeren Eingriffen, wie Magenresektionen usw., am 3.—4. Tag post operationem aufstehen ließ. Ich konnte feststellen, daß das natürliche Ruhebedürfnis der Operierten nach dieser kurzen Zeit meistens befriedigt ist und der Widerstand der Kranken fast stets leicht überwunden werden kann, während das am Tag der Operation und am 1. Tag post operationem nur selten der Fall ist. Selbstverständlich darf auch hier nicht schematisch, sondern nur individuell vorgegangen werden. Dann wird das Frühaufstehen nach Operationen für alle Chirurgen „die Methode der Wahl" werden. Daß postoperative Darmparesen und Embolien viel seltener vorkommen, davon haben sich schon viele Operateure überzeugen können.

Erwähnen möchte ich noch, daß ich in meinem früheren Wirkungskreis auch Wöchnerinnen nach vollständig normalem Partus bereits am 3. Tag aufstehen ließ und den Eindruck gewann, daß die Involution des Uterus rascher vor sich ging.

Ich kann hier nicht auf Einzelheiten eingehen, besonders nicht auf die eminent wichtige soziale Seite des Frühaufstehens, möchte aber allen Chirurgen auf Grund eigener Erfahrungen die Methode unter Vermeidung aller Extreme, also ein Vorgehen auf mittlerer Linie, wärmstens empfehlen.

Hr. Dr. J. R i e s e (Wien): Bei Anwendung der B ö h l e r schen Methode in der Nachbehandlung der reponierten und ideal fixierten Frakturen des Ober- und Unterarmes wird durch kräftige Bewegung der Finger der kranken Seite und durch kräftige Muskeltätigkeit des gesunden Armes und des ganzen Körpers das Frakturödem rasch vertrieben und neue Oedembildung verhindert. Ebenso schützen Atemgymnastik, Betturnen und Frühaufstehen nach Bauchoperationen die Operationswunde vor Oedem, hämorrhagischer und eitriger Entzündung. Da sie die Blutströmung im ganzen Körper dauernd beschleunigen, verhindern sie die Entstehung von Thrombose und Embolie. Da sie die Erregung und Erregbarkeit des vegetativen Nervensystems normalisieren, verhüten sie auch den Magenblock und den postoperativen Ileus. Aus diesen Gründen habe ich an meiner Abteilung Atmungsgymnastik, Betturnen und Frühaufstehen seit dem Jahre 1933 eingeführt. Seither ist die postoperative „Magen-Darmlähmung" ein unbekanntes Ereignis. Tiefe Thrombosen kommen nicht mehr vor und bei über 20.000 großen Eingriffen, darunter über 6000 großen Bauchoperationen, ereignete sich keine einzige tödliche Embolie. Die Operierten beginnen mit dem Frühaufstehen in der Regel am 1. Tag; sehr ängstliche oder geschwächte Patienten begnügen sich zunächst mit Atmungsgymnastik und Betturnen und verlassen das Bett erst, wenn sie selbst das Bedürfnis darnach haben. Die Nachbehandlung ist in allen Belangen erleichtert. Die Aktivität der Operierten ist ein großer Fortschritt in der Verhütung gefährlicher postoperativer Komplikationen.

Nagelung pertrochanterer Oberschenkelbrüche

Von

Dozent Dr. **Walter Ehalt**

Graz

Die pertrochanteren Oberschenkelbrüche heilen auch bei ganz alten Leuten mit konservativer Behandlung, jedoch dauert dies 8 bis 12 Wochen. Das bedeutet gerade für die alten Leute, die das Hauptkontingent dieser Brüche ausmachen, eine Gefahr. Wir fürchten dabei weniger Dekubitus und Pneumonie, als die Nagel- und Drahtinfektion, da die Extension in den atrophischen Knochen leicht zu rutschen beginnt und zu schweren Infektionen in den wenig widerstandsfähigen, matschen Weichteilen der alten Leute führen kann. Daher begannen die Amerikaner schon vor Jahren, diese Brüche zu operieren und verwenden entweder einen Winkelnagel nach dem Muster von N e u f i e l d oder zweiteilige Nägel von verschiedenen Autoren. A. W. F i s c h e r und M a a t z beschreiben den sogenannten V-Nagel, einen an seinem oberen Ende schräg durchbohrten K ü n t s c h n e r schen Marknagel, der neuerlich wieder von M ü l l e r aufgegriffen wurde. R a u s s fixierte mit drei Schrauben und W i n k e l b a u e r - M o s e r beschrieben einen Winkelnagel.

Auch wir haben uns schon seit Jahren mit der Nagelung pertrochanterer Oberschenkelbrüche beschäftigt und nach verschiedenen anderen Versuchen die sogenannte Spätnagelung, ungefähr vier Wochen nach dem Unfalle mit einem gewöhnlichen Schenkelhalsnagel an 25 Fällen durchgeführt. Die Ergebnisse waren befriedigend.

Als sich die Materiallage besserte, gingen wir zur Frischnagelung einige Tage nach dem Unfalle über und haben einen neuen zweiteiligen Nagel konstruiert. Um die Technik zu vereinfachen und um das vorhandene In-

Tab. 1. Pertrochantere Brüche — Spätnagelung.
Altersverteilung

20 bis 30 Jahre	Bis 40 Jahre	Bis 50 Jahre	Bis 60 Jahre	Bis 70 Jahre	Bis 80 Jahre	Ueber 80 Jahre	Zusammen
—	—	3	4	4	8	6	25

Gestorben 1 kardial (84 Jahre)

strumentarium verwenden zu können, nehmen wir den üblichen Schenkelhalsnagel nach Böhler-Felsenreich, der derzeit aus AS 4--, einem astenitischen, amagnetischen Stahl hergestellt wird und verwenden dazu eine anschraubbare Platte aus dem gleichen Material, die mit vier Schrauben an dem Oberschenkelschaft befestigt wird. Da die Schenkelhalsnägel in verschiedener Länge hergestellt werden und die Platte in drei Winkelgraden von 125, 130 und 135°, können wir diese Kombination für jede Schenkelhalslänge und für jeden Schenkelhals-Schaftwinkel verwenden, also den ideal eingerichteten Bruch auch in dieser idealen Stellung operativ fixieren.

Zunächst möchte ich an einem kurzen Farbfilm die Technik der Operation zeigen (Demonstration).

Wir haben mit dieser Methode bisher 14 Fälle operiert, von denen eine 82jährige Frau am Tage nach der Operation kardial starb, alle übrigen heilten pp.

Tab. 2. Pertrochantere Brüche — Frühnagelung.
Altersverteilung

20 bis 30 Jahre	Bis 40 Jahre	Bis 50 Jahre	Bis 60 Jahre	Bis 70 Jahre	Bis 80 Jahre	Ueber 80 Jahre	Zusammen
1	—	1	3	1	4	4	14

Gestorben 1 kardial (82 Jahre)

Die knöcherne Heilung erfolgt in der gleichen Zeit wie bei der konservativen Behandlung, dagegen können sich die Verletzten frühzeitig im Bette bewegen, sie können früher ihre Gelenke gebrauchen und frühzeitig aufstehen. Dadurch können wir die eingangs erwähnten Komplikationen vermeiden, so daß die Heilungsaussichten für diese Bruchform und auch für alte Leute ganz erheblich günstiger geworden sind.

Aussprache: Hr. Dr. H. M o s e r (Graz): Berechtigung und Notwendigkeit einer Neukonstruktion ergeben sich dann, wenn eine solche gegenüber bereits bestehenden Verfahren zur Versorgung pertrochanterer Frakturen sich durch Einfachheit der Konstruktion und der Operation auszeichnet, absolute Festigkeit gewährleistet und Frühaufstehen, vor allem aber Frühentlassung aus dem Krankenhaus ermöglicht. Die Beurteilung darüber, welches der Verfahren und welches der Modelle am ehesten dieses Erfordernis erfüllt, bleibt der Erprobung durch die Chirurgen überlassen.

Bereits 1946 wurde gemeinsam mit Herrn Prof. W i n k e l b a u e r ein Einstücknagel konstruiert, der nach seiner Form als „Pistolennagel" bezeichnet wurde. Der im Knochen liegende Anteil mit 3-Lamellen-Form und zentraler Bohrung für den Führungsdraht geht, an Stelle des Nagelkopfes, in das „Bogenstück" über, das außen eine zur Achse senkrechte Aufschlagfläche, den „Amboß", zum Einschlagen trägt. Dieses „Bogenstück" ist besonders stark und überbrückt als errechnete Konstruktion die Fraktur, vermag die Spannungsspitzen abzubauen und, ohne jedes Nachgeben oder Federn, die Belastung zu übernehmen. Es leitet über zum „Schaftanteil", der dem Femurschaft anliegt und an diesen mittels Kirschner-Drahtumschlingungen fixiert wird. Große Umführungsnadeln und Kirschner-Drahtspannzangen entsprechen ebenso wie das Schlaginstrumentarium der üblichen Ausstattung in einer chirurgischen Abteilung, so daß keinerlei zusätzliche Instrumente bei Verwendung des „Pistolennagels" notwendig werden. Der Winkel zwischen dem 3-Lamellen-Anteil und dem Schaftstück des Nagels beträgt 125⁰ und entspricht damit dem für die in Betracht kommenden Altersstufe durchschnittlichen Maß des Schafthalswinkels am Oberschenkel. Nach ausgiebigen Voruntersuchungen an der Leiche und Studien an etwa 500 Röntgenbildern konnte festgestellt werden, daß dieser Winkel für den Nagel stets ausreichen wird; man braucht ihn nur etwas höher oder tiefer einzuschlagen, ohne daß dabei die Fraktur in ihrer Stellung gewissermaßen vergewaltigt wird. Die Fixierung mittels der Drahtumschnürung vermeidet nicht nur ein mehrfaches Eröffnen des Markraumes, wie es die Schraubenfixierung anderer Modelle tut, sondern ist auch an verläßlicher Sicherheit weit überlegen, so daß die Patienten in den ersten Tagen nach der Operation aufstehen und sofort voll belasten können. Nach durchschnittlich 3—4 Wochen verlassen sie das Krankenhaus. Nach 3 Monaten ist die ständig belastete pertrochantere Fraktur fest und der Pistolennagel kann wieder entfernt werden. Das Verfahren ist an der chirurgischen Universitätsklinik Graz in steter und erfolgreicher Verwendung. Mit dem „Pistolennagel" ist das Problem von belastungsfähig genagelten pertrochanteren Frakturen auf einfache und verläßliche Art gelöst, und durch die ermöglichten Frühentlassungen ist auch der volkswirtschaftlichen Bedeutung der Frage Rechnung getragen. (Lichtbilder und Röntgenbilder wurden vorgezeigt.)

Hr. Dr. H. B ö h m e (St. Pölten): Die hier geschilderten Methoden zeigen uns eine Kombination eines Schenkelhalsnagels mit einer Art Laneschen Platte, die miteinander ein starres System bilden, wodurch sie in ihrer Anwendung umständlich und schwierig werden. Unsere Versuche an mazerierten und künstlich frakturierten Knochen zeigten, daß sich der bei diesen Frakturen eingeschlagene 3-Lamellen-Nagel wie ein Waagebalken verhält, dessen Drehpunkt die Nagelaustrittstelle im körperfernen Fragment darstellt. Da ein Abrutschen der Fragmente über- oder nebeneinander, desgleichen eine Rotation des Kopfes schon nach der einfachen Nagelung nicht mehr möglich ist, bleiben, um die letzte Möglichkeit einer Verschiebung hintanzuhalten, zwei Fixierungsarten: Entweder die Stützung des Femurkopfes, der nach unten abweichen will, was technisch unlösbar erscheint, oder die Fixierung des Nagelkopfes, der nach oben abweichen will, was durch die von mir entwickelte Platte auf einfachste Weise möglich ist.

Es wäre wünschenswert, wenn Abteilungen mit einem größeren Unfallmaterial die Brauchbarkeit der Methode überprüfen würden.

Diapositive von 2 Fällen, die auf diese Art operiert wurden, nach 14 Tagen aufstanden und bei denen es zu keiner Aenderung der guten Fragmentstellung mehr kam.

Hr. Doz. Dr. W. Ehalt (Schlußwort): Eine der von Böhmer gezeigten ähnliche Platte haben wir primär versucht, wegen mangelnder Stabilität jedoch wieder aufgegeben. Zu Moser: Die von uns verwendete Kombination (Nagel und Zusatzplatte) hält die Frühbelastung völlig aus, die Schrauben saßen bei Entfernung der Platte nach frühestens einem halben Jahr nach der Operation noch genügend fest. Die Drahtumschlingung dagegen bedeutet einen größeren Eingriff und ist weniger elegant. Beim fixen Nagel kommt man mit einem Winkelgrad nicht aus, da sich sonst der Knochenbruch dem starren Nagel anpassen müßte. Das wird auch dadurch bewiesen, daß die Angloamerikaner, die sich schon seit Jahren mit der Nagelung pertrochanterer Brüche beschäftigen, beim fixen Nagel 3 Nagellängen und 3 Winkelgrade, also insgesamt 9 Modelle verwenden.

Röntgentechnische Fragen der Knochenchirurgie

Von

Dr. med. **Raimund Wittmoser**

Zell a. See, Thumersbach

Für die Knochenchirurgie — Unfallchirurgie, Orthopädie, Wiederherstellungschirurgie — kommt dem Röntgenverfahren eine wesentlich erhöhte Bedeutung zu. Ganz abgesehen von der Diagnostik ist hier in jedem Stadium der Behandlung und vor allem der Operation das Röntgenlicht ein maßgebender Wegweiser. Insbesondere bei gedeckten Knochenoperationen, z. B. den meisten Nagelungen, spielt sich nicht selten der wichtigere Teil des „Sehens" auf den kurzen Wellenlängen der X-Strahlen ab.

Dieser Wichtigkeit des Röntgenlichtes entsprechen jedoch seine praktische Anwendung und die dazu vorhandenen Einrichtungen nur recht unvollkommen. Selten kann der Operateur selbst das Leuchtschirmbild verfolgen, die Dunkeladaptation ist dabei meist ungenügend. Umfangreiche Kryptoskope behindern die Bewegungsfreiheit. Im allgemeinen spielt sich daher die Röntgen„beleuchtung" so ab, daß in gewissen Abständen eine photographische Aufnahme angefertigt wird, die etwa 5 Minuten später beobachtet werden kann. Eine etwaige Leuchtschirmkontrolle wird meist von einer dunkeladaptierten Assistenz ausgeübt, die durch mehr oder weniger anschauliche Schilderungen den Operateur unterrichtet. Wie unzureichend diese Verfahren naturgemäß sind, mag ein Vergleich erläutern: Wir befinden uns etwa in der Lage eines Hernienoperateurs, dem die Augen verbunden sind; ein hinter ihm stehender Photograph fertigt lediglich in bestimmten Intervallen Aufnahmen des Operationsfeldes an, die der Operateur nach ihrer Entwicklung beobachten darf; bestenfalls steht auch ein sehender Assistent zur Verfügung, der die Verhältnisse am Operationsfeld nach besten Kräften schildert.

Es ist nicht zweifelhaft, daß kein Chirurg unter solchen Umständen eine Hernien- oder gar Magenoperation ausführen würde. Wenn wir uns trotzdem daran gewöhnt haben, bei Knochenoperationen, die keineswegs weniger schwierig sind, sozusagen im Dunkeln zu arbeiten, dann liegt das vor allem wohl daran, daß uns das Röntgenlicht erst verhältnismäßig kurze Zeit zur Verfügung steht. So war man dankbar für jeden grauen Schimmer, der die vorherige Dunkelheit aufhellte. Die Lichtquellen waren weiterhin lange Zeit zu schwach und zu unhandlich. Schließlich begrenzte die Gefahr einer Gewebsschädigung die Anwendung des Röntgenlichtes.

Inzwischen sind kleine und starke Röntgenleuchten entwickelt worden. In der Lungen- und Magen-Darm-Diagnostik haben sich lange Durchleuchtungszeiten mit wirksamem Schutz von Patient und Personal vereinen lassen.

Damit scheint es an der Zeit zu sein, die Verhältnisse in der Knochenchirurgie von einem neuen Gesichtspunkt aus zu überprüfen. Ich möchte hier kurz einige Folgerungen zusammenfassen:

1. Das Röntgenlicht ist bei zahlreichen Knochenoperationen — vor allem den gedeckten — als die wichtigste Beleuchtung anzusehen.

2. Der Operateur soll jederzeit die Möglichkeit haben, das gegenwärtige, genügend helle Röntgenbild der Operationsgegend zu beobachten.

3. Die Gefahr von Gewebsschädigungen soll durch automatisch arbeitende Schutzvorrichtungen vermieden sein.

Es wäre Sache der Technik, hier die apparatemäßigen Voraussetzungen zu schaffen. Großzügige Lösungen sind jedoch, so beschämend es ist, aus wirtschaftlichen Gründen bisher noch unterblieben. So erscheint es notwendig, nach Anordnungen zu suchen, die sich mit geringen Mitteln durchführen lassen.

Die Beobachtung durch den Operateur scheitert meist an der im Verhältnis zum Operationsfeld geringen Helligkeit des Leuchtschirmbildes. Dessen Lichtstärke hängt von der verwendeten Röntgenstrahlung und der Beschaffenheit des Leuchtschirmes ab. Die Röntgenstrahlung wird man selbst beim Vorhandensein genügend starker Apparaturen aus Gründen der Gewebsschonung möglichst gering bemessen. Die durchaus unzureichende Empfindlichkeit der verfügbaren Leuchtschirme ist eine Schlüsselfrage der Röntgenologie, deren Lösung ich in den letzten Jahren bei verschiedenen Physikern, Chemikern und Röntgeningenieuren bisher ohne Erfolg angeregt habe.

So lange es nicht möglich oder praktisch nicht erreichbar ist, mit geringster Röntgenstrahlung helleuchtende Schirmbilder zu erhalten, müssen wir daher dem Helligkeitsunterschied zwischen Röntgenbild und Operationsfeldbeleuchtung Rechnung tragen. Damit wird die Leuchtschirmkontrolle durch den Operateur vorwiegend zu einem Adaptationsproblem.

Einen eigenen Lösungsversuch möchte ich Ihnen hier nur kurz andeuten. Der Operateur trägt eine Brille, deren Gläser den gelbgrünen Teil des Spektrums nicht durchlassen, so daß für die Lichtqualitäten des Leuchtschirms volle Adaptation gewahrt bleibt. Die violetten Gläser ermöglichen bekanntlich sicheres Operieren, weil Fett, Muskularis und Faszien gut unterschieden werden können. (Die Brille ist leicht und engt das Gesichtsfeld nicht nennenswert ein.) Ein Fußschalter ist nun so mit Brillengläsern und Raumlicht verbunden, daß die Betrachtung des hellen Operationsfeldes nur durch die violetten Gläser möglich ist, während bei Beobachtung des Leuchtschirms ohne Brillengläser das Raumlicht gedämpft ist. So bleibt auch bei schnellstem Wechsel zwischen „Operation" und „Durchleuchtung" immer genügende Dunkeladaptation des Operateurs erhalten.

Auf die Anbringung von Kontakten für die Röntgendurchleuchtung in zwei Ebenen zur Bedienung durch den Operateur (der den Durchleuchtungsstoß dann auf Bruchteile einer Sekunde beschränken kann) soll nur hingewiesen sein. Ebenso auf die Verwendung einer Meß- und Signalvorrichtung für die Durchleuchtungszeiten, um Ueberdosierungen zu verhüten.

Die Schutzmaßnahmen vor direkter Strahlung (Abblendung des Strahlenkegels auf den Bleiglasleuchtschirm, Röhren-Schirmkoppelung) können ebenso wie die speziellen Fragen, die bei den verschiedenen Operationen auftreten, hier nicht angeschnitten werden.

Wer Knochenchirurgie betreibt, ist genötigt, sich den röntgenologischen Standpunkt zu eigen zu machen und die Knochen im Lichte der X-Strahlen Röntgens zu sehen. Es soll darüber jedoch in keinem Augenblick vergessen sein, daß der Knochen nur ein Teilstück der größeren Gliederkette im Sinne Payrs ist, deren bestmögliche Gesamtfunktion das letzte Ziel jeder unserer Bemühungen bleibt.

Bemerkungen zur Colchicintherapie bei Blutkrankheiten

Von

Edwin Keibl

Wien

Mit 4 Abbildungen

Daß dem Colchicin, das seit altersher als wirksames Mittel im Gichtanfall bekannt ist, heute auf dem Gebiet der experimentellen Medizin große Bedeutung zukommt, beruht auf seiner Eigenschaft, auf den Ablauf der Mitose hemmend zu wirken. Dustin und seine Schule konnten als erste nachweisen, daß das Colchicin in eigenartiger Weise die Zellteilung beeinflußt. Sie beobachteten vor allem bei jungen, teilungsbereiten Zellen eine Mitosezunahme und glaubten vorerst, dem Mittel eine mitosefördernde Wirkung zuschreiben zu können. Durch mikrokinematographische Aufnahmen von Gewebskulturen konnte Bucher aber nachweisen, daß nach Colchicin die Mitosen zwar normal beginnen, aber im Stadium der Metaphase durch diese Substanz blockiert werden, daß also Colchicin auf den Ablauf der Mitose hemmend wirkt. Erst durch diese Blockierung in der Metaphase werden bei mikroskopischer Betrachtung von Schnitten vermehrt Mitosen gefunden. Seit Dustin wird diese Blockierung als sogenannter „stathmokinetischer Effekt" bezeichnet, und alle Stoffe, die ähnlich wirken, werden „karyoklastische" Gifte genannt. Sämtliche Nachuntersucher konnten diese Wirkung bestätigen und bisher wurden alle nach Colchicin gefundenen Veränderungen durch den Einfluß des Mittels auf den Mitoseablauf erklärt. Es entstehen dabei oft eigenartige Mitosebilder, die als „Colchicinfiguren" bezeichnet und als Beweis einer stattgehabten Colchicinwirkung angesehen werden. Zum Verständnis der Colchicinwirkung sei wiederholt, daß diese vor allem bei jungen, teilungsbereiten Zellen eintritt: bei Normalfällen bei den Erythroblasten des Knochenmarkes, bei den Zellen des Hodens und der Schilddrüse, bei Krebsträgern bei den Krebszellen. Diese selektive Wirkung kann als Ursache für den Einfluß des Mittels auf Krankheiten verschiedener Aetiologie angesehen werden.

Wir werden uns im folgenden bemühen, darauf hinzuweisen, daß es heute nach den erwähnten Tatsachen schon möglich ist, aus dieser Colchicinwirkung therapeutisch Konsequenzen zu ziehen.

Die erste Beobachtung über den Einfluß des Colchicins auf das Blutbild geht auf D i x o n und M a l d e n zurück. Die beiden Autoren konnten im Jahre 1908 nach Colchicin eine kurz dauernde Leukopenie, die von einer Leukozytose gefolgt war, beobachten. Im Jahre 1943 veröffentlichte L a n - d o l t seine Beobachtungen über die Colchicinwirkung auf das Blutbild von Normalfällen und von Blutkrankheiten.

Der besseren Uebersicht halber erscheint es notwendig, den Einfluß des Colchicins auf das Blutbild gesondert nach den einzelnen Knochenmarksanteilen zu besprechen.

1. Wirkung auf die Erythropoese:

Ebenso wie L a n d o l t konnten auch wir bei länger dauernder Colchicinmedikation eine geringe Vermehrung der Erythrozyten und des Hämoglobins beobachten, die aber zu gering war, um daraus eindeutige Schlüsse ziehen zu können. In Knochenmarksausstrichen kann man dabei bei manchen Fällen vermehrte Erythroblastenmitosen feststellen. Die Wirkung des Colchicins auf die Erythropoese muß also demnach als gering und in therapeutischer Hinsicht ohne Bedeutung angesehen werden und kann wahrscheinlich durch eine geringe Reizwirkung auf das Knochenmark erklärt werden.

2. Wirkung auf die Leukopoese:

Die Wirkung des Colchicins auf die normalen Leukozyten ist nicht ganz einheitlich und besteht im Auftreten einer Leukopenie, die meistens von einer Leukozytose gefolgt ist, wobei beide Ausschläge relativ gering sind. L a n - d o l t glaubt die Leukopenie als Verteilungsleukopenie, die Leukozytose hingegen als Ausdruck einer Knochenmarksreizung ansehen zu können. Im Differentialblutbild werden dabei keine wesentlichen Veränderungen beobachtet. Bei Leukämien wirkt Colchicin meistens in geringem Grade leukozytensenkend (L a n d o l t; P a u l , B r o w n und L i - m a r z i, eigene Untersuchungen), wobei weder im Sternalmark noch im peripheren Blut eine wesentliche Aenderung der prozentualen Zusammensetzung auftritt. Auch die erwartete Vermehrung der Mitosen kann nie eindeutig nachgewiesen werden, was aber bei den bekannten Schwierigkeiten, Mitosen im Knochenmark zahlenmäßig zu erfassen, nicht endgültig gegen eine mitotische Wirkung sprechen muß. Hingegen finden sich sowohl im Knochenmark als auch bei leukämischen Fällen im peripheren Blut morphologische Veränderungen, die teils den Kern, teils das Protoplasma der myeloischen Zellen betreffen. Die bei Leukämien häufig vorhandenen Chromatinverklumpungen des Kernes der reiferen Zellen treten auch bei Myelozyten auf. In manchen Fällen kommt es zur Ausbildung einer Kernwandhyperchromatose und zum Auftreten von Vakuolen im Kern und Protoplasma. Merkwürdig ist eine deutliche Zunahme der Protoplasmaabschnürungen der Promyelozyten und eine Zunahme der toxischen Granulation. Aehnliche Leukozytenveränderungen bei Myelosen (Mitosen im peripheren Blut, Leukozytenriesen, pyknotische Kerne) wurden im Jahre 1947 von B r u g s c h nach Urethan bzw. Colchicin beobachtet, von diesem Autor aber als Zeichen einer Mitosegiftwirkung bzw. einer Polyploidisierung aufgefaßt.

Bei chronischen myeloischen Leukämien ist nach dem bisher Gesagten durch Colchicin allein keine therapeutisch verwertbare Veränderung des weißen Blutbildes zu erwarten. Auf die lymphatischen Zellen scheint das Colchicin überhaupt keinen Einfluß auszuüben. Bei den akuten myeloischen Leukämien konnten B e r n h a r d sowie K n e e d l e r eine geringe Ausreifung der jungen Zellen unter Colchicin feststellen, was wir nach eigenen Untersuchungen ebenfalls bestätigen können.

Zusammenfassend nehmen wir an, daß Colchicin bei den chronischen Myelosen sicher eine toxische Wirkung auf den Kern und auf das Protoplasma ausübt und möglicherweise auch den Mitoseablauf beeinflußt.

Da Colchicin allein bei chronischen myeloischen Leukämien keinen eindeutigen therapeutischen Erfolg bewirkt, versuchten wir, die bekannte Wirkung der Röntgenstrahlen auf das weiße Blutbild durch Colchicin zu steigern. Der Anlaß zu diesem Gedanken waren experimentelle Befunde, die allerdings nicht das Blut, sondern das Krebsgewebe betrafen. So konnten G u y e r und K l a u s bei krebskranken Ratten, und andere Autoren bei menschlichen Karzinomträgern eine deutliche Zunahme der Mitosen im Krebsgewebe feststellen. In der Annahme, daß Röntgenstrahlen auf in Teilung befindliche Zellen besonders stark wirken, haben B r ü c k e und H u e b e r Hautmetastasen bei einem Fall von Magenkarzinom röntgenbestrahlt und vergleichsweise eine Metastase mit Colchicin lokal vorbehandelt. Im histologischen Bild der nur mit Röntgen bestrahlten Metastase fanden sich auch nach der Behandlung Krebszellen, während die mit Colchicin und Röntgen behandelte Metastase auch histologisch nicht mehr nachzuweisen war. Auf Grund dieser Erfahrung versuchten wir bei chronischen Myelosen ebenfalls eine kombinierte Colchicin-Röntgen-

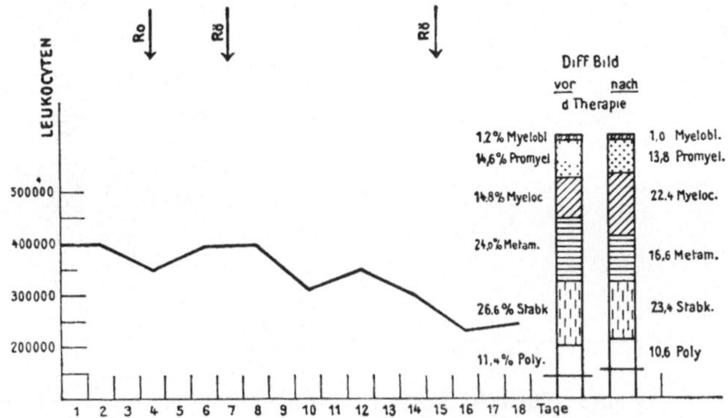

Abb. 1. Leukozytenwerte nach Röntgenbestrahlung*

therapie. Wir gaben vor jeder Bestrahlung 2 mg Colchicin pur. in 1⁰/₀₀iger Lösung subkutan und stellten durch halbstündige Untersuchung des peripheren Blutbildes den Beginn der zahlenmäßigen und morphologischen Veränderungen fest. Dieser Beginn war meistens 2 Stunden nach der Colchicininjektion erreicht und stellte den günstigsten Zeitpunkt für die folgende Röntgenbestrahlung dar.

Ich möchte Ihnen nun an Hand von zwei kurvenmäßigen Darstellungen über einen entsprechenden Fall kurz berichten:

Es handelt sich um eine 40jährige Patientin, die im Jahre 1947 an die Klinik zur Aufnahme kam, wobei der Beginn ihrer Erkrankung an chronischer myeloischer Leukämie bereits 1 Jahr zurücklag. Abb. 1 zeigt den Verlauf der durchgeführten Röntgenbehandlung: Die Leukozyten sanken von 400.000 auf 240.000 im

* Abb. 1 aus K e i b l, E. und L ö t s c h, A.: Schweiz. med. Wschr., 1950, 9: 228.

Kubikmillimeter, während das Differentialblutbild im wesentlichen unverändert blieb. Die geringe Besserung hielt ungefähr $1/2$ Jahr an.

Bei der zweiten Aufnahme injizierten wir der Patientin 2 Stunden vor jeder Bestrahlung Colchicin subkutan. Diesmal sanken die Leukozytenwerte von 490.000 auf 7.800 ab und das Differentialblutbild besserte sich ebenfalls deutlich, so daß im peripheren Blut weder Myeloblasten noch Promyelozyten zu sehen waren (Abb. 2).

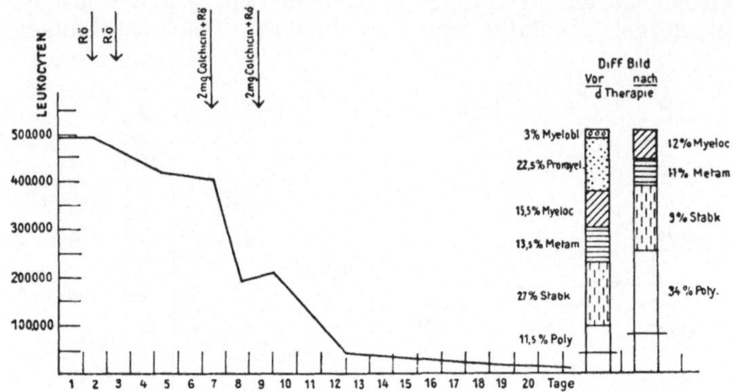

Abb. 2. Leukozytenwerte nach Röntgenbestrahlung und Colchicin
subkutan*

Es handelte sich also um einen röntgenresistenten Fall von chronischer myeloischer Leukämie, der mittels der kombinierten Colchicin-Röntgentherapie einer eindeutigen Besserung zugeführt werden konnte.

Um eine Colchicinwirkung dabei sicher nachzuweisen, versuchten wir, außer der Feststellung der morphologischen Veränderungen gleichzeitig bei beiden Bestrahlungsserien die Thrombozyten zahlenmäßig zu verfolgen, wobei an dieser Stelle kurz vorweggenommen werden muß, daß Colchicin bei symptomatischen Thrombopenien einen deutlichen Thrombozytenanstieg verursacht. Aus der Abb. 3 ist das Verhalten der Thrombozyten bei der Röntgenbestrahlung und bei der kombinierten Colchicin-Röntgentherapie bei dem erwähnten Fall ersichtlich. Röntgen allein bewirkte einen Thrombozytensturz von 140.000 auf 85.000, während bei der gleichdosierten Röntgenbestrahlung unter Colchicin

* Abb. 2 aus K e i b l, E. und L ö t s c h, A.: Schweiz. med. Wschr., 1950, 9: 228.

die Thrombozyten bei einem Vorwert von 82.000 einen eindeutigen Anstieg auf 198.000 zeigten. Man kann daraus eine sichere Colchicinwirkung trotz der relativ geringen Dosen von 2 mg pro Bestrahlung erschließen.

Zusammenfassend glauben wir demnach dem Colchicin allein keine therapeutisch verwertbare Beeinflussung des weißen Blutbildes zuschreiben zu können, doch ist es imstande, die myeloischen Zellen gegen Röntgenstrahlen

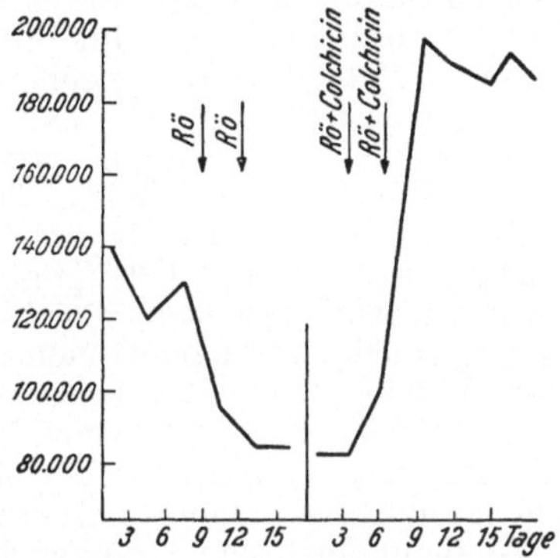

Abb. 3. Thrombozytenwerte nach Röntgenbestrahlung und nach Röntgenbestrahlung und Colchicin

empfindlicher zu machen. Dadurch erscheint Colchicin geeignet, entweder die Wirkung der Röntgenstrahlen zu steigern oder bei strahlenrefraktären Fällen noch einen Erfolg zu ermöglichen.

3. Wirkung auf die Thrombopoese.

Die Wirkung des Colchicins auf den dritten Anteil des Knochenmarkes — d. h. auf die Stammzellen der Thrombozyten — erscheint deswegen interessant, weil sie durch den mitosehemmenden Einfluß des Mittels nicht bewirkt sein kann und andere Eigenschaften des Colchicins zur Erklärung herangezogen werden müssen. Bei Normalfällen hat auch hier Landolt als erster auf den thrombozytensteigernden Effekt des Colchicins hingewiesen: es gelang ihm nach Injektion von 1 mg Colchicin subkutan einen Thrombozytenanstieg auf das Drei- bis Achtfache des Ausgangswertes zu erzielen. Da er im Sternalmark dabei keine Vermehrung der Megakaryozyten bzw. kein gehäuftes Auftreten von Mitosen finden konnte, ließ er die Frage der Wirkungsweise auf die Plättchenbildung offen. Wir haben zusammen mit Frau Dr. B i c h l b a u e r den Einfluß des Colchicins auf die Thrombopoese bei Normalfällen, bei essentiellen Thrombopenien und bei Leukämien untersucht. Dabei fanden wir bei Normalfällen ebenso wie L a n d o l t ein deutliches Ansteigen der Thrombozyten. Die Vermehrung war so eindeutig, daß trotz der bekannten Schwierigkeiten, Thrombozytenzählungen exakt durchzuführen, jede Fehlermöglichkeit auszuschließen war. Im Sternalmark war nach Colchicin der Großteil der Riesenzellen im Stadium der Plättchenbildung nachzuweisen, während ihre absolute Zahl gleich blieb und keine Zunahme der Mitosen gefunden werden konnte. Bei essentiellen Thrombopenien konnten wir ebensowenig wie L a n d o l t einen wesentlichen Anstieg der Thrombozyten erreichen. Dementsprechend waren im Sternalmark vor und nach Colchicin dieselben Bilder anzutreffen: manchmal eine vermehrte, manchmal eine verminderte Anzahl von Riesenzellen, welche sich nur ganz selten im Funktionsstadium befanden.

Wir untersuchten außerdem 20 Fälle von myeloischer und lymphatischer Leukämie, akute und chronische Formen, bei denen die symptomatische Thrombopenie mit Haut- und Schleimhautblutungen im Vordergrund des Krankheitsbildes stand. Wie Abb. 4 zeigt, gelang es bei allen chronischen und bei 3 akuten Fällen einen so starken Thrombozytenanstieg zu erzielen, daß ebenso wie bei Normalfällen das zwei- bis zehnfache des Ausgangswertes erreicht wurde. Die Dosierung betrug 2 mg Colchicin subkutan durch mehrere Tage, bis ein eindeutiger Anstieg festzustellen war. Im peripheren Blutausstrich waren dabei massenhaft Plättchen einzeln und in Haufen anzutreffen, die bezüglich Farbe und Größe normalen Thrombozyten entsprachen. Nach dem qualitativen Plättchenbild von J ü r g e n s war ein kleiner Teil der Thrombozyten den sogenannten Jugendformen (Gruppe 1) und der größere Teil den normalen Thrombozyten (Gruppe 2) zuzuteilen. Da auch die klinischen Erscheinungen der Thrombopenie sich mit dem Ansteigen der Plättchen zurückbildeten, kann angenommen werden, daß es sich um eine Ausschwemmung normaler, funktionstüchtiger Thrombozyten handelte.

Im Sternalmark lagen die Verhältnisse ähnlich wie bei den Normalfällen: Während die Gesamtzahl der Riesenzellen gleich blieb, waren nach Colchicin zahlreiche Riesen-

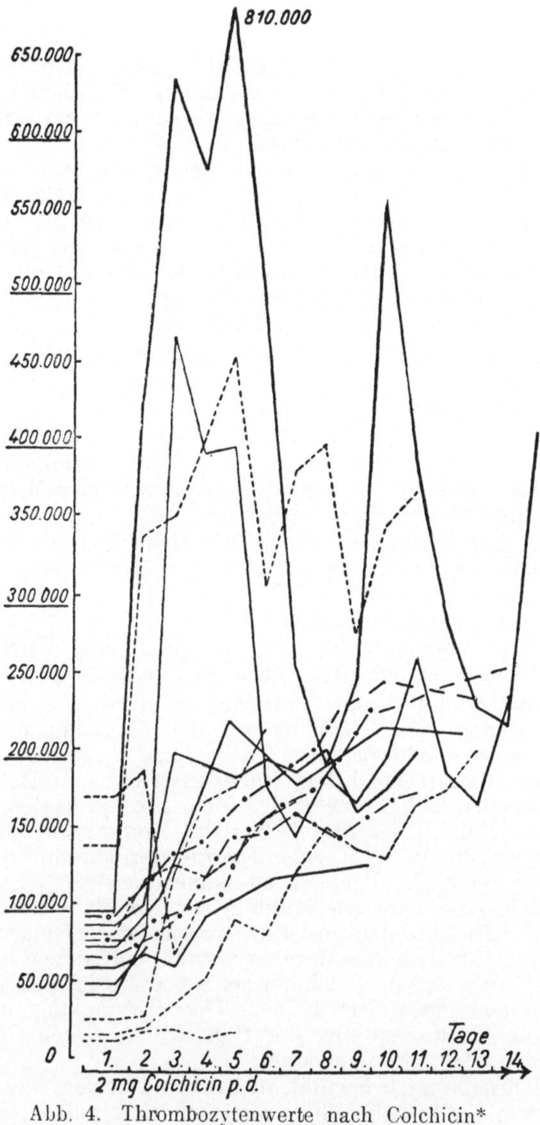

Abb. 4. Thrombozytenwerte nach Colchicin*

———————— Chronische myeloische Leukämie
— — — — — Akute myeloische Leukämie
—·—·—·— Chronische lymphatische Leukämie

* Abb. 4 aus K e i b l, E. und B i c h l b a u e r, U.: Klin. Med., 1949, 13: 517.

zellen im Funktionsstadium, von Plättchen umgeben, anzu-treffen. Bei den 2 Fällen von akuter Myeloblastose, die keinen Plättchenanstieg zeigten, waren auch im Ausstrich kaum Riesenzellen vorhanden.

Die Wirkungsdauer war bei den chronischen und den akuten Fällen verschieden. Die chronischen Fälle konnten nach dem Ansteigen der Thrombozyten einer der üblichen Leukämietherapien zugeführt werden, die akuten Fälle zeig-ten entsprechend der Schwere ihres Zustandsbildes nur eine auf Wochen beschränkte Besserung, reagierten aber meistens auf neuerliche Colchicingaben.

Bevor wir eine Erklärung über diese Wirkung des Colchicins geben, wollen wir das Wesentliche unserer Be-obachtungen kurz hervorheben:

1. Durch Colchicin ist bei symptomatischen Thrombo-penien eine deutliche Vermehrung der Thrombozyten zu erzielen, wenn eine genügende Anzahl gesunder Megakaryo-zyten im Knochenmark vorhanden ist.

2. Bei den essentiellen Thrombopenien hingegen ist Colchicin u n w i r k s a m, da hier die Riesenzellen infolge einer Reifungsstörung die Fähigkeit der Plättchenbildung weitgehend verloren haben.

3. Es gelingt nicht, nach Colchicin eine Vermehrung der Mitosen bei den Megakaryozyten festzustellen.

Auf Grund dieser Tatsachen glauben wir nun, daß die Wirkung des Colchicins auf die Thrombopoese nicht durch eine Aenderung des Mitoseablaufes zu erklären ist, sondern, entsprechend dem früher erwähnten Auftreten von Protoplasmaabschnürungen bei den Promyelozyten, einen direkten Einfluß des Mittels auf das Protoplasma darstellt. Wenn wir die W r i g h t sche Theorie der Thrombozytenent-stehung heute als allgemein anerkannt ansehen, scheint das Colchicin eine selektive Wirkung auf die Plättchenabschnü-rung der Riesenzellen auszuüben, wenn eine genügende An-zahl funktionsbereiter Megakaryozyten vorhanden ist. Dies erklärt auch, warum Colchicin bei den essentiellen Thrombo-penien unwirksam ist, da bei dieser Erkrankung die vor-handene Reifungsstörung der Riesenzellen durch Colchicin nicht behoben werden kann.

Ich habe mich bemüht, in Kürze zu zeigen, daß mittels Colchicin in der Behandlung mancher Blutkrankheiten thera-peutisch verwertbare Resultate erzielt werden können, die teils auf seinen bekannten mitosehemmenden, teils auf neu-gefundenen Eigenschaften beruhen.

Literatur: Bernhard, J.: Sang, 13 (1939): 434. — Brücke, K. F. und Hueber, E. F.: Klin. Wschr., 1939, II: 1160. — Brugsch, J.: Z. ges. inn. Med., II, 1947. — Bucher, O.: Z. Zellforsch., 29 (1939): 283. — Dixon, W. E. und Malden, W.: Zit. n. W. Löffler und F. Koller: Handb. d. Inn. Med., VI/2, S. 978. Berlin: Springer-Verlag, 1944. — Dustin, A. P.: C. r. Soc. belge Biol., 115 (1934): 1421. — Guyer, N. F. und Claus, P. E.: Proc. Soc. exper. Biol. a. Med. (Am.), 42 (1939): 565. — Jürgens: Erg. inn. Med., 53 (1937): 795. — Keibl, E. und Bichlbauer, U.: Klin. Med., 1949, 13: 517. — Keibl, E. und Lötsch, A.: Schweiz. med. Wschr., im Druck. — Kneedler, W. H.: J. amer. med. Assoc., 129 (1945): 272. — Landolt, R. F.: Dtsch. Arch. klin. Med., 191 (1943): 378. — Paul, T., Brown, W. O. und Limarzi, R. L.: Amer. J. clin. Path., 11 (1941): 3.

———————

Manzsche Buchdruckerei, Wien IX.

SPRINGER-VERLAG IN WIEN

Die Permeabilitätspathologie als die Lehre vom Krankheitsbeginn. Von Prof. Dr. **H. Eppinger**, Wien. Mit 145 großenteils mehrfarbigen Textabbildungen. VI, 755 Seiten. 1949.

S 285.—, sfr. 123.—, $ 28.50, DM 95.—
Geb. S 294.—, sfr. 127.—, $ 29.40, DM 98.—

Lehrbuch der inneren Medizin. Von Prof. Dr. **E. Lauda**, Wien. In drei Bänden. Mit etwa 230 z. T. farbigen Abbildungen. Etwa 1700 Seiten. Jeder Band in Leinen gebunden. Format 16.5×25 cm. Vorzugspreis für das Gesamtwerk

S 180.—, sfr. 78.50, $ 18.—, DM 60.—

Der Vorzugspreis gilt nur bei Abnahme des Gesamtwerkes und nur bis zum Erscheinen des dritten Bandes.

Band I: **Die Krankheiten des Herzens und der Gefäße. Die Krankheiten der Atmungsorgane.** Mit 98 Textabbildungen. XIV, 569 Seiten. 1949. Geb. S 72.—, sfr. 31.30, $ 7.20, DM 24.—

Band II: **Die Krankheiten der Verdauungsorgane. Die Blutkrankheiten.** Mit 47 teils farbigen Textabbildungen. X, 624 Seiten. 1949.
Geb. S 81.—, sfr. 35.20, $ 8.10, DM 27.—

Band III: **Innere Sekretion, Stoffwechsel, Nieren, Harnwege, Muskel, Knochen, Gelenke, Infektionskrankheiten, Vergiftungen, Krankheiten durch äußere physikalische Ursachen, Avitaminosen.** Mit etwa 80 Textabbildungen. Etwa 500 Seiten.

Erscheint im Herbst 1950.

Einführung in die Kinderheilkunde. In 195 Vorlesungen für Studierende und Ärzte. Von Prof. Dr. **E. Glanzmann**, Bern. D r i t t e, verbesserte und vermehrte Auflage. Mit 287 Textabbildungen. XIII, 986 Seiten. 1949.

Geb. S 144.—, sfr. 63.—, $ 14.40, DM 48.—

Die Tuberkulose vom Standpunkt des Internisten. Von Prof. Dr. **H. Kutschera-Aichbergen**, Graz. Mit 43 Textabbildungen. XII, 308 Seiten. 1949. S 57.—, sfr. 24.80, $ 5.70, DM 22.—
Geb. S 66.—, sfr. 28.70, $ 6.60, DM 24.—

Die Entwicklung der Lungentuberkulose im Röntgenbild. Von Prof. Dr. **E. Zdansky**, Wien. Mit 70 Abbildungen im Text. V, 67 Seiten. 1949. S 38.—, sfr. 12.80, $ 3.—, DM 12.—

Zu beziehen durch jede Buchhandlung

SPRINGER-VERLAG IN WIEN

Erste Österreichische Ärztetagung Salzburg. 4. bis 6. September 1947. Tagungsbericht. Herausgegeben von Prof. Dr. **L. Arzt,** Wien. Mit 10 Textabbildungen. VI, 291 Seiten. 1948.
S 28.—, sfr. 14.—, $ 3.20, DM 9.60

Zweite Österreichische Ärztetagung Salzburg. 6. bis 8. September 1948. Tagungsbericht. Herausgegeben von Prof. Dr. **L. Arzt,** Wien. Mit 17 Textabbildungen. VIII, 440 Seiten. 1949.
S 45.—, sfr. 19.60, $ 4.50, DM 12.—
Vorzugspreis für die Bezieher der „Wiener Klinischen Wochenschrift"
S 38.70, sfr. 16.80, $ 3.90, DM 10.—

Funktionelle Diagnostik innerer Erkrankungen. Von Priv.-Doz. Dr. **A. Fischer,** Budapest, und Priv.-Doz. Dr. **C. Sellei,** Budapest. Mit 26 Textabbildungen. VIII, 154 Seiten. 1950.
S 36.—, sfr. 12.—, $ 2.80, DM 11.50

Säuglingsernährung. Von Prof. Dr. **A. Reuss,** Wien. D r i t t e, neubearbeitete und vermehrte Auflage. Mit 15 Textabbildungen. VII, 133 Seiten. 1950.   S 24.—, sfr. 7.80, $ 1.80, DM 7.50

Pocken und Pockenschutzimpfung. Ein Leitfaden für Amtsärzte, Impfärzte und Studierende der Medizin. Von Prof. Dr. **M. Kaiser,** Wien. Mit 45 Textabbildungen. XII, 207 Seiten. 1949.
S 38.—, sfr. 16.50, $ 3.80, DM 12.60

Probleme der Darmtuberkulose. Von Dr. **F. Böhm,** Lungenheilstätte Überruh bei Isny (Allgäu). Mit 69 Textabbildungen. III, 132 Seiten. 1949.   S 54.—, sfr. 17.50, $ 4.—, DM 16.80

Wiener Klinische Wochenschrift. Organ der Gesellschaft der Ärzte in Wien. Herausgegeben von den Mitgliedern der Medizinischen Fakultät in Wien unter ständiger Mitwirkung der Mitglieder der Medizinischen Fakultäten in Graz und Innsbruck. Redaktionsbeirat: **F. Brücke, W. Denk, K. Fellinger, K. Lindner.** Schriftleitung: Prof. Dr. **L. Arzt** und Prof. Dr. **R. Übelhör,** Wien.
Jährlich erscheinen 52 Hefte. (1950: 62. Jahrgang, Neue Folge, Band 5)
Vierteljährlich S 36.—, sfr. 12.80, $ 3.—, DM 9.60

Zu beziehen durch jede Buchhandlung